エステティック リハビリテーション・VOLUME 1
補綴治療のための審美分析

©2004 Quintessence Publishing Co, Inc

Quintessence Publishing Co, Inc
551 Kimberly Drive
Carol Stream, IL 60188
www.quintpub.com

All rights reserved, This book or any part thereof may not be reproduced, stored in a retrieval system, or transmitted in any form or by any means, electronic, mechanical, photocopying, or otherwise, without prior written permission of the publisher.

This Japanese edition is published in 2005
by Quintessence Publishing, Tokyo

エステティック リハビリテーション

補綴治療のための審美分析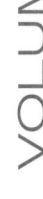

MAURO FRADEANI, MD, DDS 著
イタリア・ペーサロ，ミラノ開業
ニューオルレアン・ルイジアナ州立大学歯学部
非常勤教授

山﨑長郎　監訳

クインテッセンス出版株式会社　2005

Tokyo, Berlin, Chicago, London, Paris, Barcelona, Istanbul, Milano, São Paulo, Moscow, Prague, Warsaw, New Delhi, and Beijing

微笑みの価値

微笑むことは，素晴らしい．
微笑みは周囲の心を豊かにし，
微笑んでいる人を不幸にすることはない．
瞬間的な微笑みが時として永遠に心に深く残ることがある．
裕福であったり，強い人間であっても，
微笑みが必要のない人はいない．
また，貧しさゆえに微笑むことができない人もいない．
微笑みは家族に幸福をもたらし，職場に信頼をもたらす．
微笑みは友好関係の証である．
微笑みは疲れた心に安らぎを与え，
失望を歓喜に変え，
悲しみを陽気な気分にしてくれる．
そして，微笑みはトラブルを中和する最良の薬である．
微笑みの価値がわからない人は，
自分で微笑えんでみるまで，
それがどれほど素晴らしいものかを知ることはできない．
時に人はとても疲れてしまい，
微笑みを失っていることがある．
そんな時ほど，彼らに微笑んであげてほしい．
彼らほどあなたの微笑みを必要としている人はいないのだから．

P. John Faber

私の両親である Eolo と Giulia の
支援と励ましに感謝し，
私の妻である Alessandra の
愛情と理解に本書を捧げる．

MAURO FRADEANI
マウロ　　　フラディアーニ

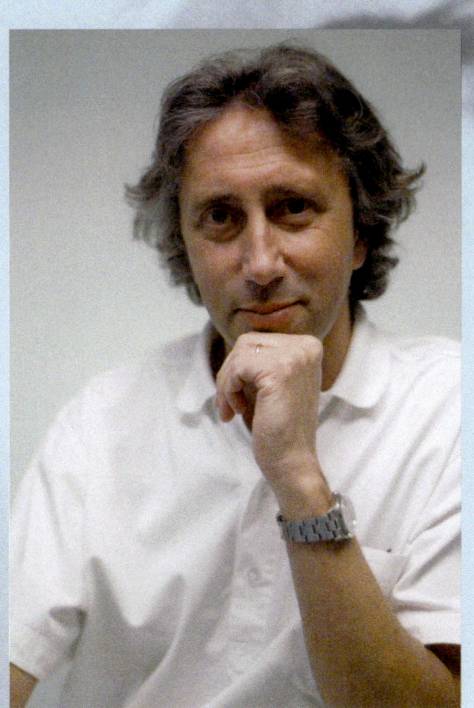

　医科大学卒業後，イタリア中部・アンコーナ大学の歯学部で卒後研修を終了．

　2003〜2004年，European Academy of Esthetic Dentistry (EAED) 会長．1999年〜2000年，Italian Academy of Prosthetic Dentistry (AIOP) 会長．フランス中北部・ニューオルレアンのルイジアナ州立大学・補綴科・非常勤教授．

　Practical Periodontics and Aesthetic Dentistry と Journal of Esthetic and Restorative Dentistry の編集評議委員他，多くの国際学会会員．

　イタリア中東部のペーザロとイタリア北部のミラノに補綴，審美，インプラント治療専門の診療所を開設．書籍，雑誌などに多くの論文を発表し，世界的に講演活動を行っている．

協力

Giancario Barducci, MDT
第5章共同執筆と本書掲載の多くの補綴物を製作．

Marcantonio Corrado, MD, DDS
第2章共同執筆．

はじめに

　審美歯科界には現在，自身の知識を非常に効率的に伝授することのできる有能な臨床家やセラミストが数多く存在している．しかしながら，複雑なフルマウス・リハビリテーションを行ううえで必要となるあらゆる治療手段，すなわちシングルユニット・インプラントからラミネート・ベニアまでの幅広い専門知識をすべて有する人物はわずか一握りしかいない．

　しかし遂に，我々はこの分野において真髄をきわめた臨床家とセラミスト・チームに出会うことができた．彼らの治療は堅実で体系的な科学的根拠に基づいており，その秀でた想像力と芸術性によりもっとも理想的といえるスマイルを創出することを可能としている．

　Dr. Fradeani と Mr. Barducci はそれだけにとどまらず，本書において彼らの独自の才能を表現すると同時に，自分の得た知識，そして経験という財産をすべての人と共有したいという彼らの誠実な思いを表している．

　本書では読者が理解しやすいようとてもシンプルに，そして効果的なステップ・バイ・ステップを用いた説明がなされている．そしてここに示された彼らの豊富な臨床例には，もっとも高レベルな審美的結果を導き出すために，あらゆる国々のもっとも優れた審美的基準がとり入れられている．これは文化の違いを越えすべての患者，そして歯科医師の心に深く訴えかけるものである．

　本書では，患者が歯科医院を訪れ診療室に入った時点から審美的な分析を行い治療を進めていく技術的な過程を，実践的そして体系的な手法を用いて整理されている．さらに Dr. Fradeani は，読者が読みやすいように，それぞれの原則に基づいた実際の臨床例をわかりやすく提示しながら，また，一方で何年にもわたる臨床経験そして実験から得た知識を深く掘り下げて解説を加えている．

　読者はベーシックからアドバンスまでの審美学的な原則の明快な，かつわかりやすい概念に導かれ，最終的に質の高い歯科医療を正しく理解することが可能となるであろう．

　Dr. Fradeani は長年にわたり米国・Louisiana 州立大学において教鞭をふるい，偉大な功績を残してきた．そして私はこの記念すべき大作が，全世界において現代審美歯科の引用文献となることをここに確信するものである．

Gerard J. Chiche, DDS
Helmer Professor and Chaiman
Department of Prosthodontics
School of Dentistry
Louisiana State University
New Orleans, Louisiana

序文

「魅力的」と感じさせるためのスマイルの構築には基本的で普遍的な原則がある．

　表情およびスマイルは，個人の表現力の豊かさと個性を決定するものであり，非言語的なコミュニケーションにおいて感じのよい印象を与える代表的な表現といえる．臨床医の仕事は患者の審美的要求を機能的な必要条件と調和させると同時に，患者それぞれの特徴をうまく保つことにある．技術と生体材料の進歩は，修復治療における最適な審美性を回復の可能性を劇的に拡大した．しかしながら，そういった治療は歯の領域にのみ集中し，顔貌全体との構成が考慮されていない場合が多かったことも否めない．

　本書第1巻では，文献[1～3]をもとに審美修復における一般的な原則の基礎知識を構築し，臨床医が治療計画において審美的評価をどう順序立てて行うかを解説する．各章では顔貌，口唇と歯，発音，歯，歯肉の分析に関する審美的要素を理解できるよう構成した．

　それぞれの要素における補綴的考慮点と対応では，実際の患者におけるさまざまな臨床状況に対し最適な治療計画をどう立てるかを解説しているが，これには多くの場合，専門医との共同作業が必要となることはいうまでもないだろう．

　後に出版予定の第2巻では，こういった臨床的アプローチにより，どのように修復物を生物学的および機能的に一体化させるか，また，審美的原則の応用によりスマイル時にどのように修復物がここちよく見えるようにするかを解説する．こういったことは，個々人の経験と直感力で成し遂げられるものではないからである．

参考文献
1. Refenacht CR. Fundamentals of Esthetics. Chicago : Quintessence, 1990.
2. Chiche GJ, Pinault A. Esthetics of Anterior Fixed Prosthodontics. Chicago : Quintessence, 1994.
3. Goldstein RE. Principles of esthetics : Marketing. In : Goldstein RE(ed). Esthetics in Dentistry, ed 2.Vol 1 : Principle, communication, treatment methods. Hamilton : Decker, 1998 : 54-56.

謝　辞

　最初に，本書を完成するうえでこの数年間，筆者を理解し支えてきてくれた私の家族に感謝の意を表したい．

　私の父，Eolo，彼は私にとって優しさ，誠実さ，そして不動の信念を持った手本となる存在であった．しかし，この素晴らしい瞬間を彼と一緒にわかち合うことは残念ながらもはやできなくなっている．私の母，Giulia，彼女は本書を仕上げるまでの数年間，私を精神的な面で支えてくれた．私にとって粘り強さと精神力の強さにおいてまねのできない素晴らしい存在である．私の妻，Alessandra，彼女は愛情と理解という贈り物を私に与えてくれた．そして本書を仕上げるうえで3年間辛抱強く笑顔で見守ってくれた．

　また，筆者に協力してくれた方々と共同執筆者に御礼を申し上げる．本書を書くうえで，種々の提案と第2章の終末における非常に素晴らしい協力をしてくれた私の親友であり同僚のMarcantonio Corrado氏に感謝したい．そしてGiancarlo Barducci氏には，本書の中で歯科技工士，セラミストとして修復物製作に関与し，特に第5章における系統立てた歯の分析方法に関して多大なるご協力を頂いた．Barducci氏は私が20年以上もの間，抱き続けていた希望を叶えてくれた．彼の専門家としての素晴らしい精神と友情に感謝と敬意を表したい．

　私の友人であり，そして同僚であるAugusto Aquilano氏，Tiziano Bombardelli氏，Michele D' Amelio氏，Stefano Gori氏，そしてMarco Redemagni先生に科学的知識に関する多くの文献レビューにご協力頂いたことを感謝する．

　秘書として勤務しているFranca Baioni嬢は，非常に正確で細部にわたる数々のチェックや管理を行ってくれた．この計り知れない功績と多大なご協力に感謝したい．Stan Bailey氏に対しては，本書で使用される言語に関して多大なご協力を頂いた．また，Acanto Comunicazioneのグラフィックを担当して頂いたMarinella Bucciarelli嬢とイラスト製作を担当して頂いたLuca Meloni嬢，私のスタッフであるSimona, Michela, Paola, Francescaそして，私たちに深い思いを残し20歳という若さでこの世を去ったValeriaに対して深く感謝の意を表したい．

　私の大切な2人の親友であり同僚のKenneth Malament氏とGerard Chiche氏にも心から御礼を申し上げたい．
　筆者は歯科医師として仕事を始めて以来，Kenneth Malament氏の他とは比較にならない刺激的で専門的な知識と深い誠実な友情に支えられてきた．また，筆者に本書を書く大きなきっかけを与え，Louisiana大学の補綴科で家族同様の接し方でティーチングスタッフとして迎えてくれたGerard Chiche氏に感謝すると同時に，本書の序文を頂いたことに厚く御礼申し上げる．

Mauro Fradeani

監訳にあたって

　近年，審美修復治療が非常に盛んになってきている．私たちが高い審美治療の結果を求めるためには，やはり何らかの分析が必要であり，それをどのように最終的な治療に生かすかが重要となってくる．

　本書は，そのすべての分析を包含するものである．治療時にはメジャーファクターからマイナーファクター，すなわち大きなポイントから小さなポイントまでを分析する．まずは歯と非常に重要なバランスを持つ顔貌からスタートし，次に配列との関係，それから歯周組織，最後に歯を分析する．本書はそれらの分析法が非常にシステマティックに記されており，すべての審美的なガイドラインを網羅している．

　実際はそのような審美的なガイドラインを習熟し，理解したとしても，現実的に臨床の場でどのように生かすかが問題となってくるが，本書は，生物学的機能的観点からそのポイントをひもとかれている．

　今後ますます審美修復治療がポピュラーになってくることが予測されるが，本書には，より高レベルの審美修復治療の分析と，それを実際の臨床の場に置きかえた時にどのようなステップでどこを見ればよいかが，非常にわかりやすくまとめられている．これから審美修復治療を目指す人たちの1つの必携の書となれば，訳者として幸せである．

2005年8月
監訳者　山﨑長郎

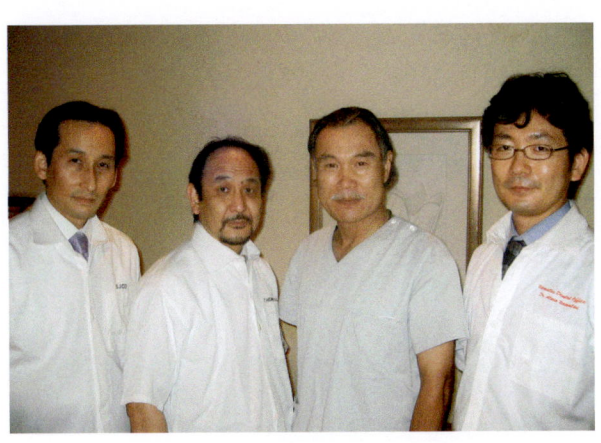

訳者一同

著者略歴		7
はじめに		8
序文		9
謝辞		10
監訳にあたって		11
イントロダクション		20

Chapter 1 患者とのコミュニケーションの確立
Mauro Fradeani — 23

面談	24
要望	26
期待	26
コミュニケーション	28
患者の自覚を促す	28
病歴とデータ収集	30
診断と治療計画	30
予後とインフォームドコンセント	32

Chapter 2 顔貌の分析
Mauro Fradeani Marcantonio Corrado — 37

正面観	**38**
基準線	38
対称性と多様性	40
水平的不調和	42
垂直的不調和	46
顔貌の均衡	46
側方面観	**52**
側貌	52
E-ライン	54
鼻唇角	54
口唇	56
セファロ分析	58

Chapter 3 歯と口唇の分析
Mauro Fradeani — 65

口唇の動き — 66
安静時の歯の露出量 — 72
切縁 — 76
インサイザル・カーブ（切縁を連ねた曲線）と下口唇の関係 — 76
凸型のインサイザル・カーブ — 76
平坦または逆向きのインサイザル・カーブ — 78
切縁の輪郭 — 86
スマイルライン — 88
ロー・アベレージ・ハイスマイルライン — 88
ガミー・スマイル — 94
スマイル・ウイズ（微笑幅） — 98
口唇のコリドー — 102
歯と顔貌の正中線の関係 — 104
咬合平面と口唇線の関係 — 108

Chapter 4 発音の分析
Mauro Fradeani — 119

M音 — 120
垂直的な顎間距離 — 120
切縁の長さ — 122
E音 — 124
切縁の長さ — 124
F/V音 — 126
切縁の長さと切縁形態 — 126
S音 — 130
下顎運動および歯の位置 — 130
垂直的な顎間距離 — 132

Chapter 5 歯の分析
Mauro Fradeani, Giancarlo Barducci — 139

上・下顎における歯の分析 — 140
上下顎正中線の関係 — 140
歯のタイプ — 142
歯の色調 — 146
イリュージョン効果の概念
色調の変化を利用して寸法に錯覚を生じさせる方法 — 150
歯の表面性状 — 154
上顎歯列 — 156

上顎中切歯	156
歯冠形態とカントゥア	156
歯のサイズ	158
歯の比率（プロポーション）	158
シンメトリーとミラーイメージ	160
切縁	164
切縁形態	164
上顎側切歯	166
上顎犬歯	168
イリュージョン効果	
歯の表面と輪郭を修正して生じる長さに対するイリュージョン	172
歯列の構成要素	184
歯と歯の比率	184
ゴールデン・プロポーション（黄金比）	184
イリュージョン効果	
変更した歯と歯の比率によって見た目の大きさを変化させ、歯列のバランスを整えるイリュージョン	188
歯間部におけるコンタクト部分と切縁隅角に関する事項	190
歯軸傾斜	192
歯の位置と配列	194
歯の叢生	196
イリュージョン効果	
狭いスペースの歯列弓	198
歯間離開	200
イリュージョン効果	
広いスペース	202
下顎歯列	210
下顎切歯と犬歯	210
カントゥアと歯の比率	210
歯の配列状態	212
切縁	216
機能的な分析	220
咬合関係	220
最大咬頭嵌合位	220
中心位	220
中心咬合位	220
アンテリア・ガイダンス	222
オーバーバイトとオーバージェット	226
審美と機能	232

Chapter 6 歯肉の分析
Mauro Fradeani — 245

解剖学的特徴 — 246
遊離歯肉 — 246
付着歯肉 — 246
歯槽粘膜 — 246

歯肉特有の解剖学的特徴 — 248
色調 — 248
スティップリング — 248
形態 — 248
構造 — 248
歯周組織のバイオタイプ — 248

健全な歯肉 — 250
歯肉の炎症 — 250

歯肉縁形態 — 252
平行性 — 252
対称性 — 252
歯肉頂 — 262
歯間乳頭 — 266

歯肉縁形態 歯周組織の問題 — 272

歯肉縁形態 欠損歯槽提 — 280
欠損歯槽提の吸収 — 280

歯肉縁形態 欠損歯槽提 従来型の固定性補綴処置 — 282
抜歯前における対処法 — 282
外科的侵襲の少ない抜歯 — 282
抜歯と同時の抜歯窩調整法 — 284
抜歯後における対処法 — 288
抜歯窩治療後の歯槽堤調整法 — 288
外科的対応 — 292
補綴的対応 — 294

歯肉縁形態 欠損歯槽堤 インプラントによる固定性補綴処置 — 296
理想的なインプラント埋入 — 296
インプラントの埋入位置と配列 — 296
隣接における歯間乳頭 — 296
インプラント径 — 298
埋入深度 — 298

不適切な埋入位置	298
抜歯前における対処法	300
外科的侵襲の少ない抜歯	300
矯正的対応	300
インプラントの抜歯後即時埋入	302
2次手術とアバットメントの装着	304
理想的なプロビジョナル・レストレーション	306
最終補綴	308
抜歯後における対処法	312
欠損歯槽堤の吸収	312
外科的対応	312
補綴的対応	316
エスティック・チェックリストの使用方法	325
イントロダクション VOLUME 2	337
INDEX	349

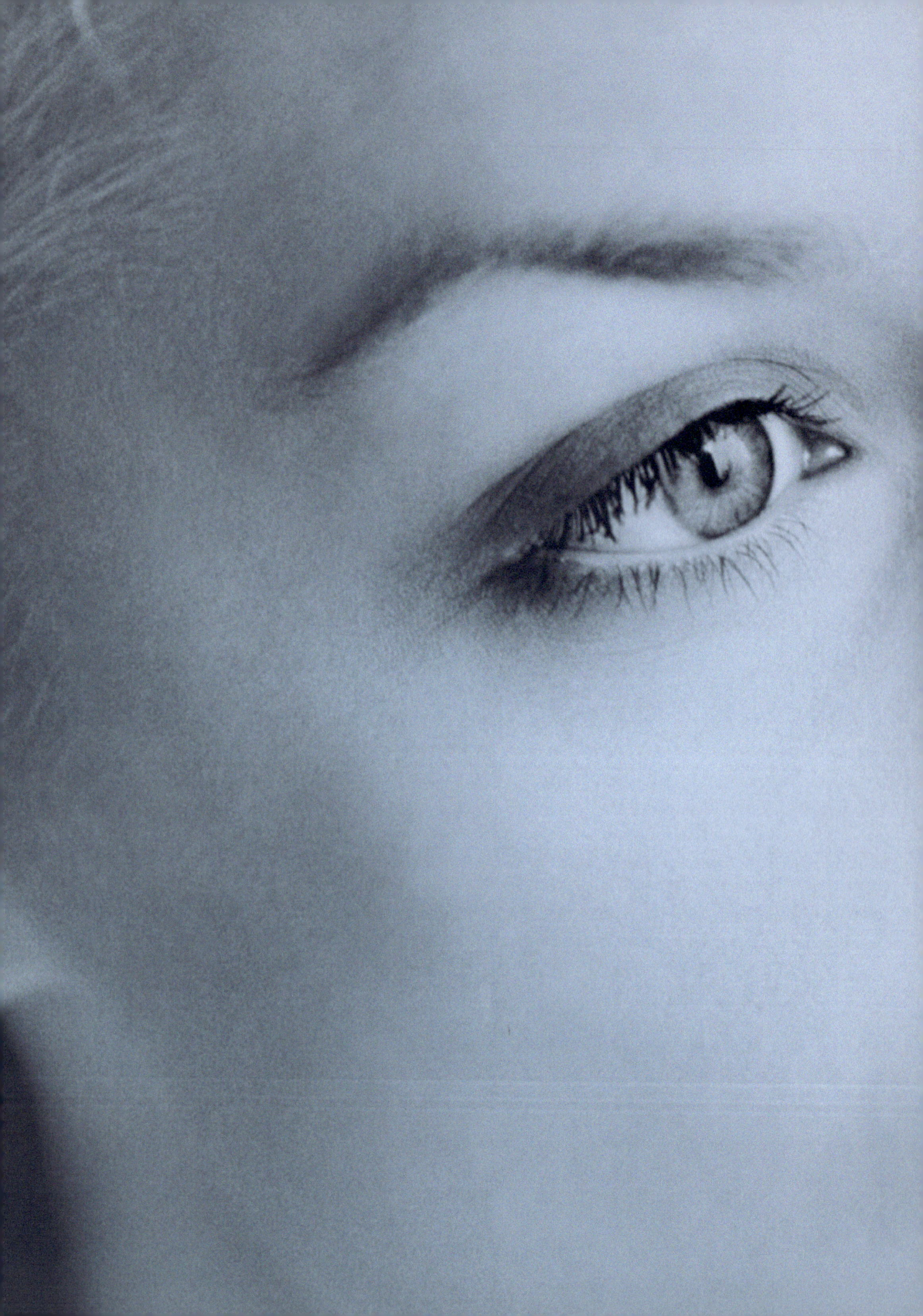

エステティック リハビリテーション

補綴治療のための審美分析

VOLUME 1

補綴治療のための審美分析

　患者の（こうありたいという）希望の評価と，あらゆる治療の選択肢について知識を深めておくことは，どのような治療計画を立案する際にも欠かせない（第1章）．患者の顔貌の特徴や歯と口唇の動きについて，術者は顔貌，リップサポート，ならびに発音を評価し分析を行う（第2，3，4章）．これは理想的な審美性を備えた最終結果を達成するために行う一連の複雑な術式のうちのほんの一部にすぎない．しかし，補綴修復処置において省くことのできない出発点といえる．術者は歯・歯肉双方の観点から分析を完了し（第5，6章），分析結果から得た情報に基づき，各症例においてもっとも適切な治療法を選択すべきである．これらパラメータを細心の注意を払って評価することによって，術者は臨床的ないし論理的側面から治療結果を向上することができる．また，各パラメータは患者の口腔内ならびに顔貌を統合的に処置する補綴修復を施す際の一助となる．処置中，適切な審美性をチェックするリストを作成し，各項目において照合を行い，審美的に満足する補綴修復を行ううえで必要となるデータを漏らさず書き留めておくことが求められる．

補綴治療のための審美分析

VOLUME 1

23	Chapter 1	患者との コミュニケーションの 確立	患者の訴えを聞き，もっとも適切な治療法を見いだす
37	Chapter 2	顔貌の分析	顔貌の評価基準にしたがって処置方針を決定する
65	Chapter 3	歯と口唇の分析	理想的な審美性を兼ね備えた修復を施すために口唇の動き，歯-口唇の関係の分析を行う
119	Chapter 4	発音の分析	歯-口唇の関係を評価し，歯列，歯冠長，歯の位置を決定する
139	Chapter 5	歯の分析	前歯の形態，比率，配列の調整を行い良好な審美性と機能性を付与する
245	Chapter 6	歯肉の分析	健康な歯周組織を維持し，歯肉レベルと辺縁形態を調整する

VOLUME 1 エステティック リハビリテーション

補綴治療のための審美分析

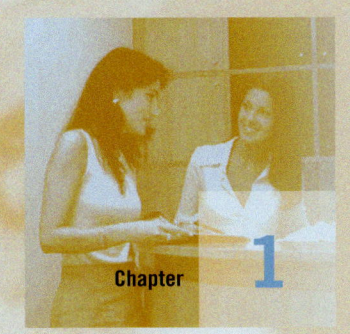

患者との
コミュニケーションの確立

　歯科医院を訪れる審美性に不満を持った患者の問題の多くは，補綴に限局した歯科治療により解決することができる．

　医学的に複雑な問題を含み審美性に妥協する必要がある場合は，より広範囲な治療によって回復すべきであることを患者に説明しなくてはならない．

　治療は審美性のみならず，生物学的にも機能的にもよりよい方法で長期的予後が望める方法を選択すべきである．

目的：患者が治療の選択肢を理解し，治療計画を決定することを手助けする．

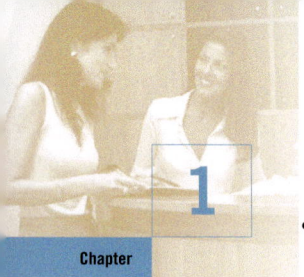

患者とのコミュニケーションの確立

患者と歯科医院の最初の出会いにおいては，安心感と信頼を得るためにスタッフが親しみやすく愛情深いと患者に感じさせなければならない（図1-1a〜c）．

来院した患者にまず歯科病歴，全身の病歴，主訴などを問診票に記入してもらう．患者が口腔の健康に関して複雑な問題に気づいていたとしても，あまりにたくさんの検査を受けるように勧めると，患者のスマイル時の審美性が悪化することもある[1〜6]．歯科医師は患者の要望を聞きとり，必要な場合にエステティック・チェックリストを用いて審美的要素を分析する[7〜11]．

これらの参考となる指標は，歯科医師による患者のさまざまな審美に関する分析を行いやすくする．また，これらの指標は審美という主観的な性質のものを，診査をするすべての歯科医師にとって基準となるものであり，普遍的評価となるものである．カルテ記載の後，評価した日付を記載しておくことは患者が歯科治療後に審美的変化が実現されたかどうかを判断することに役立つ．

面談

最初の重要なステップは患者と打ち解けた関係を作り上げることである．それによって，初めて患者はリラックスした雰囲気の中で自分の考える問題点を正直に表現できるようになる．よって患者が診療台に移動し口腔内の診査を受ける前に，打ち解けた関係を作り上げるための会話がなされているべきである[12]．この行為は，初診患者の緊張を和らげるだけでなく，患者が本当に気になっている見逃しがちな部分を理解することに役立つ．患者を完全にリラックスさせることは戦略的に重要である．なぜならば，会話を交わしている間に顔貌，スマイル，表情，動きなどを自然な状態で観察することができるからである．

図1 （a, b）よりよい環境は初診患者がリラックスすることに役立つ．（c）患者が歯科医師と出会う前に必要な予備情報を得るための手助けがオフィス・スタッフの仕事．

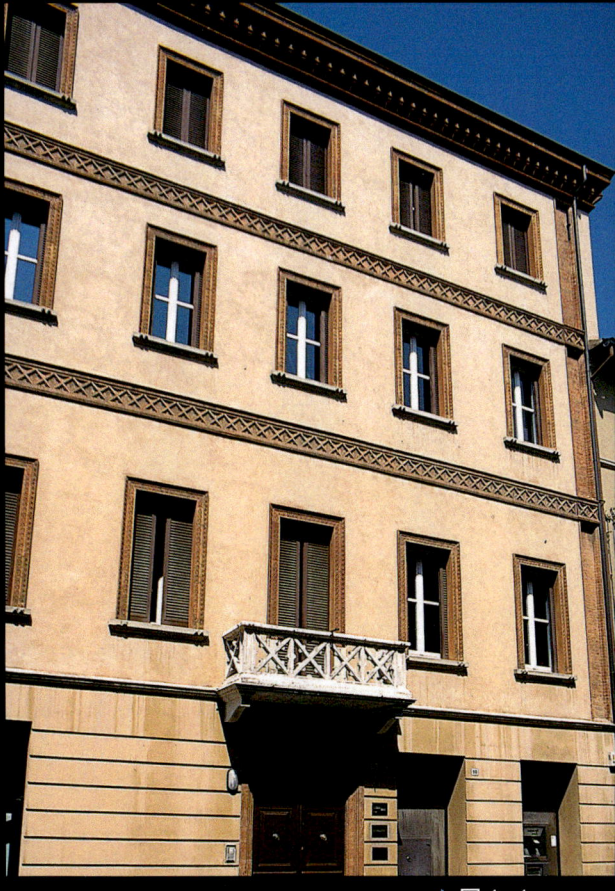

> 図1-1a

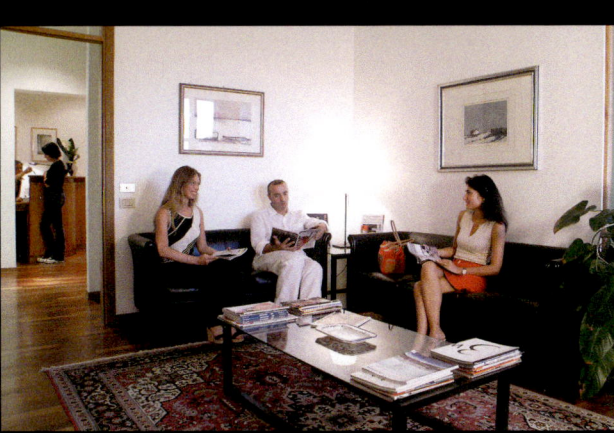

> 図1-1b

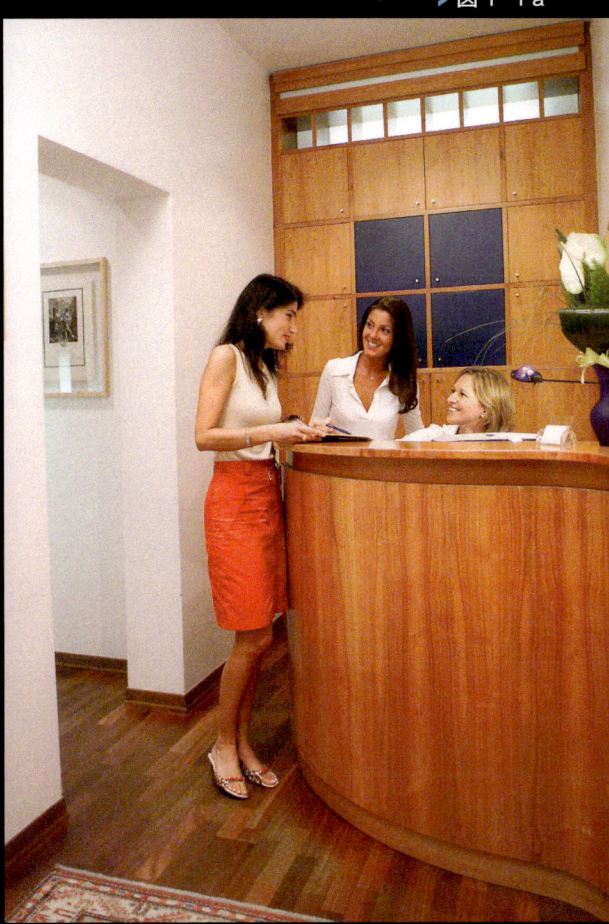

> 図1-1c

患者それぞれの個性を認識しておくことは，歯科医師がもっとも適切な方法でその患者と付き合っていくことに非常に役立つ[13]．お互いが出会う瞬間に，優劣関係のような偏った歯科医師と患者の関係が確立されてしまわないよう注意すべきである．

要望

歯科医師はリラックスした雰囲気で患者に接し，患者の要望を聞きとらなければならない．患者の多くは何が不満であるかをうまく表現できない[14]．したがって，歯科医師はまず患者の不満が何かを理解し信頼関係を作り上げ，患者の望みを叶える努力をしたいと考えていることを伝えなくてはならない．

多くの人々は，歯が魅力的に見えるかどうかが自分たちの社会生活に明らかに影響しており[15〜21]，審美歯科治療がその問題を解決してくれると思っている[4]．歯科医師は患者に自分の意見を押しつけることなく，つねに患者の要望を尊重し，審美的価値観は主観的であることを心にとめておく必要がある[22〜30]．

補綴治療が必要な場合に，過去のスマイル時の写真を資料として提供してもらう．現在ではごく一般的である（図1-2a〜e）．患者本来のスマイルを見せる古い写真が，修復する歯の形態や概形をより自然に見せるのに役立つことを忘れてはならない[31,32]．

期待

一部の患者は，有名モデルの写真を引き合いに出してくる[33]．術者としてそういった要望に応えることは容易である．しかし，それは患者が初めに伝えたいと思った単なるイメージにしかすぎない可能性がある．つまり，患者の気まぐれな要望かもしれないことを考慮する必要がある．

患者の話を聞いて，要望を正確に理解することは基本ではある．だが，たとえ臨床的見地から複雑な問題を含み，多くの専門医によるチームアプローチが必要な症例であっても，患者は審美修復治療は簡単，かつ歯科医師は自分たちの希望をすべて叶えてくれると思いがちであることも理解しておくべきである．しばしば患者は自分の要望を完全に満たすために，どれだけの治療とステップが必要であるかを理解しようとせず，治療を行ううえでの義務（治療回数と期間）を軽視する傾向がある．さらに，患者の要望を達成することが不可能な場合もある．

図2 （a〜c）患者は満足のいく審美的な外観をとり戻したいと考え，これまでに起こった変化や自分の本来のスマイルを歯科医師に理解してもらうために，過去の写真を提供してくれた．徐々に上顎切歯が摩耗してきたことがわかる．それが患者の審美性を阻害している大きな原因となっている．（d, e）初診時では前歯すべてにおいて長さだけではなく，全体的なボリュームが縮小している．

Chapter 1　患者とのコミュニケーションの確立

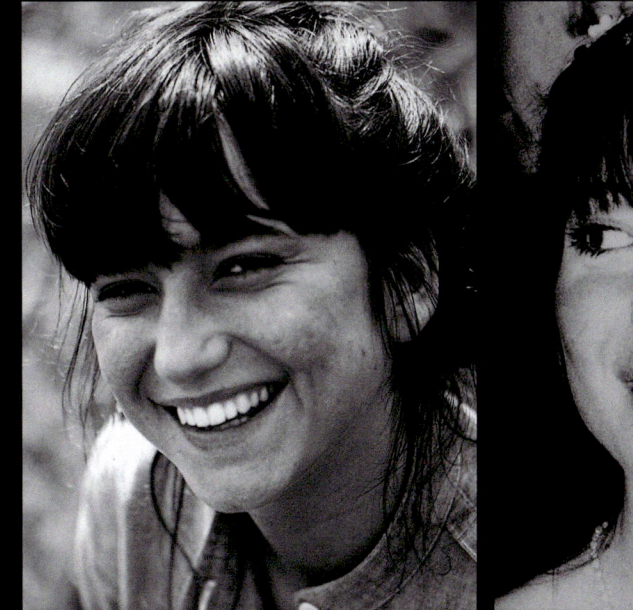

> 図1-2a

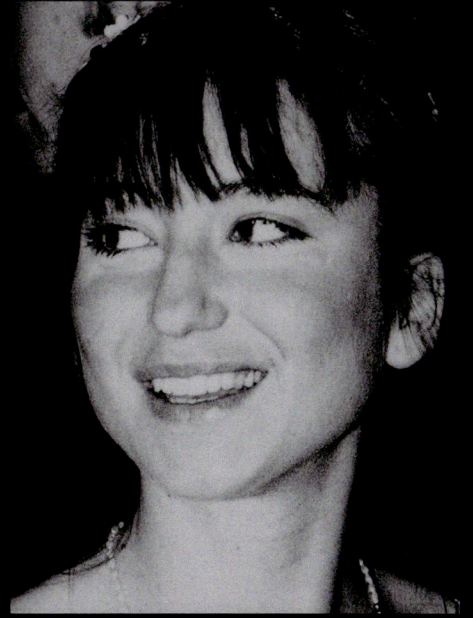

> 図1-2b

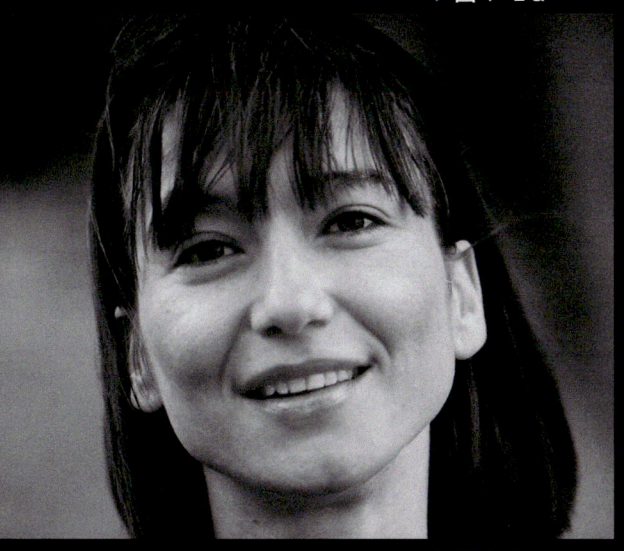

> 図1-2c

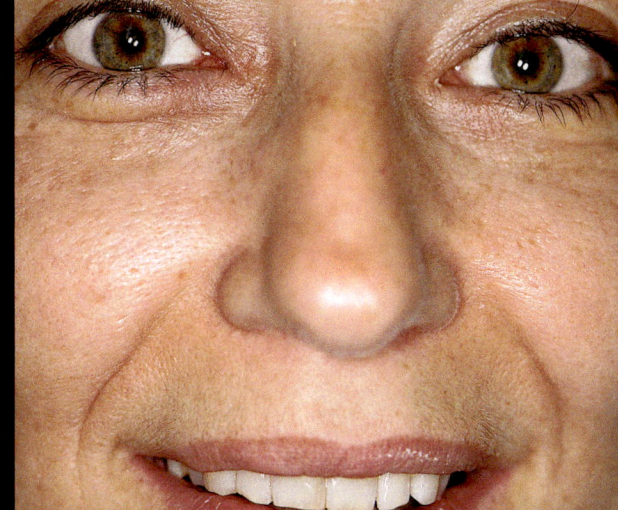

> 図1-2d

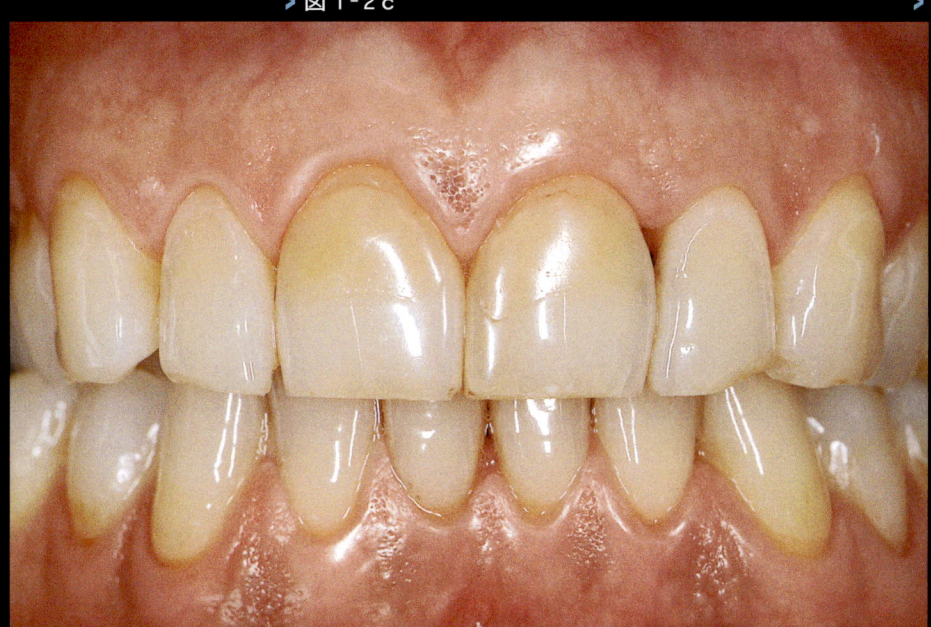

> 図1-2e

歯科医師が努力しても，患者の希望が実現不可能であることを本人が理解できず，臨床的妥協点も受け入れられない場合は，その患者の治療を行わないことが失敗を未然に防ぐ方法である[14,32]．

コミュニケーション

患者と出会った時から，行うべき治療説明のための効果的なコミュニケーションが確立されていなければならない．そのためには，大多数の患者が消化しづらい難しい専門用語を避け，直接的でわかりやすい言葉を用いなければならない．

しばしば審美的リハビリテーションが必要な患者は，ある特定の側面にのみ注意を集中させる．しかしそれだけを治療しても，真の問題解決にならない場合がある[14]．歯科医師と患者のコミュニケーションをより容易にするには，患者に類似した既存の模型や写真を利用したり（図1-3a〜c），難しい患者には雑誌から魅力的で適切な例を示す（図1-4a,b）ことが役立つ[13,34,35]．

患者の自覚を促す

歯科医師は患者が自分に必要な処置を理解できるよう努力し，治療によって改善できるスマイルの程度を患者自身で確認し理解できるよう導かねばならない．患者が十分な知識を得た時が美の認識変化の時である．このことにより患者は，完璧ではあるが直線的で白い歯による型にはまったスマイルと形や色は完全ではないものの，口腔内にとけ込むような治療による自然なスマイルとの違いを患者に認識する．同時に，これによっていくつかの治療法の中から1つの治療法を選択しなければならない理由を患者が理解でき，それぞれの利点欠点を評価できるようになる．ただし，患者の教育は重要だが，そのこと自体が患者の考えと歯科医師が考える審美の原則を完璧に合致させるには十分ではないことも認識しておくべきである．

最終的には，いったい誰が理想的な審美性というものを決定できるだろうか．歯科医師の臨床的動機づけだろうか，それとも患者の審美に対する要求だろうか．歯科医師が考える審美性を押しつけることで，患者の好みを支配するという誤りを犯してはならない．とはいえその一方で，患者の要望に応えるために妥協してもならない[14]．このテーマに関する見解は歯科医師と患者との間だけではなく，歯科医師と歯科技工士間でさえも異なる可能性がある[29,36,37]．そうであるからこそ，2人のプロ間で行われる正確で活発な共同作業のみが患者の満足のいく最適な結果を確立することができるといえる（第2巻，第1章参照）．

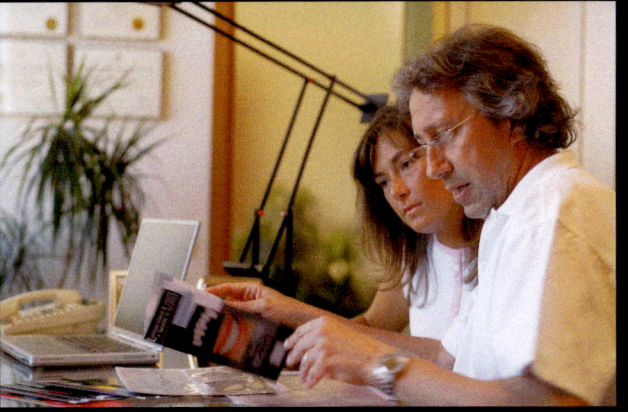

> 図 1-3 a

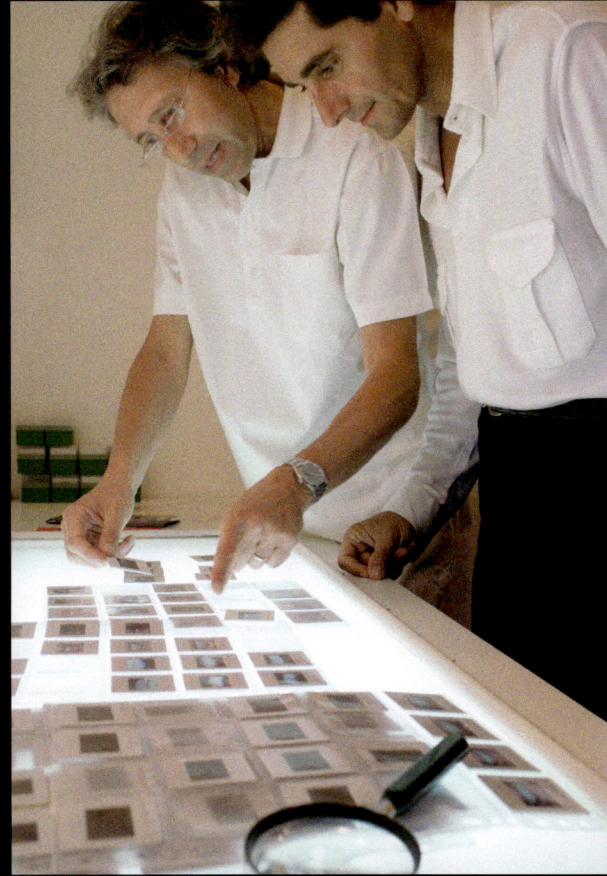

> 図 1-3 b

図 **3** （a, b）類似した過去の治療例を用いて説明することが，治療目的と方法を患者に説明することに役立つ場合がある．(c)過去に製作された作業用模型や修復の例は，患者に治療手順を含め治療を理解させるうえで効果的である．

図 **4** （a, b）雑誌は自然なスマイルの例を提供し，患者の自覚を促すことに役立つ．

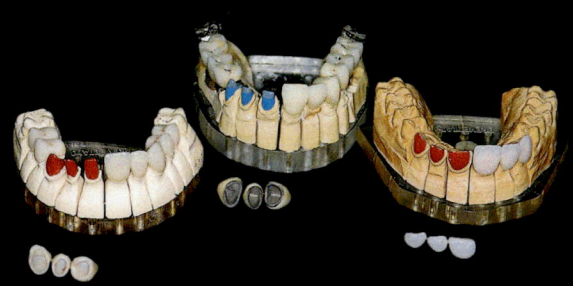

> 図 1-3 c

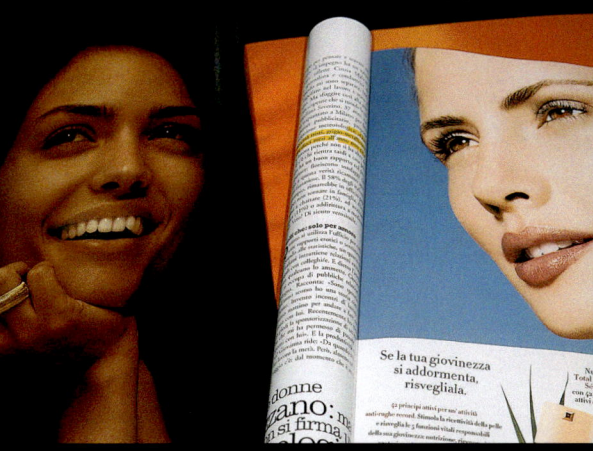

> 図 1-4 a

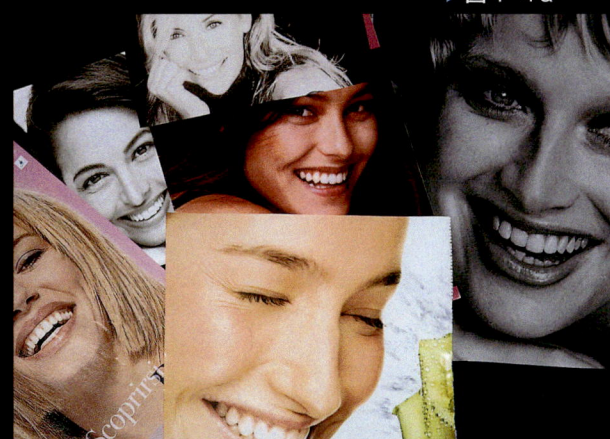

> 図 1-4 b

病歴とデータ収集

　患者が自分の意見を述べられるようになり，歯科医師と友好的な関係を結べたら，診療のための細かな資料や病歴の収集を行う（図1-5a, b）．ここでの資料としては完璧な臨床検査（歯周組織の評価，根管治療や，修復治療の状況，咬合と顎関節の分析）や診断用模型の咬合器装着，現状の患者の写真などが審美的分析，正確な診断，そして有効な診療計画の立案にとって必要不可欠である．

　エステティック・チェックリスト（図1-6a, c）に記入し，慎重な検査による患者の情報を記録することが治療計画決定の一助となる．

　さらに，過去の治療を評価する診断用模型やエックス線写真，年代ごとの患者の古い写真も参考となる．古い写真は現在の臨床状況と比較すると，非常に役立つことがある．

診断と治療計画

　すべてのデータを収集することにより，歯科医師は正しい診断と適切な治療計画を立案できる．治療上の禁忌や技術的限界がない場合は患者の審美的要求を慎重に評価すべきであり，治療計画決定の際に考慮に入れなければならない[32]．時に理想的な治療計画は，さまざまな専門家の協力によるチーム診療によってのみ可能な場合もある．非常に複雑な修復治療の成功は矯正医，歯内治療専門医，歯周病専門医，インプラント専門医，口腔外科医，歯科技工士および彼らを補助してくれるスタッフにより成し遂げられる[38〜48]．

　治療の手順とゴールを患者によく説明し，明確に理解してもらわなければならない．そうすることにより患者の信頼を獲得し，治療の有効性を理解してもらえるようになる．また，治療のいずれの時期でもオフィスで行われる定期的なメインテナンスと自宅での口腔衛生に関する処方に良心的にしたがってもらうことを確約してもらう必要がある．この2つのことにより，十分なメインテナンスを保証することができる．

図5 （a, b）まず，患者に病歴および歯科病歴を記入してもらい，現時点の口腔内診査を行う．全顎のエックス線写真は診断用模型とともに，正しい診断を導き出すために欠かせない資料である．

図6 （a〜c）エステティック・チェックリストを完成させ顔貌，歯と口唇，発音，歯，軟組織の状態を評価することは審美的観点から患者を分析するために重要である．

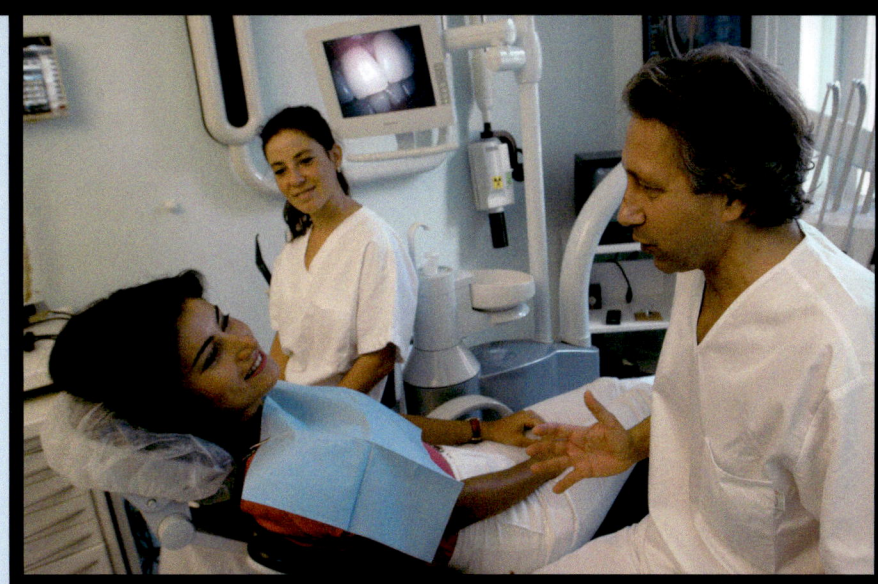

> 図1-5a

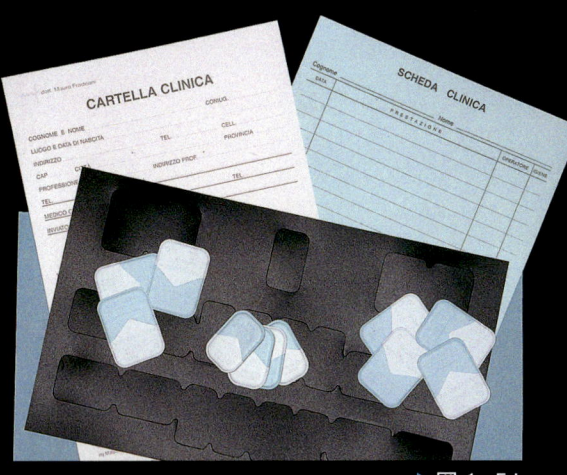

> 図1-5b

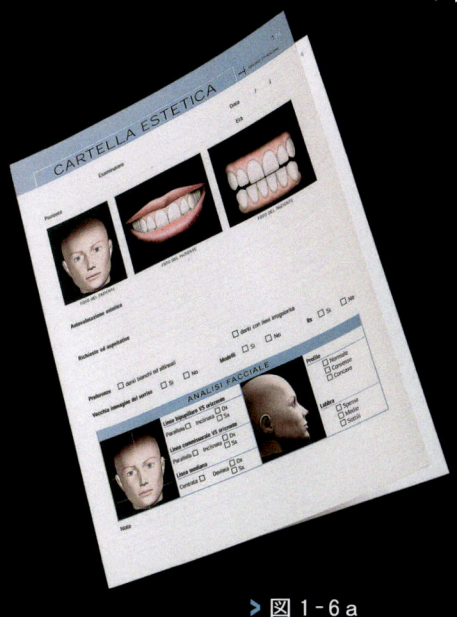

> 図1-6a

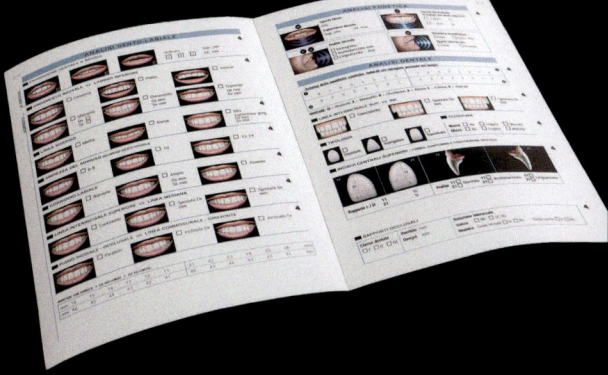

> 図1-6b

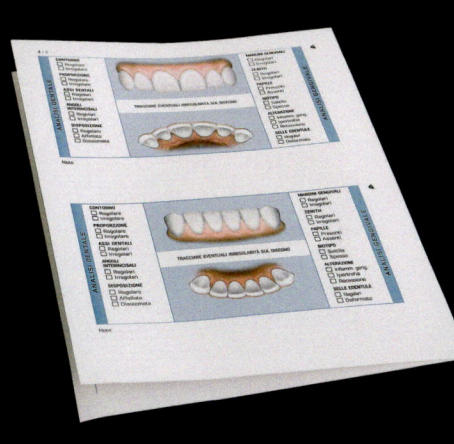

> 図1-6c

歯科医師はいかなる治療でも，着手する前に何らかの媒体を使って患者を交え治療の予測を行わなければならない．それには診断用模型によるワックス・アップ，アクリル・レジンによるステント，コンポジット・レジンによるモック・アップなどいろいろな手段がある（第2巻，第1章参照）[32,49,50]．コンピュータによる合成写真もかなり正確な最終結果像を提供してくれる[29,51〜54]．ただし，こういったバーチャルイメージを患者に見せる時は，臨床上の限界を超えていないかを考慮しておくべきである．

予後とインフォームドコンセント

補綴物は患者の審美的要求を満たしたうえで，生物学的にも機能的にも適切に完成された修復でなければならない．このことが良好な予後を導き出す．多施設でのアンケートに，大多数の歯科医師と患者が歯の機能の方が審美性より疑いなく重要であると答えた2つの報告があるという事実を強調しておく[36,55]．

特に広範囲な補綴による機能回復例では，材料と技術の正しい選択とともに，生物学的で機能的な原則を守ることにより，よりよい予後が保証される[56〜61]．

治療後の診療所における定期的なメインテナンスが，補綴による機能回復症例の持続性を保証し，審美の永続性を確実なものとする[62〜67]．

こうして治療計画が患者に同意され，治療目的，治療順序，予後，治療期間，費用がはっきりとしたら，歯科医師は治療計画を書面で承認を求め，適切なインフォームドコンセントを得ることができる（図1-7）．

図7 治療に着手する前に行わなければならないステップ．（システマティック・リプレゼンテーション）

Chapter 1 患者とのコミュニケーションの確立

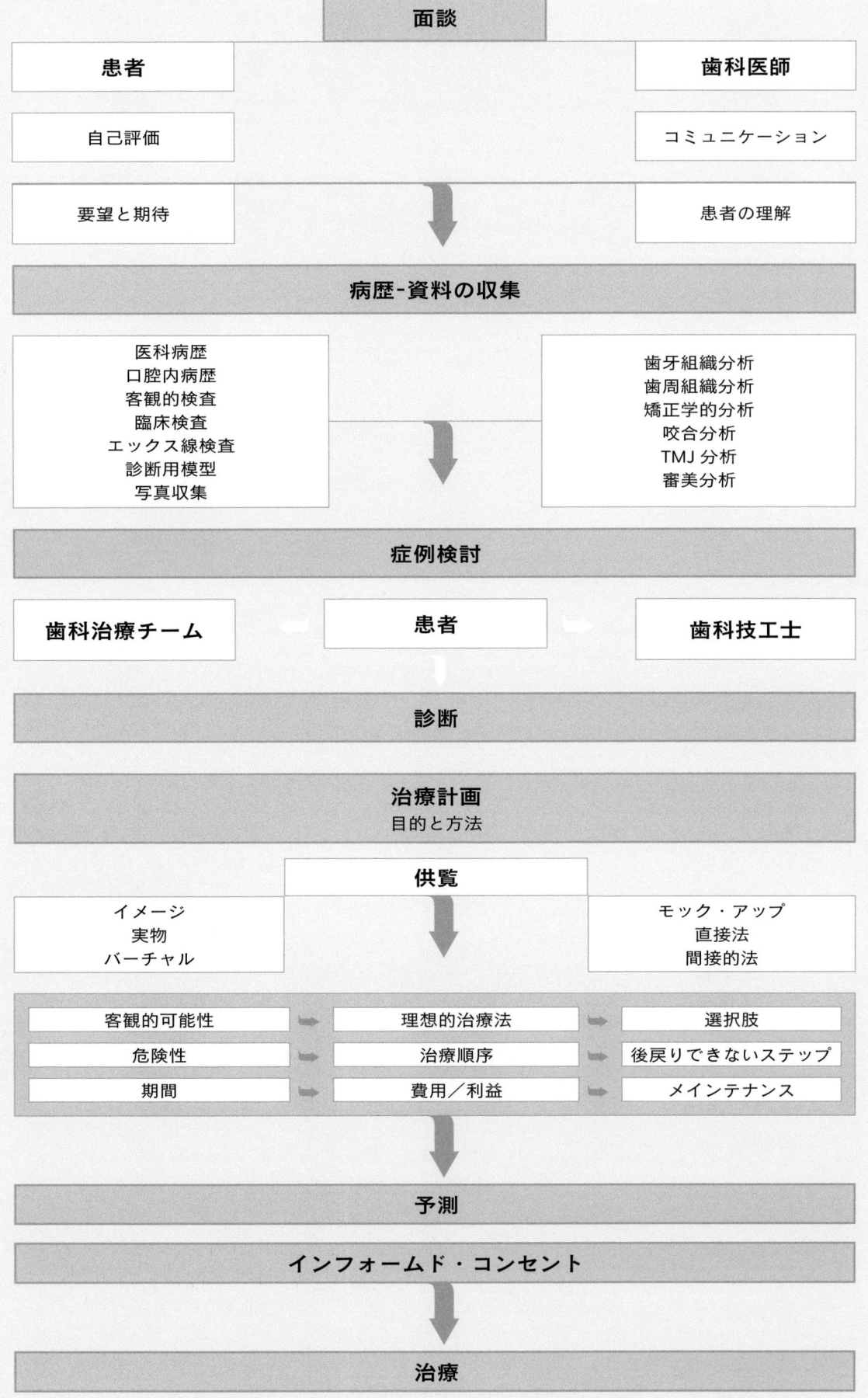

図 1-7

参考文献

1. Goldstein RE, Fritz M. Esthetics in the dental curriculum. J Dent Educ 1981;45:355–357.

2. Renner RP. Dental esthetics. In: Renner RP. An Introduction to Dental Anatomy and Esthetics. Chicago: Quintessence, 1985:241–273.

3. Conny DJ, Tedesco LA, Brewer JD, Albino JE. Changes of attitude in fixed prosthodontic patients. J Prosthet Dent 1985;53:451–454.

4. Dong JK, Jin TH, Cho HW, Oh SC. The esthetic of the smile: A review of some recent studies. Int J Prosthodont 1999;12:9–19.

5. Smigel I. The non-surgical facelift. Contemp Esthet Restorative Pract 2000;October:12–14.

6. Rinaldi P. Simplifying anterior esthetics in the general practice. Contemp Esthet Restorative Pract 2001;April:1–6.

7. Belser UC. Esthetics checklist for the fixed prosthesis. Part II: Biscuit-bake try-in. In: Schärer P, Rinn LA, Kopp FR (eds). Esthetic Guidelines for Restorative Dentistry. Chicago: Quintessence, 1982:188–192.

8. Dawson PE. Evalutation, Diagnosis, and Treatment of Occlusal Problems, ed 2. St. Louis: Mosby, 1989: 318, 351.

9. Mack MR. Perspective of facial esthetics in dental treatment planning. J Prosthet Dent 1996;75:169–176.

10. Abrams L. Esthetic diagnostic analysis form. In: Goldstein RE (ed). Esthetics in Dentistry: Principles, Communications, Treatment Methods, ed 2. Hamilton: Decker, 1998:453–456.

11. Roach RR, Muia PJ. Communication between dentist and technician: An esthetic checklist. In: Preston JD (ed). Perspectives in Dental Ceramics. Proceedings of the Fourth International Symposium on Ceramics. Chicago: Quintessence, 1998: 445–455.

12. Silverstein J. For better practice relations. Int Dent J 1987;37:123–126.

13. Levin RP. Patient personality assessment improves case presentation. Dent Econ 1988;78:49–50, 52, 54–55.

14. Goldstein RE. Masters of esthetic dentistry. Considerations for smile-generated long-range treatment planning: Thoughts and opinion of a master of esthetic dentistry. J Esthet Dent 1999;11:49–53.

15. Linn EL. Social meanings of dental appearance. J Health Hum Behav 1966;7:295–298.

16. Shaw WC, Gabe MJ, Jones BM. The expectations of orthodontic patients in South Wales and St Louis, Missouri. Br J Orthod 1979;6:203–205.

17. Graber LW, Lucker GW. Dental esthetic self-evaluation and satisfaction. Am J Orthod 1980;77: 163–173.

18. Shaw WC, Rees G, Dawe M, Charles CR. The influence of dentofacial appearance on the social attractiveness of young adults. Am J Orthod 1985;87: 21–26.

19. Patzer GL. The Physical Attractiveness Phenomena. New York: Plenum Publishing, 1985.

20. Jenny J, Proshek JM. Visibility and prestige of occupations and the importance of dental appearance. J Can Dent Assoc 1986;12:987–989.

21. Goleman D, Goleman TB. Beauty's hidden equation. Am Health March 1987.

22. Goldstein RE. Study of need for esthetics in dentistry. J Prosthet Dent 1969;21:589–598.

23. Goldstein RE, Lancaster JS. Survey of patient attitudes toward current esthetic procedures. J Prosthet Dent 1984;52:775–780.

24. Tripodakis AP. Dental aesthetics, "oral personality" and visual perception. Quintessence Int 1987;18:405–418.

25. Nathanson D. Current developments in aesthetic dentistry. Curr Opin Dent 1991;1: 206–211.

26. Matthias RE, Atchison KA, Schweitzer SO, Lubben JE, Meyer-Oakes A, De Jong F. Comparisons between dentist ratings and self-ratings of dental appearance in an elderly population. Spec Care Dentist 1993; 13:53–60.

27. Qualtrough AJE, Burke FJT. A look at dental esthetics. Quintessence Int 1994;25:7–14.

28. Feeley RT. Cosmetics and the esthetic patient and laboratory communication. Oral Health 1995;85: 9–12, 14.

29. Wagner I-V, Carlsson GE, Ekstrand K, Ödman P, Schneider N. A comparative study of assessment of dental appearance by dentists, dental technicians, and laymen using computer-aided image manipulation. J Esthet Dent 1996;8:199–205.

30. Vallittu PK, Vallittu AS, Lassila VP. Dental aesthetics—A survey of attitudes in different groups of patients. J Dent 1996;24:335–338.

31. Preston JD. The golden proportion revisited. J Esthet Dent 1993;5:247–251.

32. Marzola R, Derbabian K, Donovan TE, Arcidiacono A. The science of communicating the art of esthetic dentistry. Part I: Patient-dentist-patient communication. J Esthet Dent 2000; 12:131–138.

33. Geller W. A timeworn concept: Reality or utopia? Pract Periodontics Aesthet Dent 1998;10:542–544.

34. Moskowitz M, Nayyar A. Determinants of dental esthetics: A rationale for smile analysis and treatment. Compend Contin Educ Dent 1995;16: 1164, 1166, 1186.

35. Goldstein RE. Marketing. In: Goldstein RE (ed). Esthetics in Dentistry: Principles, Communications, Treatment Methods, ed 2. Hamilton: Decker, 1998:54–56.

36. Carlsson GE, Wagner I-V, Ödman P, et al. An international comparative multicenter study of assessment of dental appearance using computer-aided image manipulation. Int J Prosthodont 1998;18: 246–254.

37. Kokich VO Jr, Kiyak HA, Shapiro PA. Comparing the perception of dentists and lay people to altered dental esthetics. J Esthet Dent 1999;11:311–324.

38 ■ Nevins M. The periodontist, the prosthodontist, and laboratory technician: A clinical team. In: Preston JD (ed). Perspectives in Dental Ceramics: Proceedings of the Fourth International Symposium on Ceramics. Chicago: Quintessence, 1988:407–419.

39 ■ Tanaka A. Successful technologist-dentist teamwork. In: Preston JD (ed). Perspectives in Dental Ceramics: Proceedings of the Fourth International Symposium on Ceramics. Chicago: Quintessence, 1988:439–444.

40 ■ Martin D. The dental technologist's role in the clinical team. In: Preston JD (ed). Perspectives in Dental Ceramics: Proceedings of the Fourth International Symposium on Ceramics. Chicago: Quintessence, 1988:421–428.

41 ■ Shavell HM. Dentist-laboratory relationships in fixed prosthodontics. In: Preston JD (ed). Perspectives in Dental Ceramics: Proceedings of the Fourth International Symposium on Ceramics. Chicago: Quintessence, 1988:429–437.

42 ■ Rieder CE. The role of operatory and laboratory personnel in patient esthetic consultations. Dent Clin North Am 1989;33:275–284.

43 ■ Shannon JL, Rogers WA. Communicating patients' esthetic needs to the dental laboratory. J Prosthet Dent 1991;65:526–528.

44 ■ Materdomini D. Communicate visually with your laboratory. J Am Acad Cosmet Dent 1994;1:32–34.

45 ■ Chiche GJ, Pinault A. Communication with the dental laboratory: Try-in procedures and shade selection. In: Chiche GJ, Pinault A (eds). Esthetics of Anterior Fixed Prosthodontics. Chicago: Quintessence, 1994:115–142.

46 ■ Drago CJ. Clinical and laboratory parameters in fixed prosthodontic treatment. J Prosthet Dent 1996;76:233–238.

47 ■ Derbabian K, Marzola R, Arcidiacono A. The science of communicating the art of dentistry. J Calif Dent Assoc 1998;26:101–106.

48 ■ Gürel G. The Science and Art of Porcelain Laminate Veneers. London: Quintessence, 2003:44–47.

49 ■ Magne P, Magne M, Belser U. The diagnostic template: A key element to the comprehensive esthetic treatment concept. Int J Periodontics Restorative Dent 1996;16:560–569.

50 ■ Cho GC, Donovan TE, Chee WWL. Clinical experience with bonded porcelain laminate veneers. J Calif Dent Assoc 1998;26:121–127.

51 ■ Christensen GJ. Esthetic dentistry and ethics. Quintessence Int 1989;20:747–753.

52 ■ Goodacre J. Computer imaging: Its practical application. J Am Dent Assoc 1991;122:41–44.

53 ■ Nathanson D. Dental imaging by computer: A look at the future. J Am Dent Assoc 1991;122:45–46.

54 ■ Miller M. Reality 2000. In: Esthetic Dentistry Research Group (eds). Reality, vol 14. Houston: Reality, 2000:315–324.

55 ■ Watson JF, Crispin BJ. Margin placement of esthetic veneer crowns. Part III. Attitudes of patients and dentists. J Prosthet Dent 1981;45:499–501.

56 ■ Walton JN, Gardner FM, Agar JR. A survey of crown and fixed partial denture failures: Length of service and reasons for replacement. J Prosthet Dent 1986;56:416–421.

57 ■ Davies JA. Dental restoration longevity: A critique of the life table method of analysis. Community Dent Oral Epidemiol 1987;15:202–204.

58 ■ Creugers NHJ, Kayscr AF, van't Hof MA. A meta-analysis of durability data on conventional fixed bridges. Community Dent Oral Epidemiol 1994;22:448–452.

59 ■ Newman MG, McGuire MK. Evidence-based periodontal treatment. II. Predictable regeneration treatment. Int J Periodontics Restorative Dent 1995;15:116–127.

60 ■ Libby G, Arcuri MR, La Velle WE, Hebl L. Longevity of fixed partial dentures. J Prosthet Dent 1997;78:127–131.

61 ■ Scurria MS, Bader JD, Daniel A. Meta-analysis of fixed partial denture survival: Prostheses and abutments. J Prosthet Dent 1998;79:459–464.

62 ■ Valderhaug J, Birkeland JM. Periodontal conditions in patients 5 years following insertion of fixed prostheses. Pocket depth and loss of attachment. J Oral Rehabil 1976;3:237–243.

63 ■ Valderhaug J, Heloe LA. Oral hygiene in a group of supervised patients with fixed prostheses. J Periodontol 1997;48:221–224.

64 ■ Listgarten MA, Sullivan P, George C, et al. Comparative longitudinal study of 2 methods of scheduling maintenance visits: 4-year data. J Clin Periodontol 1989;16:105–115.

65 ■ Valderhaug J, Ellingsen JE, Jokstad A. Oral hygiene, periodontal conditions and carious lesions in patients treated with dental bridges. A 15-year clinical and radiographic follow-up study. J Clin Periodontol 1993;20:482–489.

66 ■ Nevins M. Periodontal considerations in prosthodontic treatment. Curr Opin Periodontol 1993;151–156.

67 ■ Strub JR, Türp JC. Esthetics in dental prosthetics: Fundamentals and treatment concept. In: Fischer J (ed). Esthetics and Prosthetics: An Interdisciplinary Consideration of the State of the Art. Chicago: Quintessence, 1999:16–30.

VOLUME 1 エステティック リハビリテーション

補綴治療のための審美分析

顔貌の分析

Chapter 2

MAURO FRADEANI
MARCANTONIO CORRADO

　診査においては歯という狭い範囲に注目する前に，顔貌の構成要素の評価が重要である．目，鼻，顎および唇の位置の分析を含む主観的正面観と側方面観の診査，基準点と線の確認が審美性の回復に不可欠である．

　目的：横方向の基準線と咬合平面を平行関係に回復し，顔貌の下方1/3を再確立し，患者の側貌と口唇を適切に維持する前歯形態を再構築すること．

2 顔貌の分析

顔の特徴は，個人の個性の認識に重要な影響を及ぼす．身体の特徴はしばしば患者の心理学状況と相関しており，若干の特徴は個人的状況と関係している．これらの特徴分析は，患者の顔貌と歯の相関関係による水平および垂直の基準線を用いて行う[1〜6]．歯科医師は近づきすぎないようにし，全体的特徴を評価できる距離で患者の外観を診査する．歯と口唇の比率を分析できるような位置，つまり普通の会話を交わすより近い距離になると，全体像を見逃してしまう．歯や歯周組織を検査するような位置ではさらに視野が狭まる．

正面観

基準線

正確な審美的評価を行うためにもっともよいのは，患者の前に観察者が立ち，頭を自然な姿勢に保持してもらう[7〜10]位置である．

調和した顔貌では規則正しい幾何学的な特定のラインが認められる．

瞳の中心をつないだ瞳孔間線が水平面と平行ならば，顔貌の適切な分析を行う基準線となる．眉，唇と鼻は，おおむねこの線と平行で，全体的な調和を作り出している(図2-1a)[4,6,11,12]．これらは，しばしば前歯切縁のラインや咬合平面，歯肉のカントゥアを正しい位置に設定するための基準となる(第3章，P.108参照)(図2-1a, 2-2)．

正中線は，仮の垂直基準線として眉間，鼻の先端，人中と顎の先端を結ぶことにより決定される．

正中線は，おおむね瞳孔間線と直角をなし，一種のT字形を作る(図2-1b)[6,13〜15]．これらの2本の線が垂直であることが，顔貌が全体的に調和しているかどうかに大きな影響を与える(図2-1, 2-2)[16]．

図1 （a）瞳孔間線と眉，唇が水平線に平行であれば参考とする仮想線として理想的である．（b）水平基準線に垂直な正中線は顔をミラーで分けたように左右に2分する．

図2 切縁および咬合平面，歯肉のカントゥアと水平基準線が平行関係にあることは，スマイル時にここちよい調和を醸し出す要素である．

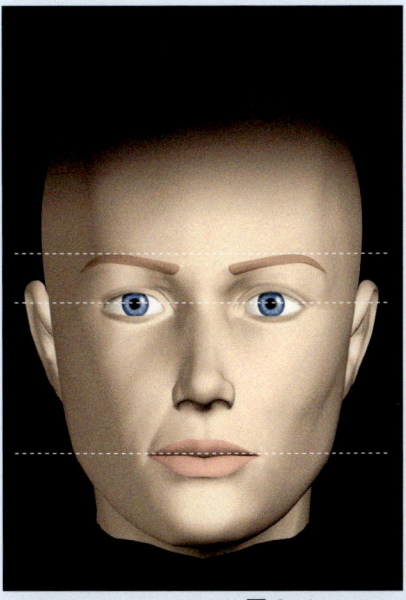

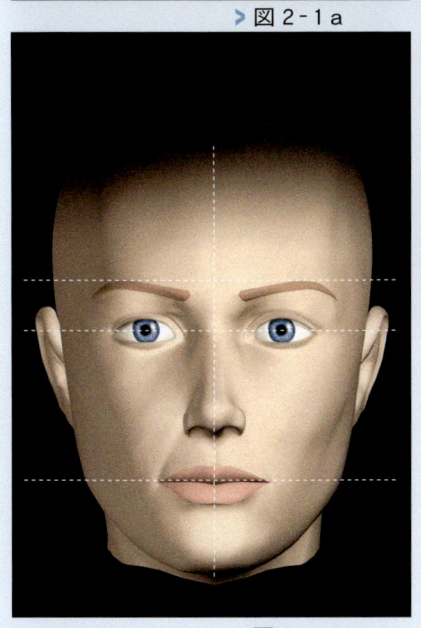

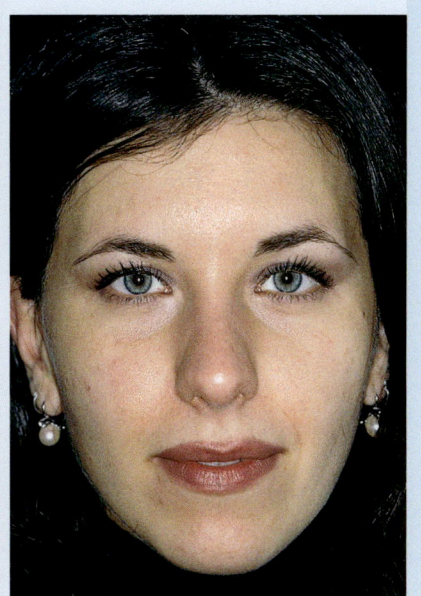

▶図2-1a

▶図2-2

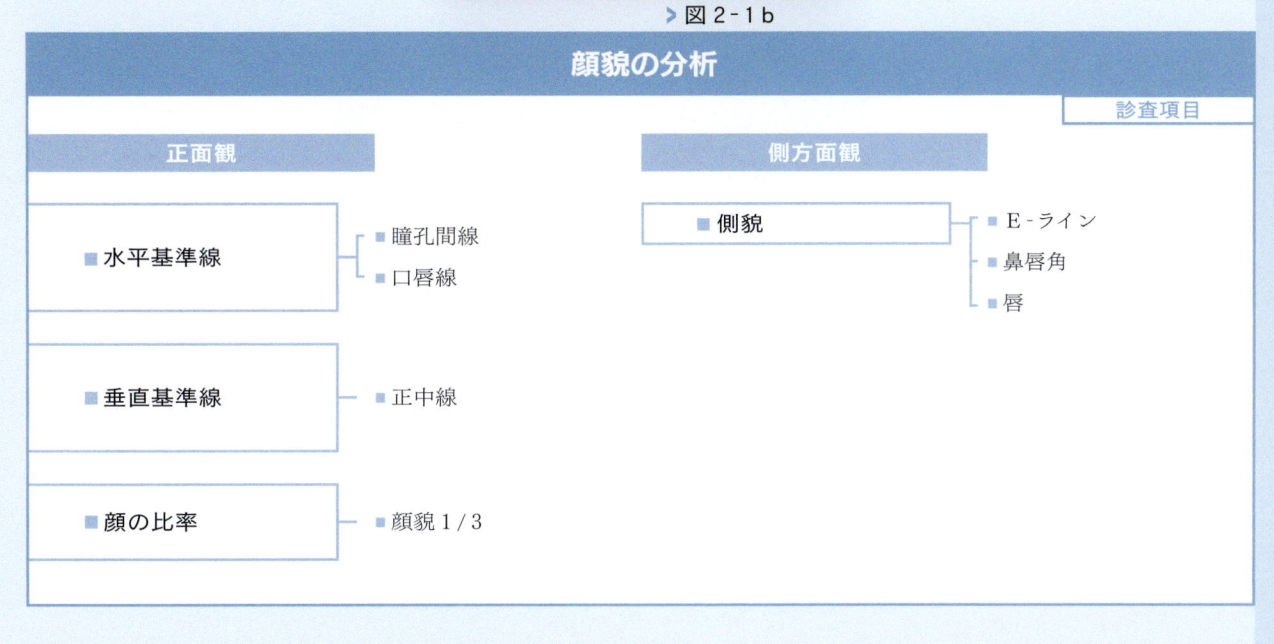

▶図2-1b

顔貌の分析

診査項目

正面観

- ■ 水平基準線
  - ■ 瞳孔間線
  - ■ 口唇線

- ■ 垂直基準線
  - ■ 正中線

- ■ 顔の比率
  - ■ 顔貌 1/3

側方面観

- ■ 側貌
  - ■ E-ライン
  - ■ 鼻唇角
  - ■ 唇

対称性と多様性

　前述した水平面に接する中央線の交差は，顔の左右対称性を確認する一種の系統だったフレームワークを構築する．多くの被験者で非対称が見られるが，顔の左右の違いは3％未満である．そのため観察者にはこの顔貌の不規則性をはっきりと認知することができない（図2-3a〜d）[17]．ChicheとPinault[6]は次のように主張している．審美性というのは，統一されてある原則にしたがい成りたっている一連の要素で構成されている．しかし，見る者によって重要性が異なるほどの多様性が備わっている．また，彼らはたとえより側方の歯（側切歯や犬歯）が不規則であったとしても，中央の歯（中切歯）が正中線に水平であることがここちよいスマイルを醸し出すと強調している．

図3　(a,b)観察者の目に明らかなように，顔の非対称性は3％を超えている．妥協すべきであろうが，これが患者の見え方である．(c,d)コンピュータの進歩により，患者本来の顔貌とコンピュータによるミラーイメージを比較することができ，違いがはっきりと理解できる．患者の左側を合成したもの(c)と右側を合成したもの(d)．

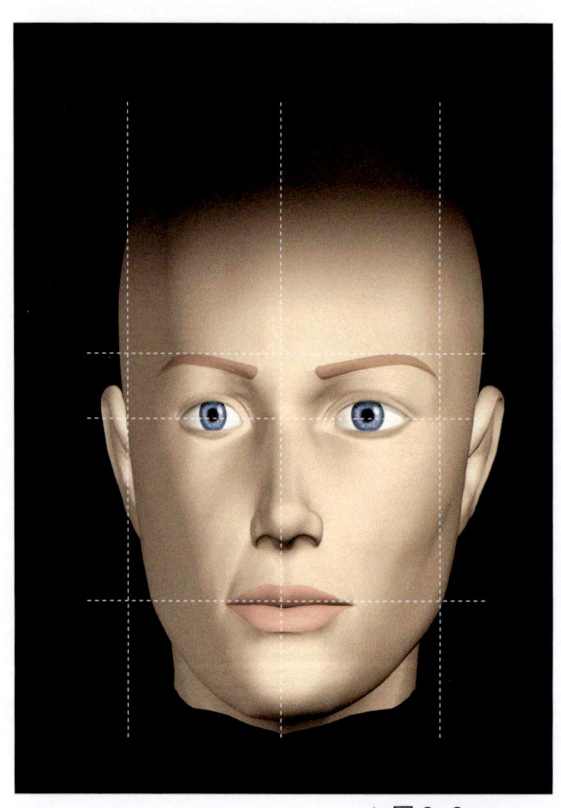

▶ 図2-3a

> 図2-3b

> 図2-3c

> 図2-3d

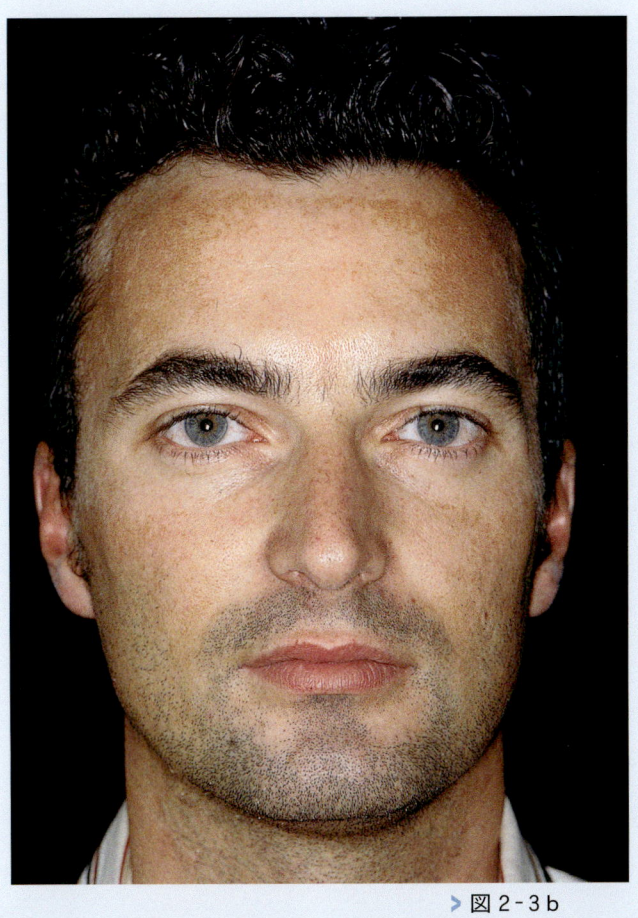

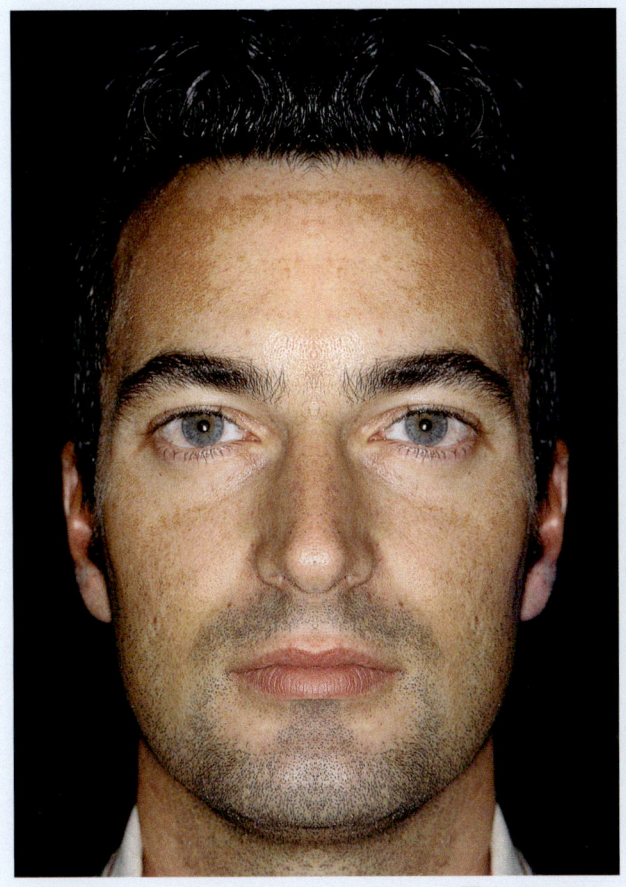

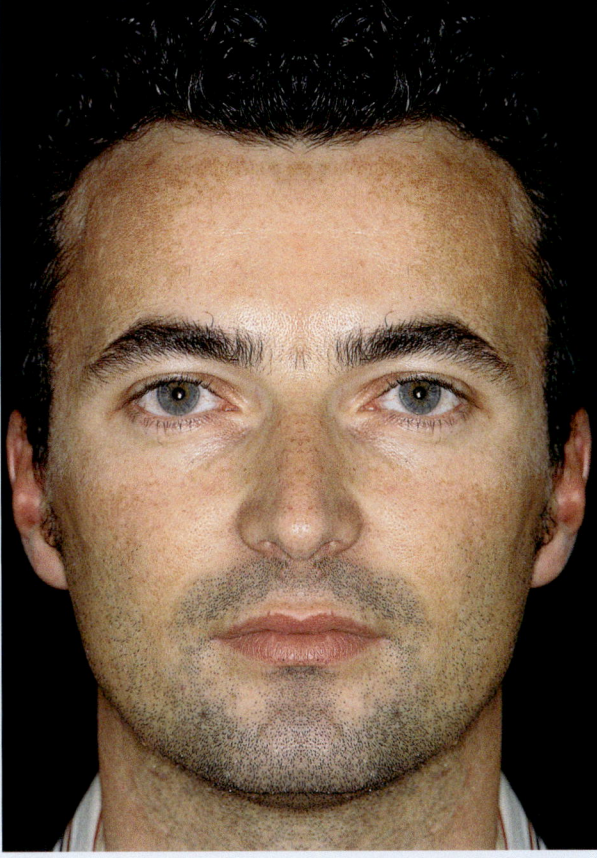

41

配列に対する一般的な感覚を持つことは，もちろん望ましいことである．しかし，わずかな相違やちょっとした不規則性の存在が，最終的な審美性を損なわず，全体的な顔立ちに自然でここちよい演出を提供することもある（図2-4 a, b）[18〜22]．

水平的不調和

　水平基準線と瞳孔間線，口唇線との理想的調和が一部得られていない．すなわち，2つの線がどちらか，または両方とも水平基準線と平行でない場合もある（図2-5 a〜d）．また2つの線が傾斜していても，お互いが平行で水平基準線に対して全体的に斜めの顔貌線を形成している（図2-5 e, f）．

図4　（a, b）瞳孔間線のわずかな傾斜はあるが，口唇線は他の水平基準線と調和しており，全体の顔貌はここちよい効果を損なっていない．

図5　（a, b）水平的に合っている瞳孔間線に対し，口唇線が右または左にわずかに傾斜している．（c, d）瞳孔間線が右，または左下方に傾斜している一方で，口唇線がそれとは逆方向に傾斜している．（e, f）瞳孔間線と口唇線が水平線に対し右，または左下方に傾斜している．

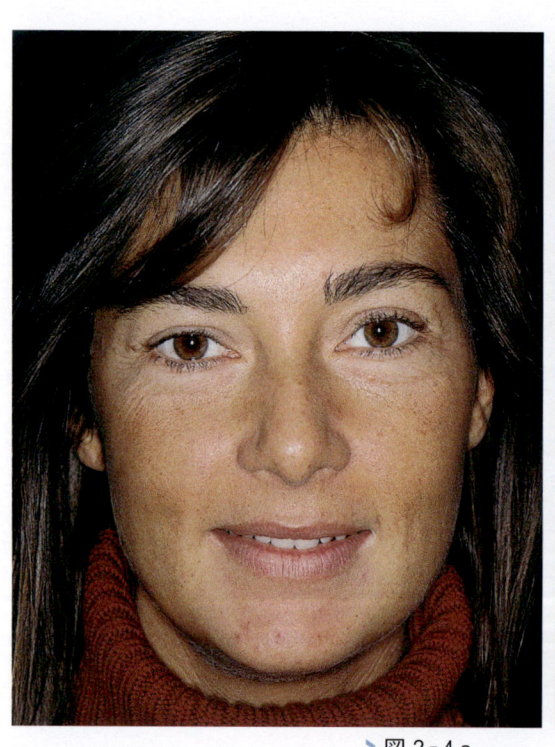

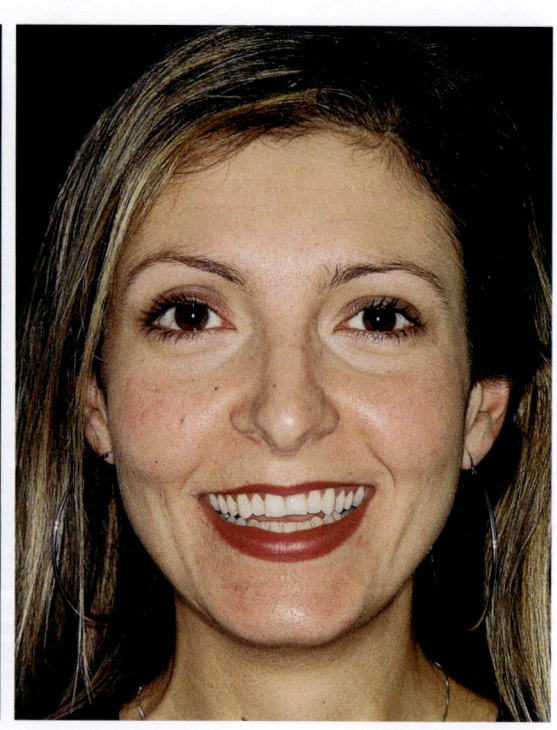

> 図2-4 a　　　　　　　　　　　　　　　　　　　　> 図2-4 b

Chapter 2　顔貌の分析

> 図2-5a

> 図2-5b

> 図2-5c

> 図2-5d

> 図2-5e

> 図2-5f

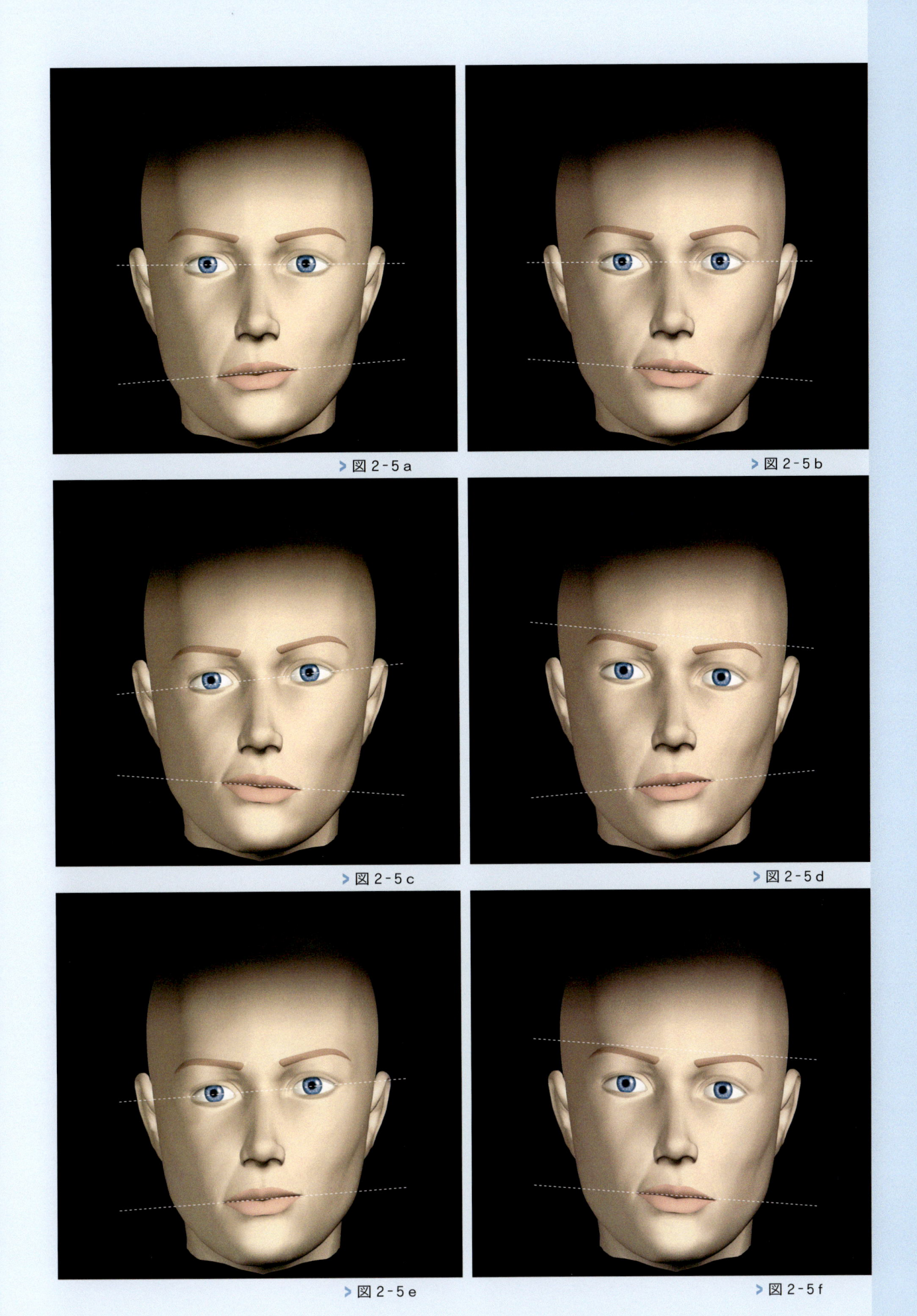

● **補綴的考慮点と対応**

通常，瞳孔間線を水平面の基準とする[6]．しかし，左右の目や口角が必ずしも同じ高さとは限らない．そのような場合の水平線は理想的仮想平面を設定[23]し，瞳孔間線や口唇線は考慮に入れないようにする（図2-6a～i）．

とはいえ，水平線は絶対的基準ではない．水平面と瞳孔線や口唇線の水平関係が欠落していても，瞳孔線と口唇線が互いに平行であれば，補綴治療による再構成の基準として十分用いることができる．

どちらの線も互いに水平でなく，水平線も平行でない場合には，患者とどの基準線を選択すべきか話し合いをする[24]．フェース・ボーを正確に使用することにより作業の場を忠実に何度も再現することができ，歯科技工士が作業模型を正しく咬合機に装着することができる（第2巻，第1章参照）[10, 12, 25, 26]．

図 6 （a, b）この患者は水平線と平行な瞳孔間線に対し，切縁および咬合平面が大きく傾斜している．わずかだが口唇線も傾斜している．（c）口腔内は古い不適合修復物と不適切な咬合平面が目立つ．（d）全顎のエックス線写真から，上顎左の犬歯が埋伏しているのがわかる．（e）埋伏した犬歯を抜歯し，上顎は天然歯とインプラントの修復により歯列弓を再構築した．（f）診断に基づいてフェース・ボーを正確に使用することにより，歯科技工士は作業模型を咬合器に装着して，水平線および瞳孔間線と平行な前歯切縁の平面を再構築する．このようにして適切な咬合平面が再確立される．これは理想的な審美と機能の統合にとって不可欠な要素である．（i）全顎のエックス線写真からは天然歯とインプラントによる修復物が良好に適合しているのが確認できる．

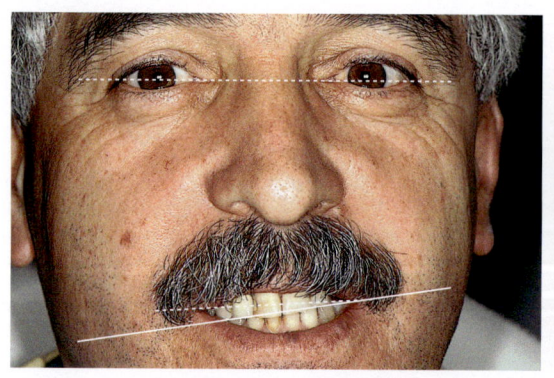

> 図2-6a

> 図2-6b

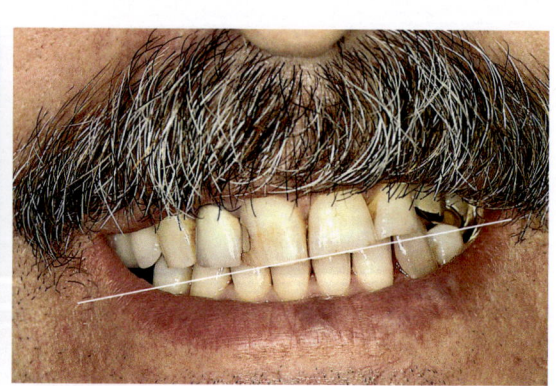

Chapter 2 顔貌の分析

▶図2-6c

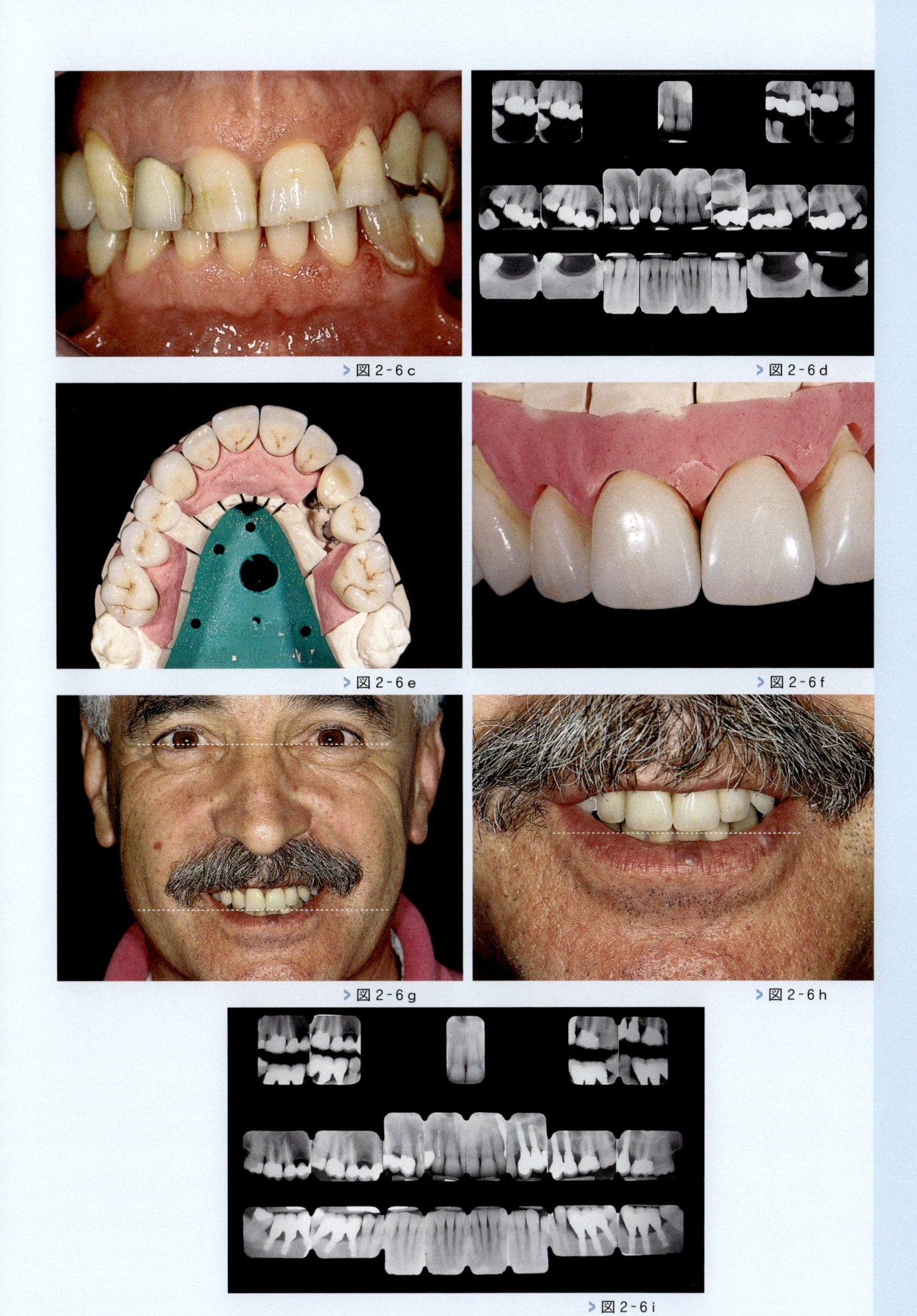

▶図2-6d

▶図2-6e

▶図2-6f

▶図2-6g

▶図2-6h

▶図2-6i

45

垂直的不調和

眉間，鼻の先端と顎の先端が下顔面の正中線を決定するための基準点であることはすでに述べた．とはいえ，この主軸はしばしば傾斜しており，必ずしも信頼できる基準にはならない（図2-7a〜d）．この場合，上唇の中央を患者の顔の正中線を決定するための基準として使う[27]．

●補綴的考慮点と対応

補綴的視点から正面観の非対称は大きな問題ではない．口腔の再構築の際にはこの不調和を考慮に入れず歯の正中線を優先することで，顔貌を包括的に統合させることができる．歯科医師は患者に考察した要素を解説し，患者と何が適応となるかを評価し合わなければならない．

顔貌の均衡

均整のとれた顔貌であれば，前述した水平基準線によって垂直的に3等分することができる．上顔面1/3は髪の生え際と眉上縁線，中央1/3は眉上縁線から鼻尖線，下顔面1/3は鼻尖線から顎の先端までである（図2-8a,b）[28,29]．これら3つの領域は患者により大きさの違いもあるが，必ずしも重大な不調和の原因であるとはいえない．

下顔面1/3は口唇と歯により支配されるため，疑う余地なく歯科治療の立場からもっとも注意深く観察すべき領域である．理想的にはこのスペースの上1/3は上唇によって占められ，下の2/3は下唇と顎によって占められる[30]．したがって，鼻の下縁から上唇下縁までの距離は，下唇と顎の底縁までの距離のほぼ半分の長さでなくてはならない．

下顔面1/3は全体的な審美的外観を決定する重要な役割を持つ．

患者が安静位から最大咬頭嵌合位に移行すると通常の顔面に見られる最適な比率に明らかな変化が現れる．

図7 （a〜d）眉間，鼻の先端および顎の先端は一列に並んでおらず，顔貌の正中を決定するのが難しい状態．このような場合，顔の正中線は上唇の中央を基準として決定することができる．

図8 （a,b）髪の生え際，眉上縁線，鼻尖線，顎の先端で区切られた顔貌の3つの領域は均整のとれた顔貌では同じ高さの関係にある．

> 図 2-7 a

> 図 2-7 b

> 図 2-7 c

> 図 2-7 d

> 図 2-8 a

> 図 2-8 b

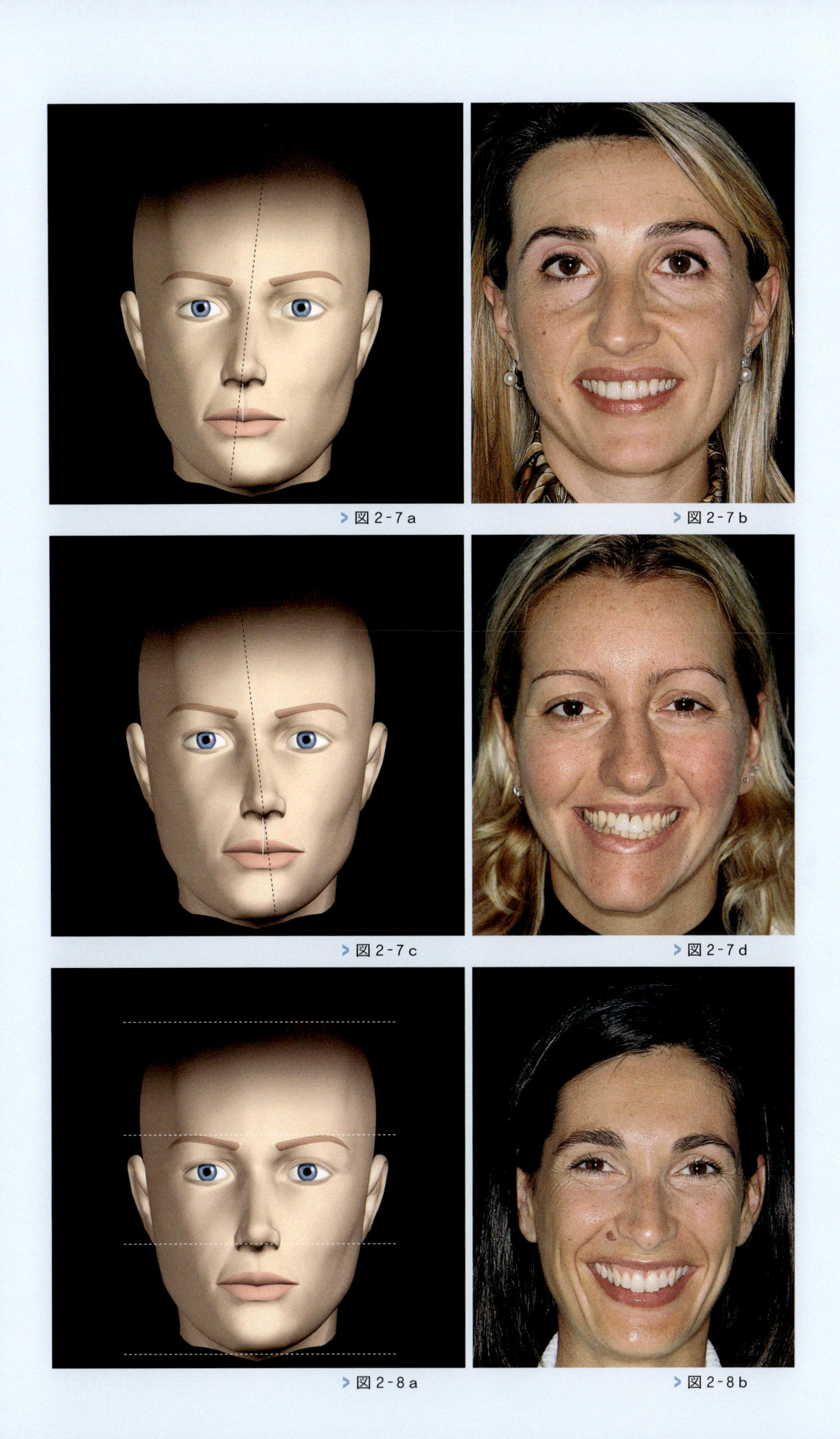

47

●補綴的考慮点と対応

　顔貌の長径が減少した患者では，下顔面1/3の高さの変化が特に目立つ．それは咬合高径と下顔面1/3との比率による[5,31〜39]．そのような患者では下唇の下の顎のくぼみが深くなるとともに，口唇の縁が内側に折り重なる傾向があり[6]，口唇が縮小して見える（図2-9 a, b）．

　咬合高径の増加量を決めるための臨床的評価は発音テストにより行う．増加量を確認するには通常この方法で十分だが（第4章，P.120, 130を参照），セファロ分析も役立つ．それらを統合して考察することが重要な指標となる．

　口腔内にプロビジョナルを装着することにより，新たな咬合高径に対する患者の適応性を確認する[40]．審美的および機能的観点から試行錯誤的に確認された新たな咬合高径は，忠実に最終修復物に反映されなくてはならない（図2-9 c〜bb）．

図 9　(a, b)咬合高径の低下により，下顔面（鼻下線から顎の先端まで）が垂直的に減少している．(c)臼歯部の多数歯欠損から生じた前歯の咬耗．(d)全顎のエックス線写真はインプラント埋入のために撮影されるCTとともに診断の材料となる．(e〜h)発音試験を行った結果，咬合高径を約5 mm挙上することにした．(i, j)歯列弓を考慮して歯科技工士が最適な診断用ワックス・アップを行う．(k)プロビジョナルを装着することは，再構築された咬合高径に対する患者の適応性を評価するのに必要なものとなる．(l〜p)上下作業模型上の補綴物．(s, t)術前(s)と術後(t)を比較すると，審美的にも機能的にも改善されたことがわかる．(u〜x)術前(u, w)と術後(v, x)の写真は前歯切縁の作る平面傾斜の改善を示し咬合高径の増加により，スマイル時に唇のボリュームが増えたことがわかる．(y, z)治療終了後，下顔面1/3のバランスが回復した．(aa, bb)エックス線写真により修復物の良好な適合が確認できる(aa)．6年後のエックス線写真ではインプラントと骨の結合状態および修復物の経過が良好なことが確認できる(bb)．

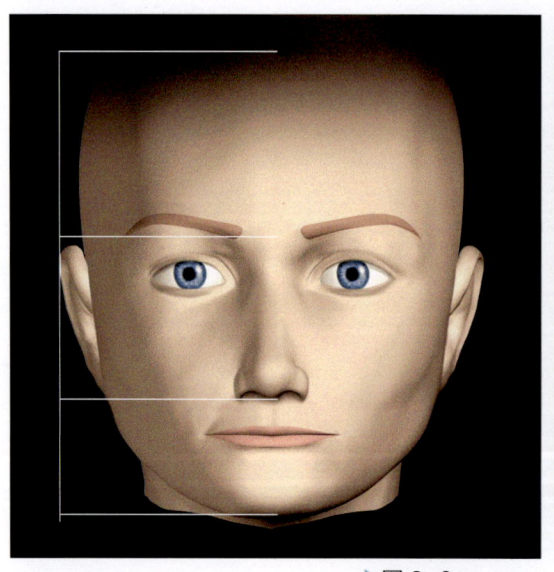

> 図2-9a 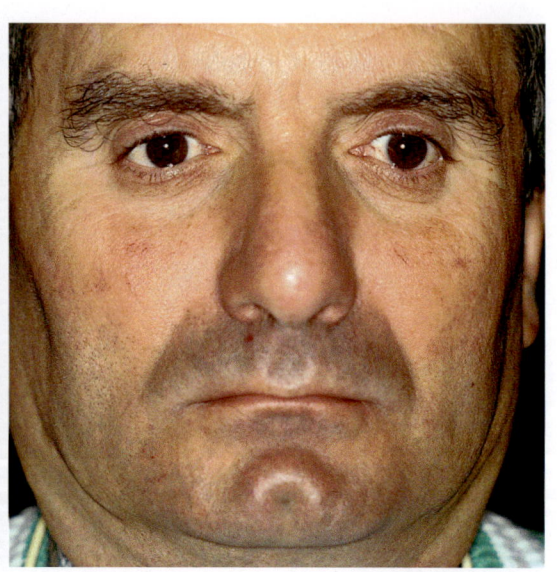　　　　　　　　　　　　　　　　> 図2-9b

> 図 2-9 c

> 図 2-9 d

> 図 2-9 e

> 図 2-9 f

> 図 2-9 g

> 図 2-9 h

> 図 2-9 i

> 図 2-9 j

> 図 2-9 k

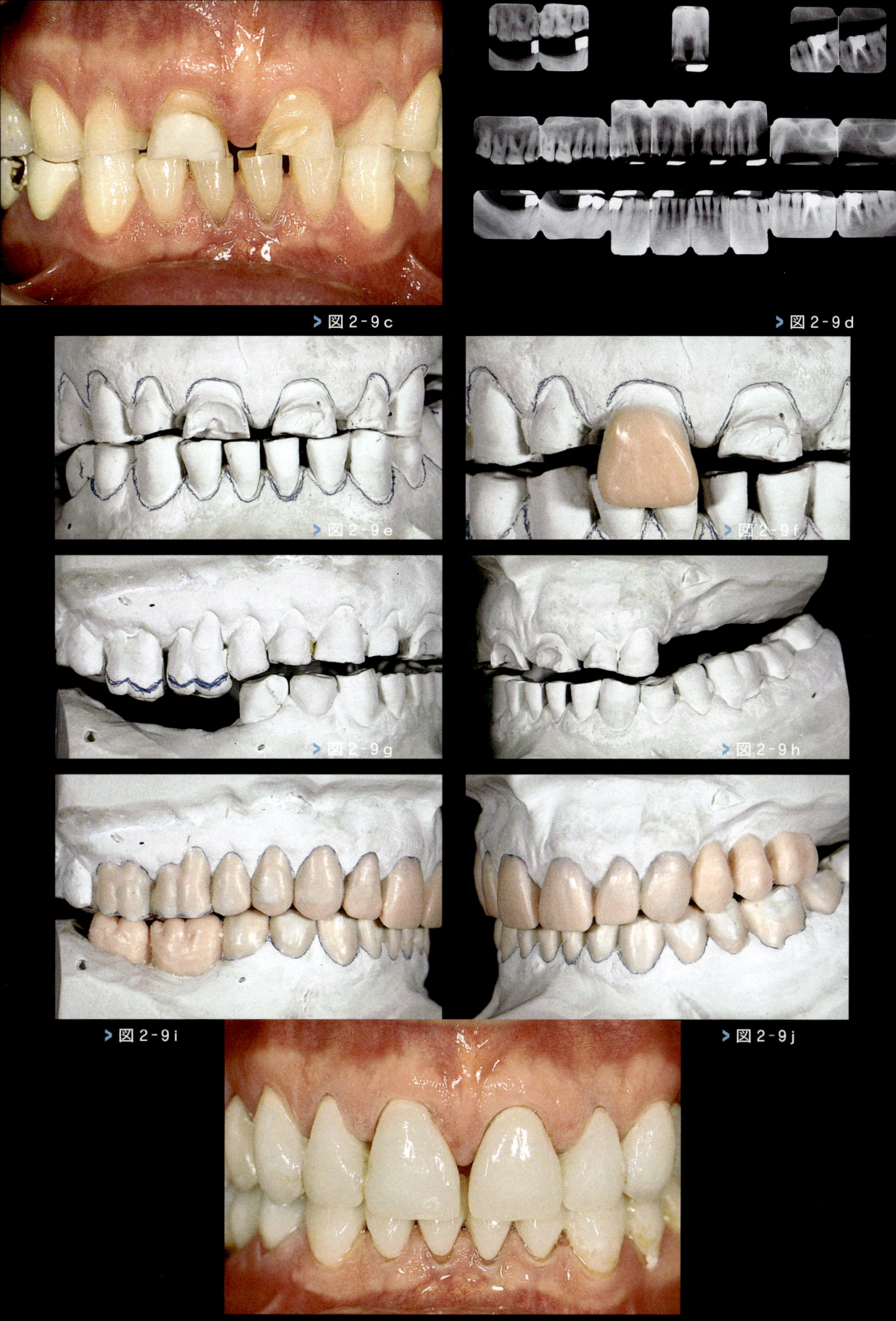

> 図2-9 l

> 図2-9 m

> 図2-9 n

> 図2-9 o

> 図2-9 p

> 図2-9 q

> 図2-9 r

> 図2-9 s

> 図2-9 t

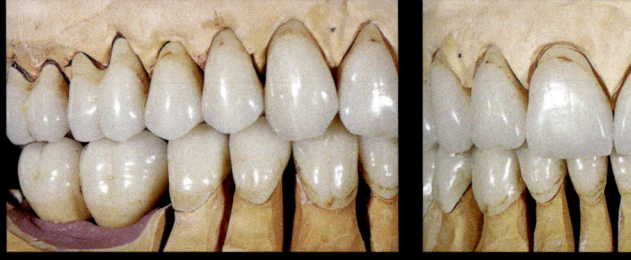

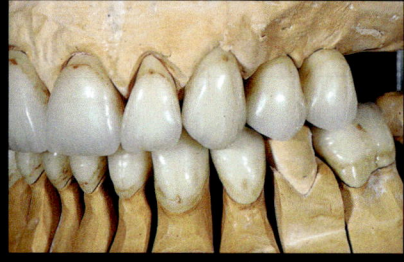

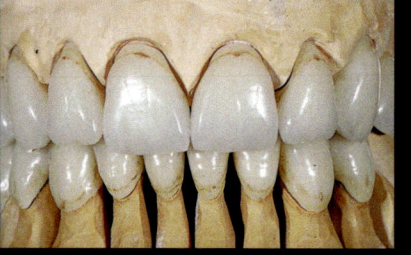

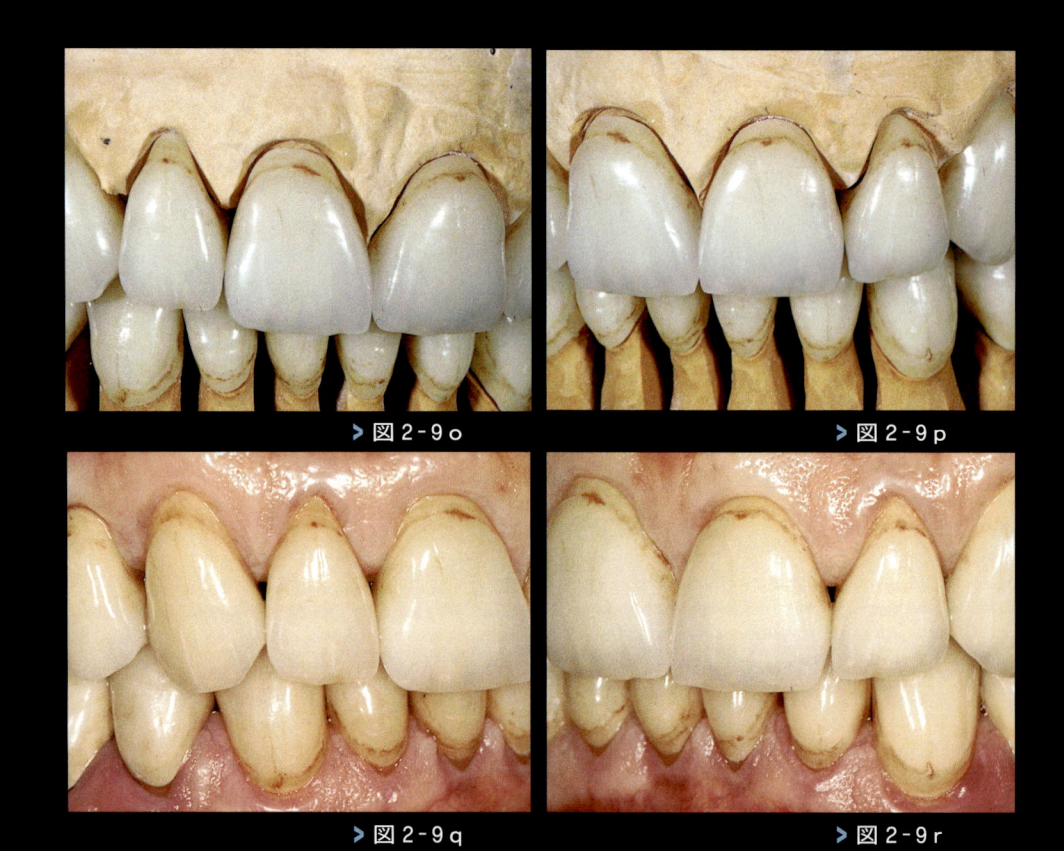

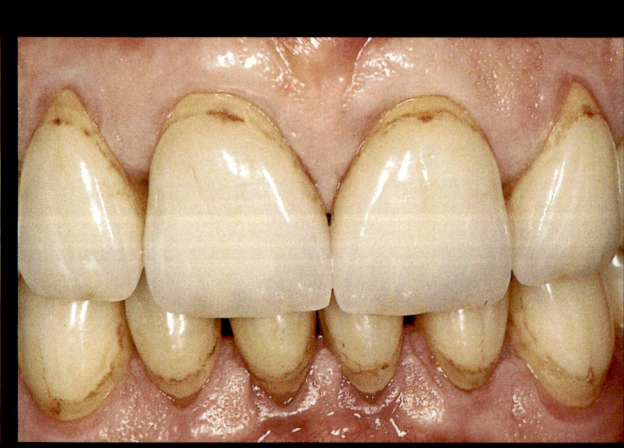

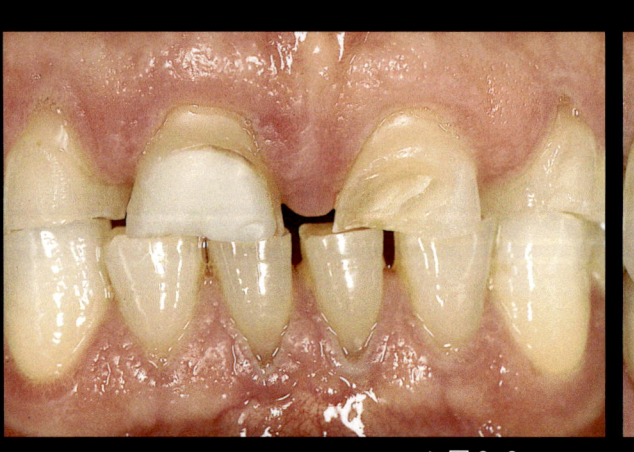

> 図2-9 u

> 図2-9 v

> 図2-9 w

> 図2-9 x

> 図2-9 y

> 図2-9 z

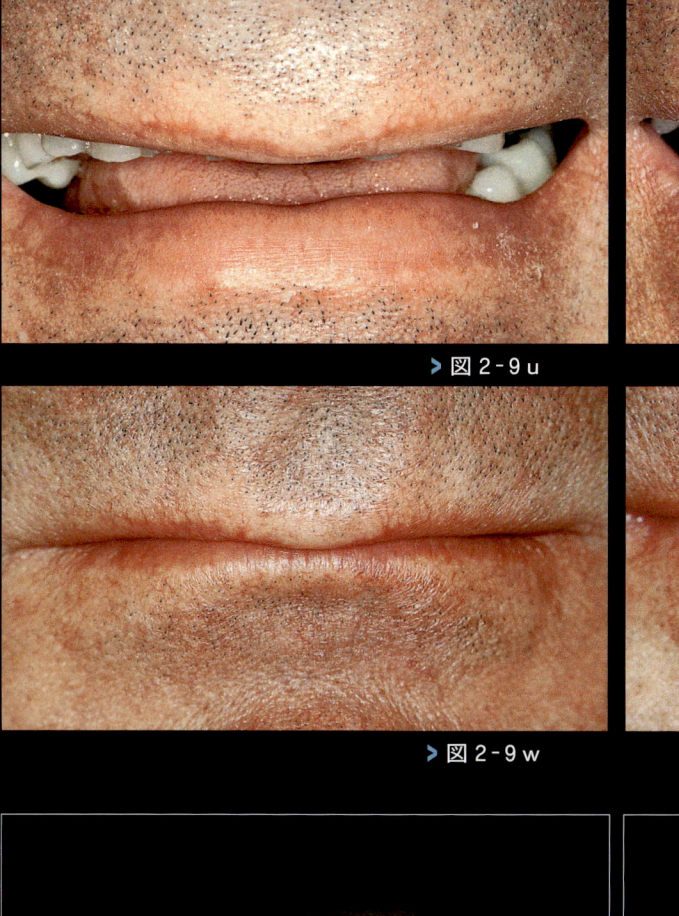

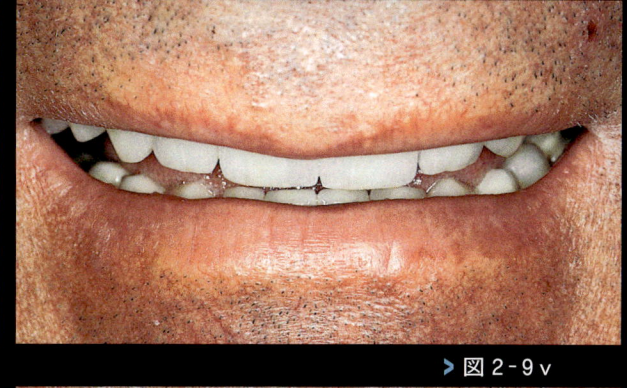

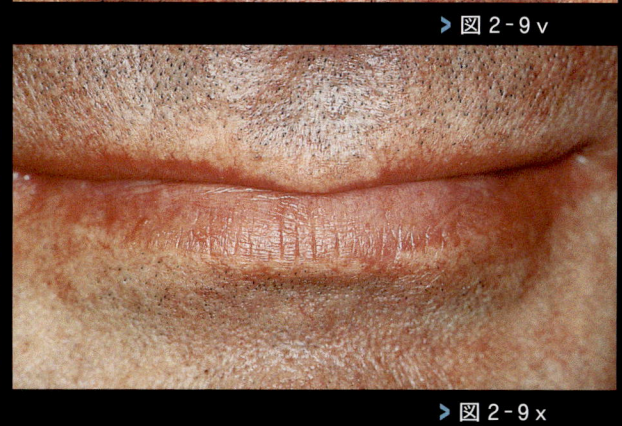

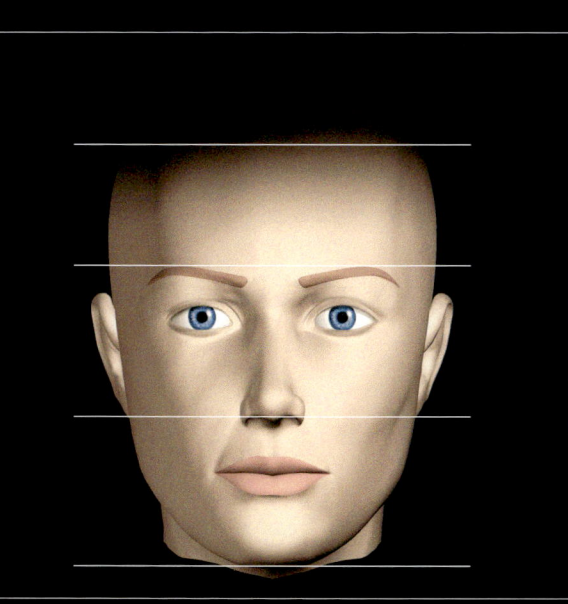

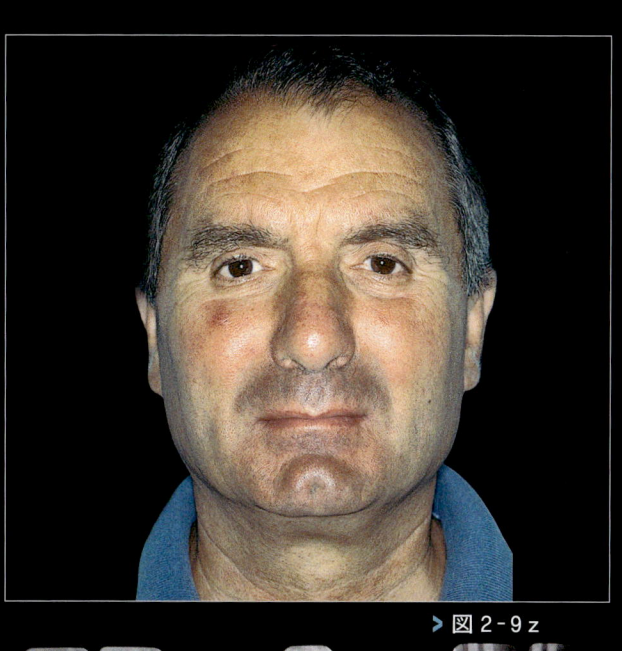

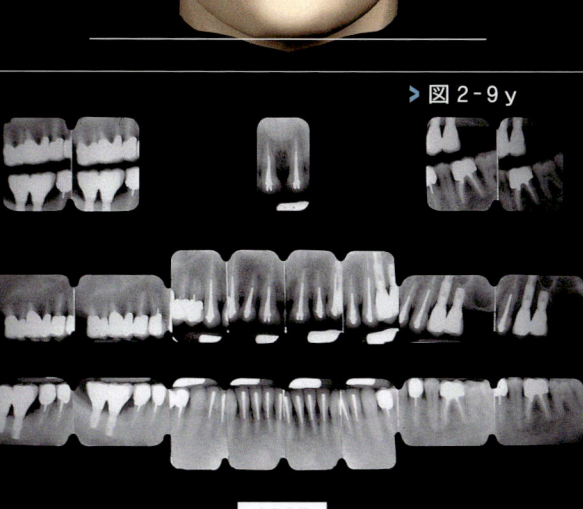

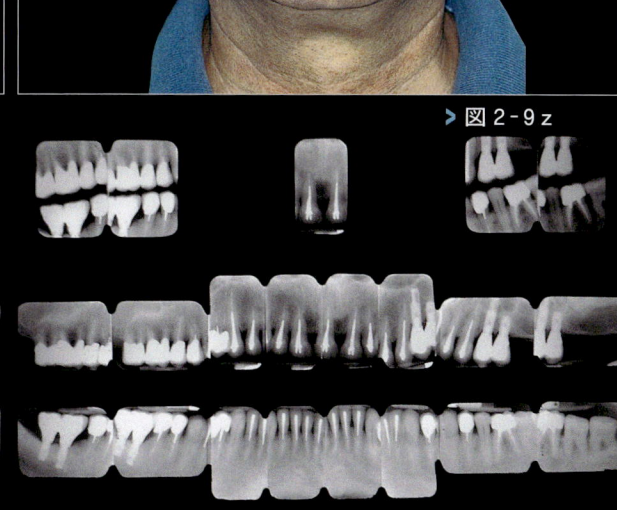

1997
> 図2-9 aa

2003
> 図2-9 bb

側方面観

側貌

側方面観の適切な臨床的評価は，患者の審美性を確立するための重要な検査である[41～49]．頭の自然な位置はフランクフルト平面を参照にしてチェックすることができる[7, 9, 10, 50, 51]．頭部の姿勢は眼窩下縁(orbitale：眼窩点)と耳珠上縁(porion：耳珠点)を結んだ線でチェックする[52]．

> フランクフルト平面は患者がわずかに頭部を傾けた時地平線と平行であり，定義上水平面を代表する(図2-10a)[53～55]．逆にいえば，患者の頭部を立位に保ち地平線を見つめた状態では，フランクフルト平面は一般に審美平面といわれる面に対し，およそ8度の傾斜角を持つ(第2巻，第1章参照)(図2-10b)[23, 53, 55]．

臨床評価に加え，側貌写真の詳細な観察やセファロ分析も役立つ．Owensらは6つの異なる人種の顔貌の要素について多施設研究を行い[56]，さまざまな違いを明らかにし，それぞれの人種による審美のガイドラインを提唱した．臨床医はさまざまな患者を分類するために，いくつかの基準を考慮する必要がある．

標準型側貌：眉間と鼻下点，顎の先端(軟組織におけるポゴニオン)の3つの基準点を結び，角度を測定することにより側貌を評価する．3つの基準点を結んだ線の角度がおよそ170度が標準．（図2-11a, b）.

凸型側貌：凸型側貌の患者では3つの基準点を結んだ線の角度が減少し，後退様顔貌を呈する．側貌の凸状は，おおむね軟組織におけるポゴニオンの相対的な後退位と相関している(図2-12a, b)．

凹型側貌：凹型側貌の患者では3つの基準点を結んだ線の角度が180度を超え，前方拡散様顔貌を呈する．側貌の凹状は，おおむね軟組織におけるポゴニオンの相対的な前進位と相関している(図2-13a, b)．

図10 (a)患者がわずかに前方へ頭を傾けた時，フランクフルト平面は地平線と平行になる．(b)被験者の頭部を立位で保持した場合，フランクフルト平面は水平面(審美平面)とおよそ8度の角度を作る．

図11 顎と眉間により作られる角度で標準型側貌(2-11a, b)と凸型側貌(2-12a, b)，凹型側貌(2-13a, b)に区別する．
図12
図13

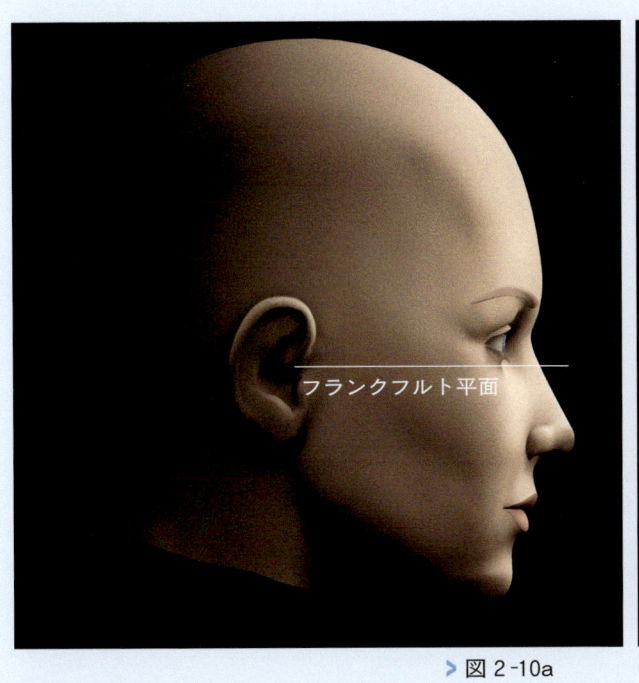

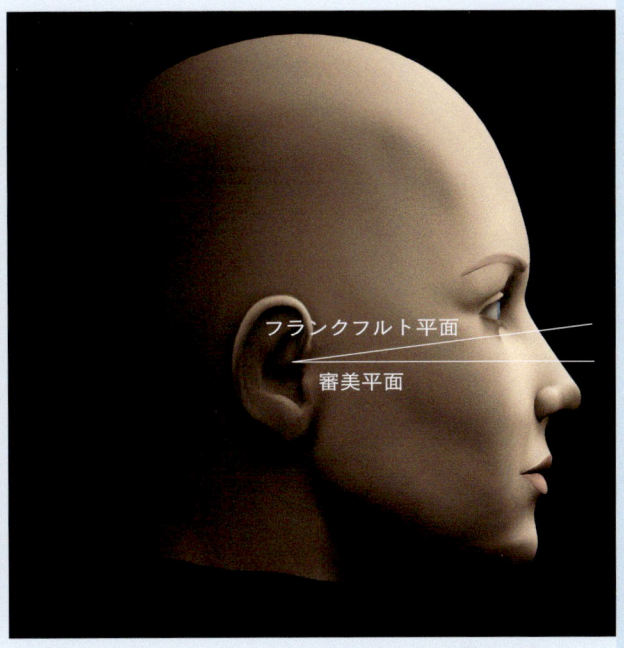

> 図 2-10a

> 図 2-10b

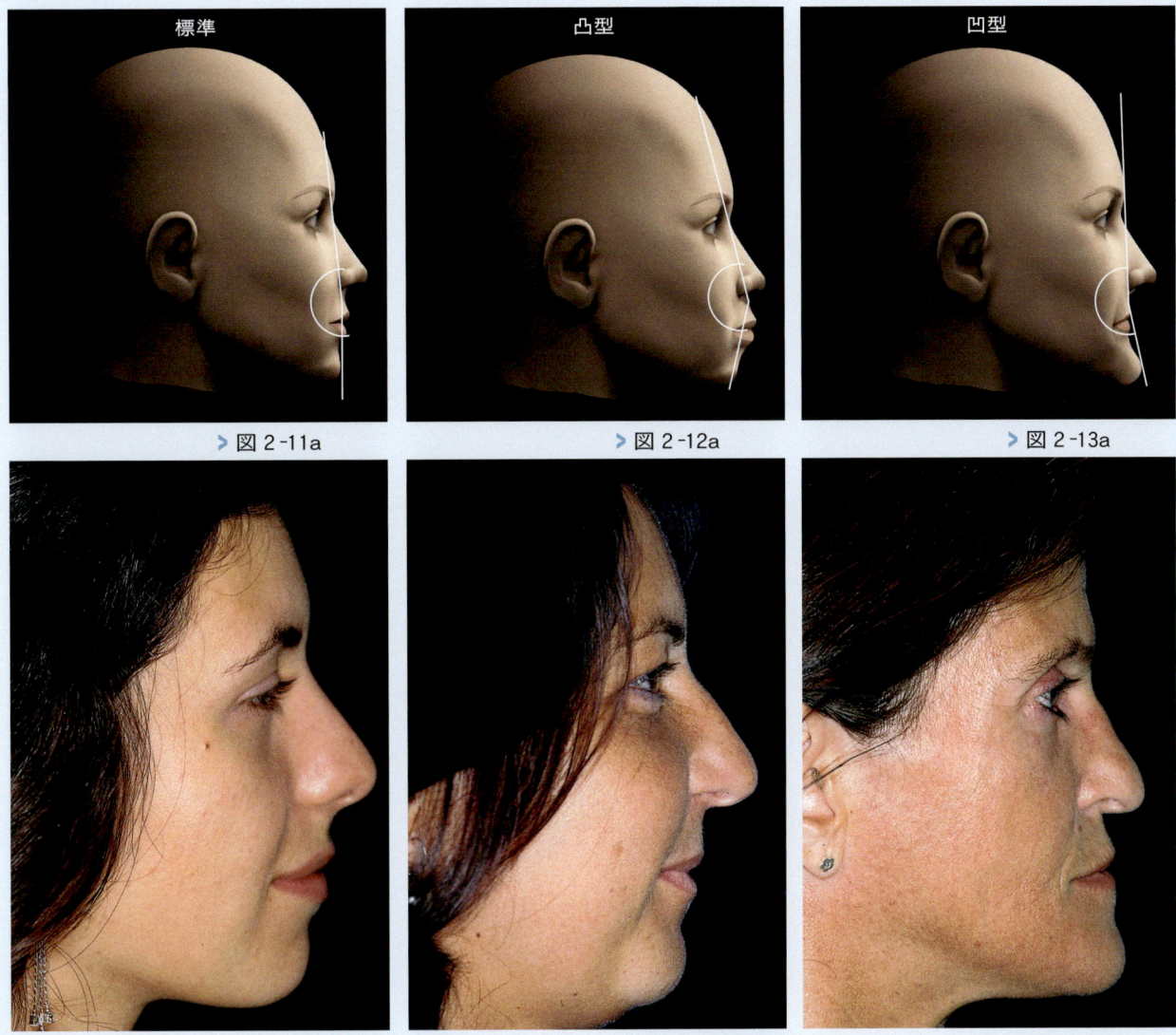

標準

凸型

凹型

> 図 2-11a

> 図 2-12a

> 図 2-13a

> 図 2-11b

> 図 2-12b

> 図 2-13b

53

通常，過度の凸状または凹状はそれぞれ骨格的2級および3級であることを示す[28]．しかし凸型または凹型の顔貌が，顎が出ているのか引っ込んでいるのか，または上顎，下顎のいずれに問題があるかを明らかにしているわけではない．一方で前方および後方にある程度の角度の違いがあっても，顔貌のバランスや正常な咬合，ここちよい審美性を確立することができる．有意差はさまざまな人種の側貌で見られる[56〜69]．北ヨーロッパ系は後方拡散の傾向が強く，アメリカ原住民は前方拡散を示す傾向がある[30,60]．Rufenachtによると，患者の顔貌は心理学的特徴と関係している[61]．つまり，凸型顔貌の人は支配的で野心的な個性を持ち，逆の人は統率される個性と関係している．

E-ライン

鼻の先端から顎に引いた理想線に対する唇の位置を評価することにより，顔貌のタイプを決定する基準である（E-ライン：図2-14a）．Rickettsによると通常の側貌では下唇がEラインより2mm後方で，上唇は4mm後方に位置する[62]．

また彼は性差を認めており，E-ラインより口唇が後方にある場合は正常であると見なす（図2-14b, c）[63]．最近の研究によると多くの人種（日本人，中国人，韓国人，ヒスパニック）間でも，違いが認められる[56]．白人でもっとも差が大きく，E-ラインからの平均距離は上唇が5.2mm，下唇が7.5mmである．逆に，アフリカ系アメリカ人では上唇より下唇が突出した状態がしばしば見られ，口唇がE-ラインに対しより前方に位置している（それぞれE-ラインに対し0.3mmおよび2.9mm前方に位置している）．

鼻唇角

鼻唇角は鼻下点の2本の線の交差により構成される．1本は鼻の底辺の接線，もう1本は上唇の外縁の接線である（図2-15a）．この角度は鼻の底辺の傾斜角や上唇の位置により影響を受ける．正常な側貌における鼻唇角は男性でおおよそ90〜95度，女性で100〜105度である（図2-15b, c）[64]．

> 図2-14a

> 図2-14b

> 図2-14c

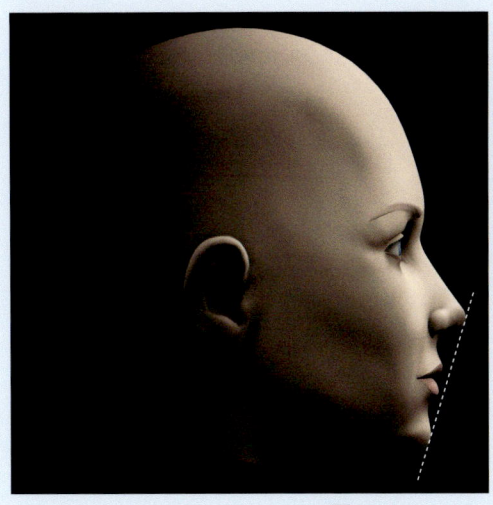

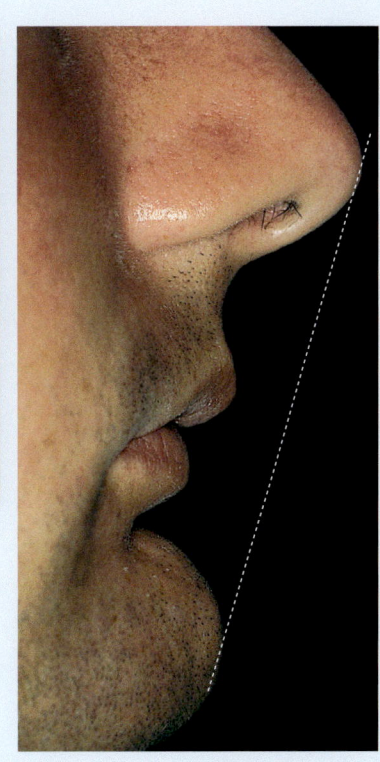

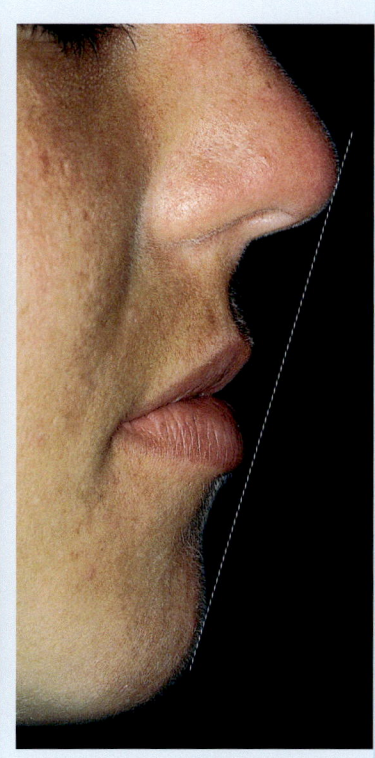

図14 （a〜c）程度の差はあれ，通常口唇の位置は鼻の先端と顎の先端を結んだ線（E-ライン）の内側（後方）に位置する．

図15 （a〜c）鼻唇角は通常，男性よりも女性の方が大きくなっている．

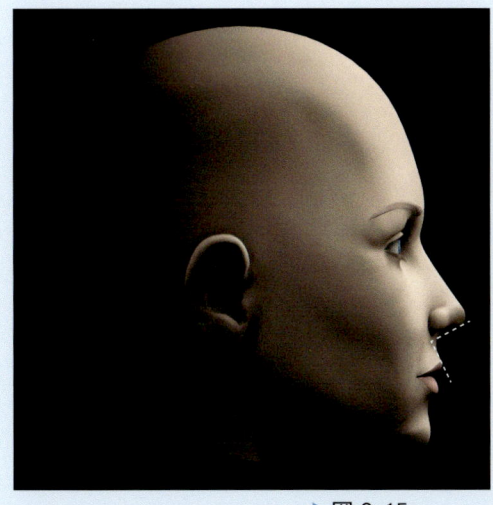

> 図2-15a

> 図2-15b

> 図2-15c

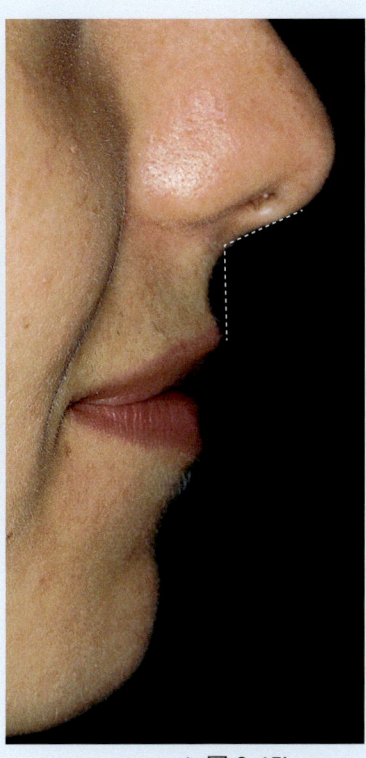

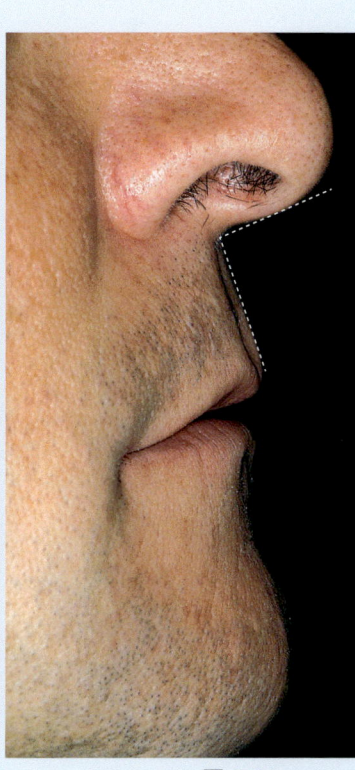

LeganとBurstone[65]は平均鼻唇角を102度であると報告する一方，Owensら[56]は白人が110度であり，韓国人(93度)，中国人(92度)，アフリカ系アメリカ人(90度)とはかなり異なっていることを明らかにしている．

●補綴的考慮点と対応．

鼻唇角やE-ラインとの関係は補綴修復処置により変えることができる．

患者の人種的特徴を維持することは望ましいことではあるが，治療によって歯の位置を動かすことで筋活動を妨げるようなことがあってはならない．口腔の内側は舌により外側は口唇と頬から構成されている(第4章，P.132参照)．

口唇

上下の口唇は横方向に交わる．第3章(P.65)で述べるように，口唇のカントゥアは補綴治療による回復の指標であるとともに，歯の位置を正しく決める基準となる．

口唇の形：口唇の形とサイズを薄い，厚い，中間の3つに分類する(図2-16a～f)．

多くのバリエーションが存在するが，おおむね標準的な上唇の高径は下唇の半分である[38,66]．口唇の形とサイズはしばしば心理学的特徴と関係している．通常，厚い唇は外向的で自己本位であり実利主義，薄い唇は内向的で客観的であり自己抑制型であるといわれる[61]．

口唇の人中(正中部)：解剖的に認識しておくべきもう1つの外形は，鼻の基底面(鼻下点)から上唇の底面までの人中(正中部)の高さである．口唇の人中部では鼻の基底面から口唇の接合部までの長さが2～3 mm短くなっている[67]．若い被験者では上唇の発育の違いにより，この距離がより短い場合も珍しくはない．このことは若年者では上顎切歯の露出量が多いことを意味する．成人において口唇の人中が短すぎると，安静時に上唇が逆のラインを生み出してしまう．この状態はそれほど見られるものではないが変則的で魅力に欠けたように見えてしまう[67]．

図16　(a～f)口唇の形とサイズは個人個人で異なっており，薄い(a,b)，中間(c,d)，厚い(e,f)の3つに分類する．

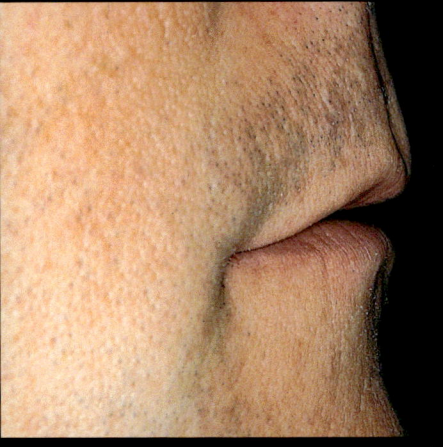

> 図 2-16a

> 図 2-16b

> 図 2-16c

> 図 2-16d

> 図 2-16e

> 図 2-16f

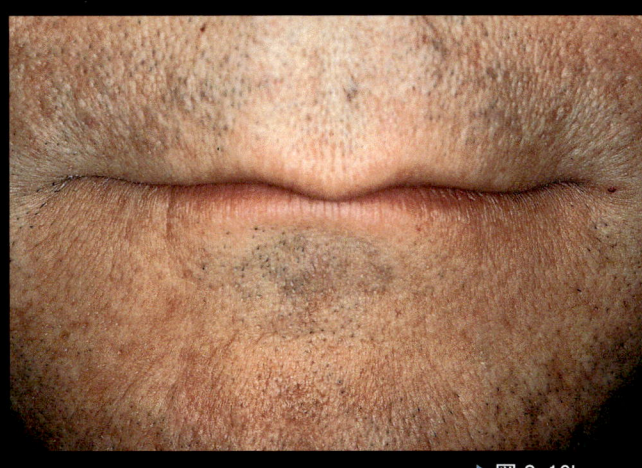

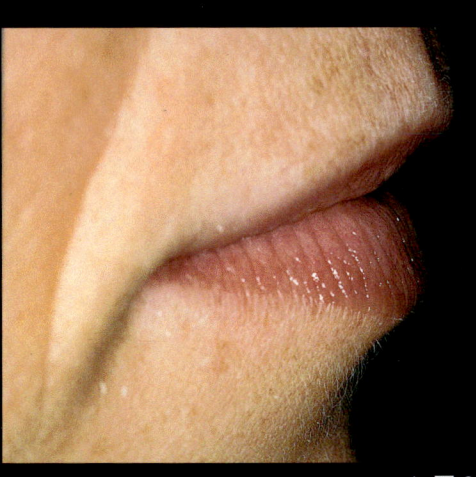

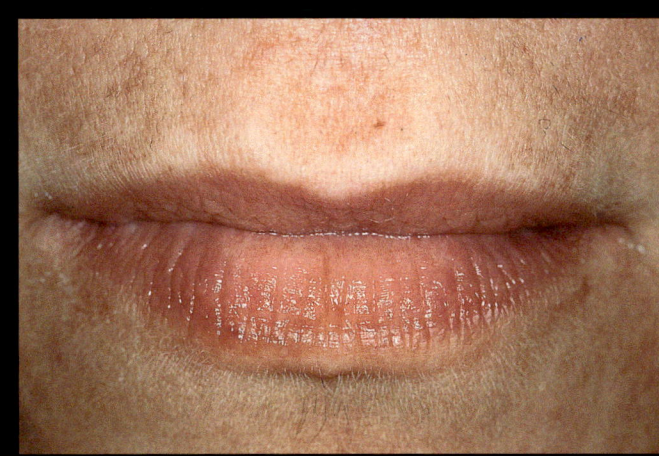

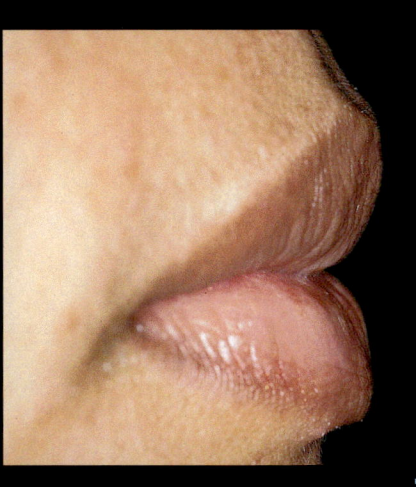

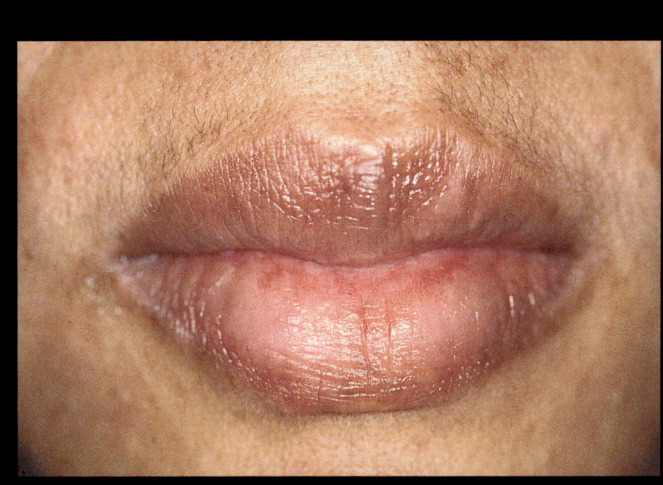

形態の変更：加齢による軟組織の変化にしたがい，患者の風貌は変わっていく．ここには鼻や顎と違い[68]，加齢とともに平坦化する口唇の問題がある[69]．近年では生理的老化にかかわらず多くの人がより豊満な口唇を望み，形成外科手術による口唇のボリュームと形態を修正することが頻繁に行われている．今日，特に女性において下唇に比べ上唇が目立つことが魅力的とされている．それは本能的に野心と支配的な心理学的特徴を反映するからである[67]．

● 補綴的考慮点と対応．

　患者の口唇と側貌の特徴は，前歯を修復する際の理想的な形と大きさを検討する際の参考となる．凸型顔貌で薄い口唇の患者では，穏やか(小さめで控えめな形態：訳者注)な上顎中切歯が自然で審美的なバランスが整って見える．逆に凹型顔貌で厚い口唇の患者では，前歯を強調する(大きめで強調した形態：訳者注)と感じがよくなる．

　鼻唇角とE-ラインの評価によって導びかれるこういった選択により，ある程度口周囲軟部組織の輪郭を補正することができると同時に，目立った対照的な要素をも回避することができる．Rufenacht[4]によると歯の形態と口唇の形態の間には，歯の配列と口唇の形態間と同様に相互関係を見い出すことができる．形と大きさが釣り合い平均的ボリュームの上下唇の人は，正面観に優れ，放射状に左右対称である(第3章，P.76参照)(図2-17a〜f)．

　対照的に薄い口唇の人は左右対称で正面観が劣る傾向にある(第3章，P.78参照)．豊満な口唇の人は際だった上顎中切歯を持つ傾向にある(図2-18a〜g)．上顎中切歯(特に歯頸部と中央1/3の部分)の位置と外形の変更はリップサポート(口唇支持)に大きな変化を与えることができ[70]，特に薄く，突き出た口唇の場合には顕著に現れる[71]．

セファロ分析

　セファロ分析を利用することは，側貌の軟組織形態を検証するだけでなく，前歯の理想的な歯軸傾斜を確立するのに有効である[72〜74]．また，顔貌における前後の骨格的構成を診断することができる[50,63]．

図17　(a〜f)口唇が通常の大きさと形態である患者の前歯を回復する場合，もっとも注意を注がなくてはいけないのは，前歯の切縁が構成する凸状の彎曲を下唇の彎曲と調和させることである(放射状左右対称)．

図 2-17a

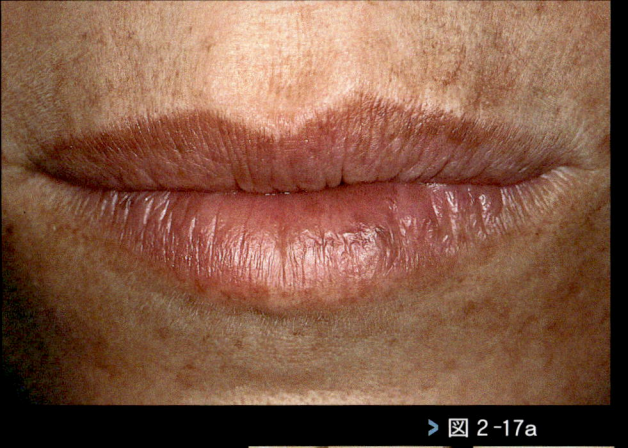

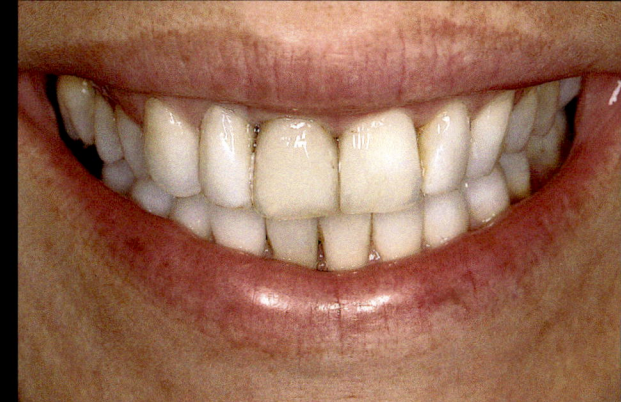

図 2-17b

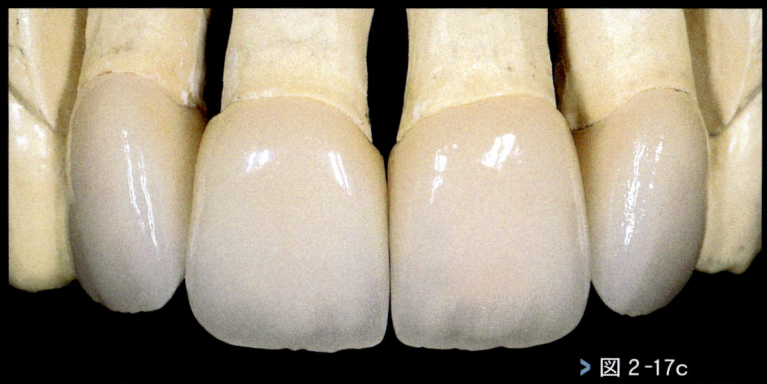

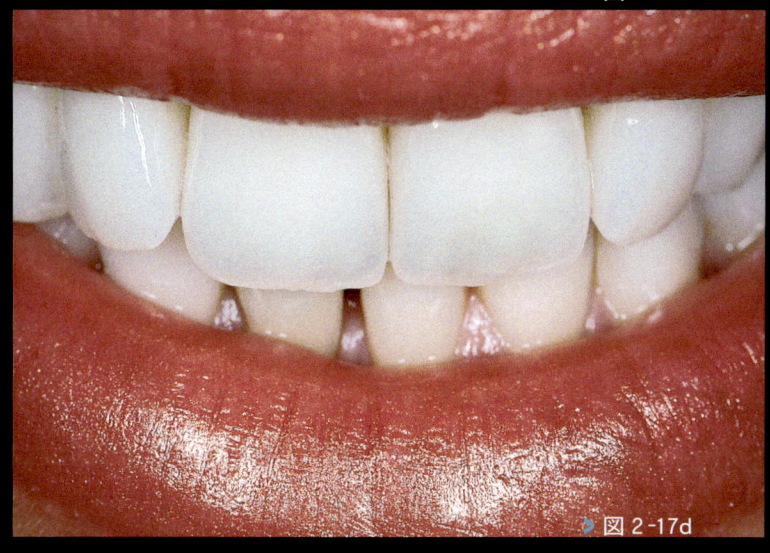

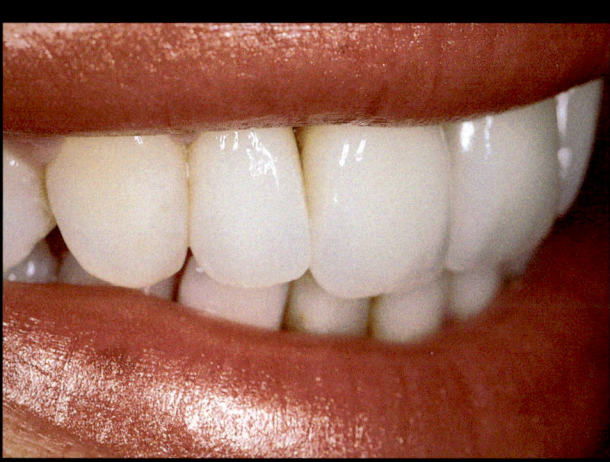

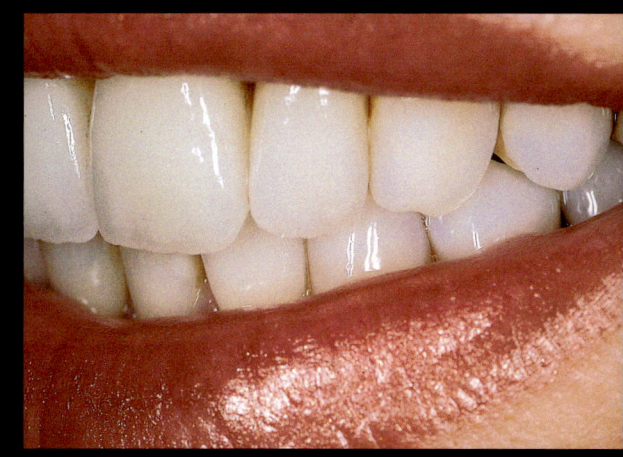

図 2-17c

図 2-17d

図 2-17e

図 2-17f

顔貌の分析

正面観

■ 水平基準線
- 咬合平面と歯頸線，上唇の平行性を確立する．

■ 垂直基準線
- 顔貌の正中との非対称は問題にしない．垂直的な切縁ラインを確立する．

■ 顔の比率
- 下顔面1/3の適切な高さを再現するための咬合高径を確立する．

審美修復のための補綴的考慮事項

側方面観

■ E-ライン / 鼻唇角
- 筋活動を妨げないよう歯を配列する．

■ 凹型側貌 / 厚い唇
- 前歯形態を強調して再確立する．

■ 凸型側貌 / 薄い唇
- 控えめな前歯形態で再確立する．

図18 （a, b）口唇の形とサイズは修復の理想的形態を示唆する．多くの場合，豊満な口唇の人には目立つ中切歯が存在する．（c〜e）この患者では前歯の形態を6枚のセラミック・ベニアで変更した．（f, g）中切歯を目立たせ前歯部を構成した．

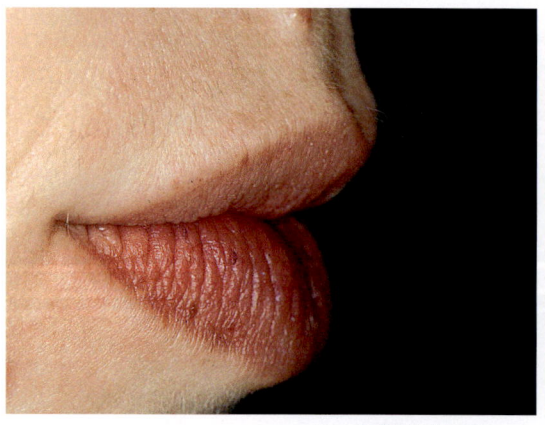

> 図2-18a 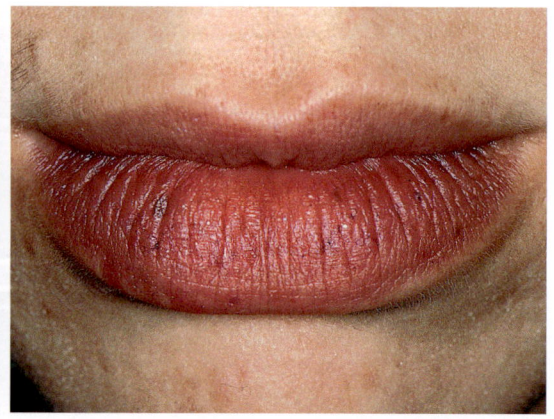　　　> 図2-18b

> 図 2-18c

> 図 2-18d

> 図 2-18e

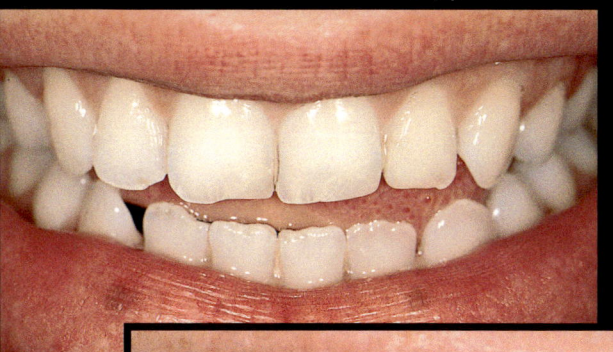

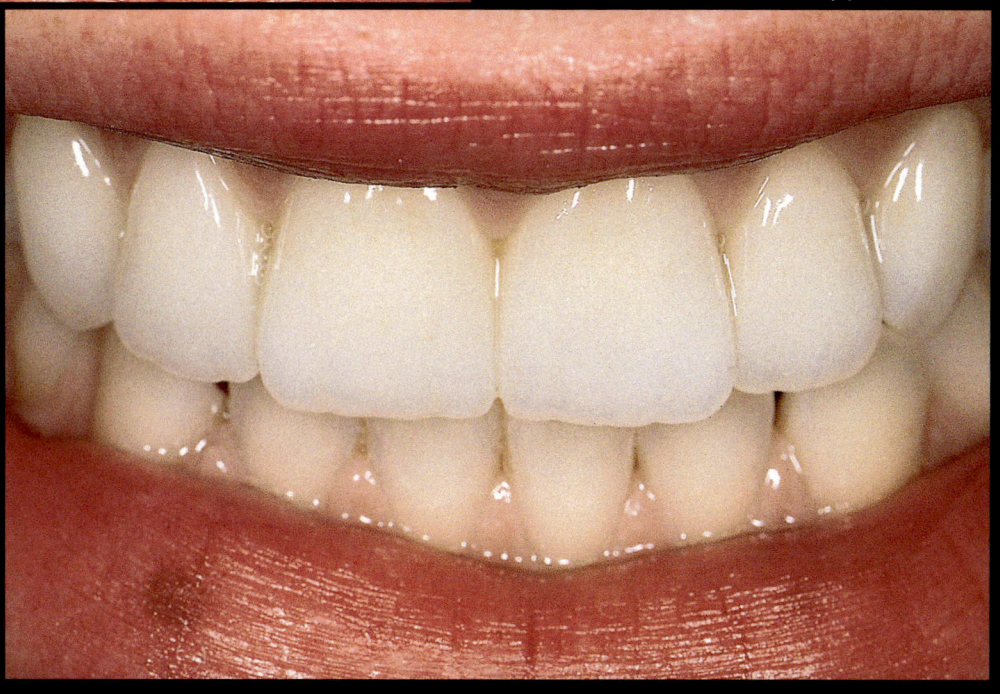

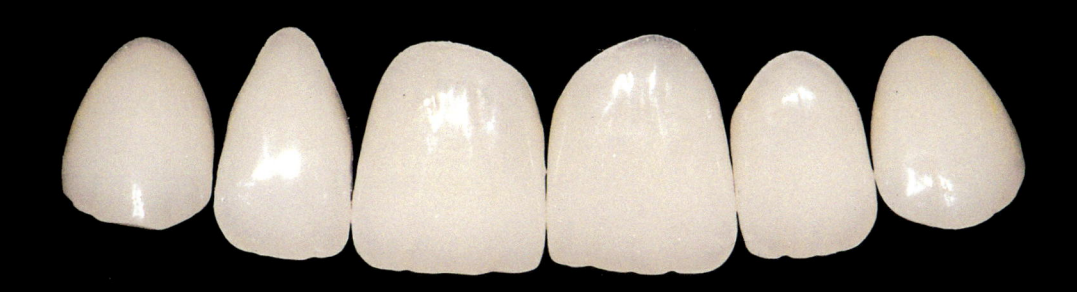

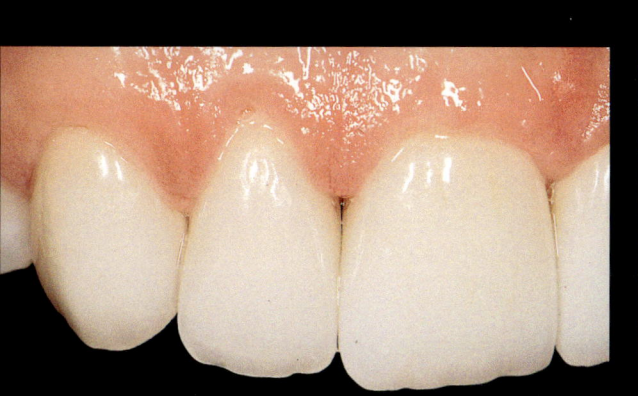

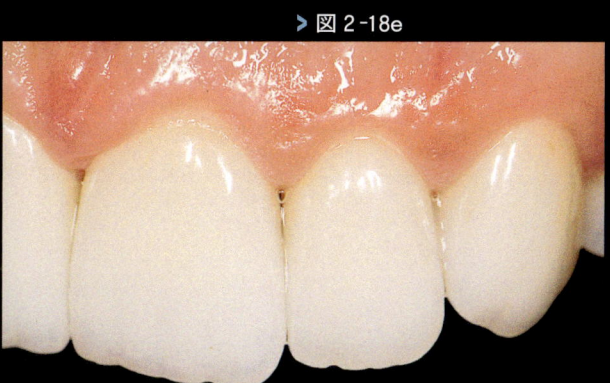

参考文献

1. Landa LS. Practical guidelines for complete denture esthetics. Dent Clin North Am 1977;21:285–298.

2. Tjan AHL, Miller NN, The GP. Some esthetic factors in a smile. J Prosthet Dent 1984;51:24–28.

3. Behrend DA. An improved esthetic control system. Int J Prosthodont 1988;1:80–86.

4. Rufenacht CR. Fundamentals of Esthetics. Chicago: Quintessence, 1990:67–134.

5. Mack MR. Vertical dimension: A dynamic concept based on facial form and oropharyngeal function. J Prosthet Dent 1991;66:478–485.

6. Chiche GJ, Pinault A. Artistic and scientific principles applied to esthetic dentistry. In: Chiche GJ, Pinault A (eds). Esthetics of Anterior Fixed Prosthodontics. Chicago: Quintessence, 1994:13–32.

7. Viazis AD. A cephalometric analysis based on natural head position. J Clin Orthod 1991;25:172–181.

8. Arnett GW, Bergman RT. Facial keys to orthodontic diagnosis and treatment planning. Part I. Am J Orthod Dentofac Orthop 1993;103:299–312.

9. Rifkin R. Facial analysis: A comprehensive approach to treatment planning in aesthetic dentistry. Pract Periodontics Aesthet Dent 2000;12:865–871.

10. Paul SJ. Smile analysis and face-bow transfer: Enhancing aesthetic restorative treatment. Pract Proced Aesthet Dent 2001;13:217–222.

11. Lombardi RE. The principles of visual perception and their clinical application to denture esthetics. J Prosthet Dent 1973;29:358–382.

12. Roach RR, Muia PJ. Communication between dentist and technician: An esthetic checklist. In: Preston JD (ed). Perspectives in Dental Ceramics: Proceedings of the Fourth International Symposium on Ceramics. Chicago: Quintessence, 1998:445–455.

13. Powell N, Humphreys B. Proportions of the Aesthetic Face. New York: Thieme-Stratton, 1984:2, 4–9, 50.

14. Cipra DL, Wall JG. Esthetics in fixed and removable prosthodontics. The composition of a smile. J Tenn Dent Assoc 1991;71:24–29.

15. Moskowitz M, Nayyar A. Determinants of dental esthetics: A rationale for smile analysis and treatment. Compend Contin Educ Dent 1995;16:1164–1186.

16. Golub J. Entire smile pivotal to teeth design. Clin Dent 1988;33.

17. Lu KH. Harmonic analysis of the human face. Biometrics 1965;21:491–505.

18. Miller EC, Bodden WR, Jamison HC. A study of the relationship of the dental midline to the facial median line. J Prosthet Dent 1979;41:657–660.

19. Brisman AS. Esthetics: A comparison of dentists' and patients' concepts. J Am Dent Assoc 1980:100; 345–352.

20. Peck S, Peck L, Kataja M. Skeletal asymmetry in esthetically pleasing faces. Angle Orthod 1991;61: 43–48.

21. Strub JR, Türp JC. Esthetics in dental prosthetics: Fundamentals and Treatment Concept. In: Fischer J (ed). Esthetics and Prosthetics: An Interdisciplinary Consideration of the State of the Art. Chicago: Quintessence, 1999:1–30.

22. Strub JR, Blatz MB, Türp JC. Gingival and dental esthetics: Mimicking mother nature. In: McNamara JA, Kelly KA (eds). Craniofacial Growth Series. Vol 38: Frontiers of dental and facial esthetics. Ann Arbor, MI: Univ of Michigan, 2001:55–75.

23. Lee RL. Standardized head position and reference planes for dento-facial aesthetics. Dent Today 2000 Feb;19(2).

24. Kokich VO, Kiyak HA, Shapiro PA. Comparing the perception of dentists and lay people to altered dental esthetics. J Esthet Dent 1999;11:311–324.

25. Dawson PE. Evaluation, Diagnosis, and Treatment of Occlusal Problems, ed 2. St. Louis: Mosby, 1989: 238–260.

26. Chiche GJ, Aoshima H. Functional versus aesthetic articulation of maxillary anterior restorations. Pract Periodontics Aesthet Dent 1997;9:335–342.

27. Kokich V. Anterior dental esthetics: An orthodontic perspective. III. Mediolateral relationships. J Esthet Dent 1993;5:200–207.

28. Proffit WR, White RP Jr. Diagnostic and treatment planning approaches. In: Proffit WR, White RP Jr. Surgical-Orthodontic Treatment. St Louis: Mosby-Year Book, 1991:106.

29. Jacobson A. Radiographic Cephalometry. From Basics to Videoimaging. Chicago: Quintessence, 1995:242.

30. Proffit WR. Diagnosis and treatment planning. In: Proffit WR. Contemporary Orthodontics. St. Louis: Mosby, 1986:128.

31. Tallgren A. The reduction in face height of edentulous and partially edentulous subjects during long-term denture wear. Acta Odontol Scand 1956;24: 195–239.

32. Burstone CJ. Integumental contour and extension patterns. Angle Orthod 1959;29:93–104.

33. Boucher CO. Swenson's Complete Dentures. St Louis: Mosby, 1964:675–682.

34. Martone AL. Effects of complete dentures on facial esthetics. J Prosthet Dent 1964;14:231–255.

35. L'Estrange P, Stevens L. Adverse effects of reduction in lower facial height on lip and tongue. Aust Prosthet Soc Bull 1984;14:35–38.

36. Hellsing G. Functional adaptation to changes in vertical dimension. J Prosthet Dent 1984;52:867–870.

37. Di Biase DD. Class II malocclusion: Making the face fit. Dent Update 1991;6:429–435.

38. Mack MR. Perspective of facial esthetics in dental treatment planning. J Prosthet Dent 1996;75:169–176.

39. Kois J, Phillips KM. Occlusal vertical dimension: Alteration concerns. Compend Contin Educ Dent 1997;8: 1169–1177.

40. Spear FM. Fundamental occlusal therapy considerations. In: McNeill C (ed). Science and Practice of Occlusion. Chicago: Quintessence, 1997:421–434.

41. Burstone CJ. The integumental profile. Am J Orthod 1958;44:1–25.

42. Subtelny JD. A longitudinal study of the soft tissue facial structures and their profile characteristics, defined in relation to underlying skeletal structures. Am J Orthod 1959;45:481–507.

43. Peck H, Peck S. A concept of facial esthetics. Angle Orthod 1970;40:284–318.

44. Prahl-Andersen B, Boersma H, van der Linden FP, Moore AW. Perceptions of dentofacial morphology by laypersons, general dentists, and orthodontists. J Am Dent Assoc 1979;89:209–212.

45. McNamara JA, Burst EW, Rolio ML. Soft tissue evaluation of individuals with an ideal occlusion and a well-balanced face. In: McNamara JA (ed). Craniofacial Growth Series. Vol 28: Esthetics and the treatment of facial form. Ann Arbor, MI: Univ of Michigan, 1993: 115–146.

46. Yuen SWH, Hirinaka DK. A photographic study of the facial profiles of southern Chinese adolescents. Quintessence Int 1989;20:665–676.

47. Tweed CH. The diagnostic facial triangle in the control of treatment objectives. Am J Orthod 1969;55: 651–657.

48. Chiu CSW, Clark RKF. The facial soft tissue profile of the southern Chinese: Prosthodontic implications. J Prosthet Dent 1992;68:839–850.

49. Brunton PA, McCord JF. An analysis of nasolabial angles and their relevance to tooth position in the edentulous patient. Eur J Prosthodontics Restorative Dent 1993;2:53–56.

50. Viazis AD. A new measurement of profile esthetics. J Clin Orthod 1991;25:15–20.

51. Arnett GW, Bergman RT. Facial keys to orthodontic diagnosis and treatment planning. Part II. Am J Orthod Dentofacial Orthop 1993;103:395–411.

52. Academy of Prosthodontics. The Glossary of Prosthodontic Terms, ed 7. St Louis: Mosby, 1999.

53. Pitchford JH. A reevaluation of the axis-orbital plane and the use of orbitale in a facebow transfer record. J Prosthet Dent 1991;66:349–355.

54. Castellani D. Elements of Occlusion. Bologna, Italy: Edizioni Martina, 2000:121.

55. Gracis S. Clinical considerations and rationale for the use of simplified instrumentation in occlusal rehabilitation. Part 1: Mounting of the models on the articulator. Int J Periodontics Restorative Dent 2003;23: 57–67.

56. Owens EG, Goodacre CJ, Loh PL, et al. A multicenter interracial study of facial appearance. Part 1: A comparison of extraoral parameters. Int J Prosthodont 2002; 15:273–282.

57. Richardson ER. Racial differences in dimensional traits of the human face. Angle Orthod 1980;50: 301–311.

58. Progrel MA. What are normal esthetic values? J Oral Maxillofac Surg 1991;49:963–969.

59. Johnson PF. Racial norms: Esthetic and prosthodontic implications. J Prosthet Dent 1992;67:502–508.

60. Proffit WR, Ackerman JL. Diagnosis and treatment planning in orthodontics. In: Graber TM, Swain BF (eds). Orthodontics: Current Principles and Techniques. St. Louis: Mosby, 1985:67.

61. Rufenacht CR. Fundamentals of Esthetics. Chicago: Quintessence, 1990:33–58.

62. Ricketts RM. Planning treatment on the basis of the facial pattern and an estimate of its growth. Angle Orthod 1957;27:14–37.

63. Ricketts RM. Cephalometric analysis and synthesis. Angle Orthod 1961;31:141–156.

64. Rohrich RJ, Bell WH. Management of nasal deformities: An update. In: Bell WH (ed). Modern Practice in Orthognathic and Reconstructive Surgery, vol 1. Philadelphia: Saunders, 1992:262–283.

65. Legan HL, Burstone CJ. Soft tissue cephalometric analysis for orthognathic surgery. J Oral Surg 1980; 38:744–751.

66. Renner RP. An Introduction to Dental Anatomy and Esthetics. Chicago: Quintessence, 1985:241–273.

67. Sarver DM. The face as the determinant of treatment choice. In: McNamara JA Jr, Kelly KA (eds). Craniofacial Growth Series. Vol 38: Frontiers of dental and facial esthetics. Ann Arbor, MI: Univ of Michigan, 2001:19–54.

68. Nanda RS, Meng H, Kapila S, Goorhuis J. Growth changes of the soft tissue profile. Angle Orthod 1990;60:177–190.

69. Mammandras AH. Linear changes of maxillary and mandibular lips. Am J Orthod 1988;94:405–410.

70. Maritato FR, Douglas JR. A positive guide to anterior tooth placement. J Prosthet Dent 1964;14:848.

71. Pound E. Applying harmony in selecting and arranging teeth. Dent Clin North Am 1962;March:241.

72. Sarver DM, Johnston MW. Video imaging: Techniques for superimposition of cephalometric radiography and profile images. Int J Adult Orthod Orthognath Surg 1990;5:241–248.

73. Rakosi T, Jonas I, Graber TM. Orthodontic diagnosis. In: Rateitschak KH, Wolf HF (eds). Color Atlas of Dental Medicine. New York: Thieme, 1993:108–115.

74. Viazis AD. Atlas of Advanced Orthodontics. A Guide to Clinical Efficiency. Philadelphia: Saunders, 1998: 41–43.

VOLUME 1

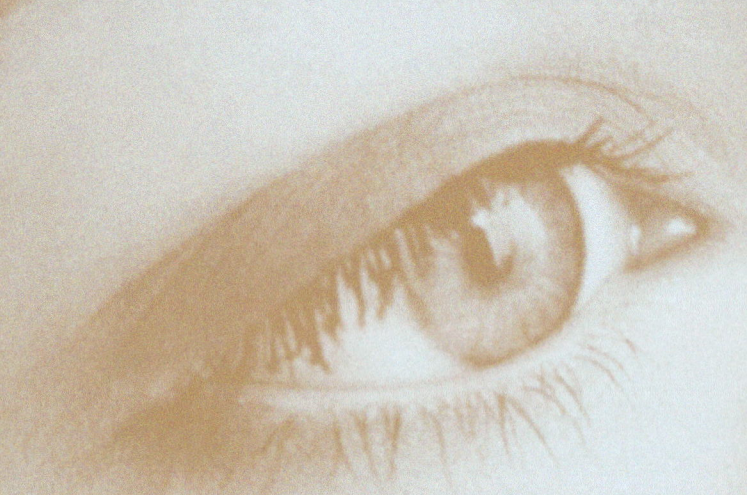

エステティック リハビリテーション

補綴治療のための審美分析

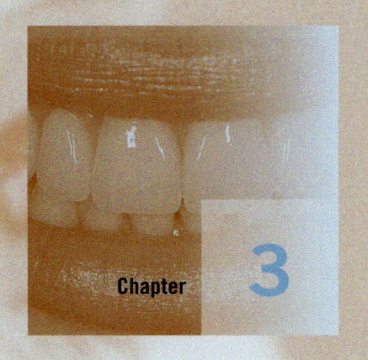

歯と口唇の分析

　本章では下顔面1/3に注目する．ここは口唇と歯の領域で，詳しく調べるべき特定の領域である．顔貌と口唇は会話や微笑んだりする間，絶えず機能的構成を変化させ，同時に歯の露出量を変化させる．ここで紹介するシステマティックな取り組みは，各要素の厳密な評価に基づいており，完璧な歯と口唇の分析を導き，補綴修復による適切な審美の統合を達成するのに役立つだろう．

目的：切縁や歯の長さを再確立し，咬合平面や口唇の接合線との調和を適切に再現する指針を示す．

歯と口唇の分析

患者の頭部を自然で無理のない位置にし，歯と口唇の分析を行う．これは顔貌全体を評価するにあたり重要なことである[1,2]．またこの分析は，会話を交わしたり微笑んだりといったさまざまな局面における歯と口唇の適切な比率を評価するために必要不可欠である．

スマイルは，他人とのコミュニケーションにおけるもっとも表現力豊かな非言語形態の1つで，幸福感を介した困惑から歓喜に至る感情領域を表現する[3,4]．

スマイルは，口唇だけでなく歯周組織周囲筋の活動によって可能になる[5]．喜びと自発的行為を表す自然なスマイルは，自由な動きの中で，ある特定の顔の筋肉を活動させる．たとえば，頬筋や口輪筋の下部である[6,7]．ただし，患者に無理に微笑んでもらった場合は，この筋肉のコンビネーションによる筋活動が起こらないことに注意しなければならない[8]．この場合，口輪筋は収縮せず不自然な顔の運動に終わる．

口唇の動き

話したり笑ったりするさまざまな局面における口唇を観察しながら，歯の露出量を評価する．

自然な口唇の動きを分析するためには，診療に入る前に形式ばらずにリラックスした雰囲気で，患者と会話することが必要である．そして，自然で友好的な会話を交わす中で口唇の動きを観察する（第1章，P.24参照）（図3-1a～d）．

診療中に患者に微笑むよう頼んでも，不自然な微笑みしか得られないし，麻酔を行った後では，この重要な評価を下すための観察を完全にゆがめてしまう．

図 1　(a～d)診査や診療を始める前の患者との形式ばらない会話の時に，歯や歯肉の露出量を評価するための口元の動きを観察することができる．

> 図 3-1 b

> 図 3-1 c

> 図 3-1 d

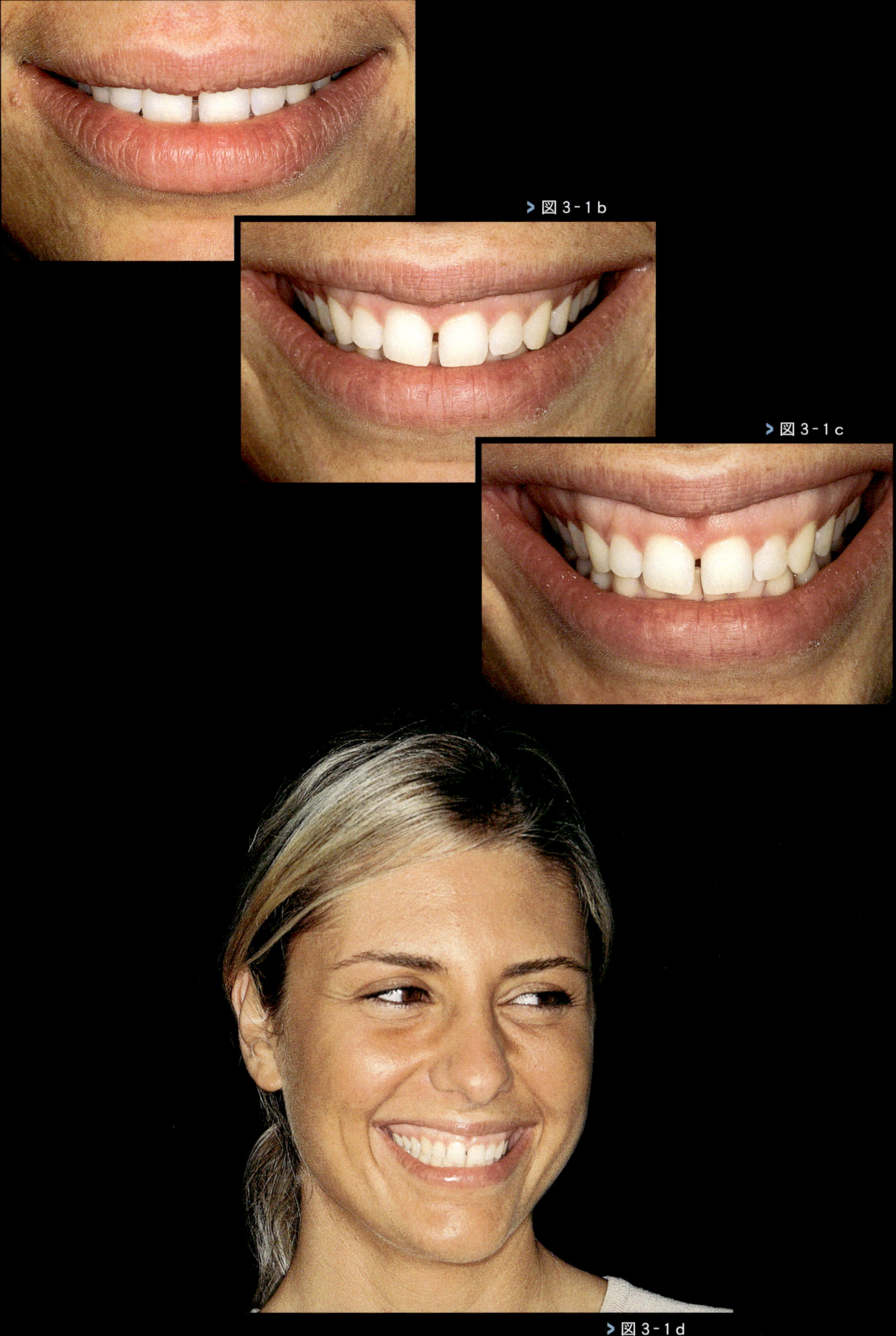

水平面上で絶えず動く口唇は，顔貌の基準平面を代表する瞳孔間線と平行でなければならない（図3-2）[9〜11].

口唇は弾力性に富み，そのことが動きに影響を及ぼす（図3-3a, b）．神経病学的問題による口唇眼瞼下垂症患者や代償心理学的メカニズムにより，あまり魅力的ではない修復物が隠れていることは稀ではない．原因に関係なく，左右の筋緊張の違いにより歯の露出量に差がある場合があり，それはエステティック・チェックリストに記録しておかなければならない．そのような場合，口唇は信頼性が高い基準とはならない．

瞳孔間線が水平面と平行ならば，切縁や歯肉の外形を決定するためにもっとも有効な決定要素となる．

同一患者でも歯の露出量に関し考慮すべきバリエーションを，2つのアーチの間に見出すことができる．たとえば，微笑んでいる時は上顎の歯が多く露出しているが，会話を交わしている時は多くの局面で下顎の歯が多く露出している場合もある（図3-4a〜d）．

治療計画に下顎領域も含まれている場合には，上記のことを考慮に入れておかなければならない．審美を考える際には，上顎6前歯の見た目を考慮する一方で，相対するアーチにより作られる露出量も調べる（第5章, P.210参照）．

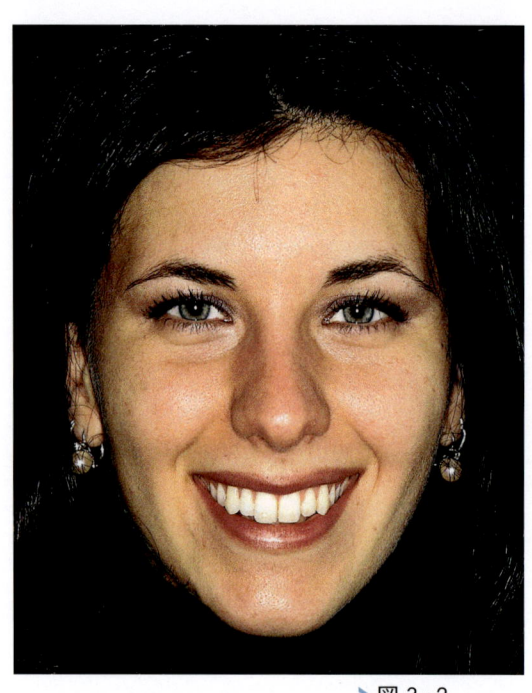

> 図3-2

図 **2** 口唇の接合面と瞳孔間線はどちらも水平面と平行であるべきである．

Chapter 3 歯と口唇の分析

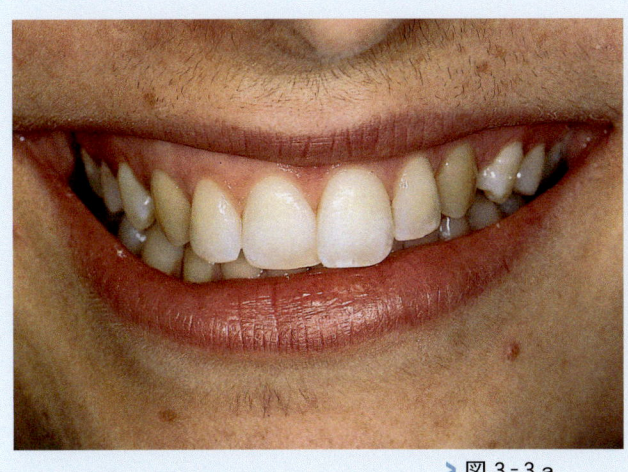

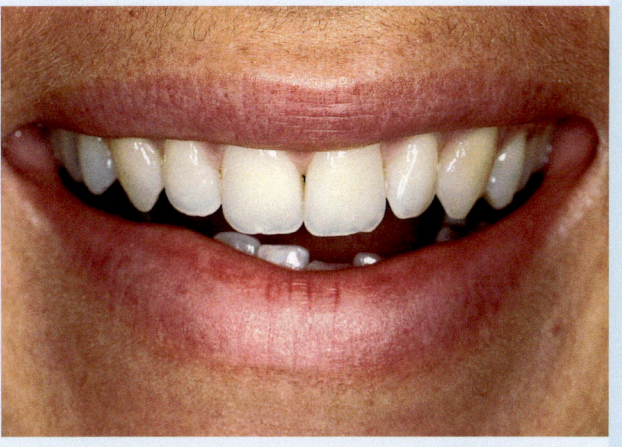

▶図3-3a

▶図3-3b

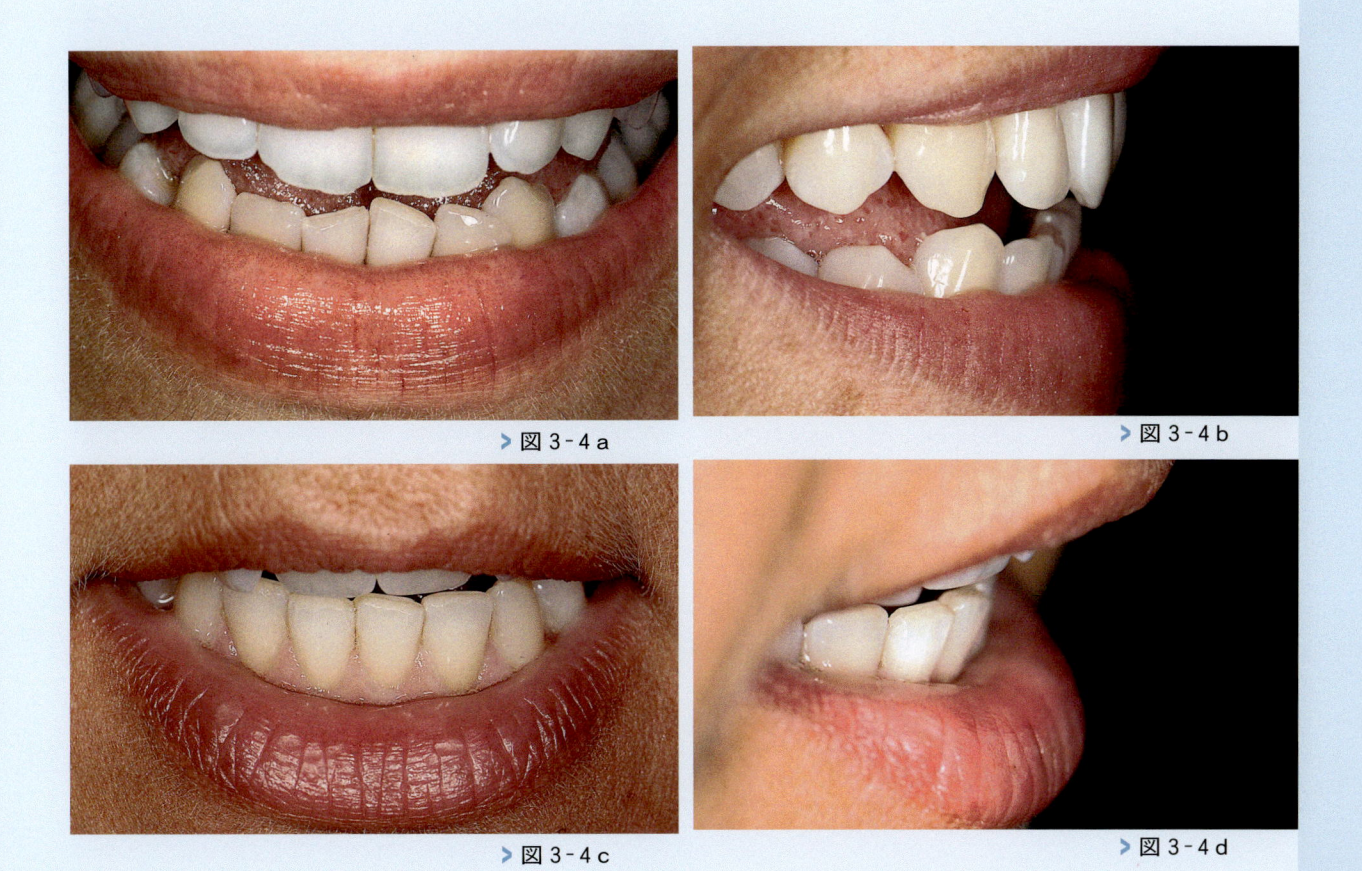

▶図3-4a

▶図3-4b

▶図3-4c

▶図3-4d

図**3** （a, b）口元の動きは経年的に変化し，時には口唇の左右で顕著な非対称を生じる場合もある．このことは，スマイル時に特に目立つ．

図**4** （a～b）微笑んでいる時は上顎の歯が普通に見える一方で，会話時には下顎の歯がしばしば露出する．

●補綴的考慮点と対応

　変色した歯，不適切な修復物など審美的な問題があると，それを隠すために患者はうまく微笑むことができない（図3-5a〜c）．しかし感じのよい外観をとり戻すことにより，口腔周囲の筋肉が自然な運動を再開し，患者は微笑むことができるようになる（図3-5d〜h）．このような結果を得るためにはGibson[12]により考案された訓練も効果的ではあるが，この効果は訓練のレベルにより差が生じる[13,14]．

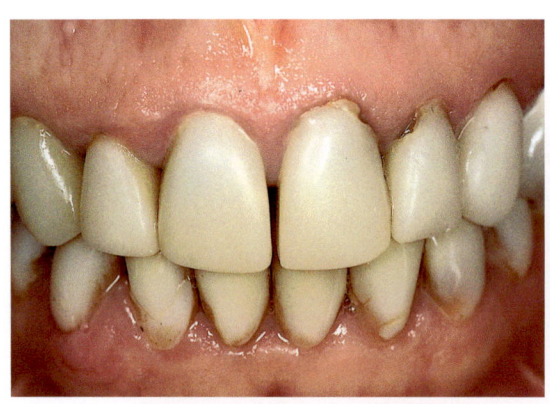

> 図3-5a

> 図3-5b

> 図3-5c

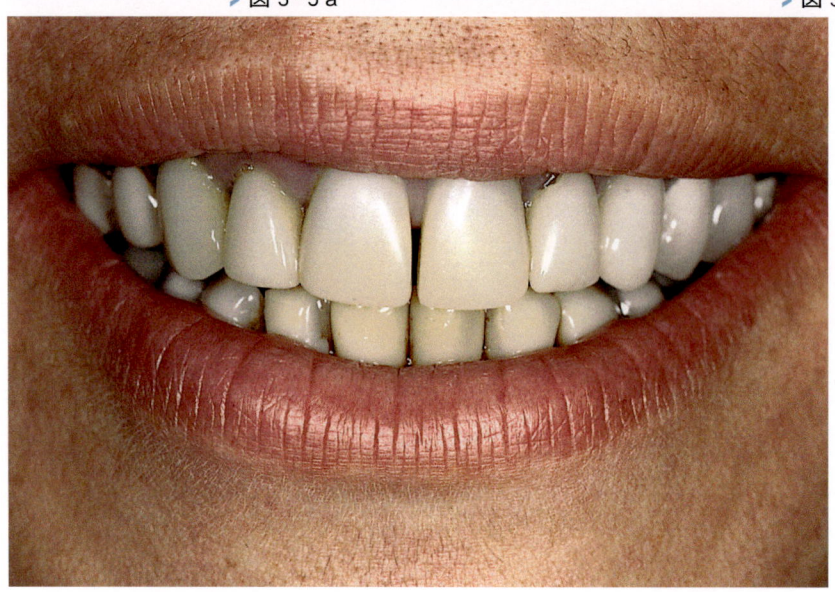

図5　（a〜c）安静時，会話時とともに中切歯間の隙間，上下の古いコンポジット・レジン・ベニアが認められる．
　　　（d〜h）より好感の持てる修復（上顎のクラウンと下顎のセラミック・ベニア）による再構築は，患者に自信を与え，より自然な口元の運動をもたらす．

Chapter 3　歯と口唇の分析

>図3-5d

>図3-5e

>図3-5f

>図3-5g

>図3-5h

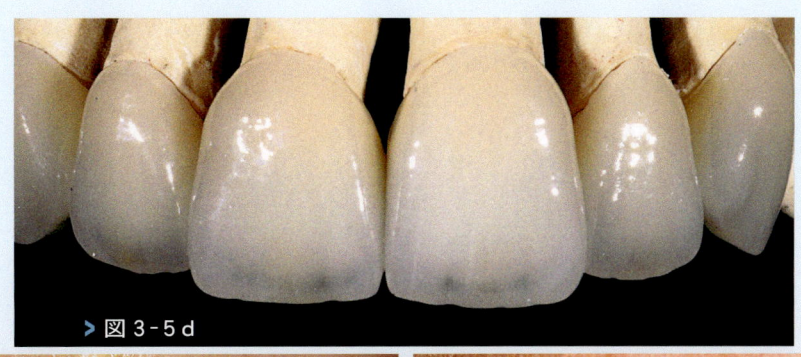

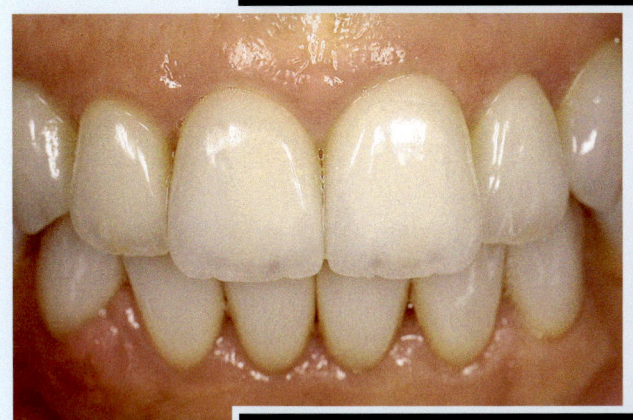

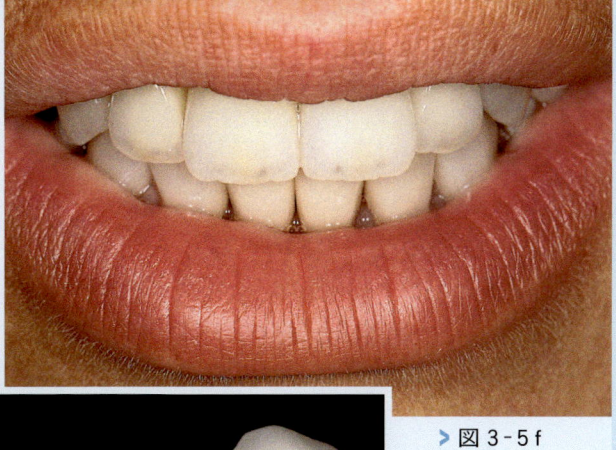

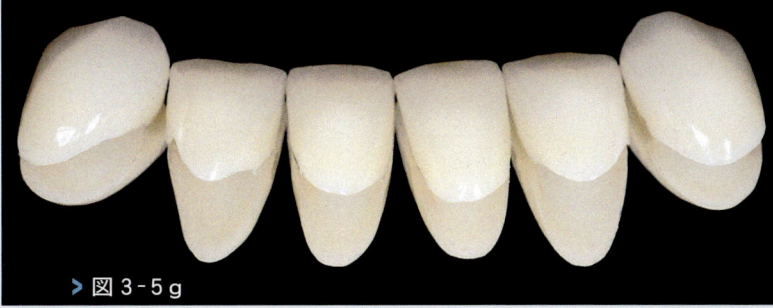

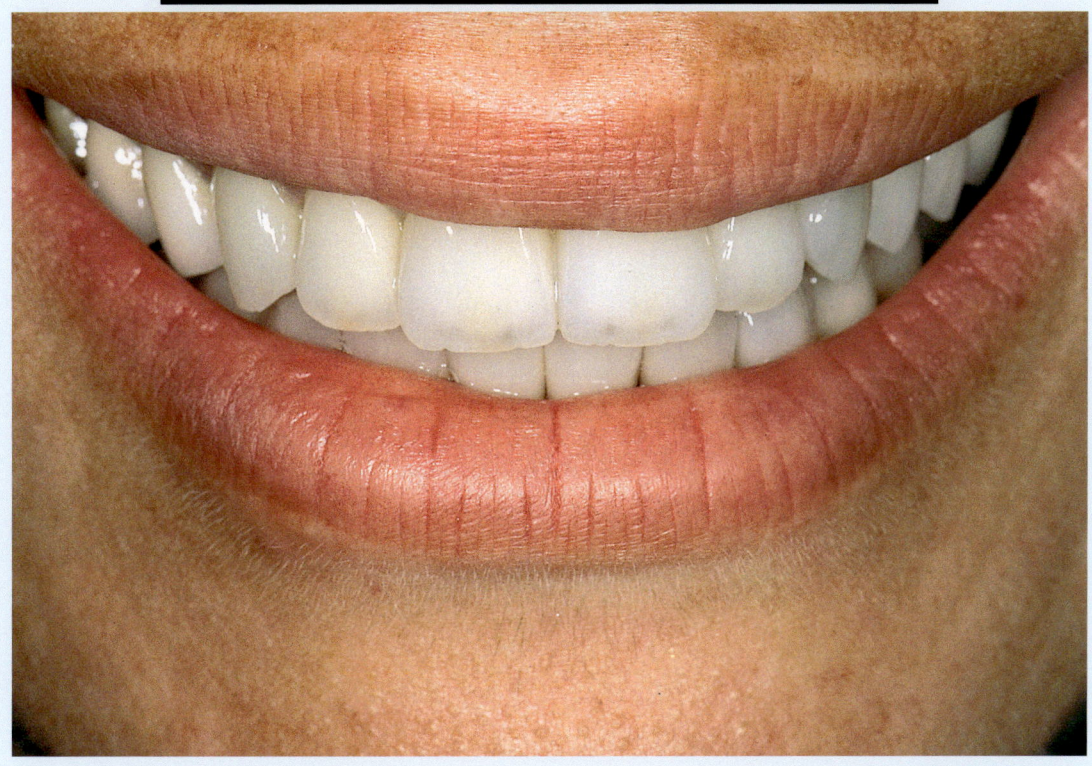

71

安静時の歯の露出量

最大咬頭勘合位では上下口唇は軽くふれあい，上顎切歯の切縁側1/3は下唇のぬれた部分によりカバーされる[15,16]．

下顎安静時には上下の歯は接触せず，上下口唇がわずかに離れ，上顎切歯の切縁側1/3が見える．その程度は口唇の高さ，年齢，性別により1〜5mmの差がある（図3-6 a, b, d, e）[16,17]．

Vigとbrundo[16]は，安静時の上顎切歯は男性より女性の方が露出しており（1.92mmに対し3.40mm），若い人の方が高齢者よりも露出する（3.37mmに対し1.26mm）と報告している．

複数の研究者[16,18〜20]は切縁の摩耗により下顎切歯とともに上顎切歯が短くなり，口腔周囲筋の緊張が減少することにより，下顎切歯がより多く見えるようになると説明している（図3-6 c, f, g）．したがって，口腔内の歯が小さいのは高齢の患者では審美的に普通の状態である．

歯と口唇の分析

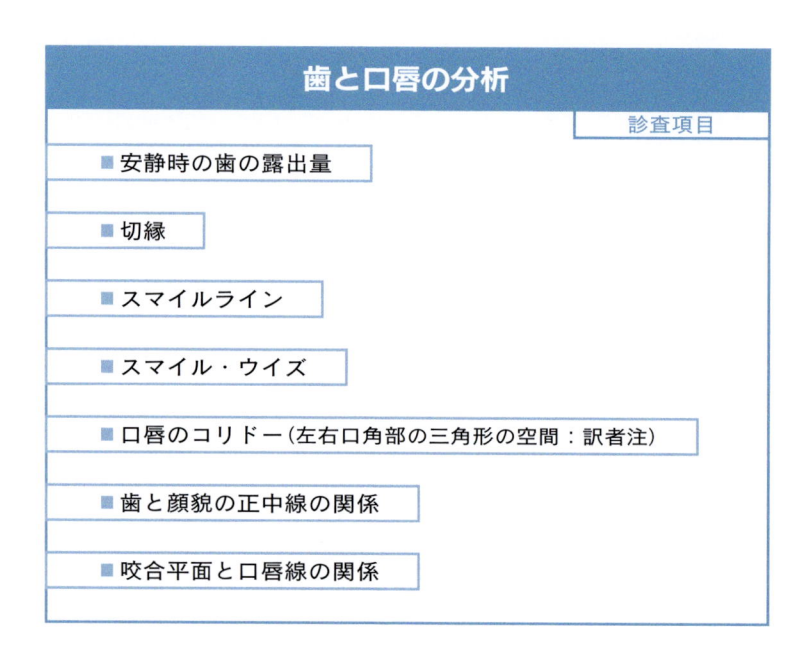

診査項目
- 安静時の歯の露出量
- 切縁
- スマイルライン
- スマイル・ウイズ
- 口唇のコリドー（左右口角部の三角形の空間：訳者注）
- 歯と顔貌の正中線の関係
- 咬合平面と口唇線の関係

図6 （a, b, d, e）若い患者の場合，下顎安静位で上顎切歯の切縁側1/3がおよそ2〜4mm程度露出する．（c, f, g）加齢とともに口腔周囲軟組織の弾力性変化の結果，下顎切歯がより多く見えるようになる．

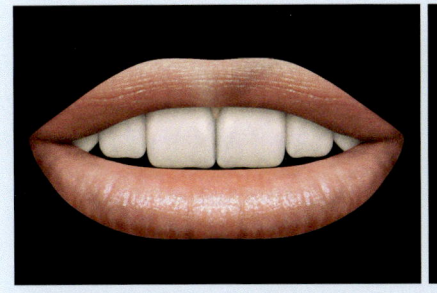

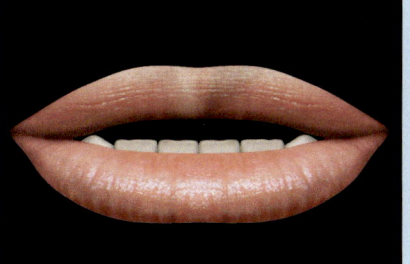

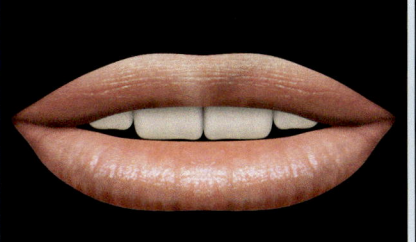

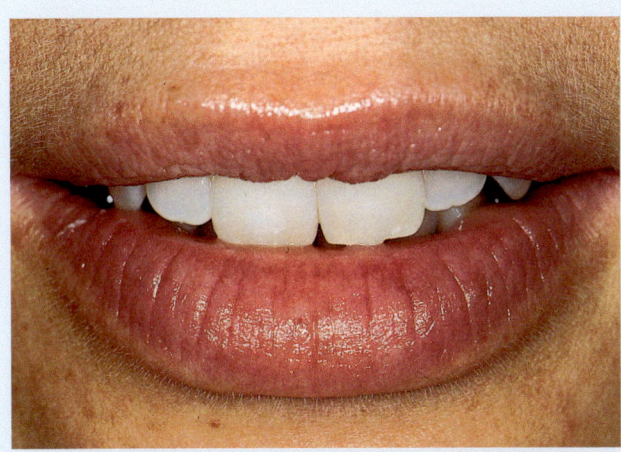

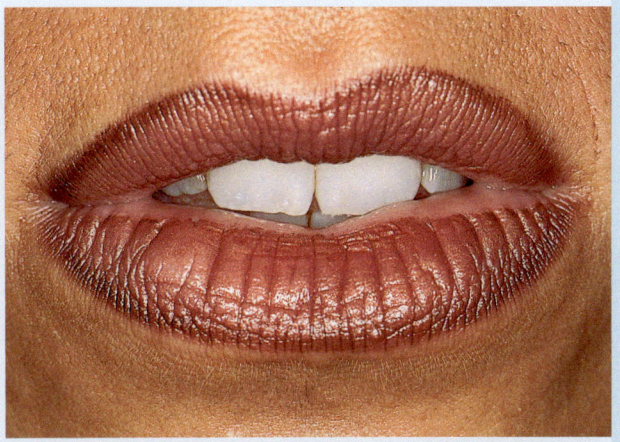

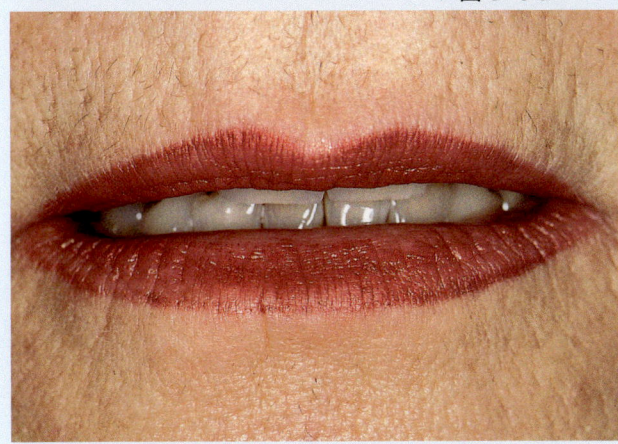

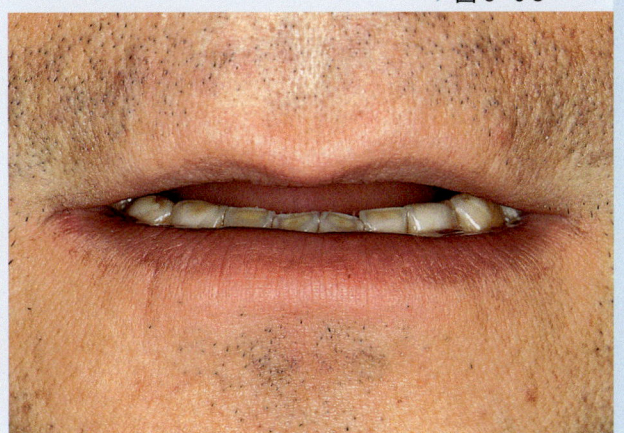

> 図3-6 a

> 図3-6 b

> 図3-6 c

> 図3-6 d

> 図3-6 e

> 図3-6 f

> 図3-6 g

> 図 3-7 a

> 図 3-7 b

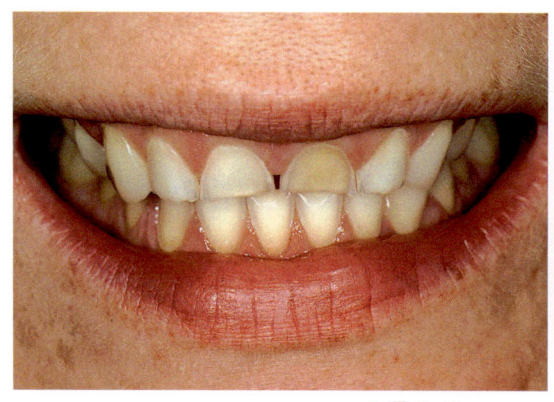

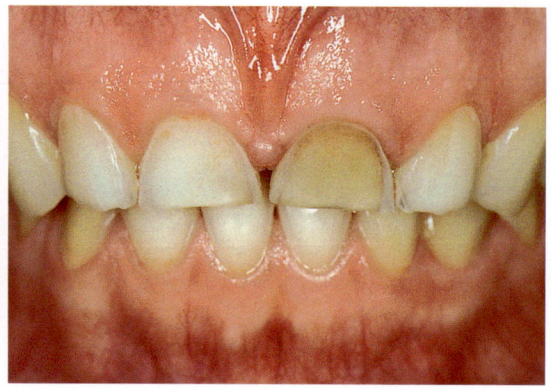

●補綴的考慮点と対応

　補綴治療を受けようとする患者は，往々にして口元が若返ることを希望する（図 3-7 a, b）．この要望を満足させるには明るくより魅力的な色の歯にするとともに，基本的な要素の 1 つとして上顎の歯をもっと見えるようにすることが必要であり，それは前述したような生物学的理由により若く見えることを患者に説明すべきである．口唇の安静時の評価における上顎前歯の露出量の診断は，歯冠長を変更する必要があるかどうかを決定する重要な項目の 1 つである（第 5 章，P.239 のリスト参照）（図 3-7 c～i）．

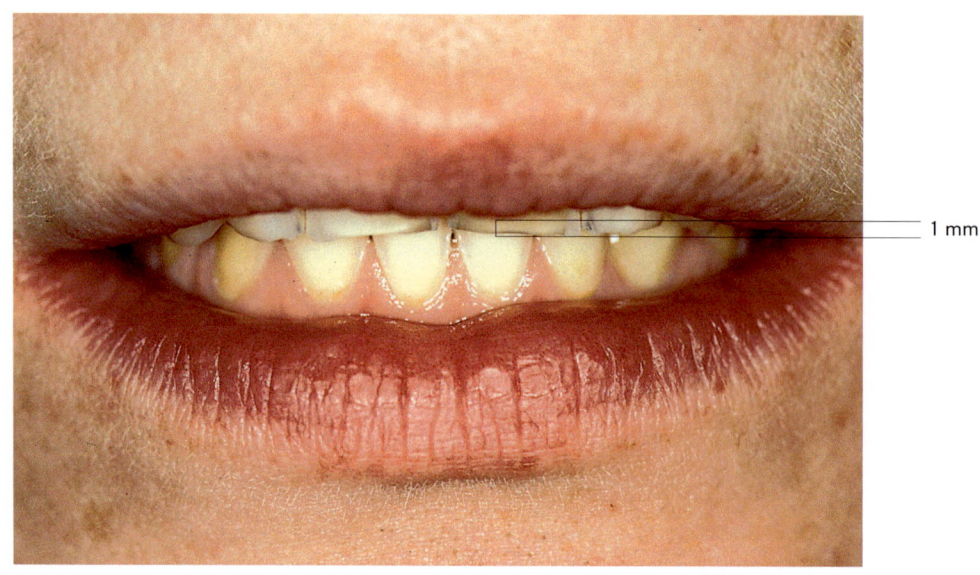

1 mm

> 図 3-7 c

図 7　(a, b) 30 歳の患者．摩耗と浸蝕により歯冠長が短くなっている．(c) 下顎安静時に上顎の歯が少ししか見えないと年老いて見える原因となる．この患者の年齢を考えると審美的に魅力のない状況を作り出している．(d～i) 前歯部を補綴治療により再構築し，上顎前歯の歯冠長をとり戻すことにより，安静時の適切な歯の露出量を提供する．

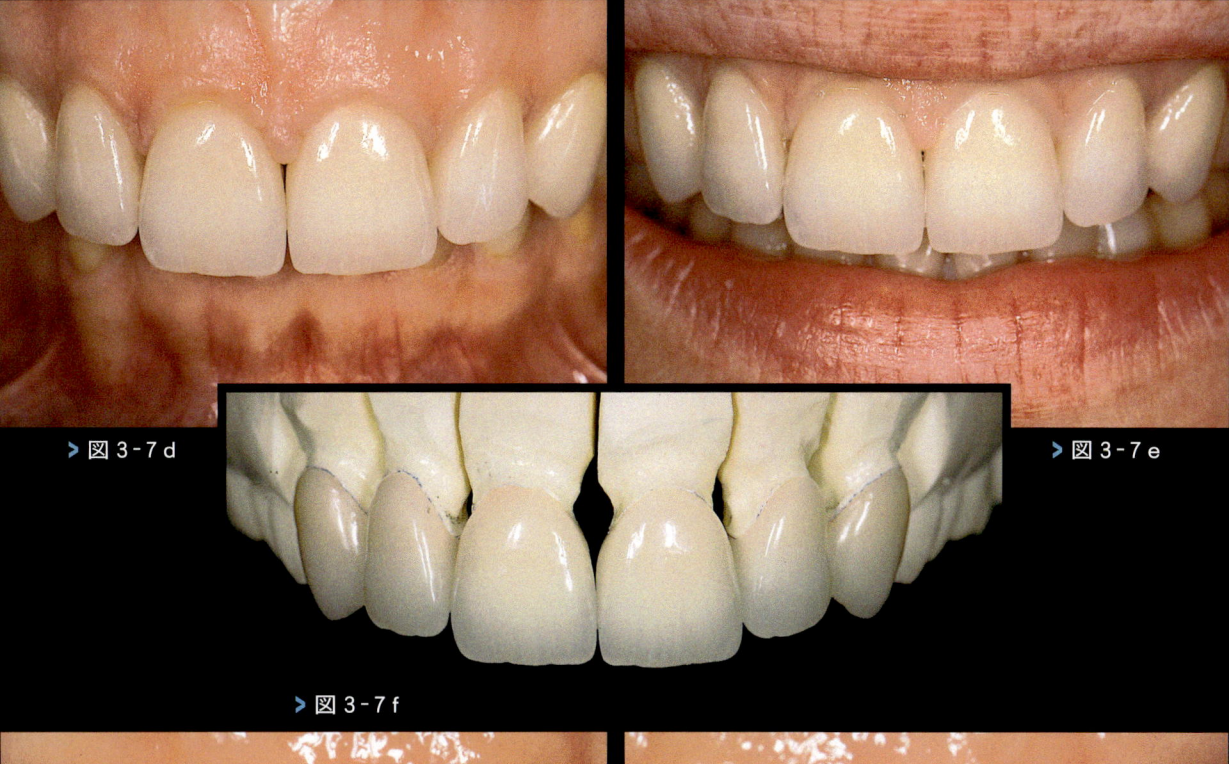

> 図 3-7 d

> 図 3-7 e

> 図 3-7 f

> 図 3-7 g

> 図 3-7 h

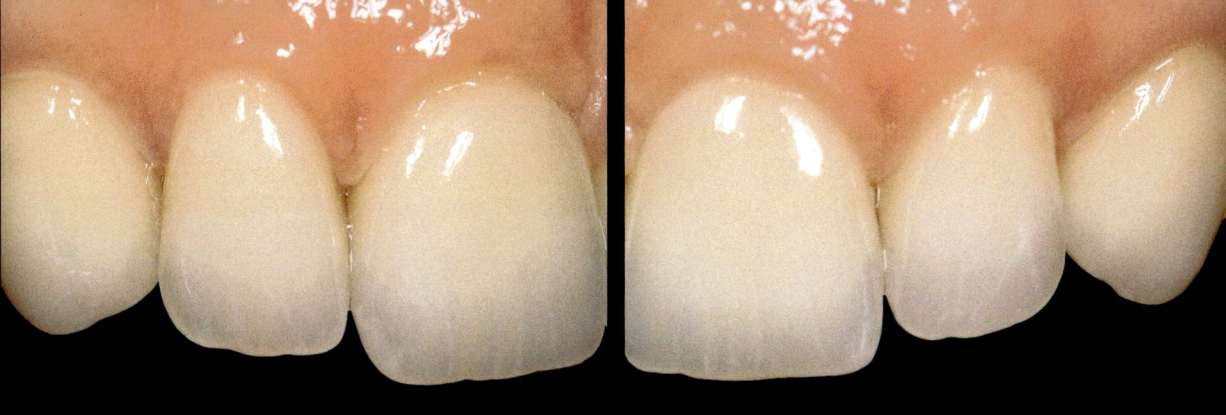

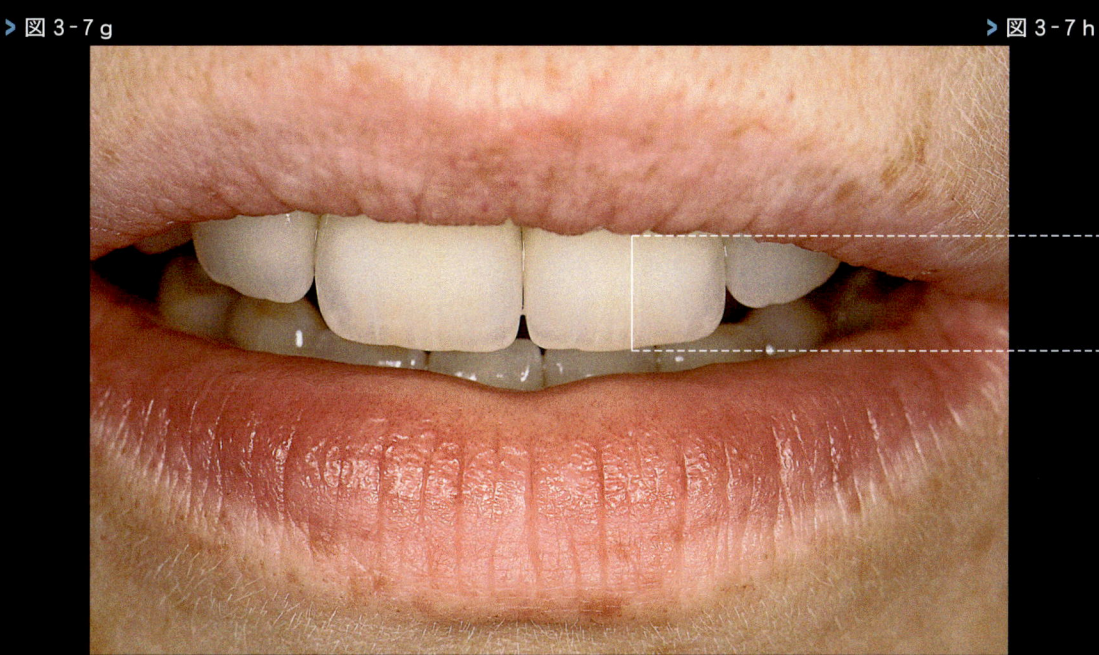

4 mm

切縁

切縁の位置の鑑別，すなわち高さ（切縁を連ねた曲線）と近遠心（切縁の輪郭）の方向は審美的診査の基本である．その適切な位置の診断は，歯科医師と歯科技工士が適切な補綴治療を行うための治療順序の選択に多くの影響を及ぼす．

インサイザル・カーブ（切縁を連ねた曲線）と下口唇の関係

凸型のインサイザル・カーブ

一般に，前歯切縁は微笑んだ時の下唇が自然に作る凹型の曲面と調和した凸型のカーブを描く．

この相似性は，Tjanら[21]の研究では被験者の85％，Owensら[22]の論文では75％と高い割合で観察されている．前歯切縁の彎曲は，多少強調されている場合もある．彎曲は，1級の患者でははっきりとしているが，3級の患者では平らな傾向がある．2級の患者では著しく凸型を呈し，中切歯と側切歯の長さの違いが際立って見える．この場合，中切歯と犬歯の切縁により描かれる凸面から，側切歯は通常1mmほど離れており，前歯切縁が作る平面に典型的なカモメの翼状の外観を与えている．

放射状に広がる左右対称：理想的な歯の均衡とともに，切縁の作る凸状の彎曲は放射状に広がる左右対称を生み出し[23]，中切歯は側切歯に対し目立っており優勢を示す．

左右対称は感じのよいスマイルを提供し，通常若い人たちに見られる．前歯切縁が作るカーブと下唇による2本のカーブの関係は，人によって異なる．多くの場合，前歯切縁と下唇の間が離れている．この関係を非接触という（図3-8a, b）．

Dongら[5]はアジア人における研究において，大多数（56％）がこの状態であることを見出した．唇と歯が触れている場合を接触と呼び（図3-9a, b），審美的見地からもっともこころよい状態である．また，下唇が上顎の前歯切縁側1/3を完全に覆ってしまう状況を被覆と呼ぶ（図3-10a, b）．調和したスマイルを構築するために，すべての症例で前歯切縁は下唇と平行に配列すべきだろう．

放射状に広がる左右対称

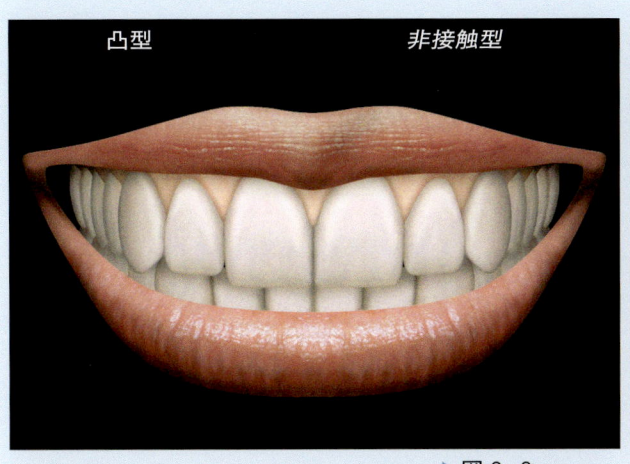

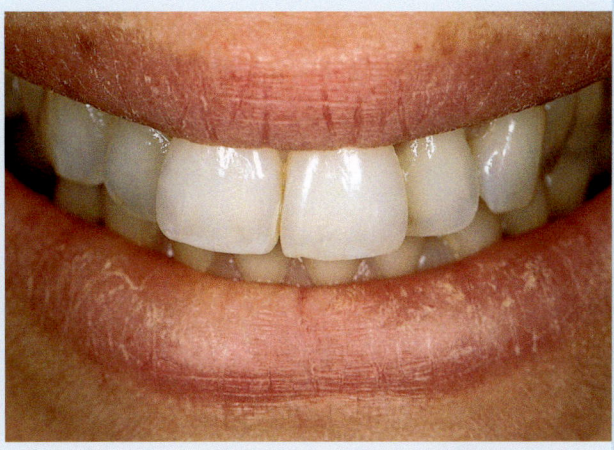

凸型　　　　　　非接触型

> 図 3-8 a

> 図 3-8 b

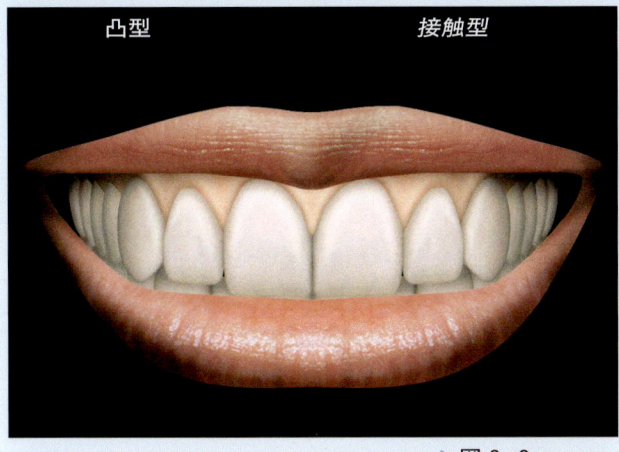

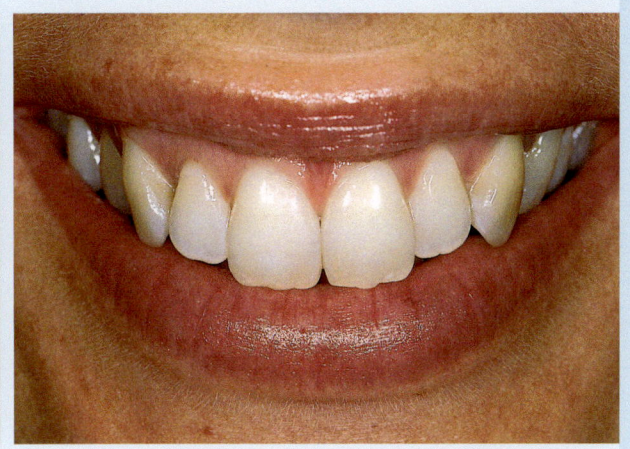

凸型　　　　　　接触型

> 図 3-9 a

> 図 3-9 b

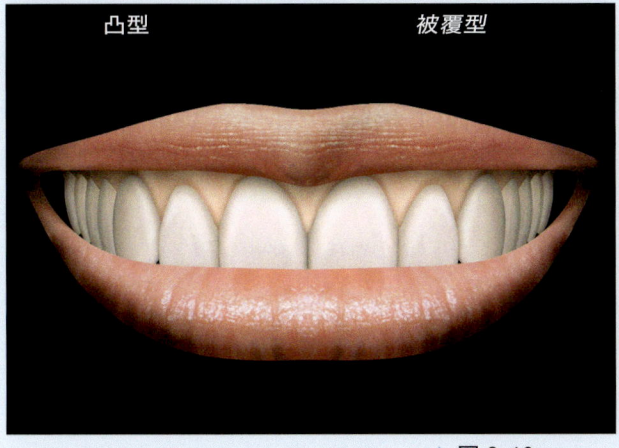

凸型　　　　　　被覆型

> 図 3-10a

> 図 3-10b

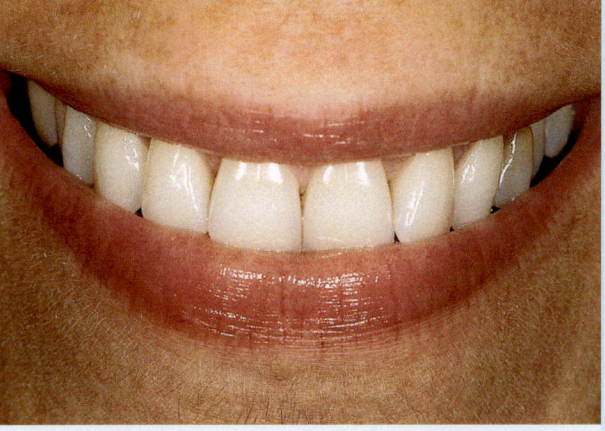

図 8/9/10　前歯切縁が描くカーブは通常凸型で下唇の凹面と平行で，放射状に広がった左右対称を生み出す．前歯切縁と下唇の距離は非接触型（3-8 a, b），接触型（3-9 a, b），被覆型（3-10a, b）に分類する．

平坦または逆向きのインサイザル・カーブ

切縁の摩耗はしばしば平坦（図3-11a, b）または逆向き（図3-12a, b）のインサイザル・カーブを作り出し，審美的見地から不快な影響を引き起こす．歯冠長の減少とともに，審美的外観に重要な切縁隅角の角度も失ってしまう（第5章，P.90参照）[10]．この変化は天然歯列でよく見られ，通常，前歯切縁の平面と下唇の彎曲の間の不一致につながり，ネガティブな前歯部の空間を作り出す．

水平的左右対称：均一な長さの歯や，減少するか消滅した切縁隅角による平坦な平面は，スマイルに水平的左右対称を与える．これは歯および顔面の構成において，いわゆる凝集性の効果を損ない[9]必然的に魅力のない審美的効果と年老いた感じのスマイルを作り出すことになる．

●補綴的考慮点と対応

理想的審美修復は適切な歯の形と均衡を再建することにより，下唇の凹面と調和した適切なインサイザル・カーブを再構築する必要がある（図3-13a, b）．多くの患者は個性を増し，自信を回復するために見た目を若返らせたいと考えている[24]．したがって，より白くより目を引く前歯を求める要求がますます増えてくる．歯科医師はチェア・サイドで作るコンポジット・レジンのモック・アップ（図3-13c, d, f）や間接法によるアクリリック・レジンのモック・アップ（図3-13e）を用いて，患者に新たな歯冠長を迅速に試してみるべきである（第2巻，第1章参照）．このことは審美的イメージの確認だけではなく，発音と前歯のガイドを評価するために重要なことである（図3-13g～i）．

水平的左右対称

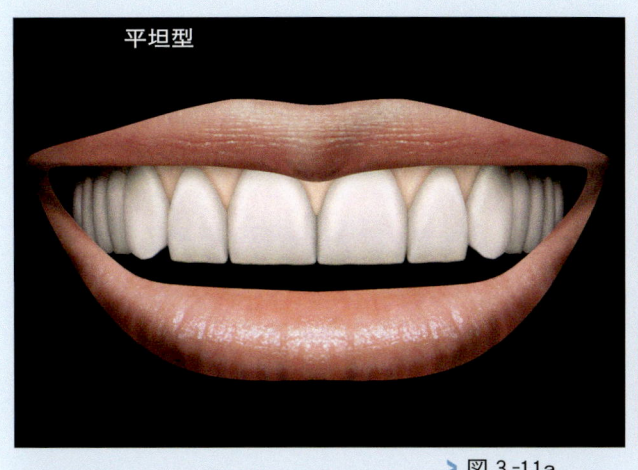

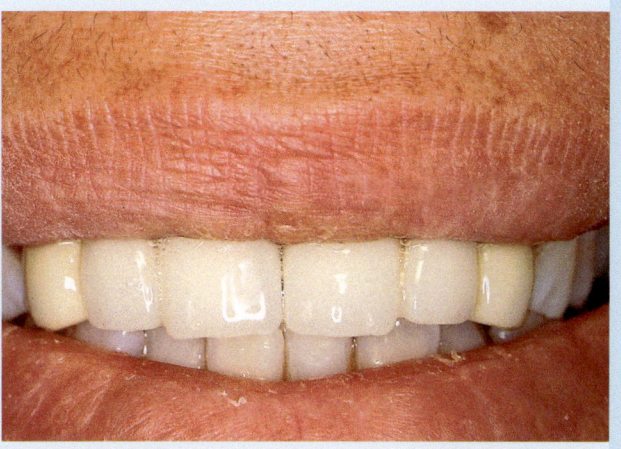

> 図 3-11a （平坦型）

> 図 3-11b

> 図 3-12a （逆向きの彎曲型）

> 図 3-12b

> 図 3-13a

> 図 3-13b

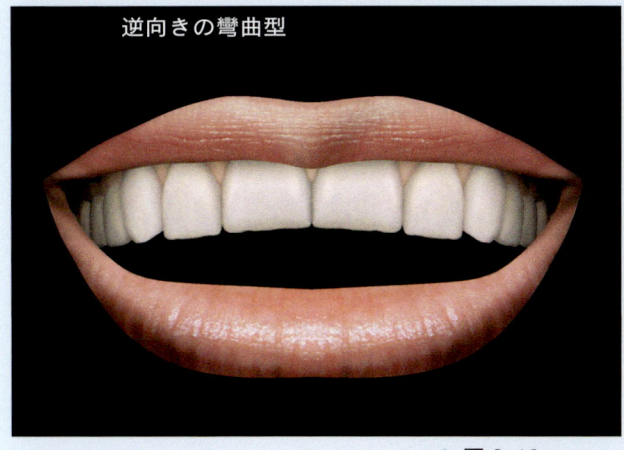

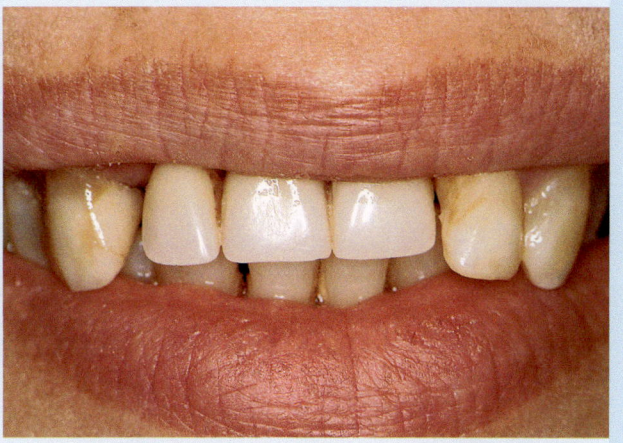

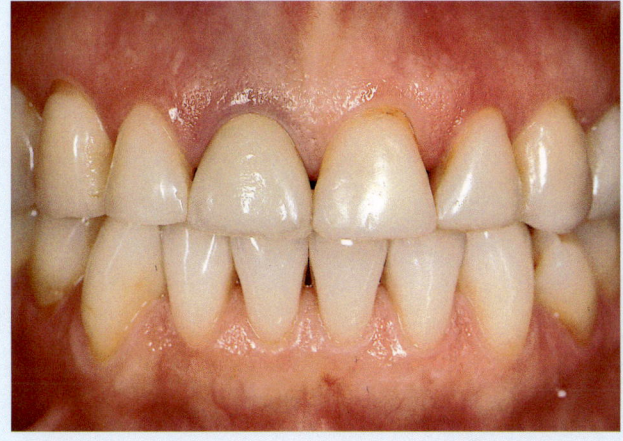

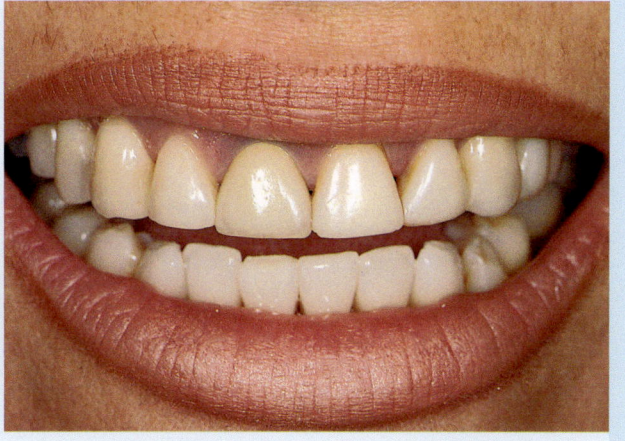

図 11 12 13　前歯切縁の平面が平坦（3-11a, b）であったり，逆向きの彎曲（3-12a, b）の場合，ネガティブな前歯部の空間を作り出し，審美的に魅力のないものになる（3-13a, b）．前歯切縁が下唇の凹型曲面との平行関係を失い，ネガティブな前歯部の空間を持つ患者．

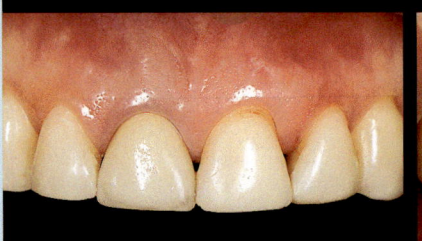

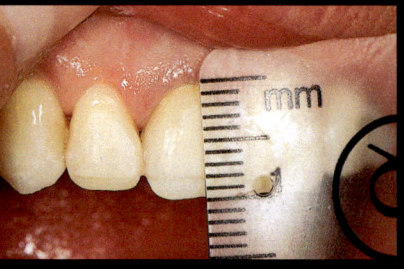

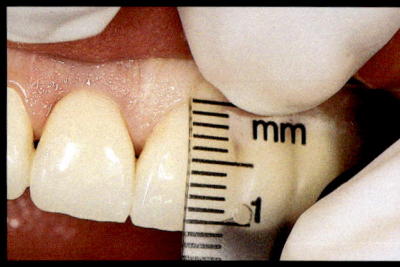

> 図 3 -13c

> 図 3 -13d

> 図 3 -13e

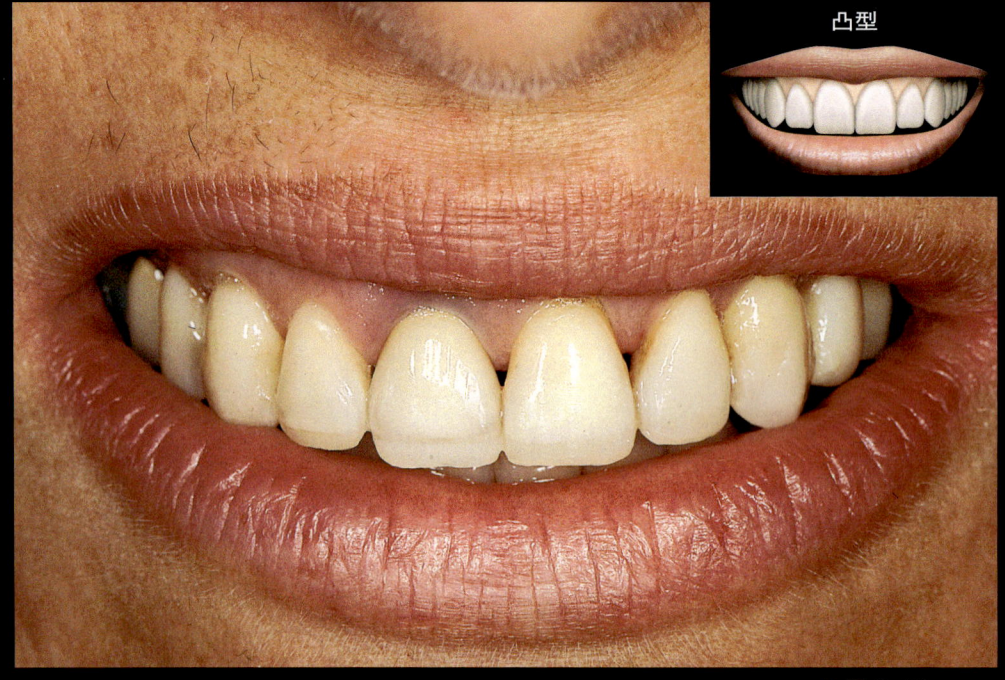

凸型

> 図 3 -13f

> 図 3 -13g

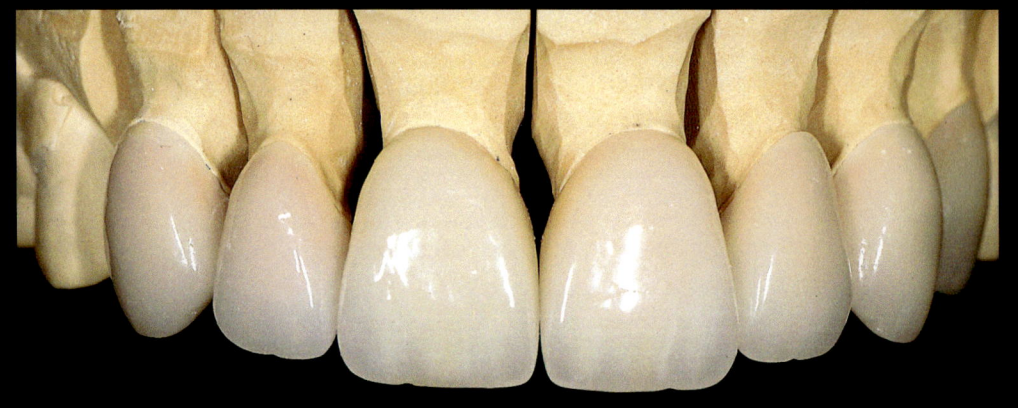

図 **13** （c〜e）もっとも適切な歯冠長を判定するために，モック・アップをチェア・サイドで製作し（c, d），それに基づきプロビジョナル・レストレーションを製作した（e）．（f）直接法によるモック・アップでも，新たな前歯の切縁と下唇との平行性が理想的な状況に近づくことがわかる．（g〜j）模型上および口腔内の最終修復物は審美の統合と放射状に広がる左右対称が再確立されたことを示す．

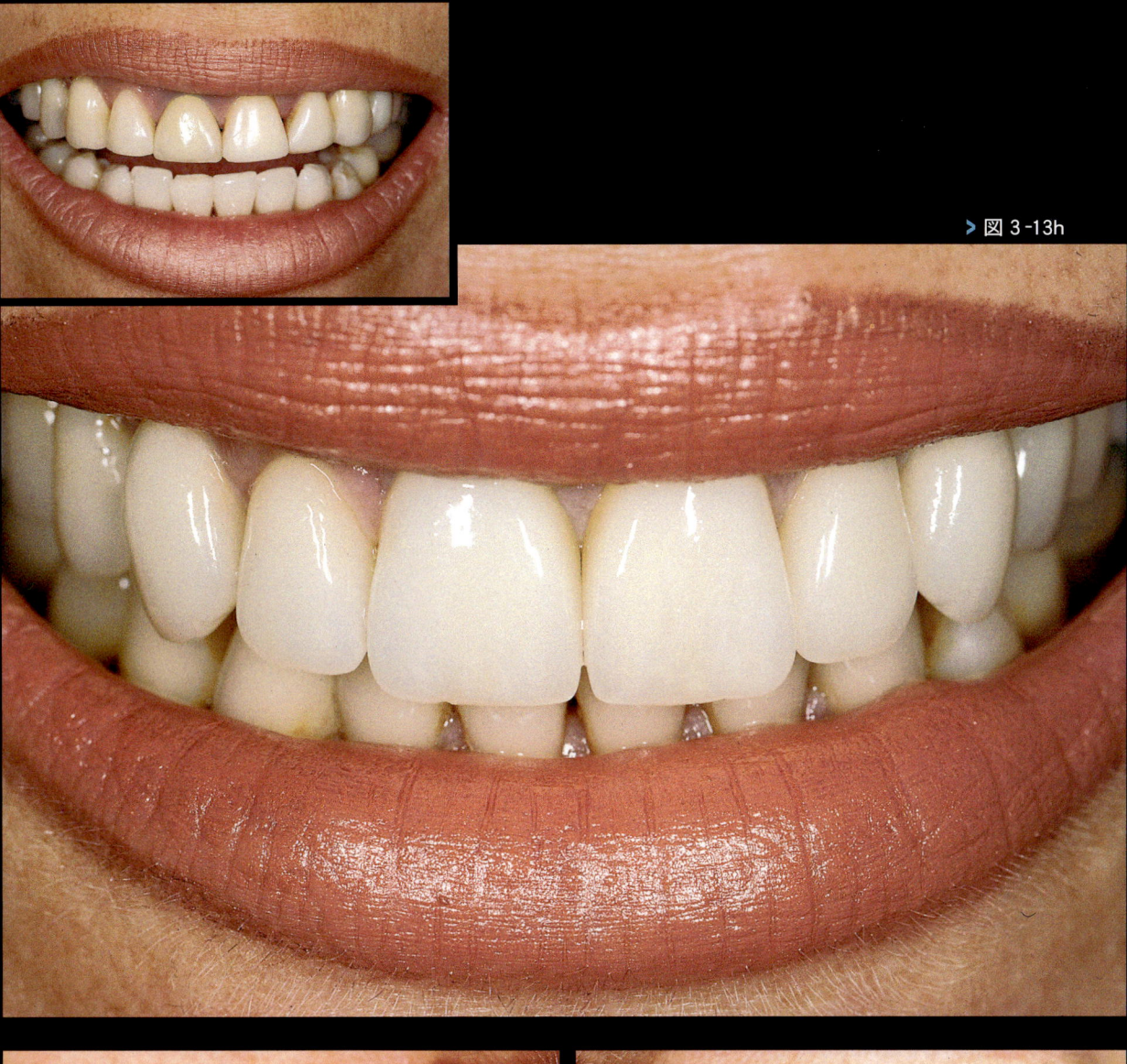

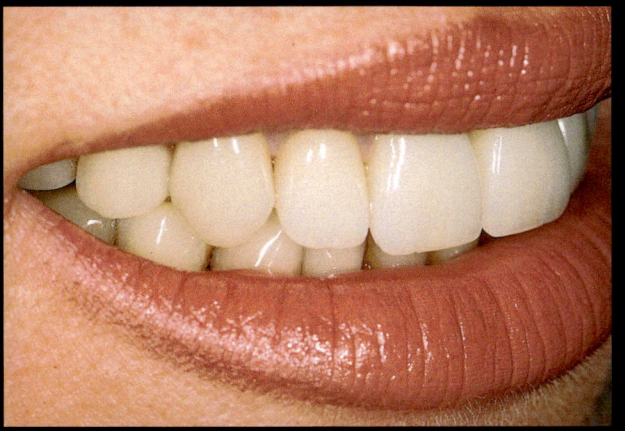

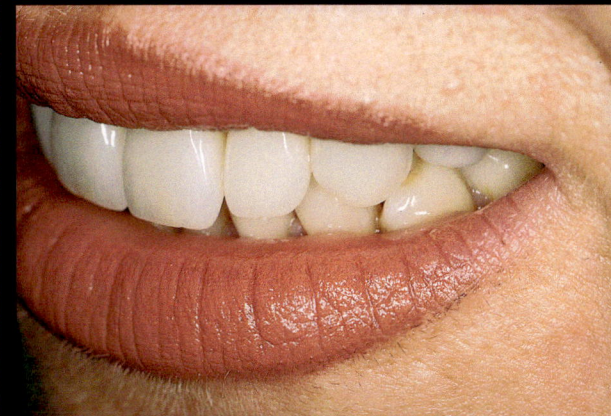

> 図 3-13h

> 図 3-13i

> 図 3-13j

> 図 3-14a

> 図 3-14b

> 図 3-14c

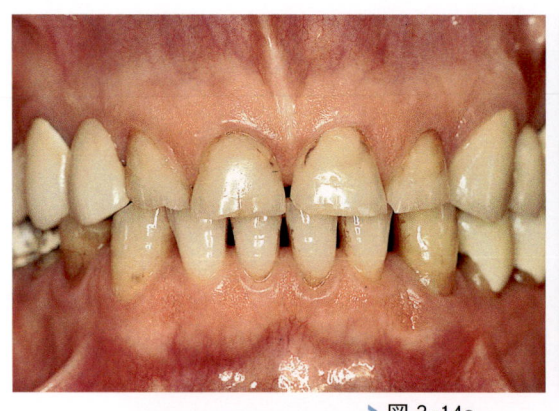

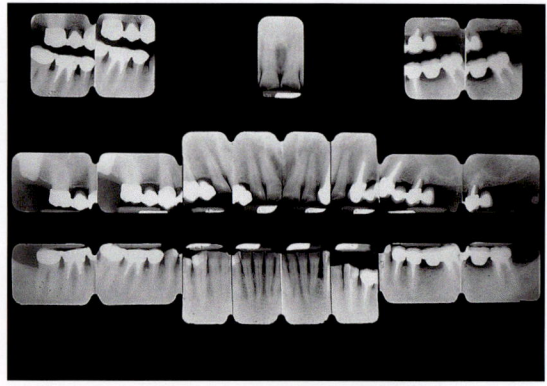

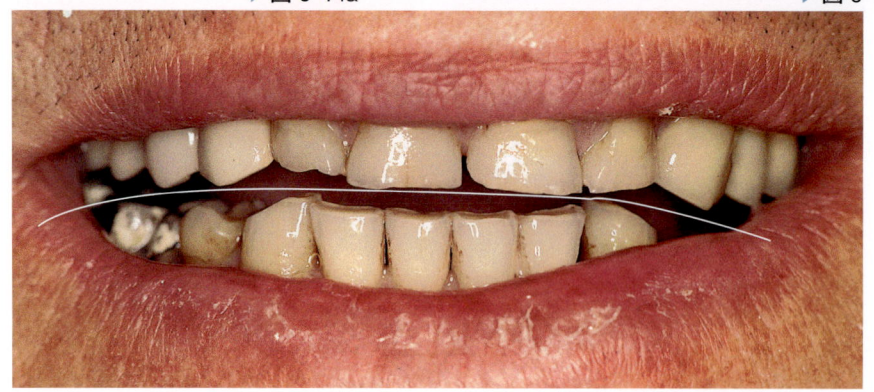

　術前の状態で切縁がすり減っている場合，フラット気味のインサイザル・カーブを好む患者もいる（図 3-14a～c）．そういった場合，審美的理由は別として，機能的理由から臼歯部を含め凸型のインサイザル・カーブを再構築しなくてはならないことを説明する必要がある（図 3-14d～i）．

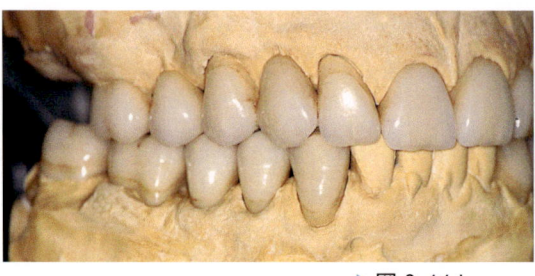

> 図 3-14d

> 図 3-14e

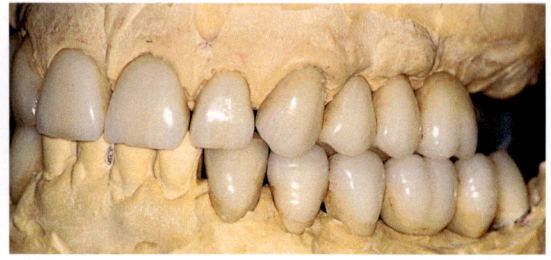

図 14 （a, b）初診時．前歯部がひどく摩耗しており，歯周組織には問題がある．（c）明らかに逆向きのインサイザル・カーブを呈し，審美的に魅力的ではない．（d, e）作業模型上の修復物．全体のアーチの関係に注目．（f～h）口腔内の修復物は，インサイザル・カーブが凸型に再構築されただけではなく，臨床的にもエックス線上でも，良好な統合を見せている．（i～j）前歯切縁はわずかに摩耗した状態に製作した．そのことが修復物に自然な外観を与え，機能回復のための最適な臼歯部離開運動を保証している．

Chapter 3　歯と口唇の分析

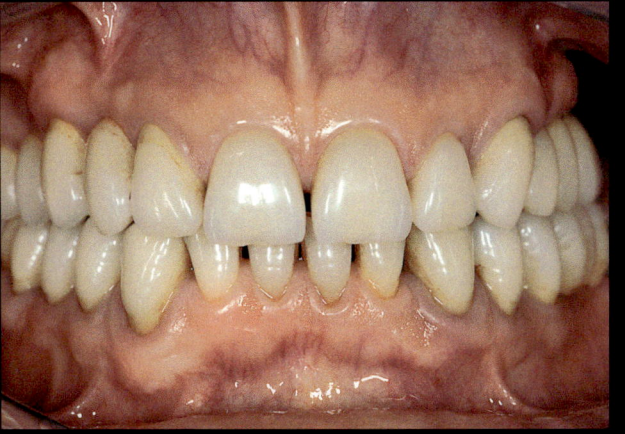

> 図 3-14f

> 図 3-14g

> 図 3-14h

> 図 3-14i

> 図 3-14j

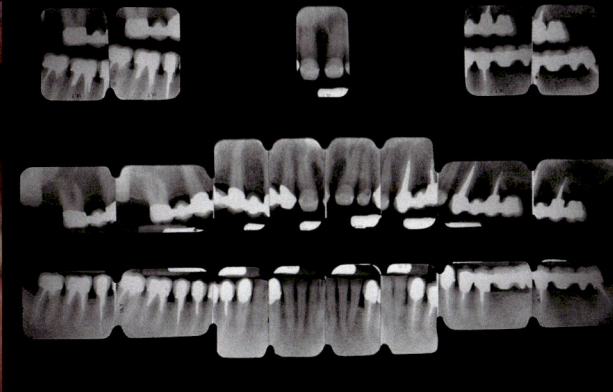

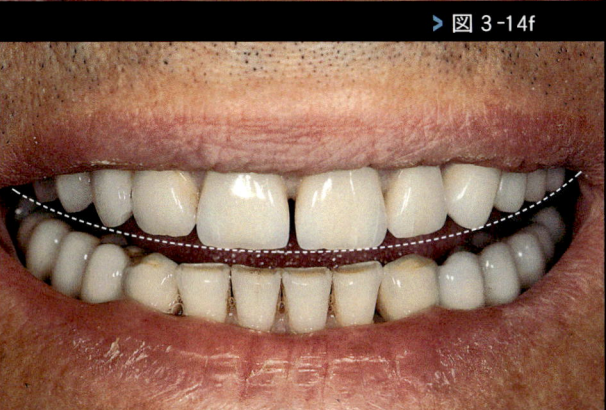

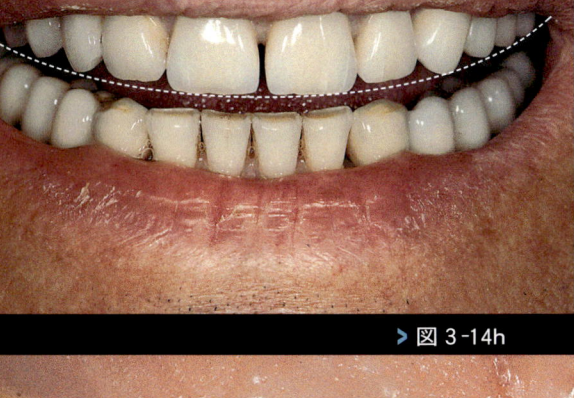

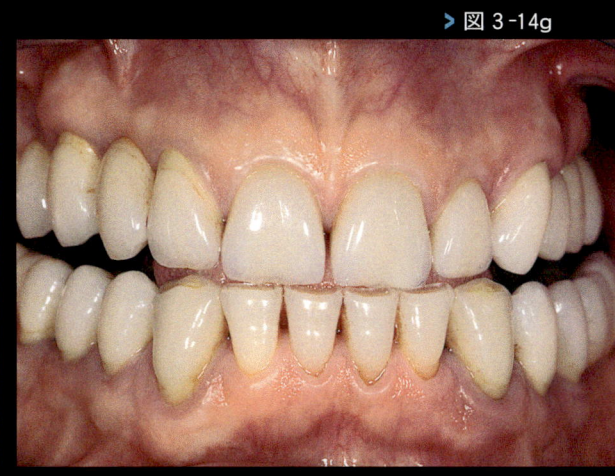

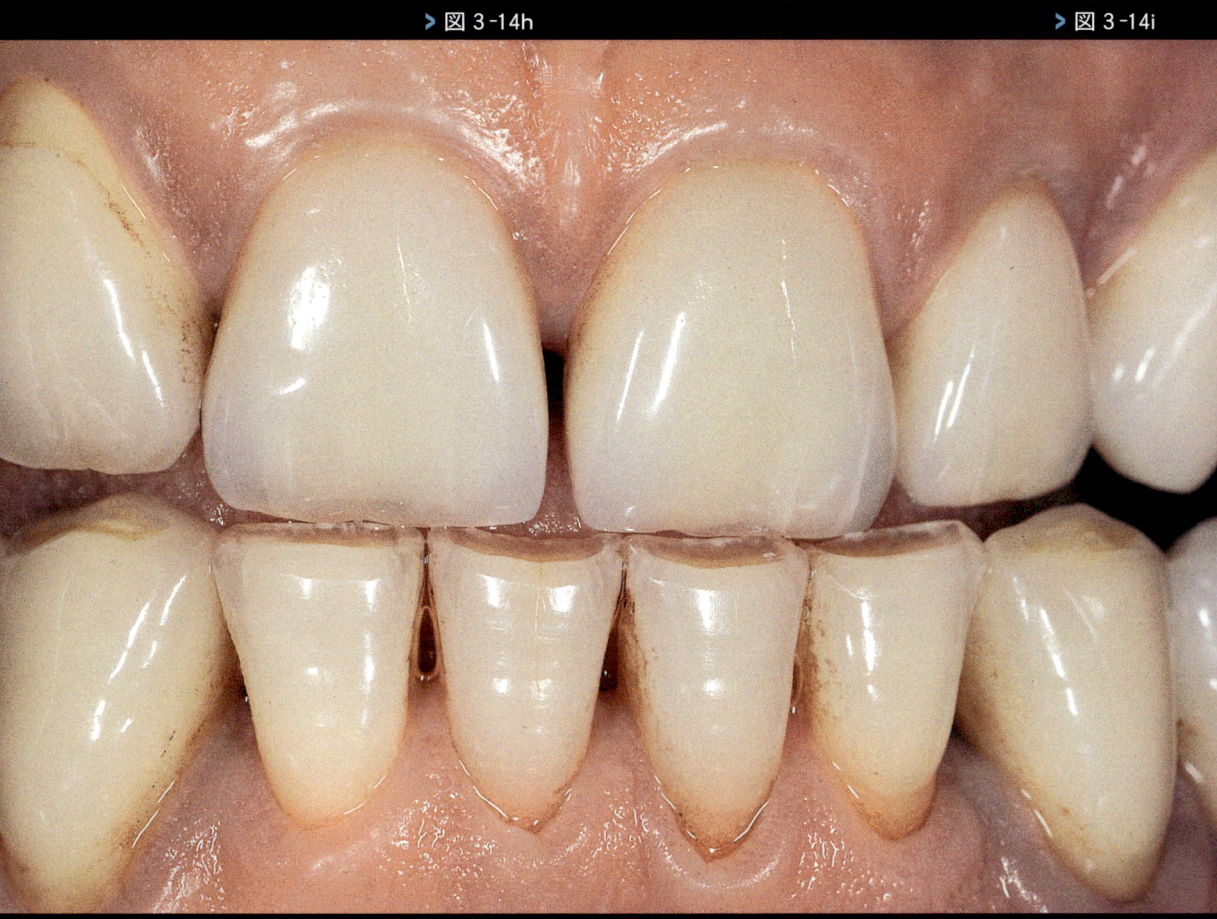

下唇の彎曲は，必ずしも均一ではない．左右非対称の場合があり，その場合はエスティック・チェックリストに記載しておく．こういった条件の中で，上顎のインサイザル・アーチを変則的な下唇のラインに合わせるか，何らかの水平基準線に合わせるかを考慮する（図 3-15a～d）．

　口唇はさまざまな動きにより変化し，下唇の彎曲は可変的な要素により構成されていることを思い出してほしい．このため，前歯切縁の平面を決定するための安定した基準として，水平面のような確固とした要素にしたがうことがより重要となってくる（図 3-15e～h）．

▶ 図 3-15a

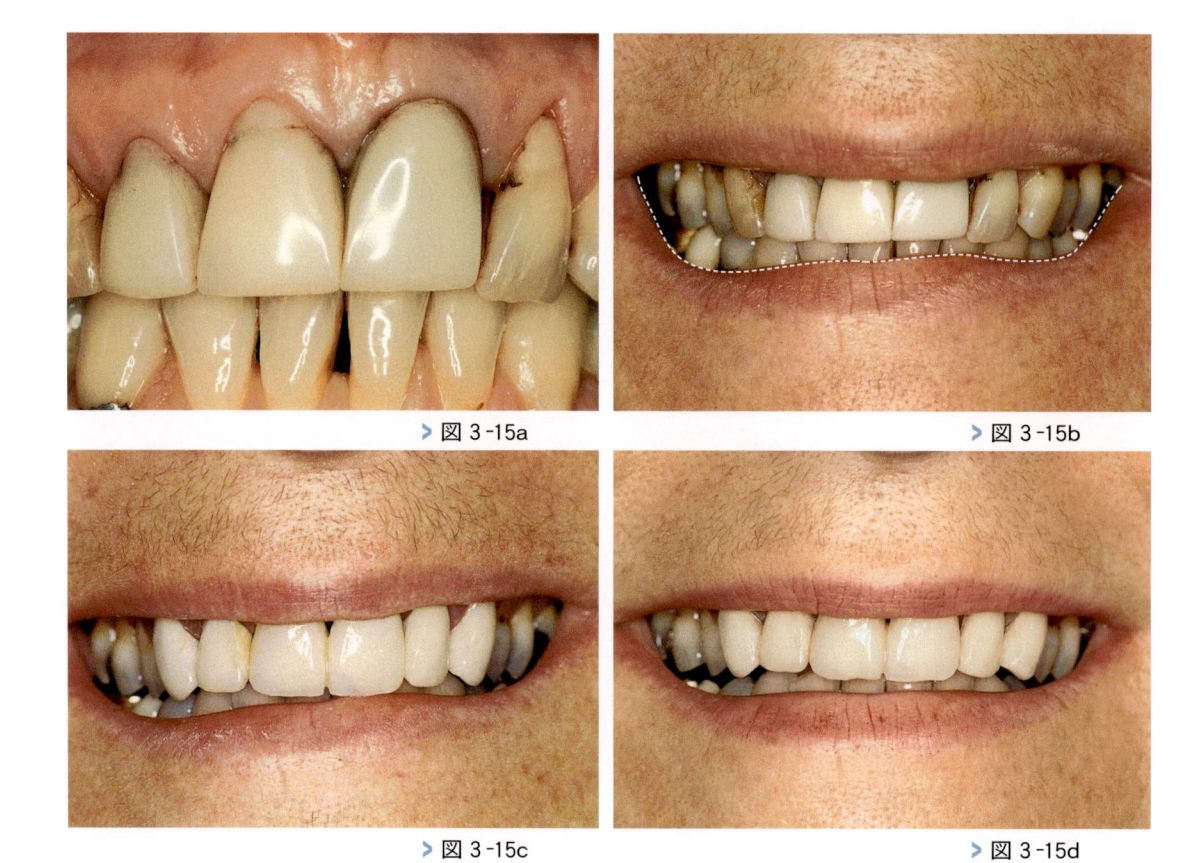

▶ 図 3-15b

▶ 図 3-15c

▶ 図 3-15d

図 15　(a, b)切縁が摩耗し，通常凹面である下唇の彎曲が凸面に見える．この変則的な唇の彎曲は，歯冠長の縮小に適応するために軟組織が変化したものである．(c)口腔内に装着されたプロビジョナル・クラウンの彎曲は水平基準線には合っているが，下唇の変則的な外形と平行ではない．(d)プロビジョナル・クラウン装着6ヵ月後．下唇は新しい切縁の長さに適応したようである．(e～g)最終形成を行い修復物を製作する．(h)最終修復物装着後1年．インサイザル・カーブと下唇の彎曲の平衡性が再確立されている．このことは，口唇が新たな臨床的状況に適応する能力を示している．

Chapter 3　歯と口唇の分析

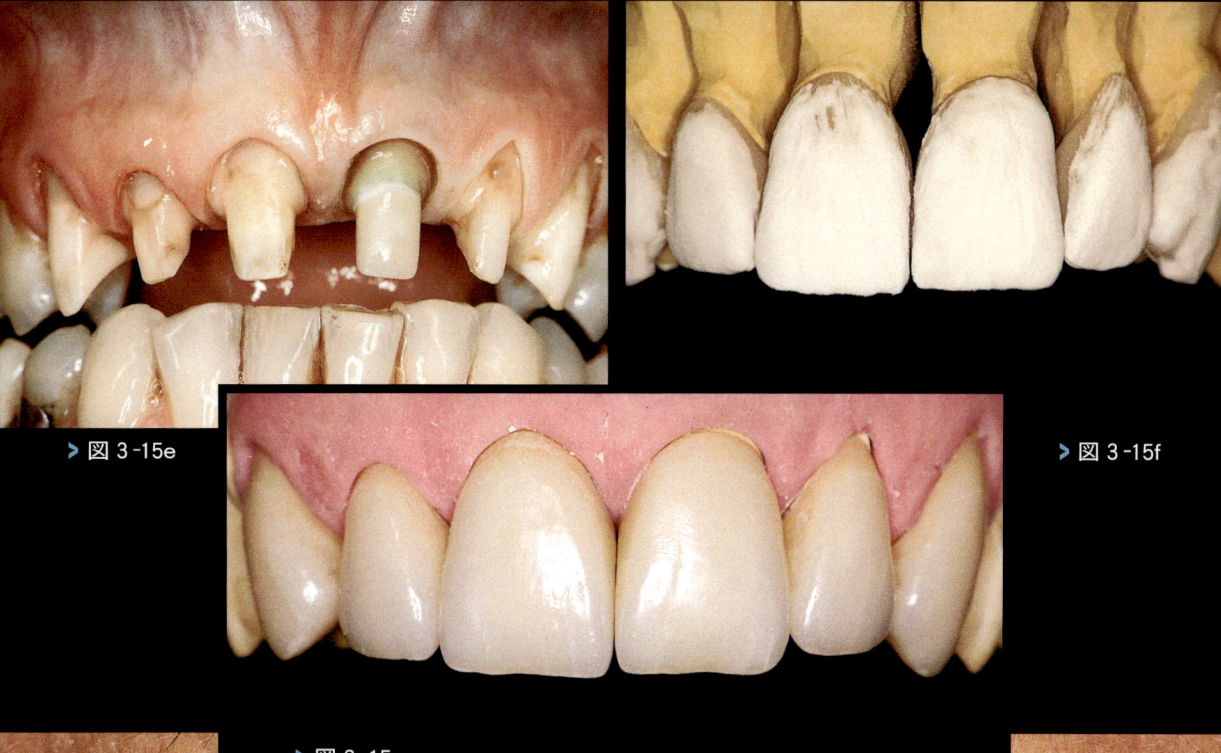

> 図 3-15e

> 図 3-15f

> 図 3-15g

> 図 3-15h

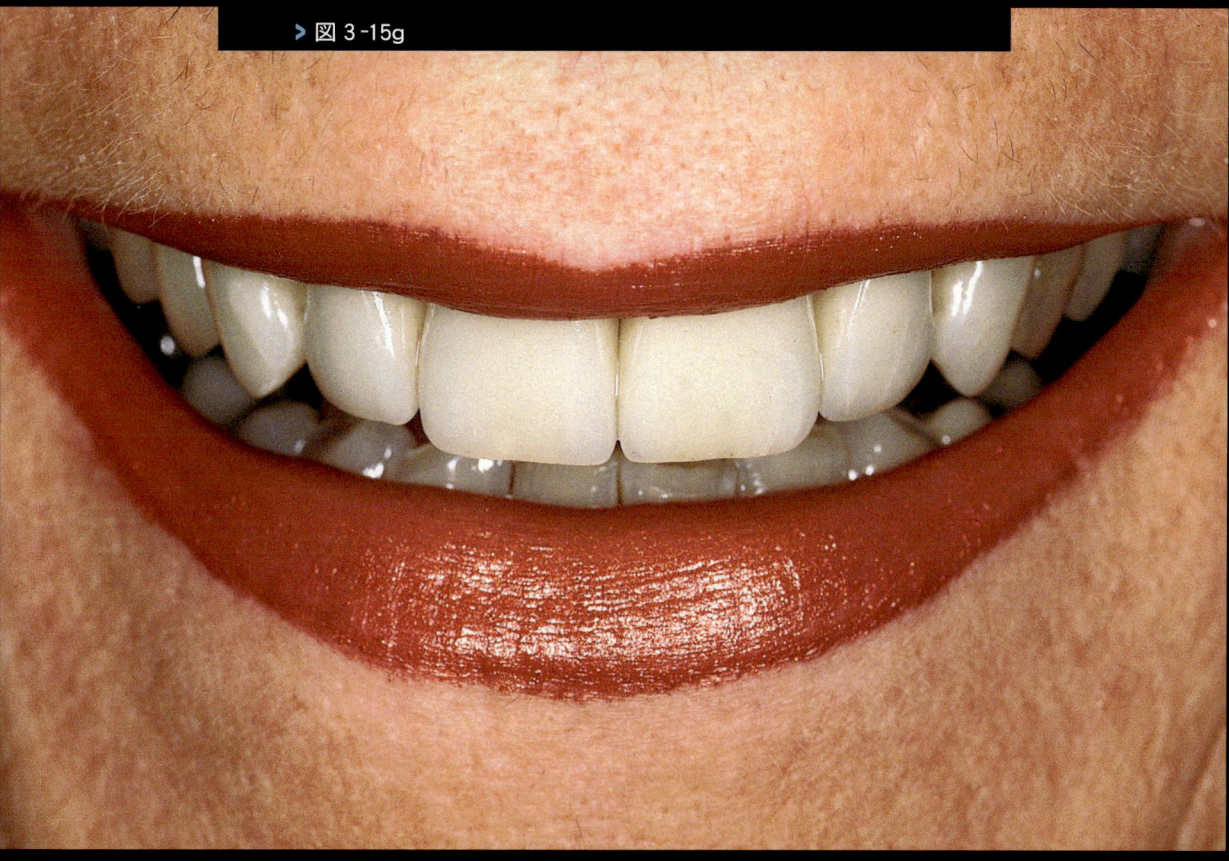

切縁の輪郭

切縁の輪郭とは切縁端の近遠心的位置のことで，通常下唇のドライ・ウエットラインの内側に位置している(第4章，P.126参照)．このことにより，前歯の干渉を受けずに口唇を閉じることができる[25,26]．

● 補綴的考慮点と対応

歯が前方に傾きすぎていると，歯冠長が長く見え，口唇を閉じることが難しくなる(図3-16a〜d, g)．またこの状況では上唇が突出したように見え，しばしば下唇の形態も変えてしまう．

度重なる局所への刺激は，口唇結節の形成を引き起こすこともある(図3-16d 参照)[9]．

こういった場合，補綴治療においては，前歯が下唇の朱色境界(ドライ・ウエットライン：訳者注)の内側に位置するように修正しなければならない(図3-16e, f, h)．

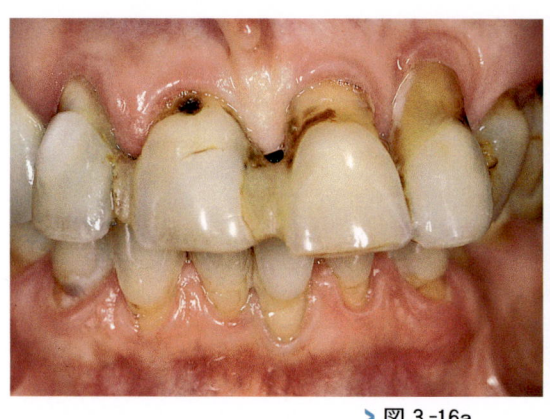

> 図3-16a

> 図3-16b

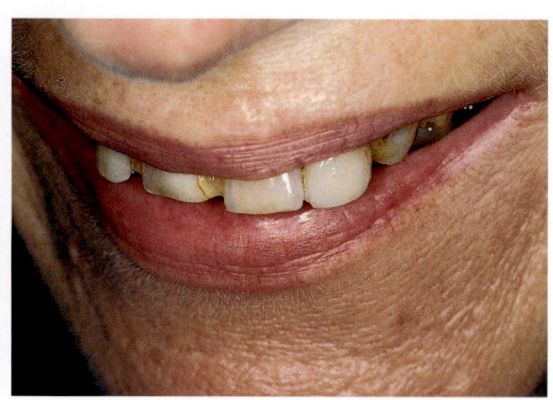

図16 (a〜h)歯周組織による支持が減少したことにより，前歯が広がり(a, b)，オーバージェットが増加(c)するとともに口唇が突出し，口唇を完全に閉じることが困難(d, g)となるだけではなく，口唇結節(d)が形成されている．歯周補綴治療により切縁の輪郭を変更し，オーバージェットを減らすことにより，患者は唇を閉じることができるようになった(f, h)．

Chapter 3　歯と口唇の分析

> 図 3-16c

> 図 3-16d

> 図 3-16e

> 図 3-16f

> 図 3-16g

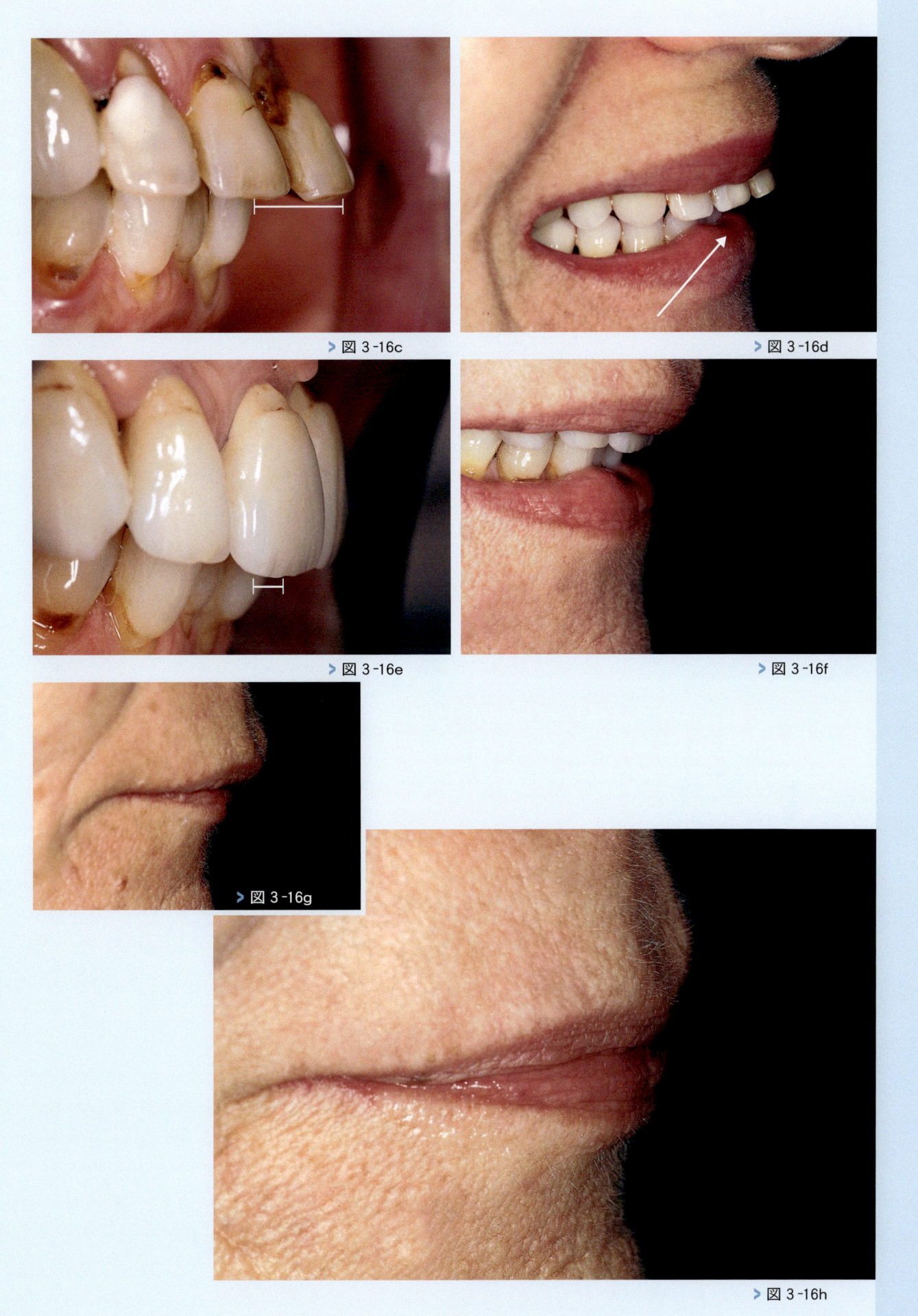

87

> 図 3-16h

スマイルライン

この分析ではまず，スマイル時の前歯の露出量を評価する[10,21,27〜32]．Tjanら[21]は前歯部の歯と歯肉の見える量で，ロー（低位），アベレージ（平均），ハイ（高位）の3種類にスマイルラインを分類している．

ロー・スマイルライン

上唇が動いても，前歯の露出量は75％以内（図3-17a, b）．

アベレージ・スマイルライン

口唇の動きにより，前歯の75％〜100％が露出し歯冠乳頭も見える（図3-18a, b）．

ハイ・スマイルライン

微笑むと前歯が完全に露出し，歯肉の領域まで見える（図3-19a, b）．

> 感じのよいスマイルは上顎の歯が完全に露出し，約1mm程度歯肉が見えるものと定義されている．多くの患者は，2〜3mm以内の歯肉の露出は審美的に感じがよいと思い，過剰な露出（3mm以上）は魅力的でないと感じている[33]．

Tjanら[21]は被験者の20.5％がロー・スマイルライン，65％がアベレージ・スマイルライン，10.5％がハイ・スマイルラインであったと報告している．また，女性被験者ではハイ・スマイルラインが男性被験者の2倍多く見られたと述べている．このことは，Owensら[22]が6種類の人種を分析した研究でも確認されている．ハイ・スマイルラインには口唇筋の効率と短い上唇またはその両方と相関関係がある．

Peckら[34]は，鼻下点と上唇下縁の距離を測定し，平均の長さが女性20〜22mm，男性22〜24mmであることを報告している．鼻下点と上唇下縁の距離が，男性に比べ女性の方が短いため平均1.5mmほどスマイルラインが高くなる[35]．

このため，女性にハイ・スマイルラインが多く見られるのである[21,22]．スマイルラインのタイプ（ロー，アベレージ，ハイ）に関係なく，上唇下縁は上方への運動の際，中央部で凸型，平坦型または凹型の形態をとる．したがって，上唇の長さにより上顎中切歯の露出量が異なってくる[5]．

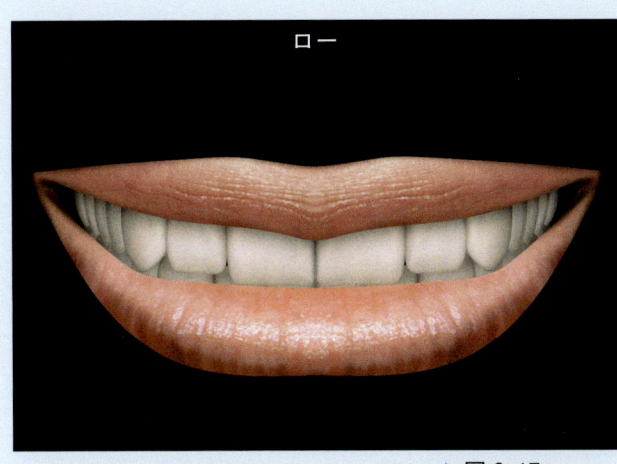

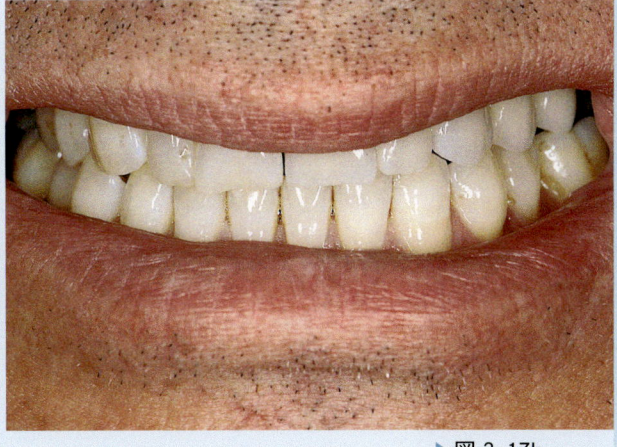

> 図 3-17a

> 図 3-17b

> 図 3-18a

> 図 3-18b

> 図 3-19a

> 図 3-19b

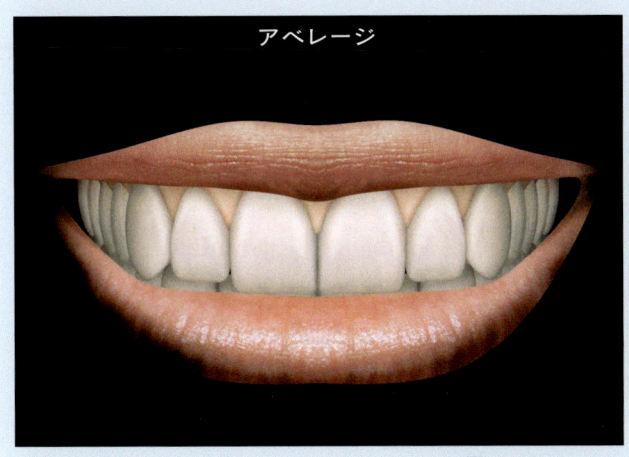

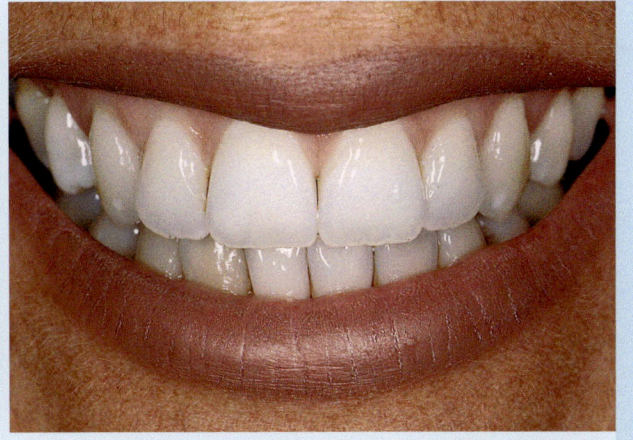

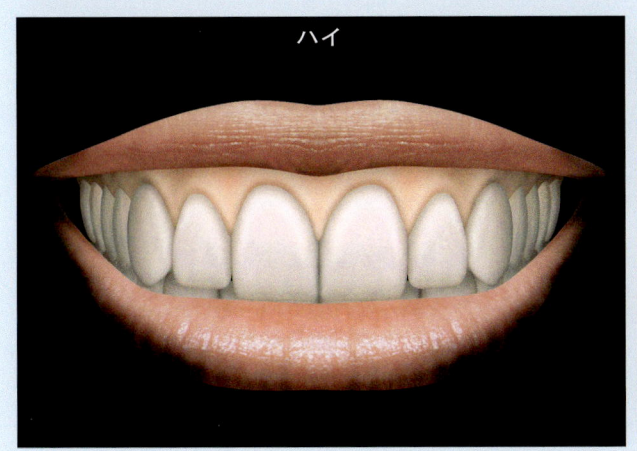

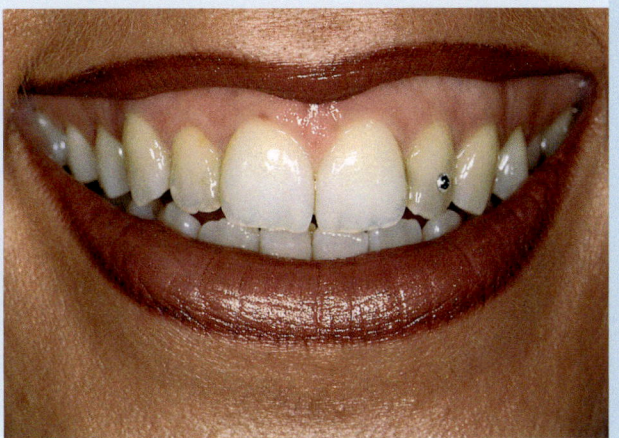

図 17 18 19　スマイルラインはロー（3-17a, b），アベレージ（3-18a, b），ハイ（3-19a, b）に分類する．ハイ・スマイルラインは女性に多く見られ，歯と歯肉の見える量が多くなる．

時に上唇は左右で異なる露出量を見せ，不規則なスマイル・ラインを作り出す（図3-20a, b）．

下唇同様，上唇も経時的に変化し基準要素としては信頼できない構造を持っている．したがって，歯科医師は上唇の彎曲を問わず，切縁平面の基準に下唇の時に用いたと同じ基準，つまり水平基準線（瞳孔間線）を用いるべきである[21]．

● 補綴的考慮点と対応

ハイ・スマイルラインにおける歯肉レベルの不調和は，最適な左右の対称性と平衡性を再確立するために，補綴前処置として外科または矯正治療が必要であることを示している（第6章，P.252参照）（図3-20b～f）．

さらに，微笑んだ際に歯肉が露出することは，修復物のマージンを歯肉溝内に設定することを要求されることになる（図3-20g～k）．ただし，この選択は修復物の生物学的統合を損なう可能性があるので，スマイル時に歯が完全に露出しない場合は必要ない[36～54]．

歯科医師は患者のスマイルラインを分析もせずに，歯肉縁下に修復物のマージンを設定しすぎている[55,56]．

面談した人の大多数（73.6％）がハイ・スマイルラインの場合，マージンが見えないことを好む反面，ロー・スマイルラインであれば87％の人が縁上マージンでもよいと考えていることをWatsonとCrispinは調査の結果，明らかにしている[57]．

また，最適な審美性のために生物学的統合を危険にさらすならば，審美的外観を犠牲にしても完全な健康を手に入れたいと，63.8％の患者が明言している点にも注目すべきである[57]．

とはいえ，ミラーの前で上唇を上げ，修復物をチェックする患者が多く存在することも事実である．そういった患者の多くが，生物学的危険を伴うことがわかっていながら，ロー・スマイルラインであるにもかかわらず，修復物のマージンが見えない方がよいと望むことは珍しくない[58]．

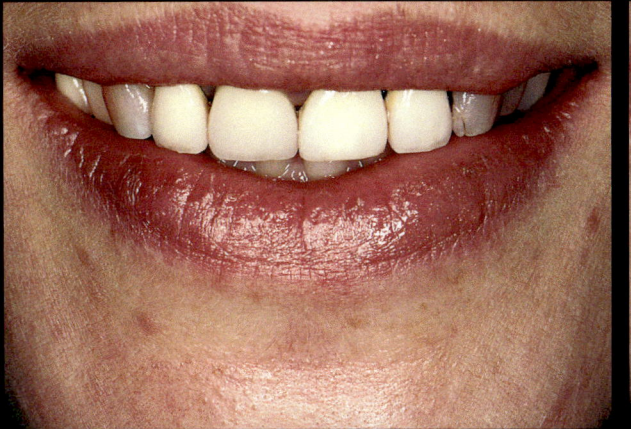

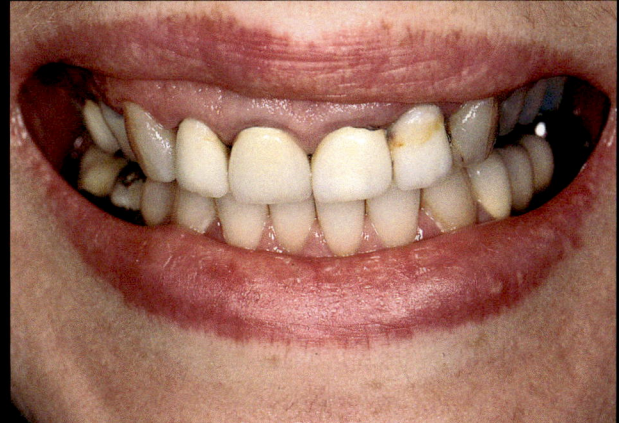

> 図 3 -20a

> 図 3 -20b

> 図 3 -20c

> 図 3 -20d

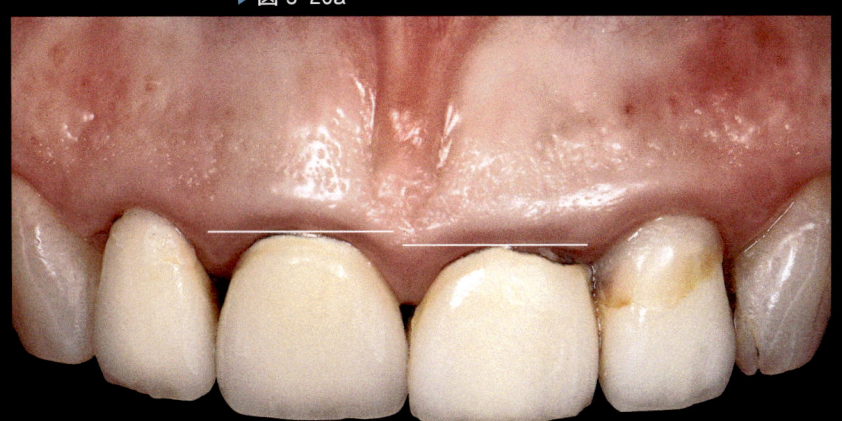

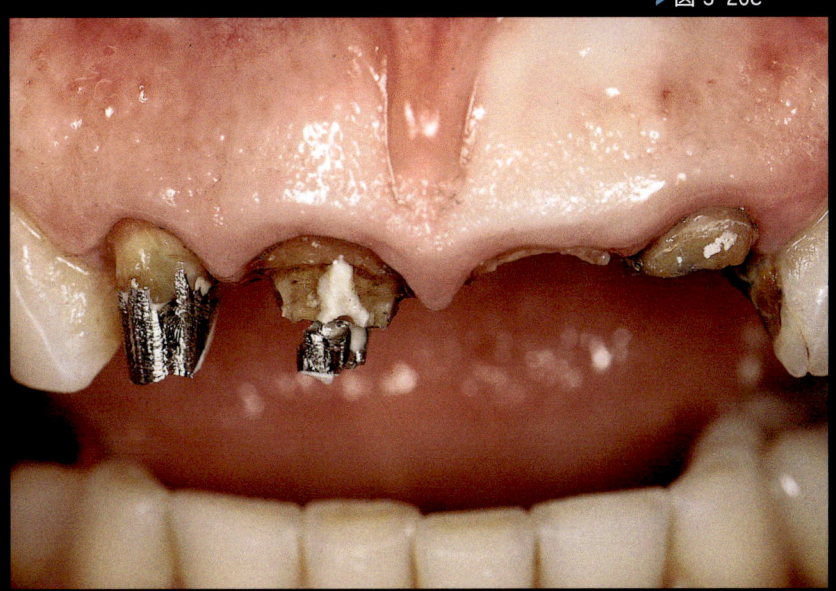

図20 （a～c）フラットなインサイザル・カーブ（a）であるだけではなく，ハイ・スマイルライン（b）であり，そのため不適切な修復物と左右上顎中切歯の歯肉レベルが異なっていることが目立つ（c）．（d）残存歯質が少ないことにより，補綴による回復が難しいことがわかる．

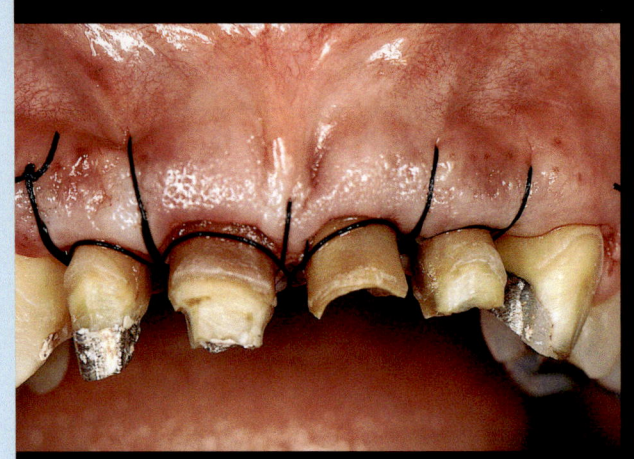

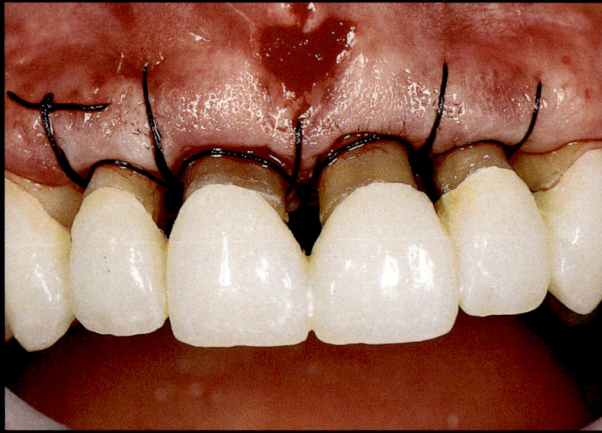

> 図 3-20e

> 図 3-20f

> 図 3-20g

> 図 3-20h

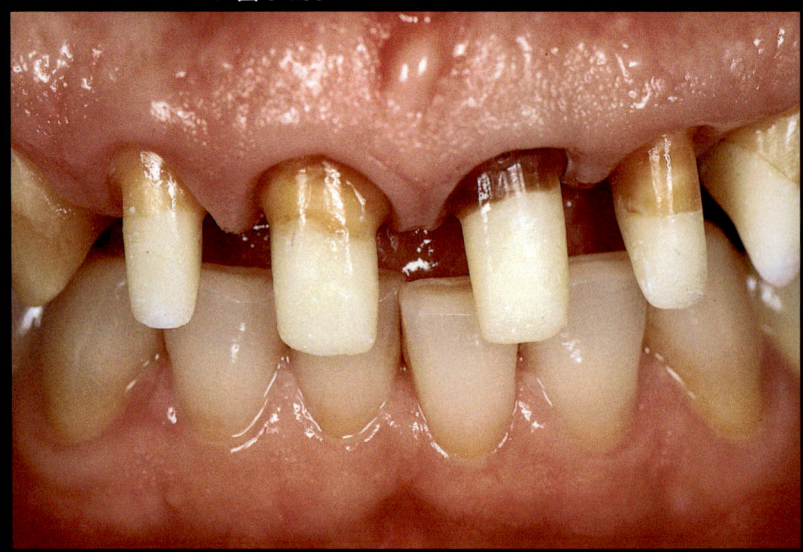

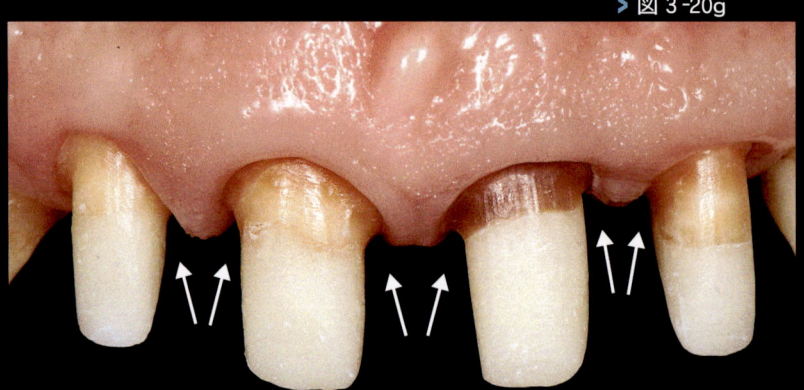

図20 （続き）(e〜g)歯周外科手術により骨削除を行い，補綴を行う支台歯として十分な歯質を露出させた．(h)ハイ・スマイルラインの患者なので，修復物のマージンが露出することを避けるため，形成は歯肉縁下まで行った．(i〜k)作業模型上および口腔内の修復物は，審美的および生物学的統合を満足させるだけではなく，歯肉ラインの再編成が成功したことを示している．

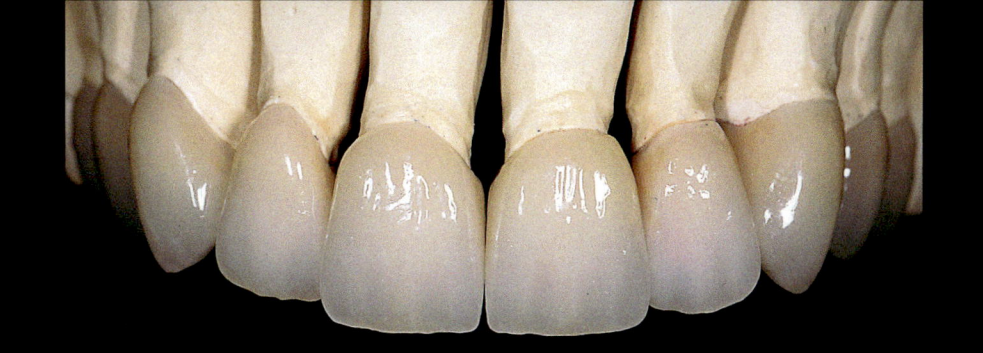

> 図 3-20i

> 図 3-20j

> 図 3-20k

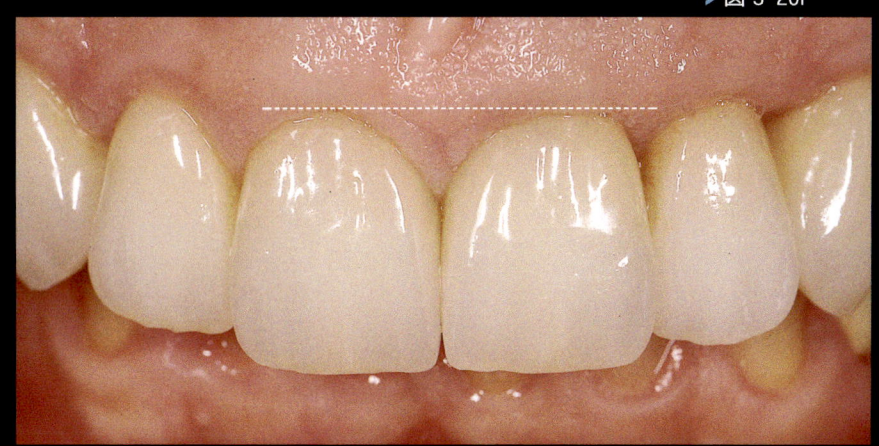

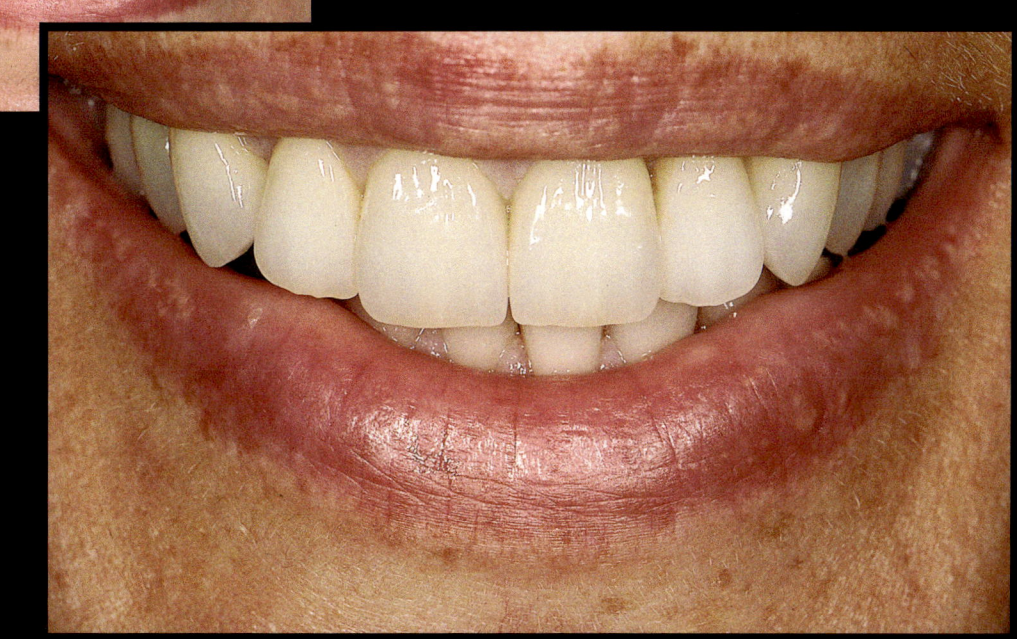

ガミー・スマイル

多くの患者が，3～4mm以上歯肉が露出している状態（ガミー・スマイル）を審美的に魅力的でないと判断する（図3-21a, b）．

さまざまな要因が，単独であるいは組み合わさって軟組織の過剰な露出を引き起こしている[59～62]．
- 短い上唇
- 口唇の過剰運動
- 歯の萌出方向の異常
- 前歯部歯槽骨の挺出
- 上顎の過剰発育

●補綴的考慮点と対応

ガミー・スマイルの治療では，それぞれの患者における病因論に立脚した診断による適切な治療の選択が重要である[23,62]．さまざまな治療オプションの中で，歯が健全な場合の多くは外科矯正が効果的である（図3-22a～f）[63]．

図21 （a, b）3～4mm以上歯肉が露出する場合をガミー・スマイルという．

図22 （a～f）補綴治療を必要としない健全歯であれば，多くの場合矯正治療が選択される．治療は上顎前歯のレベリング，唇側傾斜，圧下を連続したアーチワイヤーで行いながら，顎関節障害を上顎スプリントでコントロールした（Dr. Giulio Alessandro Bonettiによる矯正治療）．

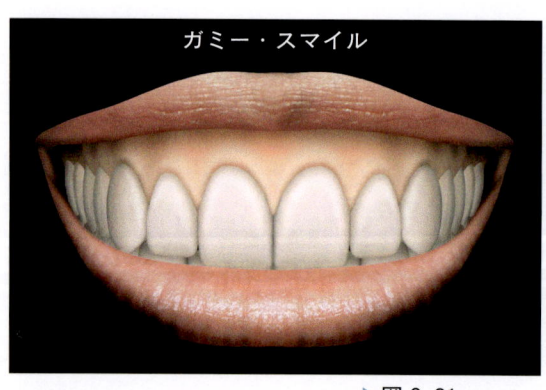

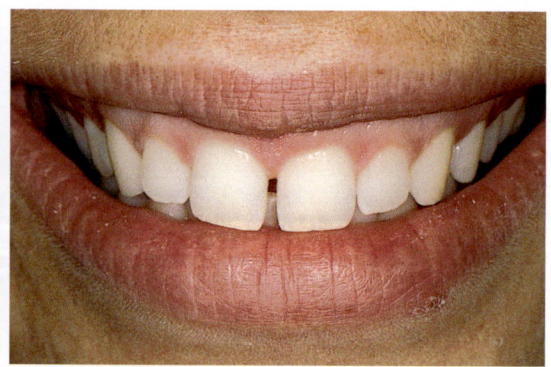

> 図3-21a

> 図3-21b

> 図 3-22a

> 図 3-22b

> 図 3-22c

> 図 3-22d

> 図 3-22e

> 図 3-22f

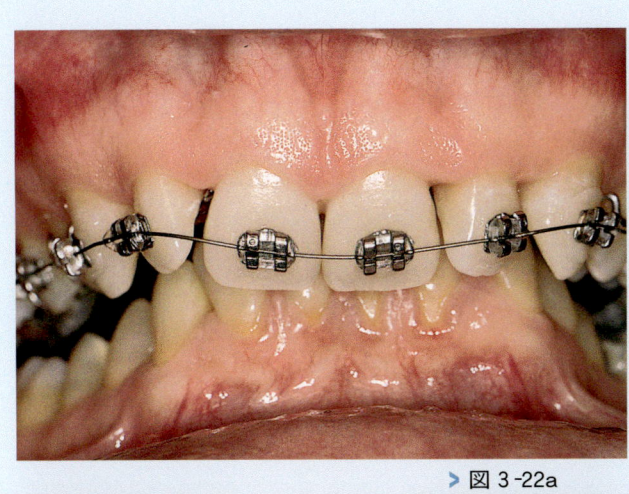

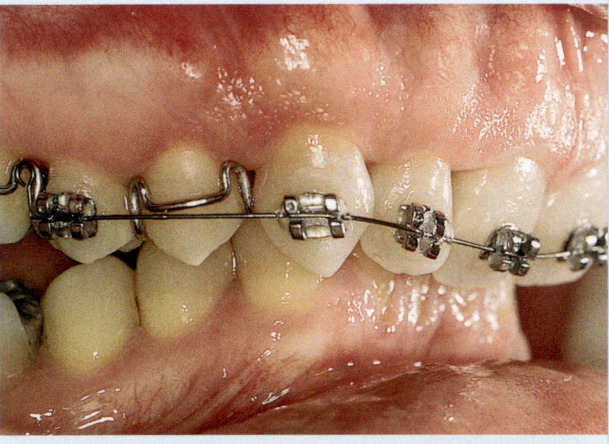

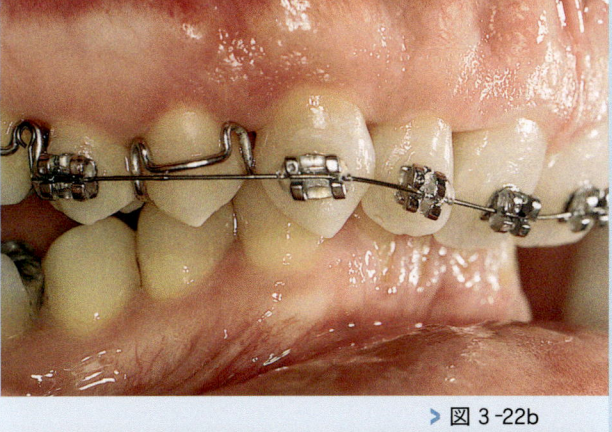

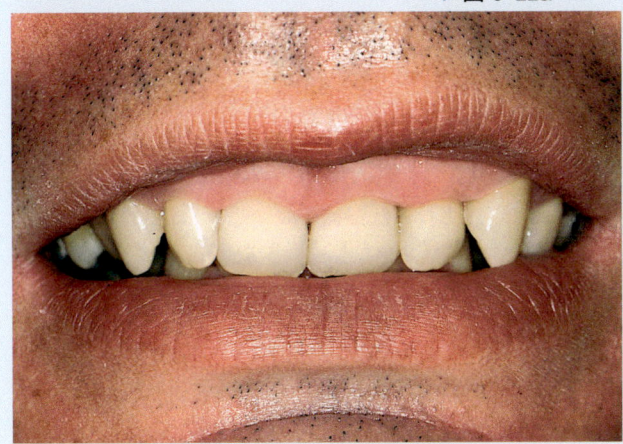

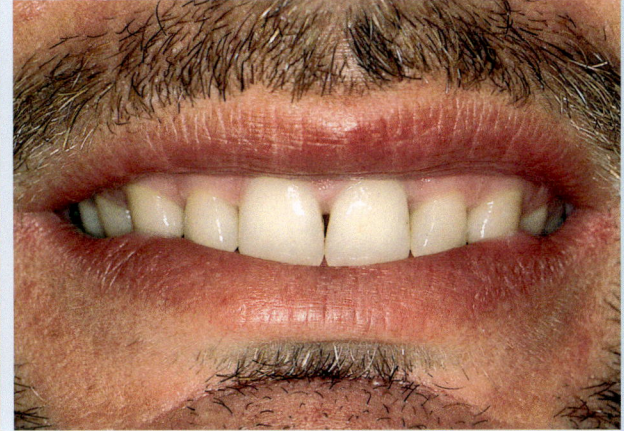

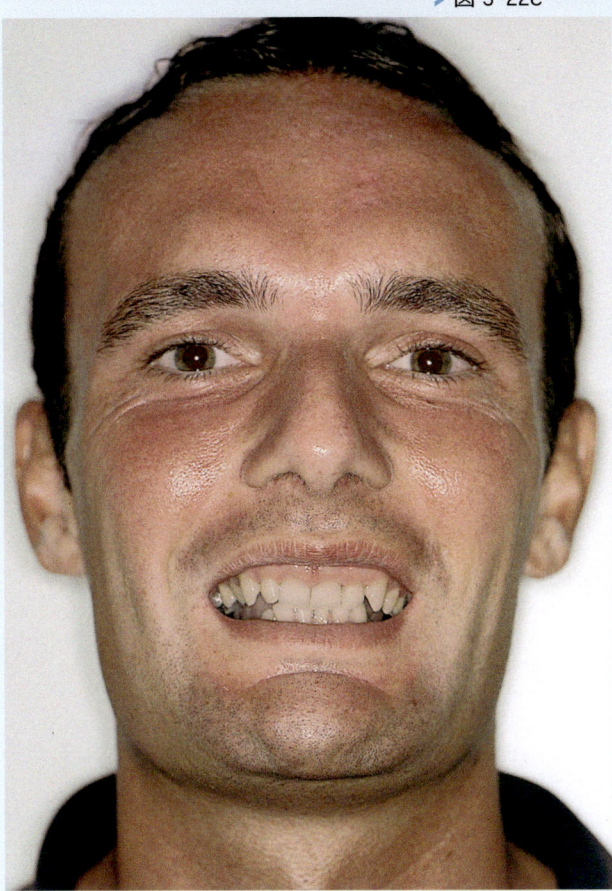

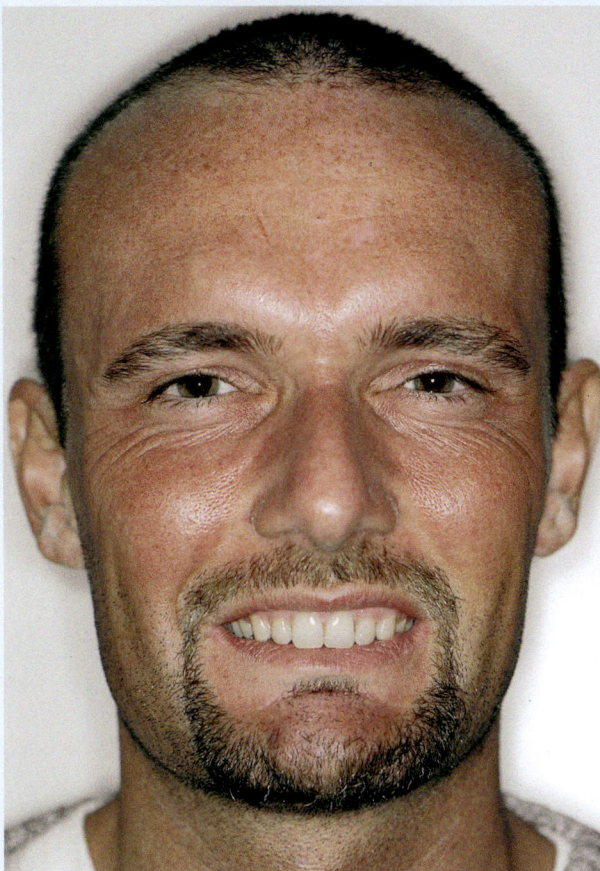

95

補綴治療が必要な場合には歯冠長を再確立し歯肉の露出量を減らすために，矯正治療や外科的歯冠延長術等を組み合わせて行う[64〜68]必要がある場合がしばしばある（図3-23a〜g）．

次に上げる審美性と機能性の要素を正確に診断し，さまざまな治療オプションを選択しなければならない．
・安静時における歯の露出量
・スマイル時における歯の露出量
・下唇と切縁の位置関係
・発音
・歯の大きさと比率
・前方ガイドの維持または再建
・歯根の形態と長さ
・歯周組織による支持

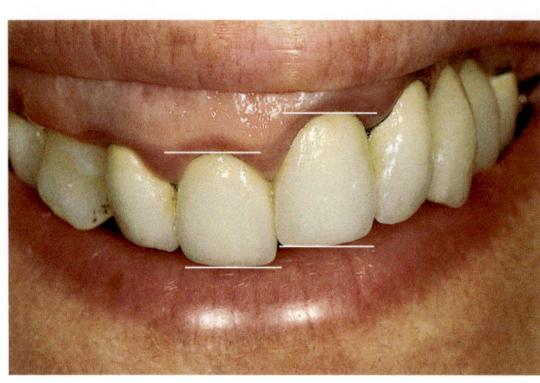

▶図3-23a 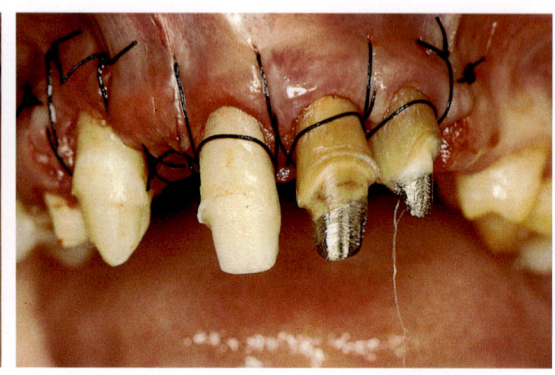　　　　　　　　　　　　　　　　　▶図3-23b

図23　(a)患者は上顎前歯部のアーチが左右非対称となっている．上顎右1/4における歯および歯槽骨の挺出により，左右の相違は中切歯の歯頸部と切縁で明らかであり，歯肉も見えすぎている（ガミー・スマイル）．(b)骨縁下欠損を除去するための外科療法により，歯肉レベルを理想的な位置にした（歯周外科はDr. Roberto Pontorieroによる）．(c, d)歯周組織が治癒した時点で切縁の位置と長さを再評価し，歯冠長を減らした（第2巻，第2章参照）．(e, f)必要な修正は1期目のプロビジョナルで行い，それを複製して2期目のプロビジョナルを装着した（第2巻，第4章参照）．(g)最終修復後．切縁と歯肉の平行性を再構成することにより，前歯の切縁と歯頸部が再編成され，ガミー・スマイルが改善している．

Chapter 3　歯と口唇の分析

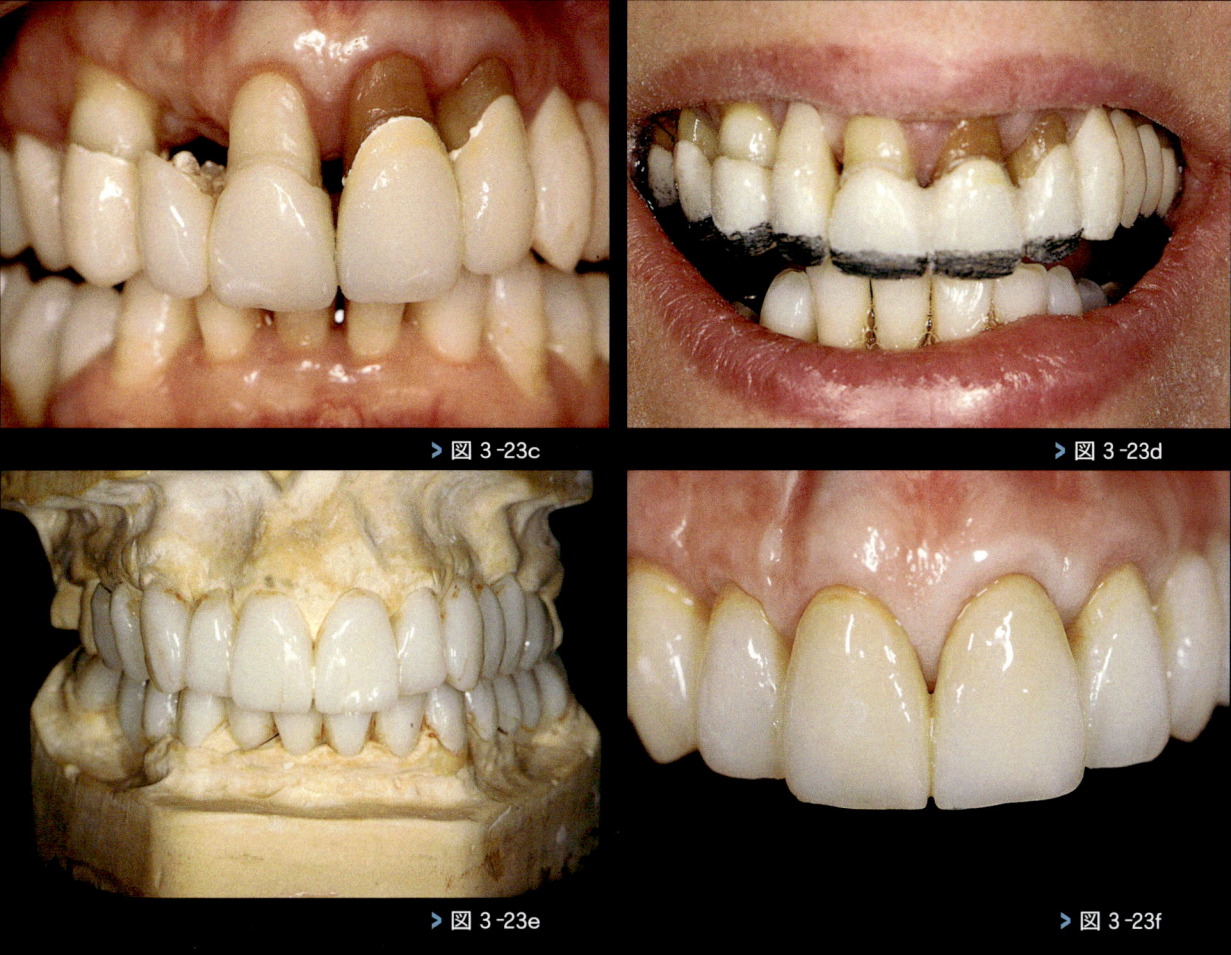

> 図 3-23c

> 図 3-23d

> 図 3-23e

> 図 3-23f

> 図 3-23g

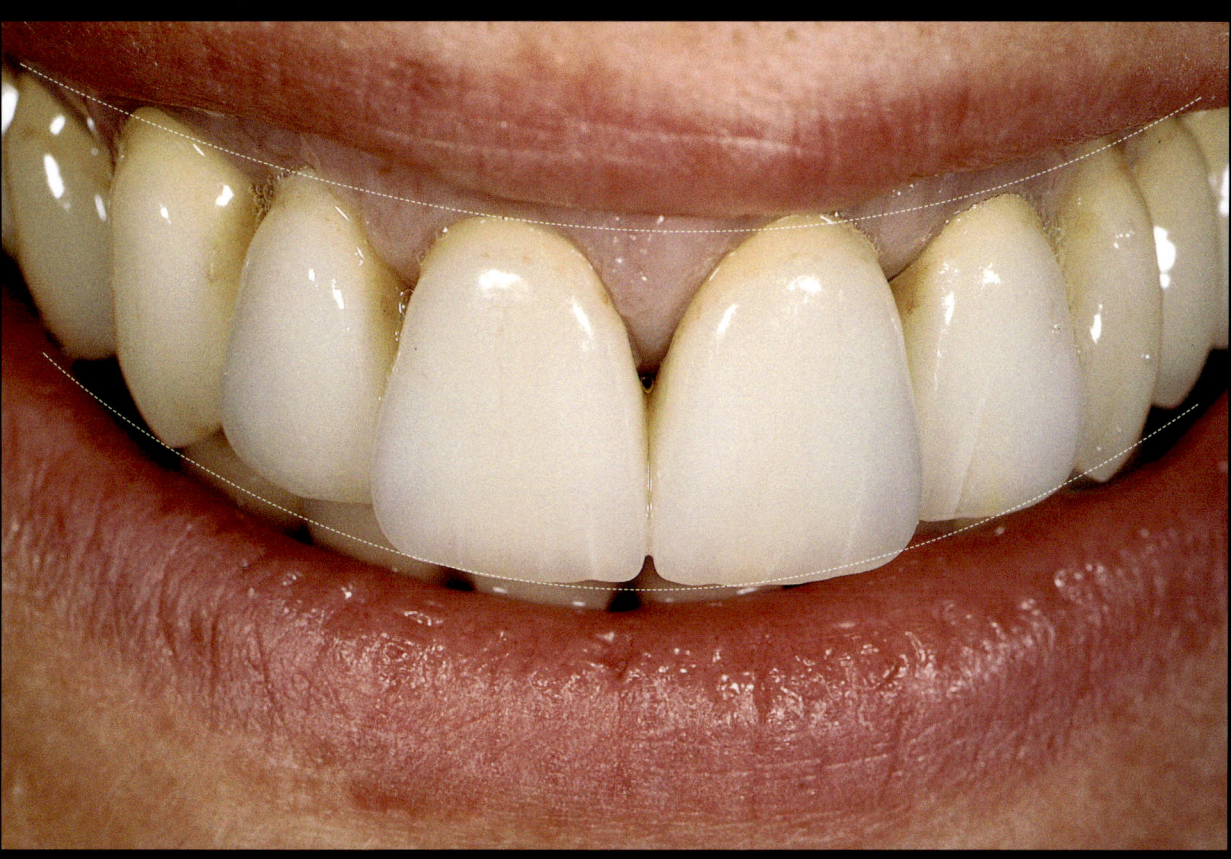

スマイル・ウイズ（微笑幅）

スマイルという口唇の動きにより，前歯とともに小臼歯，特に上顎第1小臼歯が多くの症例で見えるようになる（図3-24a～c, 3-25a～f）。Dongらの最近の研究[5]では，アジア人の57%が第2小臼歯に達するスマイル・ウイズを持ち，20%が第1大臼歯まで見える，つまり12本の上顎の歯が見えると報告している．

●補綴的考慮点と対応

臼歯部領域では保存的な形成（ナイフ・エッジやライト・シャンファー）が理想的であると思われる．しかし，その結果メタル・セラミックによる修復を行った場合，メタル・マージンが生じることを忘れてはならない．

患者が微笑んだ時に上顎臼歯部の歯頸部が見える場合は，このメタル・マージンが問題となる[6,9]．

図24 （a～c）スマイル時に見える歯の数は人により違い，スマイル・ウイズの分析は頬側の形成形態，修復材料を適切に選択するための重要な要素である．

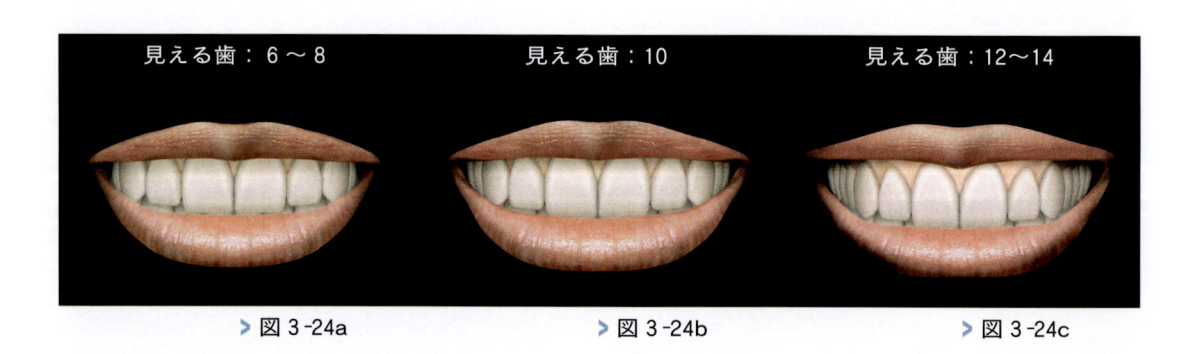

見える歯：6～8　　見える歯：10　　見える歯：12～14

▶ 図3-24a　　▶ 図3-24b　　▶ 図3-24c

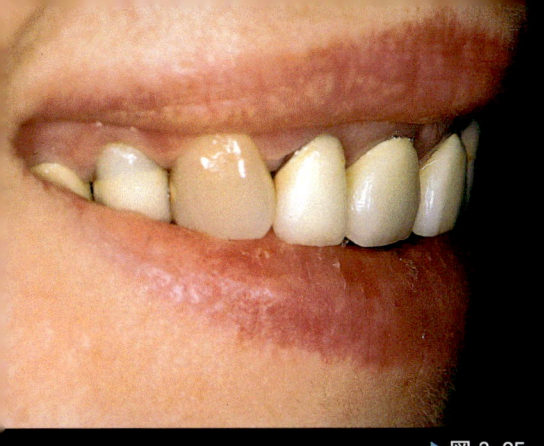

> 図 3-25a

> 図 3-25b

> 図 3-25c

> 図 3-25d

> 図 3-25e

> 図 3-25f

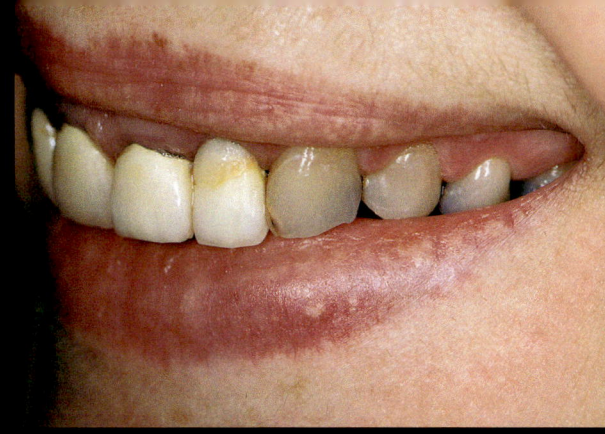

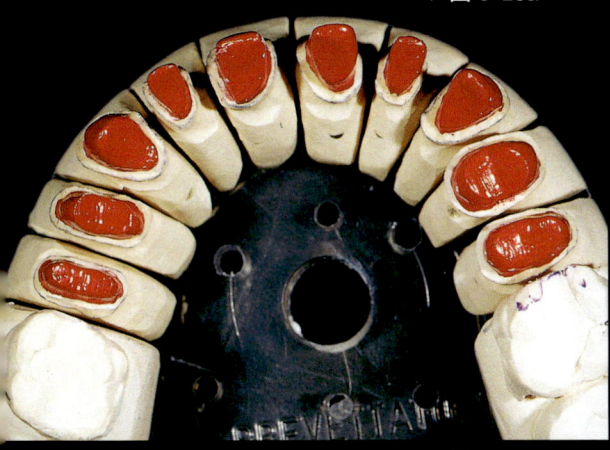

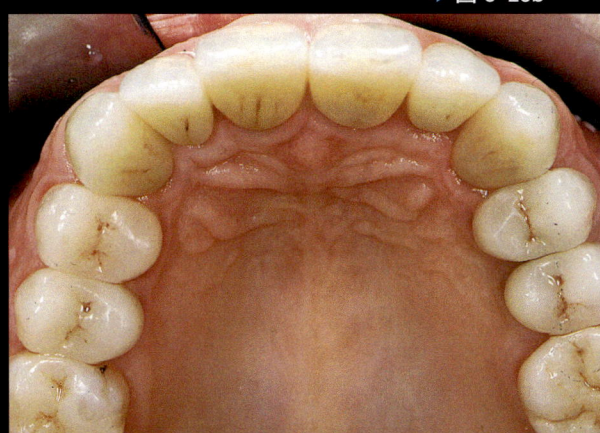

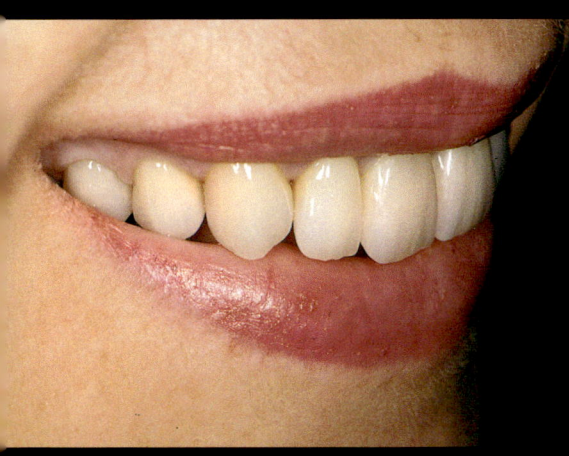

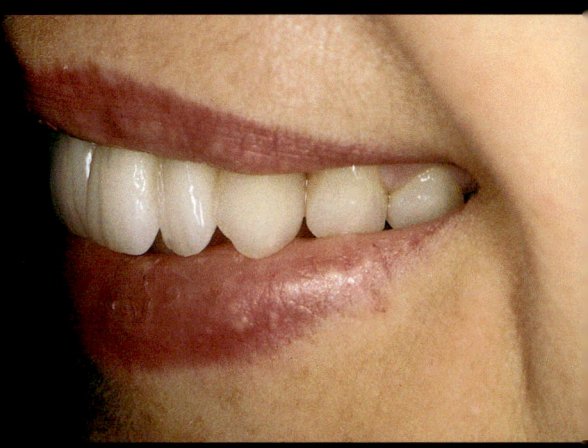

図25 （a〜f）患者のスマイル・ウイズを分析し，不調和な修復物をオール・セラミッククラウンに交換し，修復物のマージンも含め頰側方向からも満足のいく結果が得られた．

そのため，形成を行う前にスマイル・ウイズを分析しておくことが重要となる．臼歯部が見える症例では，頰側マージンをより多く削除（ショルダーやシャンファー）する必要がある（図3-26a～c）．そうすることにより，歯科技工士が歯頸部にもセラミックを積層することができ，頰側領域に審美的結果を作り出すことができる（第2巻，第6章参照）（図3-26d～h）．

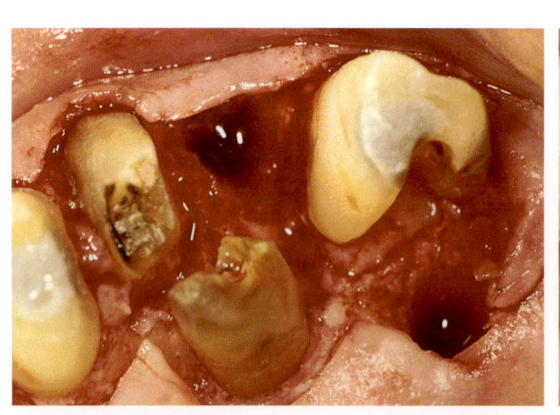

> 図3-26a

> 図3-26b

> 図3-26c

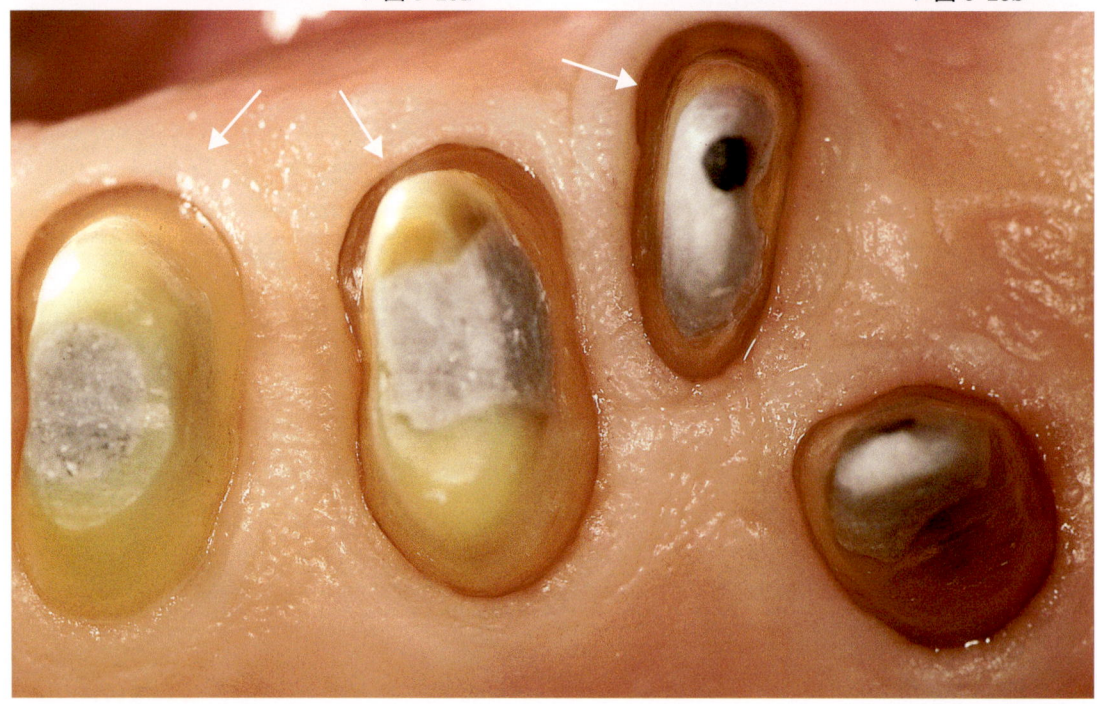

図26 （a）患者は右上顎に骨欠損があり，歯周外科手術中に第1大臼歯の遠心根を抜歯し，口蓋根を分割しなければならなかった．第2大臼歯の口蓋根も抜歯した（歯周外科はDr. Robert Pontoriero）．（b, c）組織の熟成後（第2巻，第2章参照），最終支台歯形成を行った．極力歯質を保存するため，全体のマージンをフェザー・エッジとし，微笑んだ時に見える頰側領域（第1，2小臼歯，第1大臼歯の近心根）をシャンファーによるマージンとした（矢印）．

Chapter 3 歯と口唇の分析

> 図3-26d

> 図3-26e

> 図3-26f

> 図3-26g

> 図3-26h

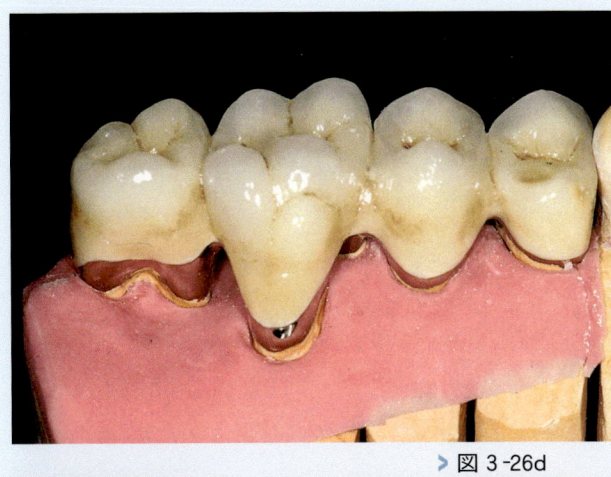

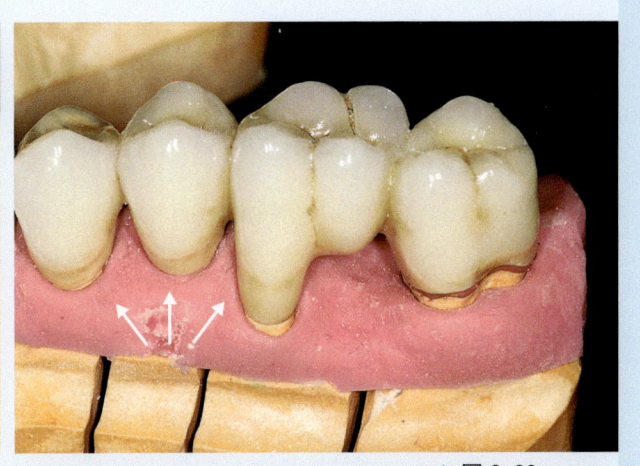

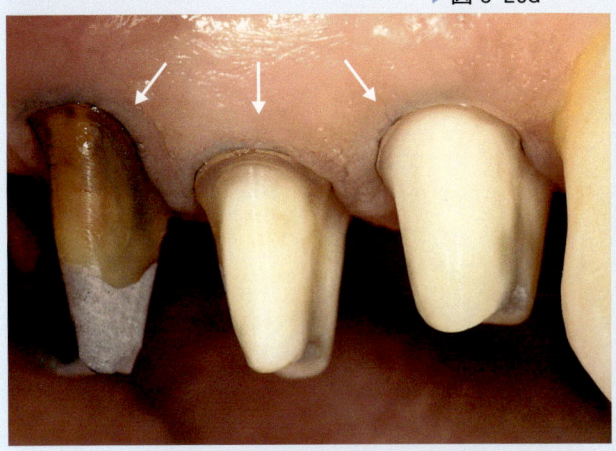

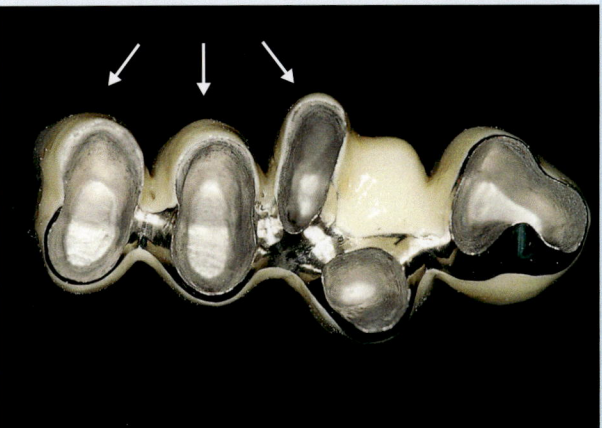

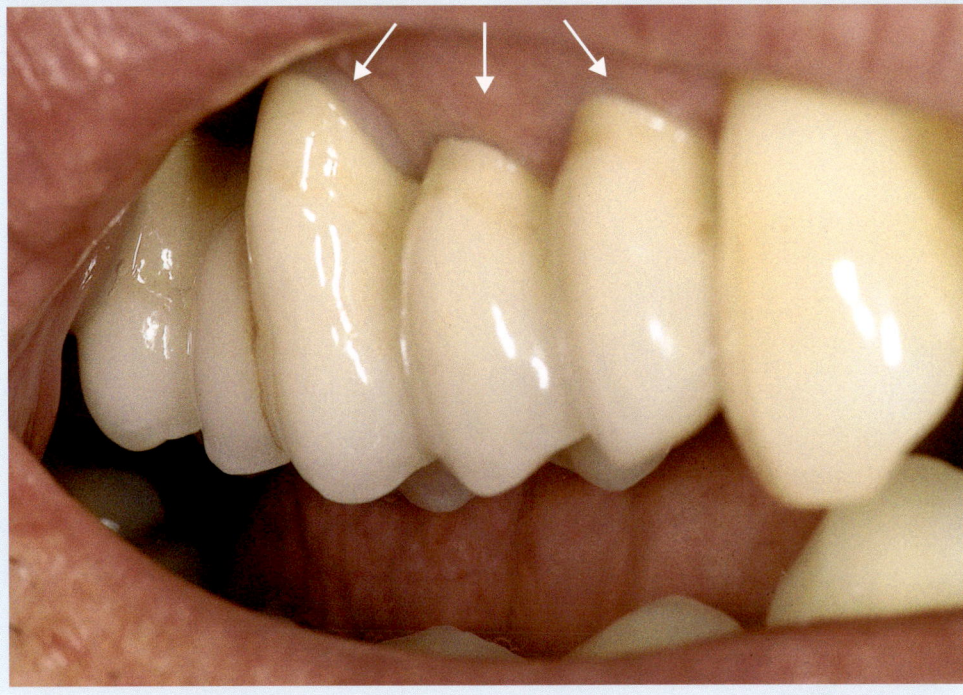

図26 （続き）(d, e) メタル・セラミックによる修復物のフェザー・エッジのマージン部はメタル・マージンで仕上げられている．(f, g) 頰側領域のマージンはシャンファーで形成されているのでセラミック・マージンで仕上げられている．(h) 口腔内に装着された状態は審美的にも生物学的にも満足のいく状態である．

口唇のコリドー

　口唇のコリドーとは，正面から微笑みを見た時口の両側に見られる空間のことである（図3-27a〜c）．調和のとれたスマイルではつねに見られるこのわずかな隙間は，自然なスマイルを表現する．正面から観察した時のそれぞれの歯の位置の違いによる遠近感は，遠心に行くにしたがい歯の高さが見えなくなることと，このわずかな陰によりさらに強調される[70,71]．これらの2つの要因の複合効果により距離と奥行の錯覚が増大する．

● 補綴的考慮点と対応

　修復物の位置があまりに頰側寄りにあるため，口唇のコリドーが歯で満たされ，自然で調和のとれたコリドーを変化させスマイルまで変化させている（図3-27c, 3-28a, b）．

　この両側のネガティブなスペースが欠如することにより，見た目が人工的に見え，修復物による壁のような効果を作り出している．

　補綴治療を行う場合，コリドーの幅を評価し，必要があれば歯軸傾斜を変えて形成する．この修正により，支台歯に十分な厚みが確保され，歯科技工士が修復物に適切なカントゥアを構築することができるようになる（図3-28c, d）．

図27　(a〜c)口唇のコリドーはその幅でノーマル(a)，ワイド(b)，欠如(c)に分類する．

図28　(a, b)この若い患者の不適切な補綴物はカントゥアが頰側に寄りすぎ，コリドーを埋め尽くした結果，スマイルに不自然な感じを与えている(c, d)．患者のさまざまな要素を分析し，歯軸を修正することとし，十分なコリドーを再構築することで調和のとれたスマイルをとり戻した．

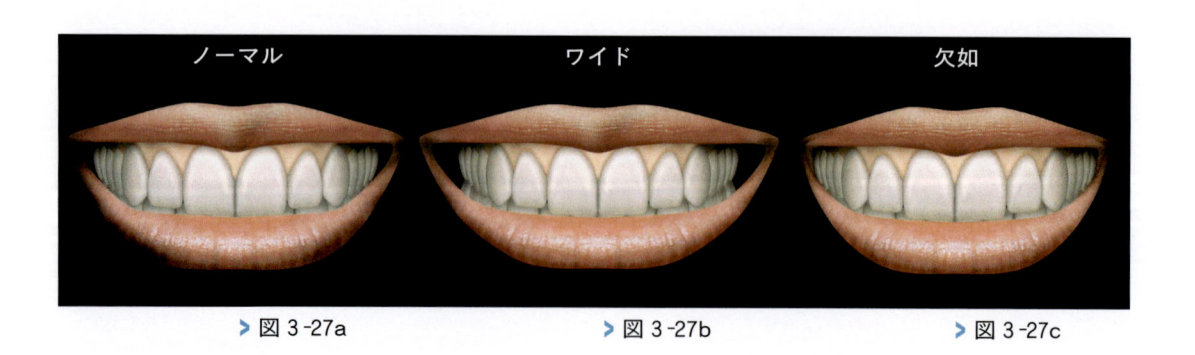

▶ 図3-27a　　　▶ 図3-27b　　　▶ 図3-27c

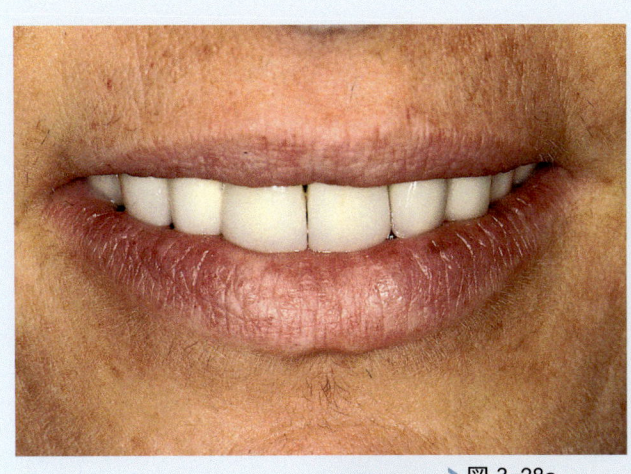

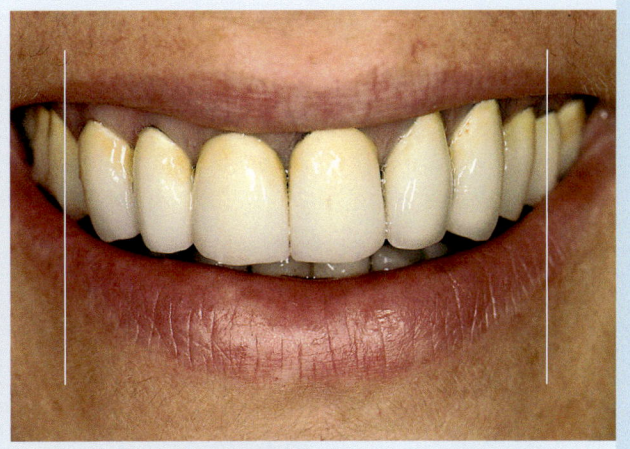

> 図3-28a

> 図3-28b

> 図3-28c

> 図3-28d

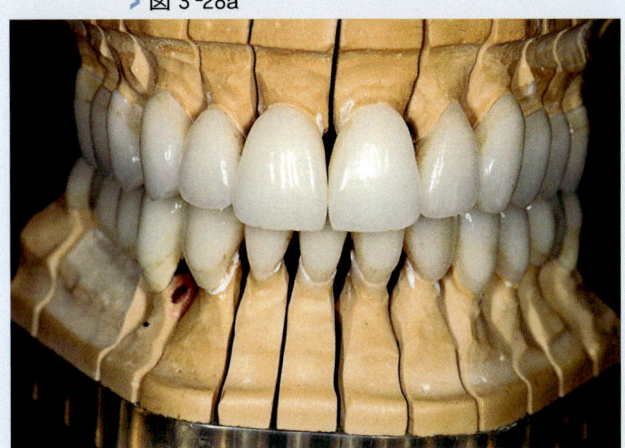

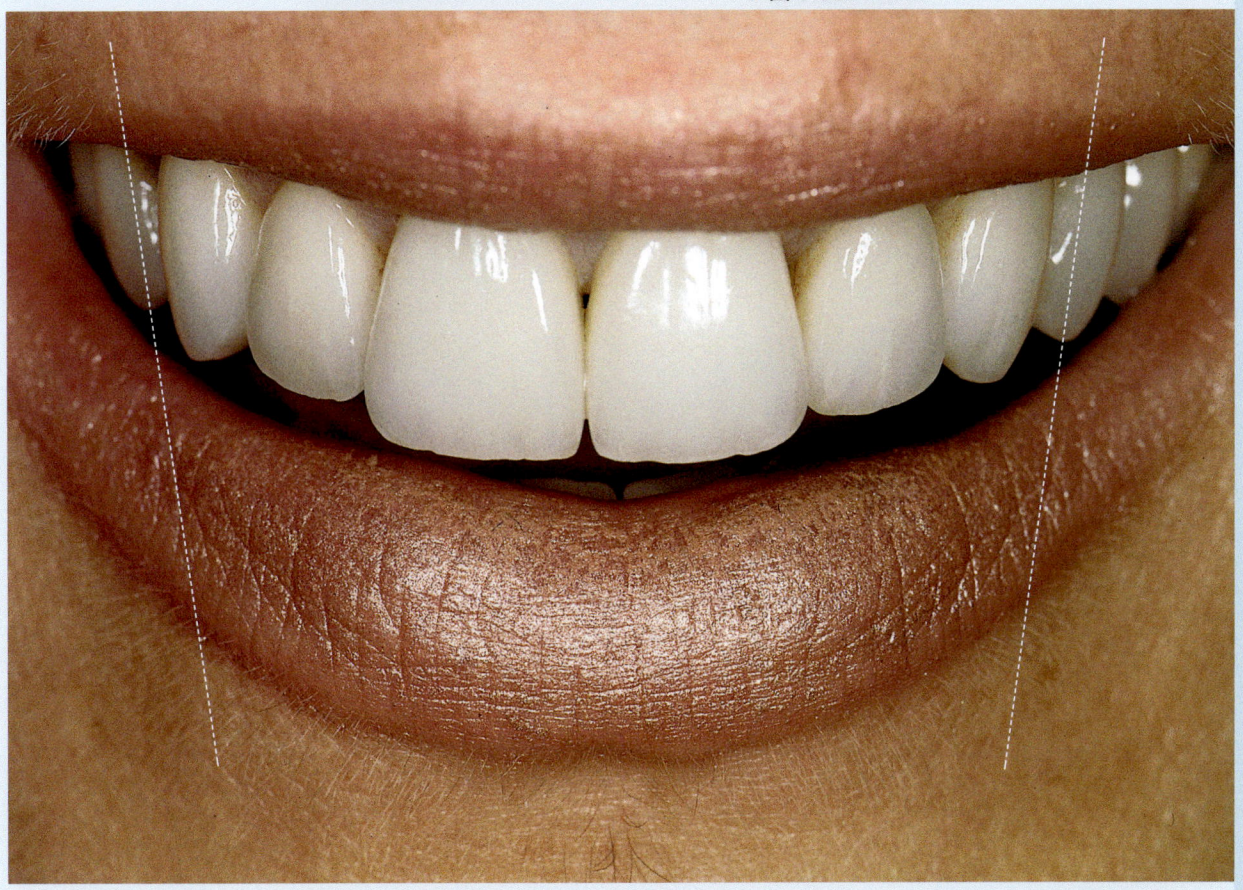

歯と顔貌の正中線の関係

顔貌の正中を定義するのにもっとも基準となるものが，上唇の中央または口唇の人中だとすると[72]，歯の正中を確認するためのもっとも重要な要素は上顎の歯の正中線（インターインサイザル・ライン）である．

しかし，上顎切歯の近心傾斜などにより，歯の正中線はあてにならない指標でもある．そういった場合，歯における正中を確定するためにもっとも信頼性が高い基準は，上顎中切歯間に位置する乳頭である[72]．自然界では，顔の正中と歯の正中がずれている場合がよくある（図3-29a, b）[32,73]．この不調和は，何人かの研究者によると[74〜76]被験者の30％に見られる．これらの線のずれが大きいと，一般の人はスマイルの非対称性を強く感じる[77]とJohnstonらが述べている[78]．また，Kokichらは[79]顔貌と歯の正中のずれが4mm以内であれば，患者にも一般歯科医師にも目立っては映らないと報告している．最近の調査によると[80]，顔貌と歯の正中は被験者の80％が好ましい完全な相互関係にあるが，過度な均一性を作り出すために，何人かの研究者は[81,82]このような修復物の配列を理想的であるとは考えず，わずかな不整列による修復の方が自然な感じを与えると述べている．

●補綴的考慮点と対応

臨床では，ずれがわずかであり患者が必要性を感じていないなら，修正する必要はない．こういった場合は矯正治療で，2つの線の相互関係を考慮して最適化する．一部の歯科医師は，顔貌の正中と上顎および下顎の歯の正中における不一致を少しでもなくそうと，補綴物により歯軸傾斜を変えてしまう（第5章，P.140参照）（図3-30a, b）．このような適切ではない歯軸傾斜は非審美的な顔貌に見え[78,79]，顔貌の正中に対する上顎前歯の正中の関係における横方向の修正よりもここちよさを失う傾向がある．

たとえ，歯軸傾斜を変えることにより顔貌の正中に対し上顎前歯の正中を合わせることができるとしても，歯の正中における垂直的配列を再確立するために適切な歯軸傾斜を与えることの方が，補綴治療においては重要なことである（図3-30c〜h）．

> 図 3-29a

> 図 3-29b

> 図 3-30a

> 図 3-30b

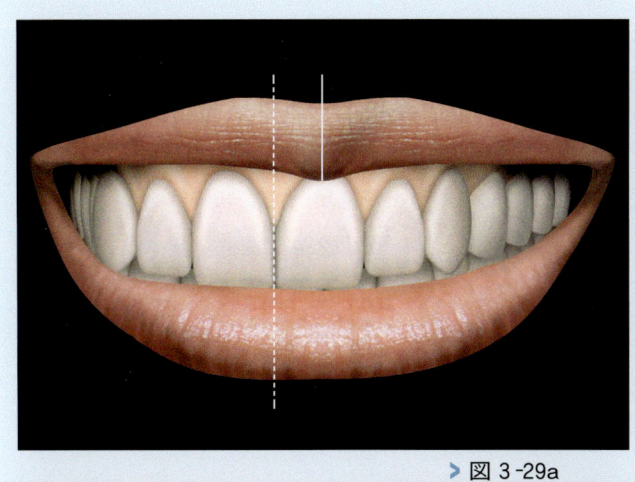

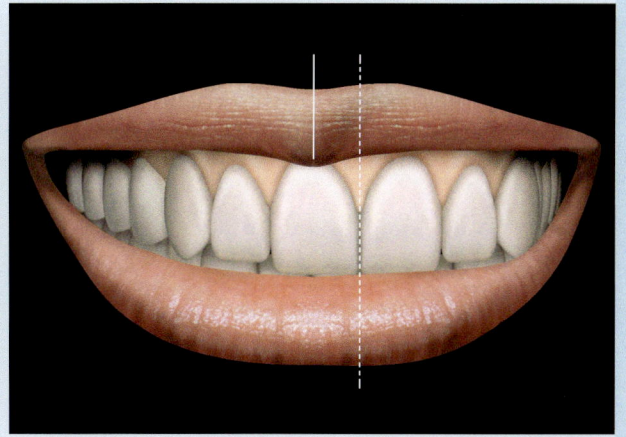

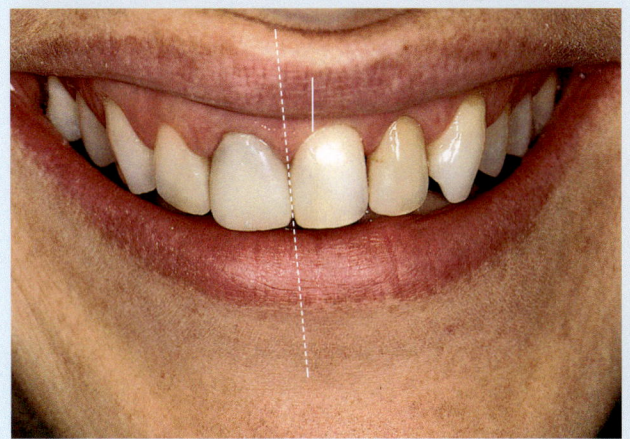

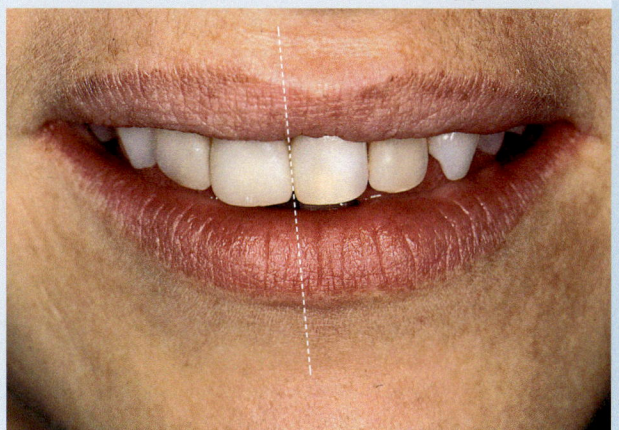

図 29 （a, b）顔貌の正中と歯のそれが水平的にずれていることがよくある．患者から見ても歯科医師から見ても問題にならない場合がほとんどである．

図 30 （a）この患者のスマイルでは前歯歯軸の変則的な傾斜が目立つ．上顎右側側切歯と中切歯がコンポジット・レジンにより修復されており，中切歯の正中を無理に上唇の正中に合わせようとしたようだ．（b）上顎左側の中切歯に対する近心カントゥアの修正は幅の減少と不自然な歯軸傾斜および歯の正中線の傾斜を引き起こしている．

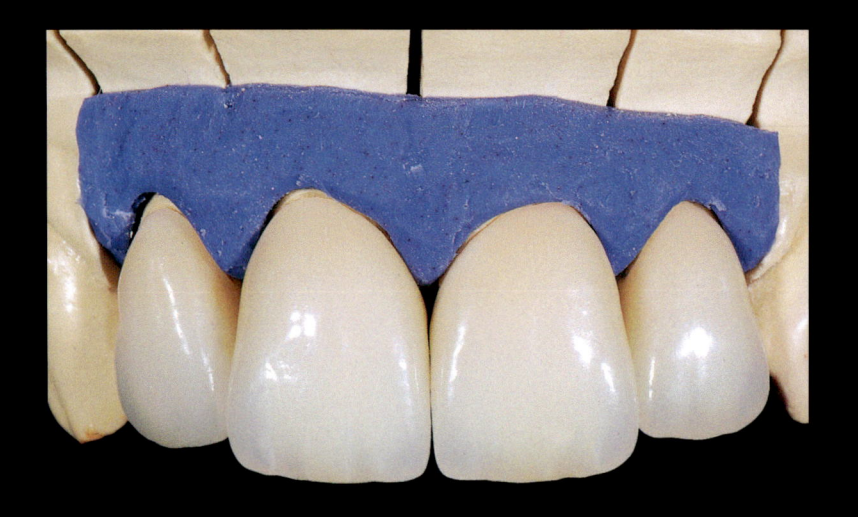

> 図 3-30c

> 図 3-30d

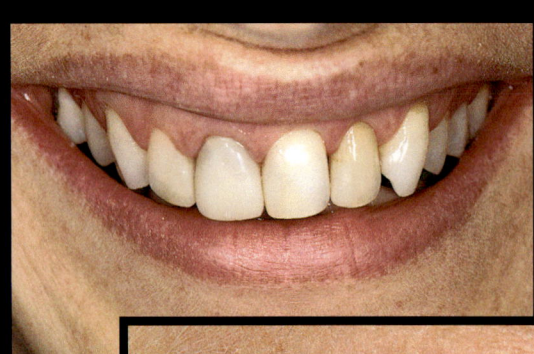

図30 （続き）(c～h) 歯軸と歯の正中線の垂直的な再構築は，スマイルの全体的審美性を改善する決定要素となる．顔貌の正中線に対する歯の正中のずれは患者も観察者もわずかに気づく程度だが，歯軸の変則的傾斜ははるかに敏感に感じとる．

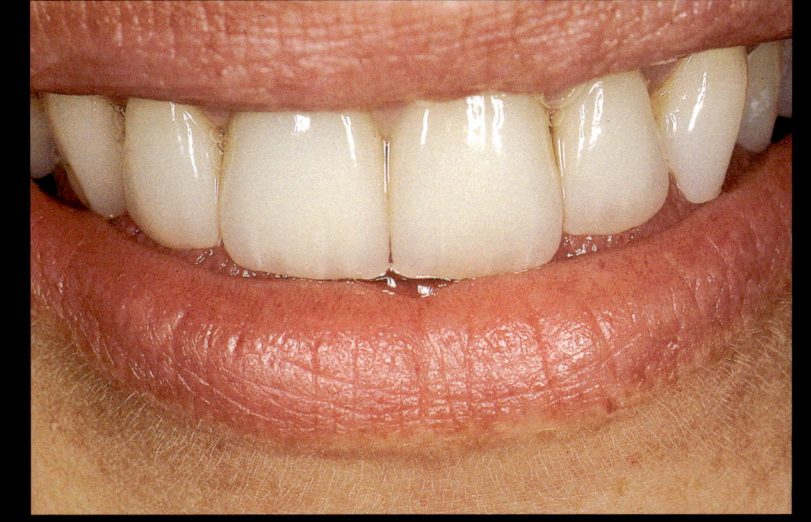

> 図 3 -30e

> 図 3 -30f

> 図 3 -30g

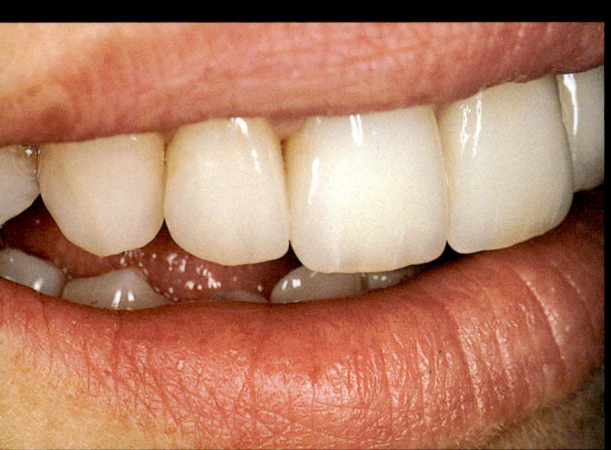

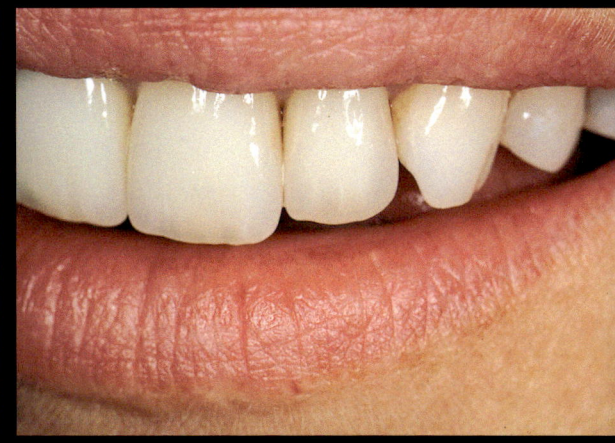

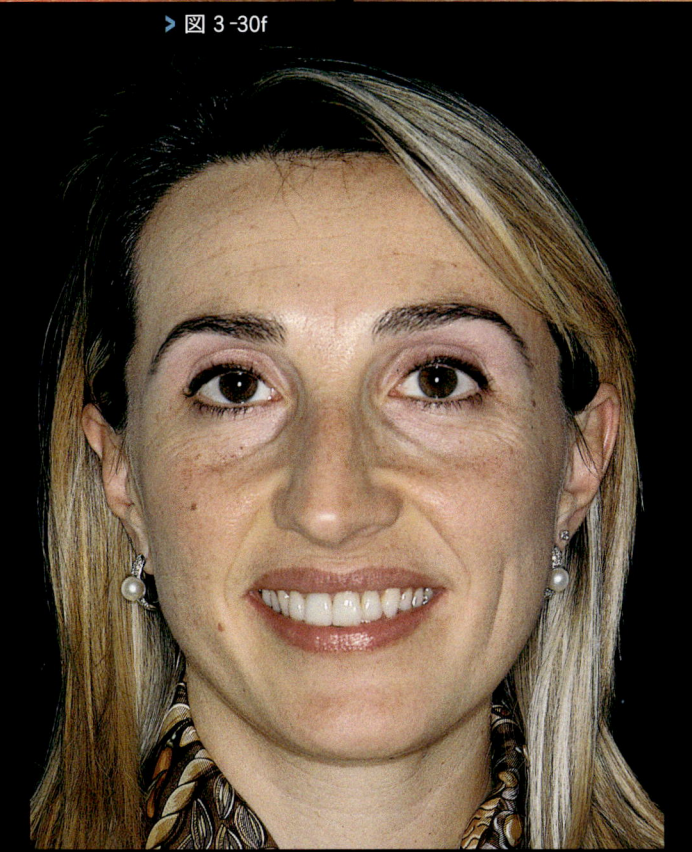

咬合平面と口唇線の関係

補綴治療において咬合平面は顔面頭蓋の重要な基準であり[83〜87]，適切な機能と理想的審美双方にとって基本的な方向性を決定する要素である[88]．咬合平面は後方の歯の咬合面から前方の歯の切縁により作られる[89]．

側方から見た咬合平面はカンペル平面（耳珠と鼻翼を結ぶ線）と平行で[89]，フランクフルト平面（ポリオンと眼窩点を結ぶ線）に対し約10度下方に傾いている（図3-31）．

この角度の大きさは人種により違うため，咬合平面にも差がある[85,87,90,91]．上顎の中切歯切縁，犬歯尖頭，第1大臼歯頬側咬頭を切縁を結んだ線でこの平面を評価する[92]．他の歯（側切歯や小臼歯）が適切な位置にあるかは，全体の調和としてこの線の内側にあるかどうかで簡単に診断することができる．セファロ分析によりこれらのことは視覚化でき，診断を容易にする[93,94]．

切縁平面は，咬合平面の前方部分であり，正面から見た場合，水平基準線（瞳孔間線や口唇の合わせ目）と平行であることが自然な顔の調和のためには望ましい（第2章，P.38参照）（図3-32）[10,95]．

この平行性を考慮した顔貌の診査が不十分で，未だに診断ミスを犯す原因の1つとなっている．Padwaらによると[96]，咬合平面の側方傾斜は正面からも非常に目立つものであるといわれている（図3-33a〜d）．一方，Kokichら[79]はこの傾斜を認知できる能力を持つ人は少数であると報告している．

図31 通常，側方から見ると咬合平面はカンペル平面と平行であり，フランクフルト平面より10度下方に傾いている．

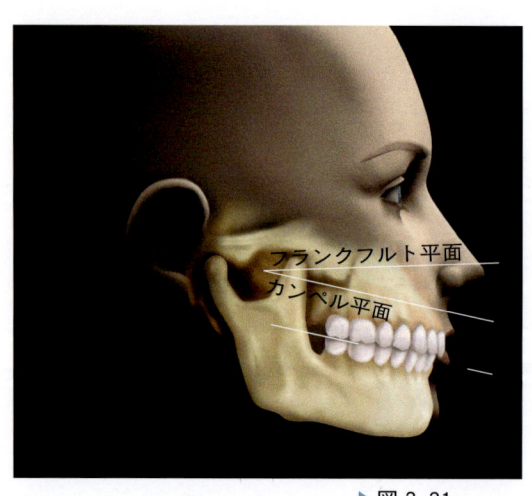

> 図3-31

> 図 3-32

> 図 3-33a   > 図 3-33b

> 図 3-33c 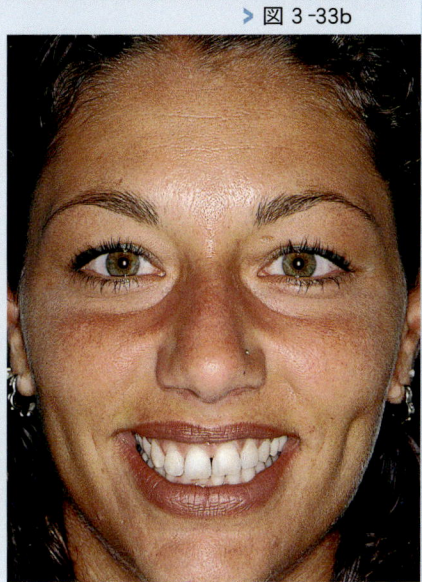   > 図 3-33d

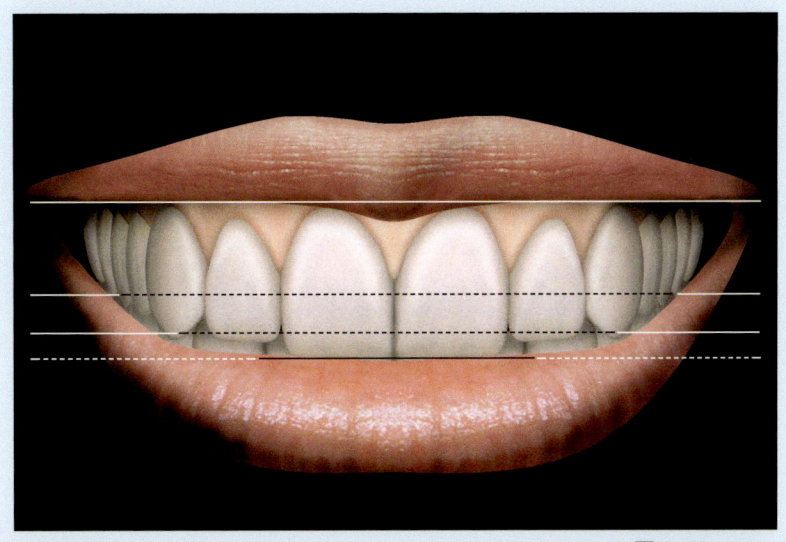

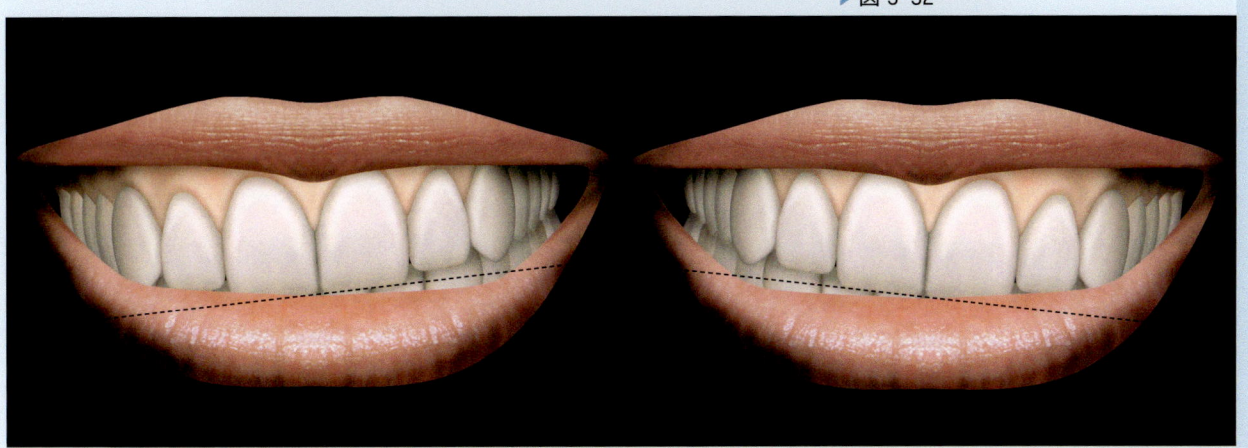

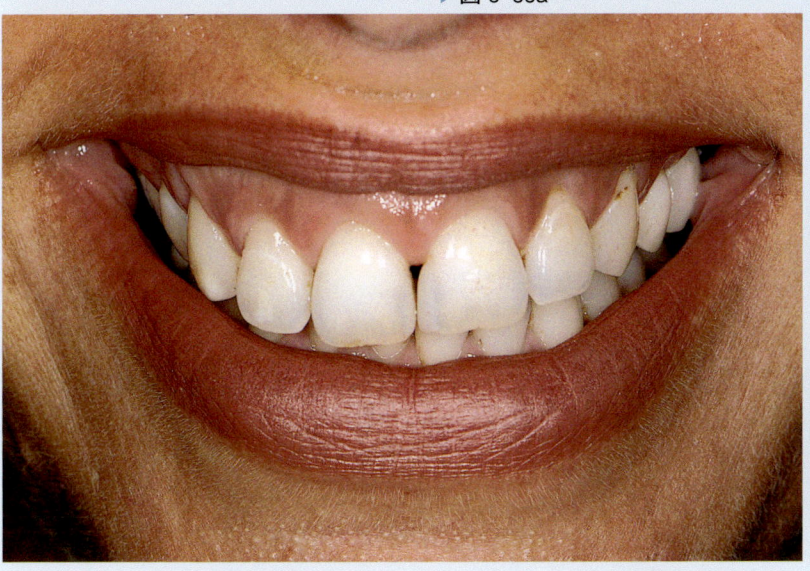

図 32 正面から見ると咬合平面は水平面および水平基準線と平行であり，この線を代表するのが口唇の合わせ目となる．側方から見たフランクフルト平面に対する咬合平面の傾斜を正面から見た場合，中切歯の切縁，犬歯の尖頭，第1大臼歯の咬頭頂はそれぞれ違う平面上にあるが，平行関係にある．

図 33 （a〜d）正面から見た咬合平面が傾斜していることは自然界において珍しいことではない．

● 補綴的考慮点と対応

　咬合平面が水平面に対しわずかにずれている場合は許容でき，必ずしも修正を必要とするわけではないが，大きくずれている場合は多くの専門家による処置が必要となる[10]．咬合平面が瞳孔間線や口唇の合わせ目と著しく平行でない場合は，さまざまな病因があり，それぞれの症例において鑑別診断を行わなければならない（図3-34a～c）．天然歯列であれば，外科矯正により解決することができる[62,97]．補綴による修復を行う症例では，個々の患者に適した治療法を選択することにより，咬合平面と他の水平基準線のどんなずれでも修正することが可能である．

　こういった治療は，咬合平面を瞳孔間線に代表される水平基準線に合わせて再構築することを目的として行う．このことにより，顔貌に対する歯の審美性を回復するだけではなく，適切な機能を再建することができる．

　また，歯周治療やインプラント治療を選択することは，長い治療期間を必要とするが，非常に有効な治療方法である（図3-34d～h）．複雑な症例における咬合平面の修正は前歯部領域から始める．なぜなら，切縁平面と彎曲を正確に確立することにより，適切に臼歯が離開するのに必要な前方ガイドが得られるようになるからである[98]．側方と正面から見た咬合平面が基準線と正しい相関関係にある場合，審美と機能の統合が達成される（図3-34i～t）．

図34 (a, b) 患者は最初の診査とエックス線写真により，全顎的に2次う蝕を伴う多数の修復物が装着されているのがわかる．下顎には可撤性義歯が装着されており，患者はインプラントによる治療を希望した．(c) 正面から見ると，咬合平面は水平基準線である口唇の合わせ目に対し，右に傾斜して見える．切縁の傾斜にも注目してほしい．(d, e) 新たに装着されたプロビジョナル・クラウンは全体的に統一感のあるものとなっている．特に咬合平面と口唇の合わせ目が水平関係にあることに注目してほしい．(h) 第2ステージにおける外科治療．インプラントの2次手術と同時に，上顎右側の歯肉レベルを理想的な左右対称とするために外科手術を行った（インプラントおよび歯周外科手術は Dr. Stefano Parma Benfenati による）．(i, j) 補綴による修復を行わない左の側切歯と犬歯の形態をわずかなエナメル質の整形で変更することにより，下顎の咬合平面を理想的な形にした．

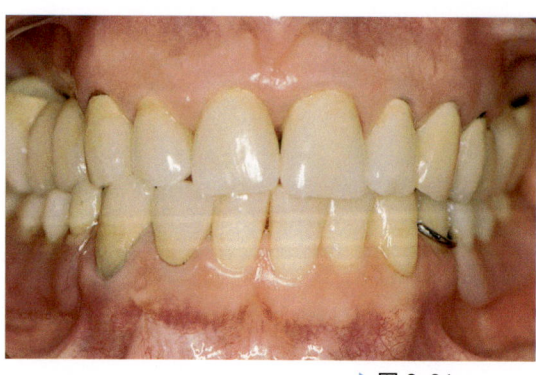

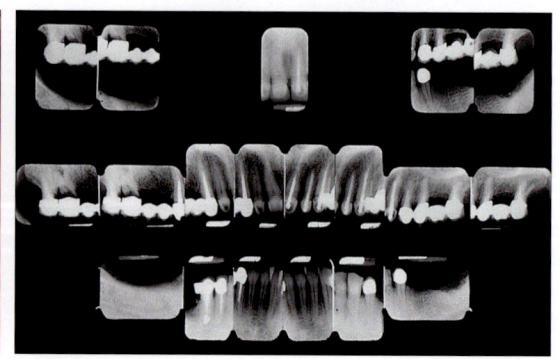

> 図3-34a

> 図3-34b

> 図 3-34c

> 図 3-34d

> 図 3-34e

> 図 3-34f

> 図 3-34g

> 図 3-34h

> 図 3-34i

> 図 3-34j

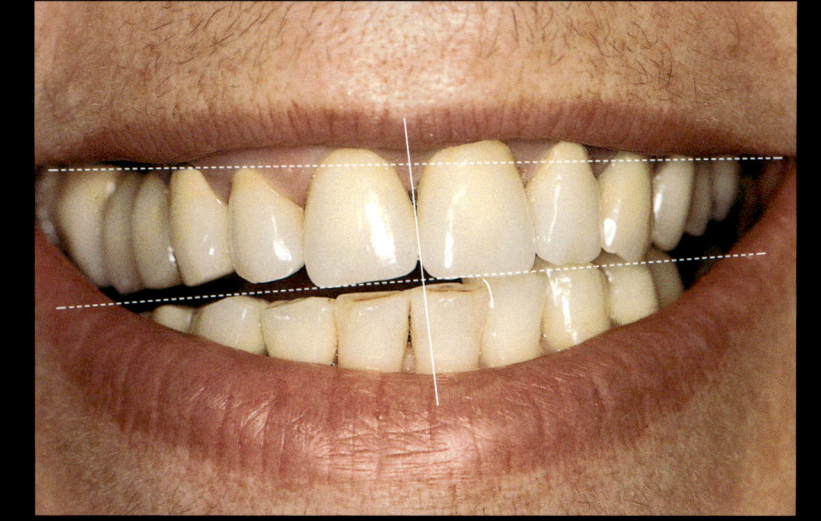

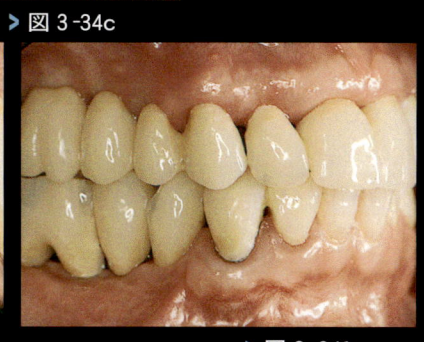

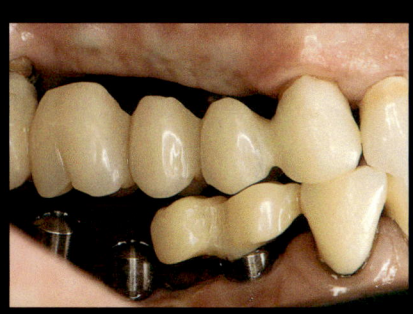

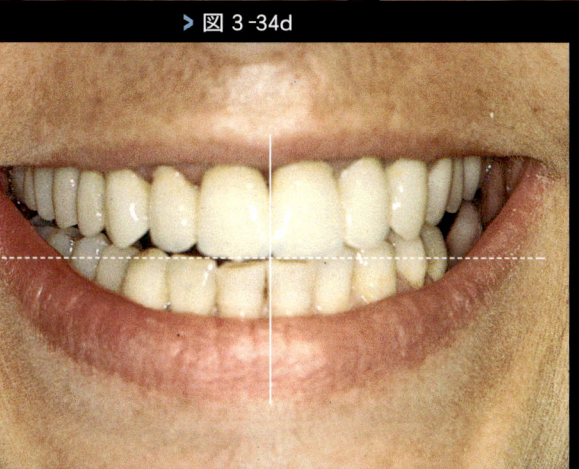

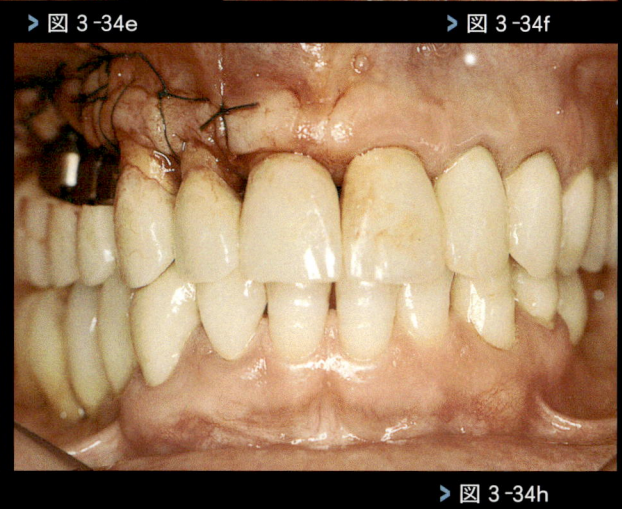

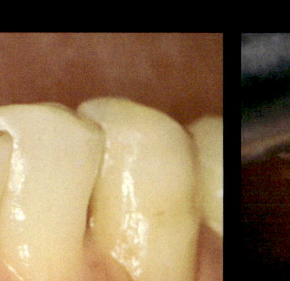

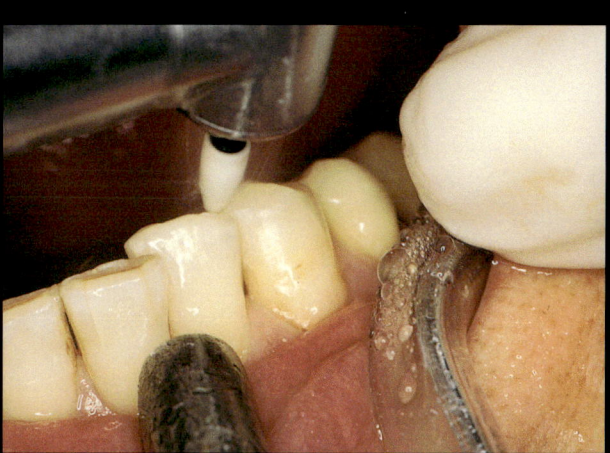

> 図 3-34k

> 図 3-34l

> 図 3-34m

> 図 3-34n

> 図 3-34o

> 図 3-34p

> 図 3-34q

> 図 3-34r

> 図 3-34s

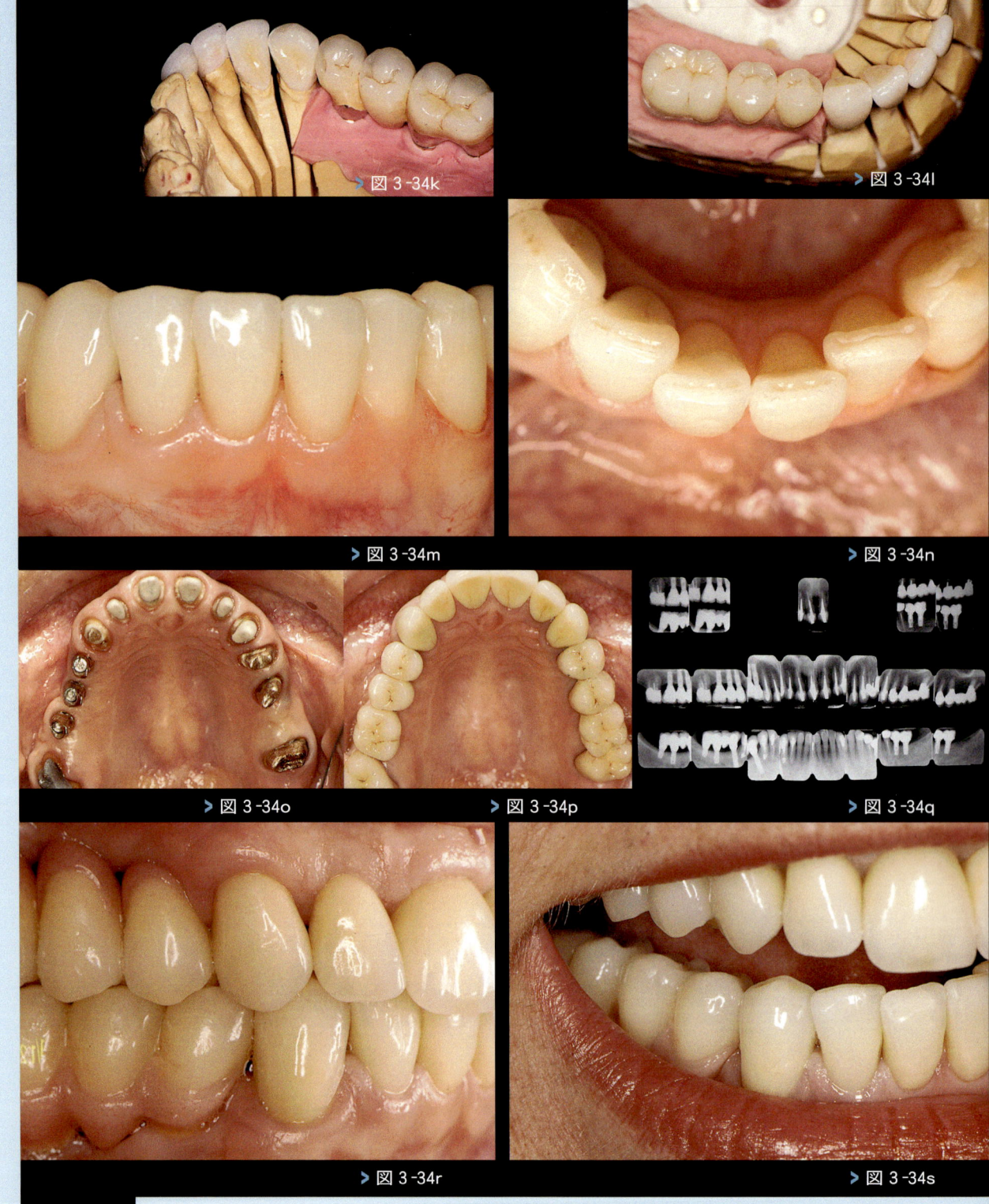

図34 （続き）(k～n)下顎の修復物は切縁平面の再構成によく貢献しており，審美的にも統一感があり，天然歯と見分けがつかないほどである．(o, p)上顎の補綴による修復も臨床的によく統一されている．(q) 8年後の全顎エックス線写真により，長期的に良好な経過であることがわかる．(r, s)側方面観から，咬合平面の傾斜が変更されたことがはっきりとわかる．(t)正面から見ると，咬合平面は水平基準面（口唇の合わせ目）に合わせて再編成されている．歯の正中線も再確立されたことに注目．

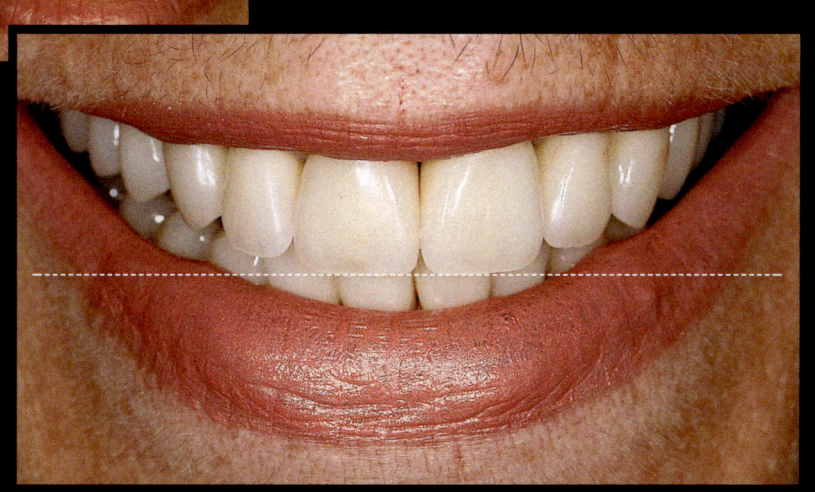

> 図3-34t

歯と口唇の分析

		審美修復のための補綴的考慮事項
■ 安静時の歯の露出量		■ 年齢および性別により1〜5mmの歯の露出量を再確立する
■ 切縁	■ 切縁彎曲	■ 下唇と平行な凸型切縁彎曲を再確立する
	■ 切縁輪郭	■ 下唇の朱色境界内（ドライ・ウエットラインの内側：訳者注）に切縁の輪郭を保つ
■ スマイルライン	■ 高位	■ 可能ならば，歯肉のマージンを理想的にする（矯正治療または外科治療） ■ 歯肉縁下マージンを選択した場合，修復物の生物学的統合を確立する
	■ 低位	■ 専門医を集結し，歯肉レベルを理想的にするような複雑な治療は避ける ■ 可能な限り，歯肉縁上マージンを第1選択とする
■ スマイル・ウイズ		■ 見える歯の数を評価する ■ 唇頬側領域では審美的にもっとも適切な材料と治療方法を選択する
■ 口唇のコリドー（口唇両側に見られる空間）		■ 適切なコリドーを復元する ■ 後方歯の適切な傾斜を再確立する ■ 理想的なスマイルができるようにする
■ 歯と顔貌の正中線の関係		■ 切縁線の垂直性を再確立する ■ 顔貌の正中線を重要視しない
■ 咬合平面と口唇線の関係		■ 瞳孔間線，口唇の合わせ目，水平線と平行に咬合平面を再確立する

参考文献

1. Moorrees CFA, Kean MR. Natural head position: A basic consideration for analysis of cephalometric radiographs. Am J Phys Anthropol 1958;16:2123–2134.

2. McNamara JA, Brust EW, Riolo ML. Soft tissue evaluation of individuals with an ideal occlusion and a well-balanced face. In: McNamara JA Jr (ed). Esthetics and the Treatment of Facial Form. Ann Arbor, MI: Univ of Michigan, 1992:115–146.

3. Matthews TG. The anatomy of a smile. J Prosthet Dent 1978;39:128–134.

4. Gürel G. Smile design. In: Gürel G (ed). The Science and Art of Porcelain Laminate Veneers. London: Quintessence, 2003:101.

5. Dong JK, Jin TH, Cho HW, Oh SC. The esthetic of the smile: A review of some recent studies. Int J Prosthodont 1999;12:9–19.

6. Ekman P, Davidson RJ, Friesen WV. The Duchenne smile: Emotional expression and brain physiology. J Personality Soc Psychol 1990;58:342–353.

7. Davidson RJ. Emotion and affective style: Hemispheric substrates. Psychol Sci 1992;3:39–43.

8. Duchenne GB. The Mechanism of Human Facial Espression. New York: Cambridge Univ Press, 1990.

9. Rufenacht CR. Fundamentals of Esthetics. Chicago: Quintessence, 1990:67–134.

10. Chiche GJ, Pinault A. Artistic and scientific principles applied to esthetic dentistry: In: Chiche GJ, Pinault A (eds). Esthetics of Anterior Fixed Prosthodontics. Chicago: Quintessence, 1994:13–32.

11. Roach RR, Muia PJ. Communication between dentist and technician: An esthetic checklist. In: Preston JD (ed). Perspectives in Dental Ceramics: Proceedings of the Fourth International Symposium on Ceramics. Chicago: Quintessence, 1998:445–455.

12. Gibson RM. Smiling and facial exercise. Dent Clin North Am 1989;33:139–144.

13. Kim JH, Jin TH, Dong JK. A study on the effect of Gibson's smile exercise. J Korean Acad Prosthodont 1995;33:164–175.

14. Dong JK, Kim JH. A study on the durability of smile exercise. J Korean Dent Assoc 1996;34:208–214.

15. Broadbent BH Sr, Broadbent BH Jr, Golden W. Bolton Standards of Dentofacial Developmental Growth. St Louis: Mosby, 1975:69–81.

16. Vig RG, Brundo GC. The kinetics of anterior tooth display. J Prosthet Dent 1978;39:502–504.

17. Arnett GW, Bergman RT. Facial keys to orthodontic diagnosis and treatment planning. Part I. Am J Orthod Dentofac Orthop 1993;103:299–312.

18. Behrents RG. Growth in the Aging Craniofacial Skeleton. Craniofacial Growth Series, Monograph 17. Ann Arbor, MI: Univ of Michigan, 1985:112–115.

19. Qualtrough AJE, Burke FJT. A look at dental esthetics. Quintessence Int 1994;25:7–14.

20. Choi TR, Jin TH, Dong JK. A study on the exposure of maxillary and mandibular central incisor in smiling and physiologic rest position. J Wonkwang Dent Res Instit 1995;5:371–379.

21. Tjan AHL, Miller GD, The JGP. Some esthetic factors in a smile. J Prosthet Dent 1984,51:24–28.

22. Owens EG, Goodacre CJ, Loh PL, et al. A multicenter interracial study of facial appearance. Part 2: A comparison of intraoral parameters. Int J Prosthodont 2002;15:283–288.

23. Hambridge J. Dynamic symmetry. Sci Am 1921;4:23.

24. Goldstein RE. Change Your Smile. Chicago: Quintessence, 1984.

25. Stallard H. Survival of the periodontium during and after orthodontic treatment. Am J Orthod 1964;50:584–592.

26. Pound E. Personalized Denture Procedures. Dentist's Manual. Anaheim: Denar, 1973.

27. Burstone CJ. Lip posture and its significance in treatment planning. Am J Orthod 1967;53:262–284.

28. Aboucaya WA. A classification of smiles. Quintessence Int 1975;10:1–2.

29. Matthews TG. The anatomy of a smile. J Prosthet Dent 1978;39:128–134.

30. Peck S, Peck L, Kataja M. The gingival smile line. Angle Orthod 1992;62:91–100.

31. Mackley RJ. An evaluation of smiles before and after orthodontic treatment. Angle Orthod 1993;63:183–189.

32. Morley J, Eubank J. Macroesthetic elements of smile design. J Am Dent Assoc 2001;132:39–45.

33. Allen EP. Use of mucogingival surgical procedures to enhance esthetics. Dent Clin North Am 1988;32:307–330.

34. Peck S, Peck L. Esthetics and the treatment of facial form. In: McNamara JA, ed. Cranofacial Growth Series. Vol 28: Esthetics and the treatment of facial pain. Ann Arbor, MI: Univ of Michigan, 1993:97.

35. Peck S, Peck L. Selected aspects of the art and science of facial esthetics. Semin Orthod 1995;1:105–126.

36. Waerhaug J. Tissue reactions around artificial crowns. J Periodontol 1953;24:172.

37. Waerhaug J. Histological considerations which govern where the margins of restorations should be located in relation to the gingiva. Dent Clin North Am 1960;4:161–176.

38. Larato DC. The effect of crown margin extension on gingival inflammation. J South Calif Dent Assoc 1969;37:476–478.

39. Silness J. Periodontal conditions in patients treated with dental bridges. J Periodontal Res 1970;5:60–68.

40. Karlsen K. Gingival reactions to restorations. Acta Odontol Scand 1970;28:895–904.

41. Silness J. Periodontal conditions in patients treated with dental bridges. II. The influence of full and partial crowns on plaque accumulation, development of gingivitis and pocket formation. J Periodontal Res 1970;5:219–224.

42. Silness J. Periodontal conditions in patients treated with dental bridges. III. The relationship between the location of the crown margin and the periodontal condition. J Periodontal Res 1970;5:255–259.

43. Bergman B, Hugoson A, Olsson C. Periodontal and prosthetic conditions in patients treated with removable partial dentures and artificial crowns. A longitudinal two-year study. Acta Odontol Scand 1971;29:621–638.

44. Renggli HH, Regolati B. Gingival inflammation and plaque accumulation by well-adapted supragingival and subgingival proximal restorations. Helv Odontol Acta 1972;16:99–101.

45. Richter WA, Ueno H. Relationship of crown margin placement to gingival inflammation. J Prosthet Dent 1973;30:156–161.

46. Mörmann W, Regolati B, Renggli HH. Gingival reaction to well-fitted subgingival proximal gold inlays. J Clin Periodontol 1974;1:120–125.

47. Newcomb GM. The relationship between the location of subgingival crown margins and gingival inflammation. J Periodontol 1974;45:151–154.

48. Waerhaug J. Presence or absence of plaque on subgingival restorations. Scand J Dent Res 1975;83:193–201.

49. Palomo F, Peden J. Periodontal considerations of restorative procedures. J Prosthet Dent 1976;36:387–394.

50. Silness J. Fixed prosthodontics and periodontal health. Dent Clin North Am 1980;24:317–329.

51. Müller HP. The effect of the artificial crown margins at the gingival margin on the periodontal conditions in a group of periodontally supervised patients treated with fixed bridges. J Clin Peridontol 1986;13:97–102.

52. Parma Benfenati S, Fugazzotto PA, Ruben MP. The effect of restorative margins on the postsurgical development and nature of the periodontium. Part II: Anatomical considerations. Int J Periodontics Restorative Dent 1986;6:65–75.

53. Orkin DA, Reddy J, Bradshaw D. The relationship of crown margins to gingival health. J Prosthet Dent 1987;57:421–424.

54. Flores-de-Jacoby L, Zafiropoulos GG, Ciancio S. The effect of crown margin location on plaque and periodontal health. Int J Periodontics Restorative Dent 1989;9:197–204.

55. Crispin BJ, Watson JF. Margin placement of esthetic veneer crowns. Part I: Anterior tooth visibility. J Prosthet Dent 1981;45:278–282.

56. Crispin BJ, Watson JF. Margin placement of esthetic veneer crowns. Part II: Posterior tooth visibility. J Prosthet Dent 1981;45:389–391.

57. Watson JF, Crispin BJ. Margin placement of esthetic veneer crowns. Part III. Attitudes of patients and dentists. J Prosthet Dent 1981;45:499–501.

58. Goldstein RE. Esthetics in Dentistry, ed 2. Vol 1: Principles, communications, treatment methods. Hamilton: Decker, 1998:431.

59. Coslet JG, Vanarsdall RL, Weisgold A. Diagnosis and classification of delayed passive eruption of the dentogingival junction in the adult. Alpha Omegan 1977;70:24–28.

60. Itoiz ME, Carranza FA. The gingiva. In: Carranza FA, Newman MG (eds). Clinical Periodontology, ed 8. Philadelphia: Saunders, 1996:12–29.

61. Garber DA, Salama MA. The aesthetic smile: Diagnosis and treatment. Periodontol 2000 1996;11:18–28.

62. Kokich VG, Spear FM, Kokich VO Jr. Maximizing anterior esthetics: An interdisciplinary approach. In: McNamara JA Jr, Kelly KA (eds). Craniofacial Growth Series. Vol 38: Frontiers of dental and facial esthetics. Ann Arbor, MI: Univ of Michigan, 2001:1–18.

63. Sarver DM. The face as the determinant of treatment choice. In: McNamara JA Jr, Kelly KA (eds). Craniofacial Growth Series. Vol 38: Frontiers of dental and facial esthetics. Ann Arbor, MI: Univ of Michigan, 2001:19–54.

64. Pennel B, King K, Wilderman M, Barron J. Repair of the alveolar process following osseous surgery. J Periodontol 1967;38:426–431.

65. Van der Velden V. Regeneration of the interdental soft tissue following denudation procedures. J Clin Periodontol 1982;2:455–457.

66. Herrero F, Scott JB, Maropis PS, Yukna RA. Clinical comparison of desired versus actual amount of surgical crown lengthening. J Periodontol 1995;66:568–71.

67. Oakley E. Rhyu IC, Karatzas S, Gandini-Santiago L, Nevins M, Caton J. Formation of the biological width following crown lengthening in nonhuman primates. Int J Periodontics Restorative Dent 1999;19:529–541.

68. Pontoriero R, Carnevale G. Surgical crown lengthening: A 12-month clinical wound healing study. J Periodontol 2001;72:841–848.

69. Chiche GJ, Pinault A. Metal ceramic crowns. In: Chiche GJ, Pinault A (eds). Esthetics of Anterior Fixed Prosthodontics. Chicago: Quintessence, 1994:75–96.

70. Renner RP. An Introduction to Dental Anatomy and Esthetics. Chicago: Quintessence, 1985:125–166, 187–233.

71. Lee R. Esthetics and its relationship to function. In: Rufenacht CR (ed). Fundamentals of Esthetics. Chicago: Quintessence, 1990:137–209.

72. Kokich V. Esthetics and anterior tooth position: An orthodontic perspective. Part III: Mediolateral relationships. J Esthet Dent 1993;5:200–207.

73. Latta GH. The midline and its relation to anatomic landmarks in the edentulous patient. J Prosthet Dent 1988;59:681–683.

74. Heartwell CM Jr. Syllabus of Complete Dentures. Philadelphia: Lea & Febiger, 1968.

75. Miller EL, Bodden WR, Jamison HC. A study of the relationship of the dental midline to the facial median line. J Prosthet Dent 1979;41:657–660.

76. Owens EG, Goodacre CJ, Loh PL, et al. A multicenter interracial study of facial appearance. Part 1: A comparison of extraoral parameters. Int J Prosthodont 2002;15:273–282.

77. Parammon JM. Comment peindre une nature morte. Paris: Bordas, 1980.

78. Johnston CD, Burden DJ, Stevenson MR. The influence of dental to facial midline discrepancies on dental attractiveness ratings. Eur J Orthod 1999;21:517–522.

79. Kokich VO, Kiyak HA, Shapiro PA. Comparing the perception of dentists and lay people to altered dental esthetics. J Esthet Dent 1999;11:311–324.

80. Rosenstiel SF, Rashid RG. Public preferences for anterior tooth variations: A web-based study. J Esthet Restorative Dent 2002;14:97–106.

81. Frush JP, Fisher RD. The dynesthetic interpretation of the dentogenic concept. J Prosthet Dent 1958;8:558.

82. Golub J. Entire smile pivotal to teeth design. Clin Dent 1988;33.

83. Gysi A. Kieferbewegung und Zahnform. In: Scheff J (ed). Handbuch der Zahnheilkunde, ed 4. Berlin: Urban & Schwarzenberg, 1929.

84. Björk A. The face in profile. Svensk Tandläk Tidskr 1947;40(suppl 5B).

85. Olsson AO, Posselt U. Relationship of various skull reference lines. J Prosthet Dent 1961;11:1045–1049.

86. L'Estrange PR, Vig PS. A comparative study of the occlusal plane in dentulous and edentulous subjects. J Prosthet Dent 1975;33:495–503.

87. Kapur KK, Lestrel PE, Chauncey HH. Development of prosthodontic craniofacial standards: Occlusal plane location [abstract]. J Dent Res 1982;61:222.

88. L'Estrange PR, Murray CG. Application of lateral skull cephalometry to prosthodontics. Aust Orthod J 1976;4:146–152.

89. Academy of Prosthodontics. The Glossary of Prosthodontic Terms, ed 7. St Louis: Mosby, 1999.

90. Ricketts RM, Roth RH, Chaconas SJ, Schulhof RJ, Engel GA. Orthodontic Diagnosis and Planning. Denver: Rocky Mountain Data System, 1982:39–147.

91. Ow RKK, Djieng SK, Ho CK. Orientation of the plane of occlusion. J Prosthet Dent 1990;64:31–36.

92. Pound E. Applying harmony in selecting and arranging teeth. Dent Clin North Am 1962;March:241.

93. Ricketts RM. The role of cephalometrics in prosthetic diagnosis. J Prosthet Dent 1956;6:488–503.

94. Chaconas SJ, Gonidis D. A cephalometric technique for prosthodontic diagnosis and treatment planning. J Prosthet Dent 1986;56:567–574.

95. Castellani D. Elements of Occlusion. Bologna, Italy: Edizioni Martina, 2000:122.

96. Padwa BL, Kaiser MO, Kaban LB. Occlusal cant in the frontal plane as a reflection of facial asymmetry. J Oral Maxillofac Surg 1997;55:811–816.

97. Kokich V. Esthetics and anterior tooth position: An orthodontic perspective. Part II: Vertical position. J Esthet Dent 1993;5:174–178.

98. Dawson PE. Evaluation, Diagnosis, and Treatment of Occlusal Problems, ed 2. St. Louis: Mosby, 1989:365–381.

VOLUME 1　エステティック リハビリテーション

補綴治療のための審美分析

Chapter 4

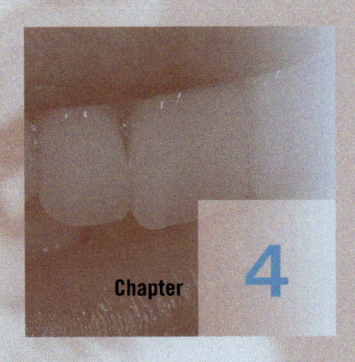

発音の分析

発音機能は歯と口唇および舌との相互関係によって影響を受ける．それゆえ，不適切な修復処置により正確な発音機能が著しく損なわれる結果となる．m音，e音，f/v音そしてs音は補綴治療計画における機能，そして審美的な要件を確認する際に重要な指標となる．

目的：発音を診査することにより，理想的な歯冠長，適切な歯の位置そして正確な咬合高径が達成されたかを確認する．

4 発音の分析

発音の診査は，審美的および機能的診断を正確に行ううえで確実な参考となる[1]．これは歯の最適な位置，そして長さを決定する際に有効な指標となるばかりでなく，適切な咬合高径の決定にも利用される．

発音診査は正確な治療計画の立案には有効な手段となるものの，その結果はあくまでも顔貌-歯の分析など他の結果とも比較されなければならない．

実際，治療のアプローチが相反するような結果が出た時はいずれかを選択しなければならない．この場合，診査した結果すべてを総合的に再評価した後に，術者の臨床的な経験や見識に基づいた選択がなされることとなる．

M音

垂直的な顎間距離

患者が安静位の状態にある時には，上下顎の間には平均で2～4mmの空隙（安静位空隙）が存在しており，これはまったく歯に影響されるものではない[2~5]．

この数値は患者によって変化するものでない[6,7]ばかりか，同一患者においても一日中つねに同じ値を示す（図4-1a～e）．いくつもの文献[8~12]において，m音の診査は上下臼歯部における咬合関係の確認に役立つとしている．もちろんそれだけですべてを判断するには十分な信頼に足るものではないが[13]，m音発音時に見られる上下顎の垂直的な空隙量は，正確な咬合高径を決定するうえでたいへん有効な指標となる．

発音の分析

	診査項目
■M音の発音	■切縁の長さの評価 ■上下顎の垂直的顎間距離の評価
■E音の発音	■切縁の長さの評価
■F音の発音	■切縁の長さの評価 ■切縁形態の評価
■S音の発音	■歯の位置の評価 ■上下顎の垂直的顎間距離の評価

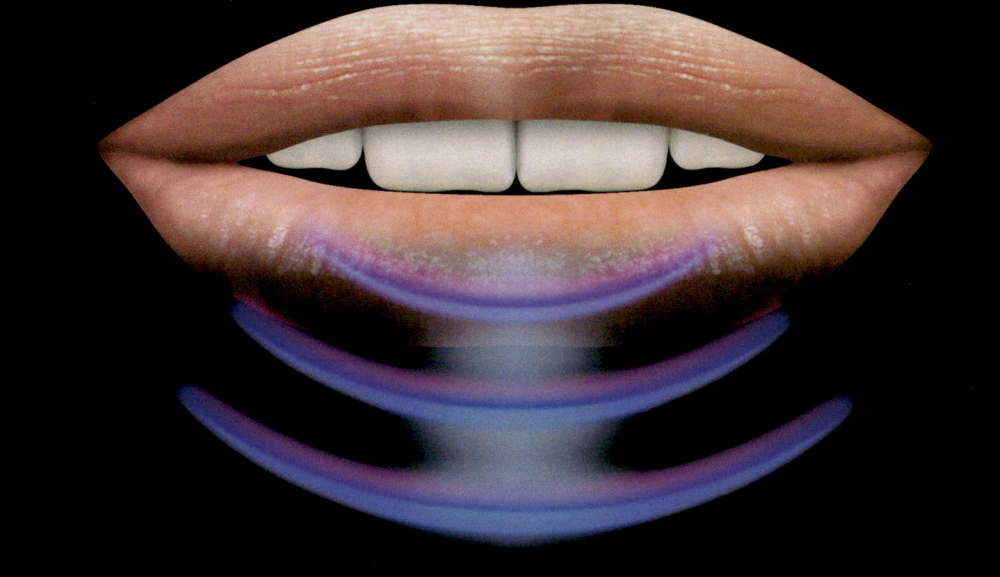

> 図 4-1 a

> 図 4-1 b

> 図 4-1 c

> 図 4-1 d

> 図 4-1 e

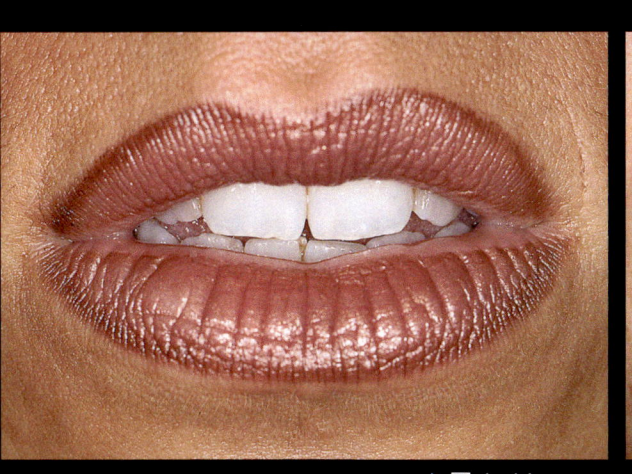

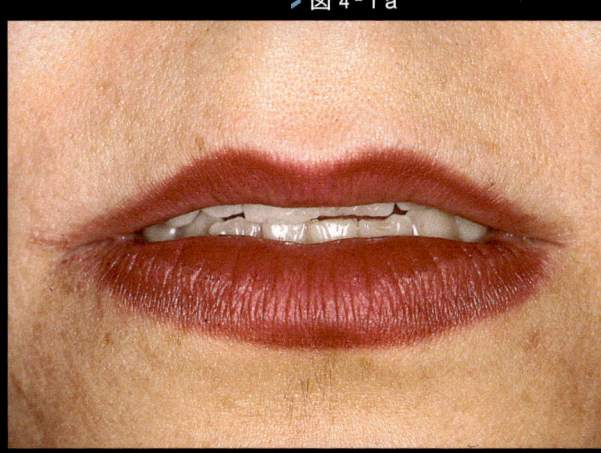

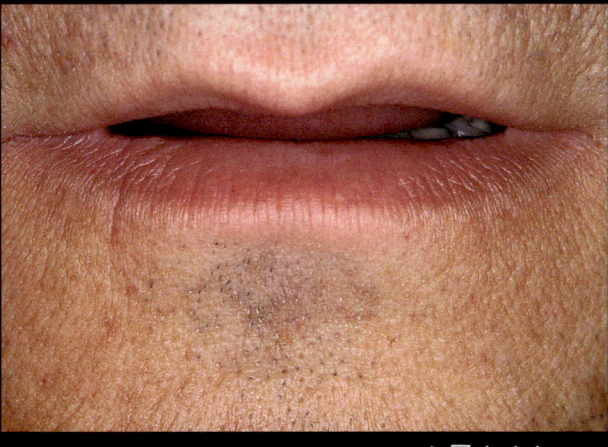

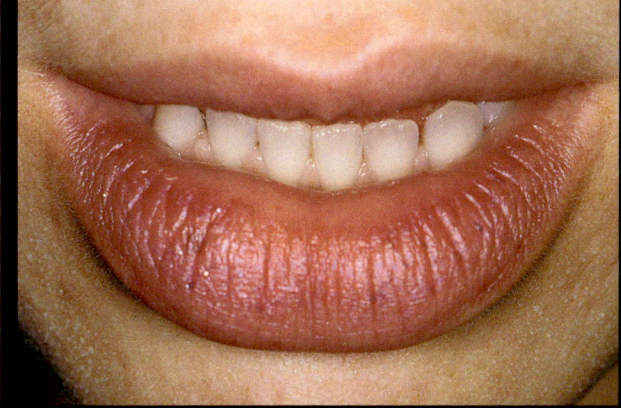

図1 （a）m音発音時において見られる上下顎間の空隙量は，咬合高径および上顎切歯の切縁の長さの決定において有効な情報となる．（b, c）安静時における前歯部の露出量は年齢や性別によって異なる．若年者では通常，ほとんどのケースで上顎の切歯がわずかではあるものの露出する．（d, e）一方，特に成人において，上下顎のどちらか，あるいは両方とも露出しないことも決して珍しくない．

●補綴的考慮点と対応

　補綴処置において咬合高径を挙上する場合には，安静位空隙が完全に失われないよう注意すべきである．実際，口腔内における正しい機能を営むためには，m音発音時における適切な上下の垂直的顎間距離（2〜4mm）を維持することが必要である．これは補綴的な咬合高径の変更の妥当性を評価する際にs音の発音と同様，もっとも一般的な指標として利用される．

切縁の長さ

　m音の診査はまた，上下臼歯部間における咬合関係設定の一助となるだけでなく，前歯切縁の長さを決定する際の情報ともなる．この子音を等間隔に繰り返させる（たとえばmom・・・mom）ことにより，安静時の下顎の位置を確認することができる．

　m音を続けて発音する際に，そのm音からm音への移行する状態を調べることで，安静時における中切歯の口唇からの露出量（部分）の評価がなされる．これにより適切な切縁の長さを設定するために必要な修正部位を把握することができる[12,14]．

●補綴的考慮点と対応

　この状態（m音からm音への移行状態）において，若年者における中切歯が口唇から露出する量は女性で約3.5mm，男性では2mmである（第3章，P.72参照）[15,16]．前歯の切端側1/3の部分を短く，あるいは延長することができるかは歯の口唇からの露出量，性別，年齢，患者の要望，そして総合的な臨床的指標の評価などを考慮したうえで決定されなければならない（第5章，P.239の表を参照）（図4-2a〜g）．

図2　(a, b)上顎前歯部に咬耗および磨耗が見られ，歯冠長が著しく減少している．(b)診断用ワックス・アップから作製されたシリコン・インデックスを口腔内に試適し，m音の発音試験において決定された歯冠の延長量を確認する．(c)エナメル質内に限局した支台歯形成．(d〜f)両側中切歯にポーセレン・ラミネートベニアをボンディング．口腔内で良好に調和している（第2巻，第6章参照）．(g)m音を続けて発音したところ．修復された歯の口唇からの露出量が適切であることが明らかである．

Chapter 4　発音の分析

> 図4-2a

> 図4-2b

> 図4-2c

> 図4-2d

> 図4-2e

> 図4-2f

> 図4-2g

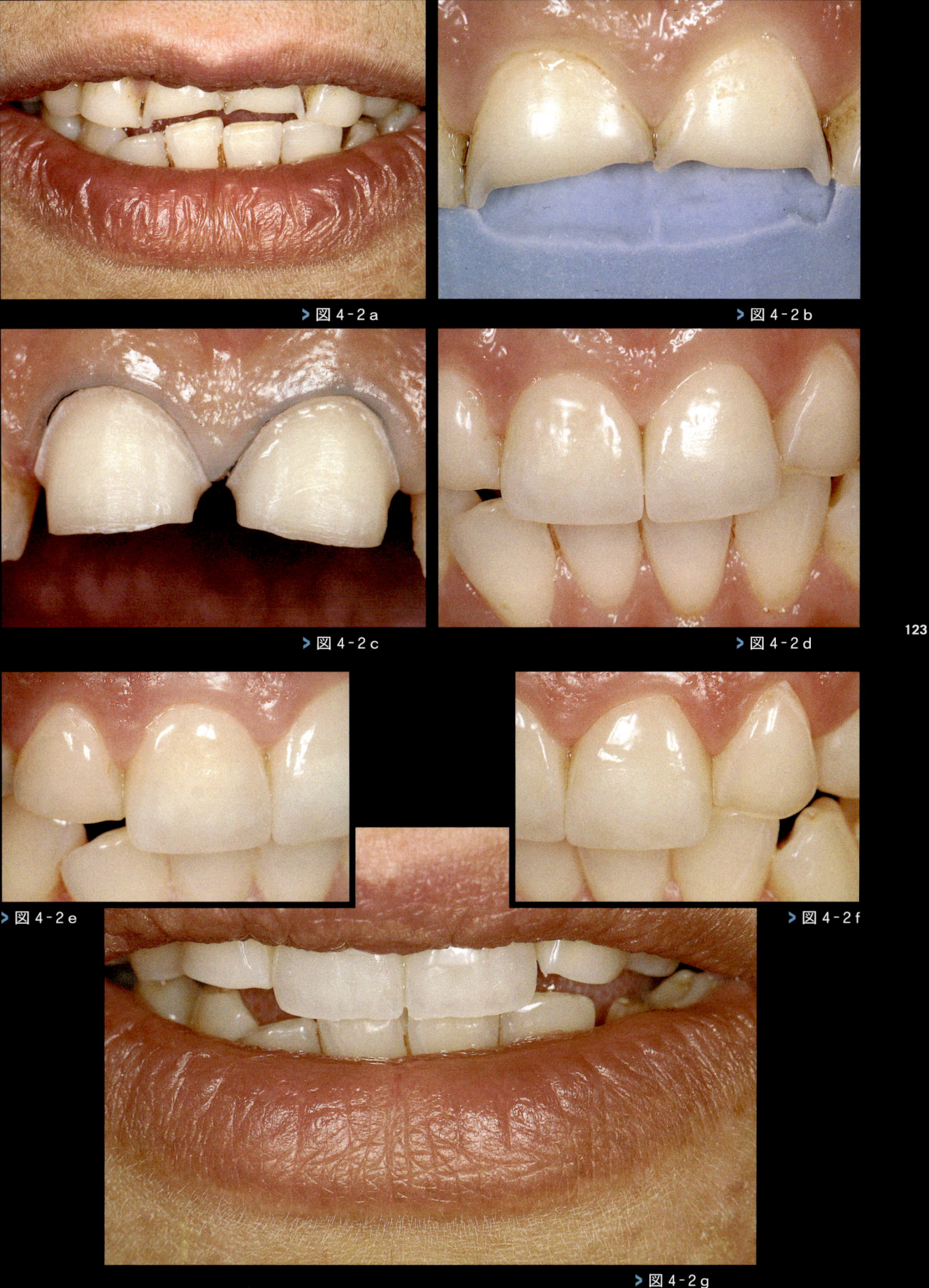

E音

切縁の長さ

Spear[17]は上顎前歯の切縁の長さの決定にあたり必要なもう1つの発音診査として，eという母音を長く延ばした発音(たとえばmeee・・・)の評価を上げている．

e音発音時における患者を観察すると上下の口唇の間には空隙が存在し，上顎前歯の一部が露出している．この空隙量は患者の年齢によって異なる(図4-3a).

●補綴的考慮点と対応

若年者：若年者においては通常，e音発音時の上口唇と下口唇との間に存在する空隙は上顎の切歯で完全に満たされる．つまり前歯の切縁は下口唇にほぼ近接する．この空隙を上顎の歯が占める割合が50％に満たない場合は，通常補綴的に歯冠長を，空隙の80％を占めるぐらいまで長くすることが可能である(図4-3b〜h).

成人：成人の場合，e音発音時における上下口唇の間に存在する空間を占める上顎切歯部分の割合は，口腔周囲組織の緊張が弱くなるため小さくなる．つまり前歯の切縁から下口唇までの距離が長くなる．そのため若年者を除き切端を延長する場合は，長くなりすぎないようこの空隙の中で上顎前歯が占める割合が50％以下となるようにする．

図3 (a)eという母音を長く延ばして発音する際に，上下口唇の間に存在する空間に占める上顎切歯の割合は若年者で80％以上となる．(b, c)e音発音時におけるこの若年者の側方観では，空隙を占める上顎の切歯の割合が50％強であり，前歯部の歯冠長延長の必要性を示している．

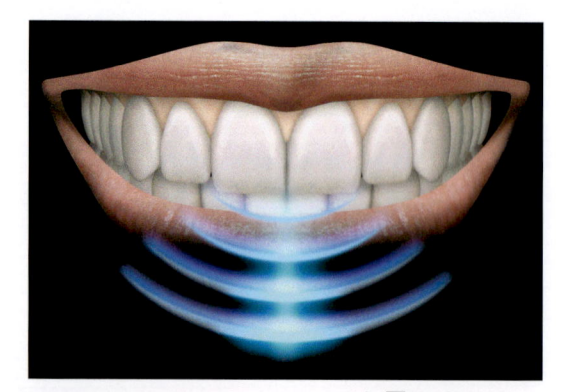

> 図4-3a

> 図4-3b   > 図4-3c

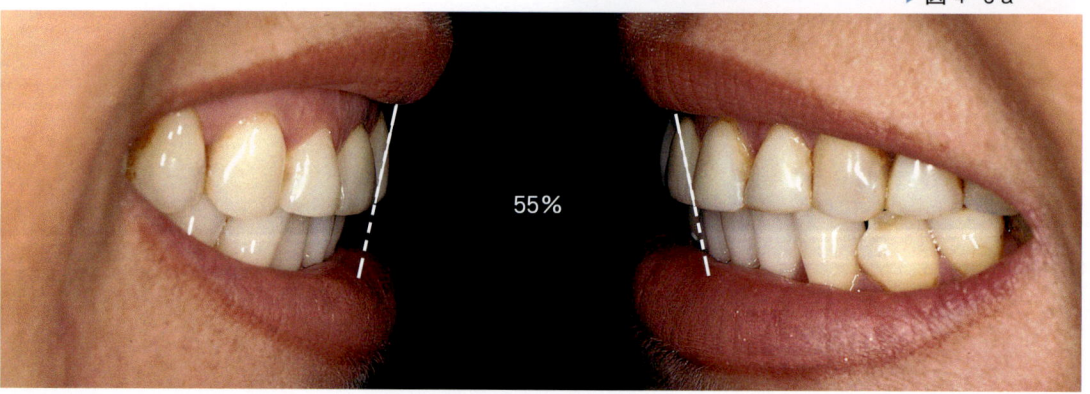

Chapter 4 発音の分析

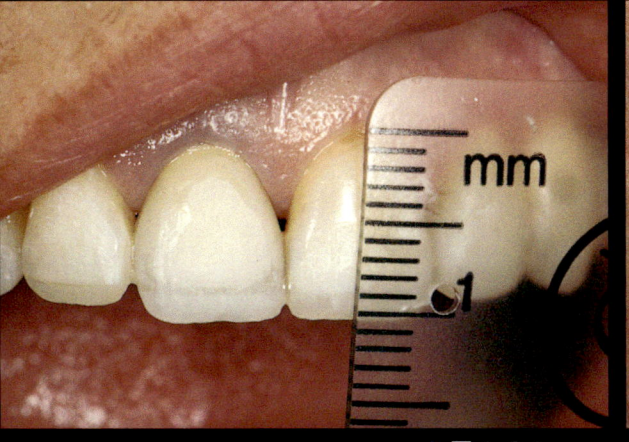

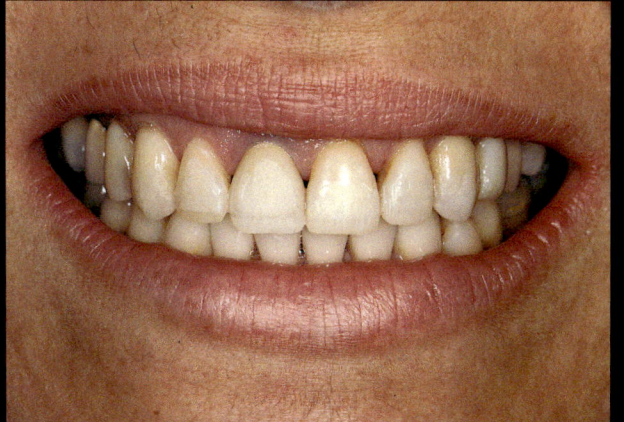

> 図4-3d

> 図4-3e

> 図4-3f

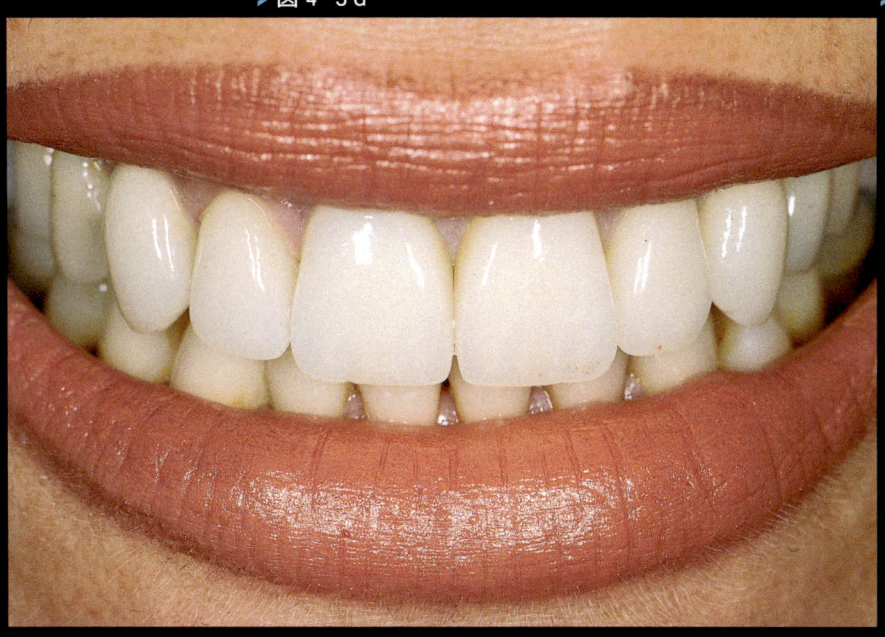

70〜80%

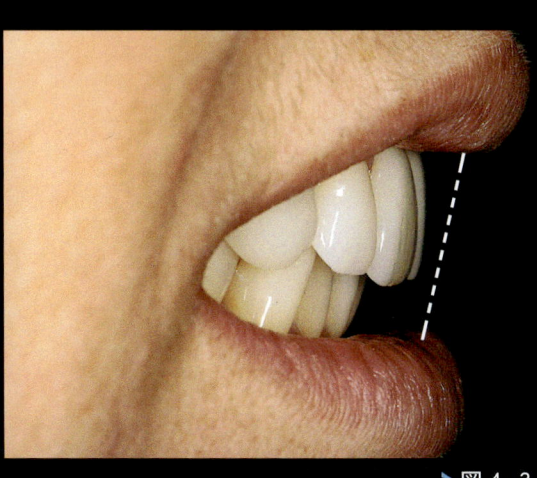

> 図4-3g

> 図4-3h

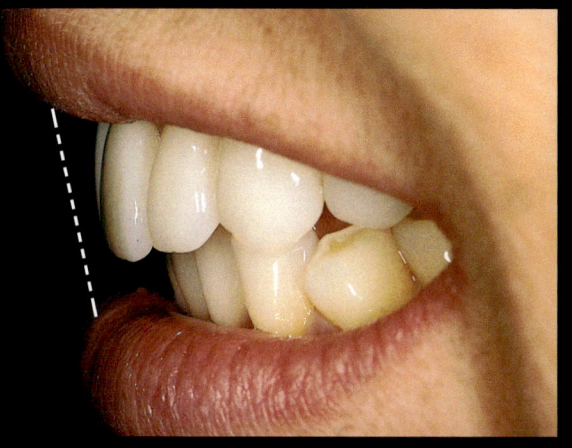

図3 （続き）(d, e)直説法のコンポジットレジン充塡により適切な歯冠長にモック・アップした後，確定的な修復処置を行う．(f〜h)修復後の正面および側方面観．適切な切縁の長さが回復された．

F/V音

切縁の長さと切縁形態

fおよびv音の正しい発音では，上顎の中切歯が下唇のドライ・ウェットラインに軽く接する（図4-4a）．

fおよびv音は，上顎前歯の切縁（硬組織）が下口唇（軟組織）から押し出される時に生じる空気圧によって正しい発音が作られる．つまり上顎の切歯の歯冠長および切縁形態が適切でなければ，fおよびv音を正確に発音することができない[18〜20]．

● 補綴的考慮点と対応

上顎の中切歯は唇面に顕著な彎曲を有している．これにより光の反射および屈折現象が起こるため，この彎曲は非常に重要な部分である．この光に対する優れた効果を補綴物に再現し，同時に修復物に正確な形態，大きさを付与するためには，支台歯形成がたいへん重要である．特に切端側3分の1における舌側への斜面形成を適切に行う必要がある．実際，この部分の形成量が少ないと，審美性を獲得するために歯科技工士はセラミックの厚みを必要以上に大きくとらなければならず，切縁形態が唇側に大きく張り出す結果となる[12,21]．これは結果としてfおよびv音の正しい発音を妨げ，また切縁の位置が下唇のドライ・ウェットラインを超えることから，前歯が必要以上に大きな印象を与え，口唇の閉鎖も困難となる（図4-4b〜図4-4l）[19,20]．

つまり上顎切歯修復物切縁の位置設定においては，下唇のドライ・ウェットラインが唇側の限界点となる（図4-4m〜bb）[19,21]．上顎切歯の切縁は，切端がちょうど下唇に接する長さが適切である．fおよびv音の発音時に下口唇との間に間隙が存在する場合，前歯部の適切な歯冠長の評価は，これ以外の発音（たとえばeとm）による診査，また歯および口唇におけるその他の分析値などを基準に行わなければならない（第5章の表，P.239参照）．

図4 （a）fおよびv音の発音をする際，上顎の切縁は唇舌的な限界点，つまり下口唇のドライ・ウェットラインによって決定された位置を超えてはならない．

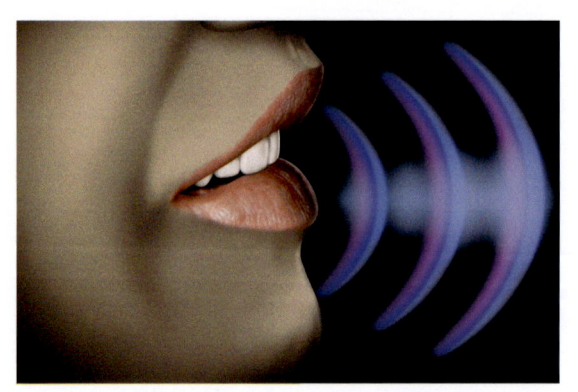

> 図4-4a

Chapter 4 　発音の分析

> 図4-4b　　　　　　　　　　> 図4-4c　　　　　　　　　　> 図4-4d

> 図4-4e　　　　　　　　　　> 図4-4f　　　　　　　　　　> 図4-4g

> 図4-4h　　　　　　　　　　> 図4-4i　　　　　　　　　　> 図4-4j

> 図4-4k　　　　　　　　　　> 図4-4l　　　　　　　　　　> 図4-4m

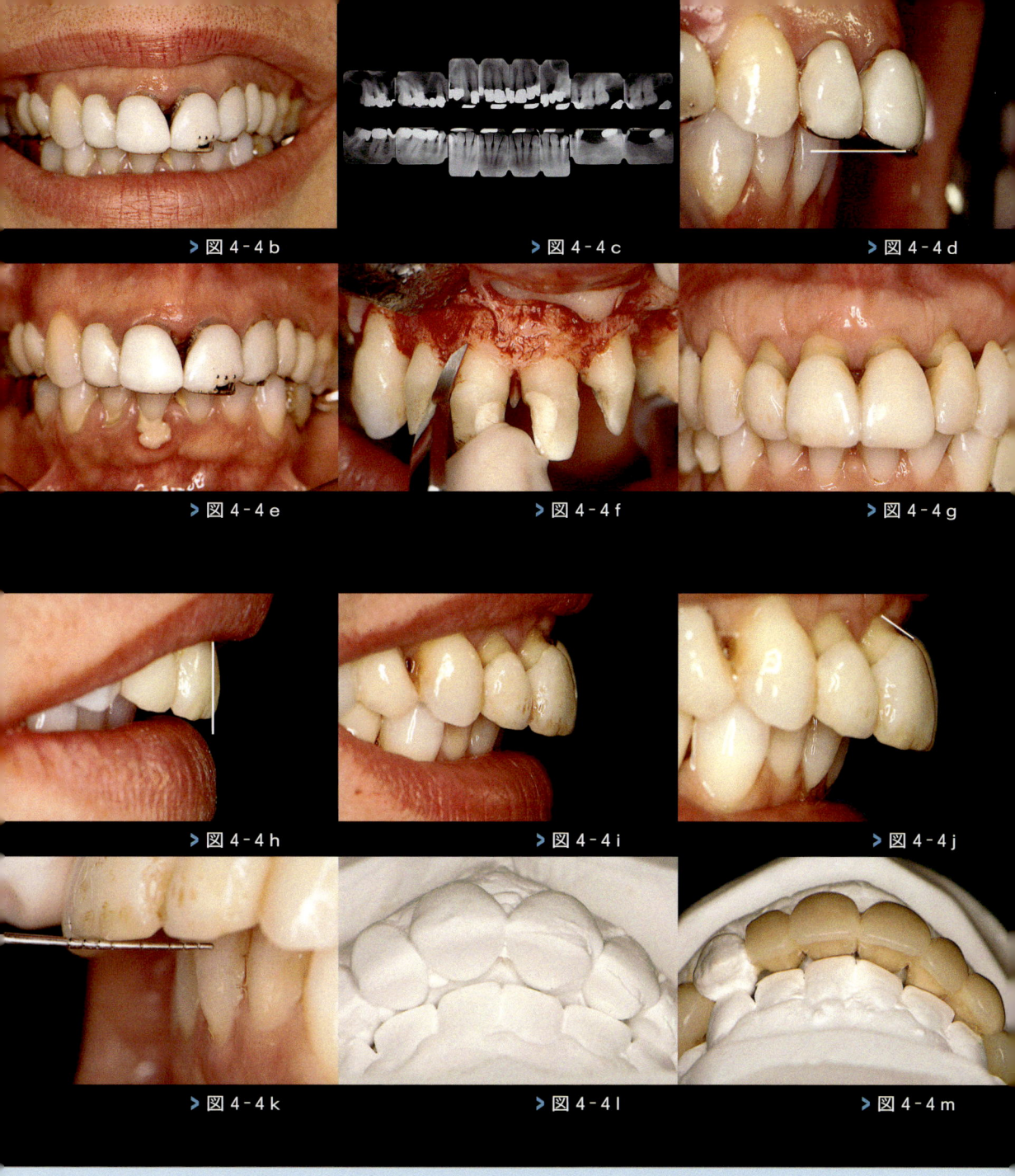

図4 （続き）(b〜e)患者は審美および機能不全を主訴として来院した．術前の側方面観では，補綴物のオーバー・ジェットが大きすぎるために前歯部上下の接触がなく，臼歯部のディスクルージョンがまったく得られていない(第5章，P.230参照)．(f)口腔内清掃を行い，細菌性のプラークおよび歯石を除去した後，患者の積極的な協力が得られたため，歯周ポケットの除去を目的として外科処置を行った(歯周外科はDr. Stefano Parma Ben-fenatiによる)．(g)同時にスマイル時において露出する歯肉を審美的な形態に改善するために，歯肉切除も行っている．(h〜j)外科後完全な組織の治癒を待って，1回目のプロビジョナル・レストレーションを用いてf音発音時における適切な切縁の位置を確認する．側方面観では，前歯の唇側傾斜をかなり強くして切縁の位置を下口唇のドライ・ウェットラインまで十分に延長していることがわかる．(k, l)反対方向からの側方面観および模型上の咬合面観では，オーバー・ジェットの量が明らかに大きすぎる(7mm)ことがわかる．(m)診断用ワックス・アップを行い，オーバー・ジェット量を少なくし，2回目のプロビジョナル・レストレーションを作製した．

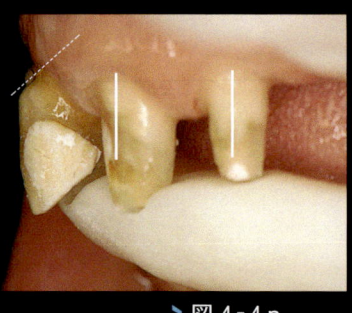

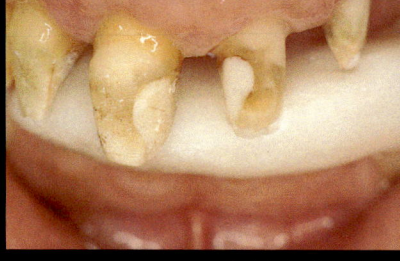

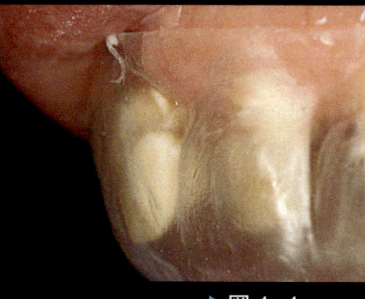

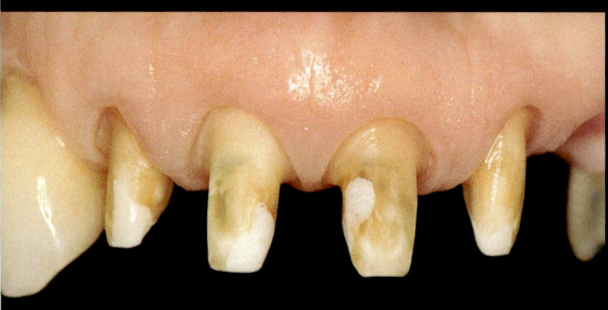

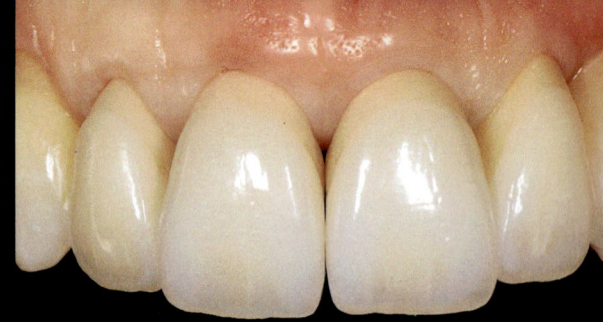

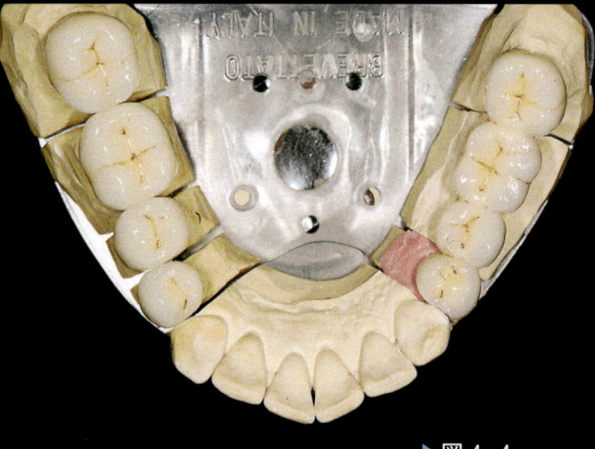

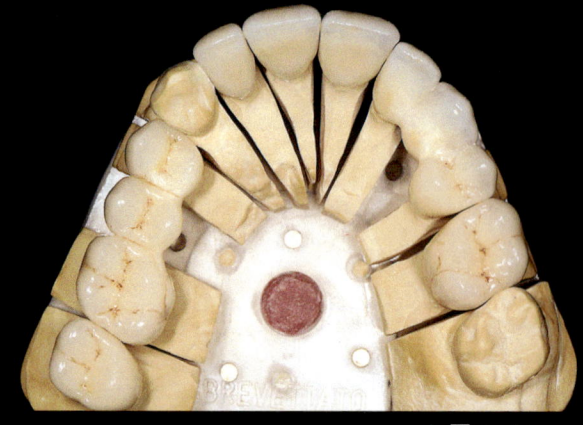

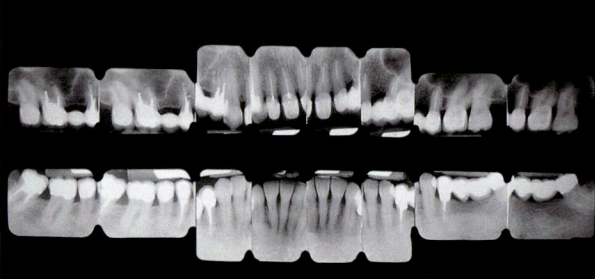

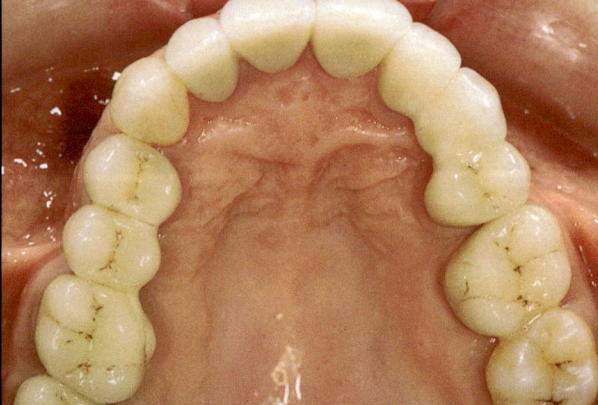

> 図 4-4 n

> 図 4-4 o

> 図 4-4 p

> 図 4-4 q

> 図 4-4 r

> 図 4-4 s

> 図 4-4 t

> 図 4-4 u

> 図 4-4 v

> 図 4 - 4 w

> 図 4 - 4 x

> 図 4 - 4 y

> 図 4 - 4 z

> 図 4 - 4 aa

> 図 4 - 4 bb

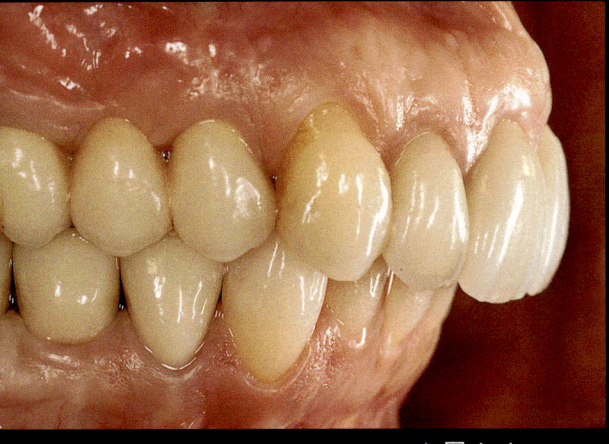

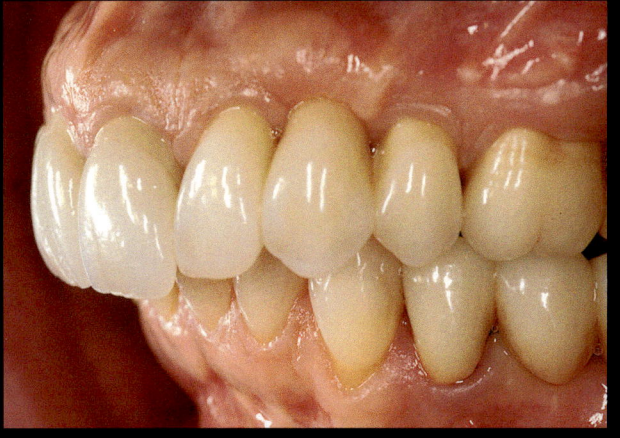

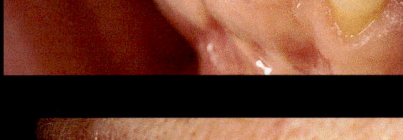

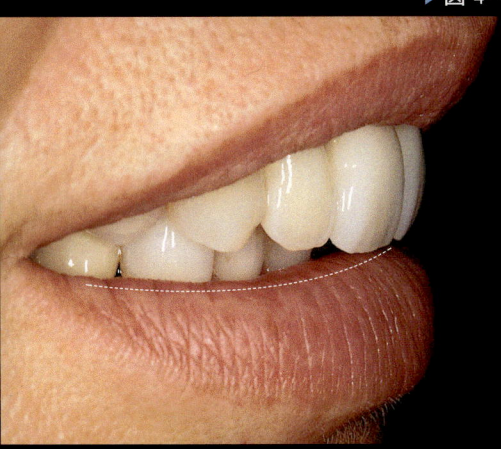

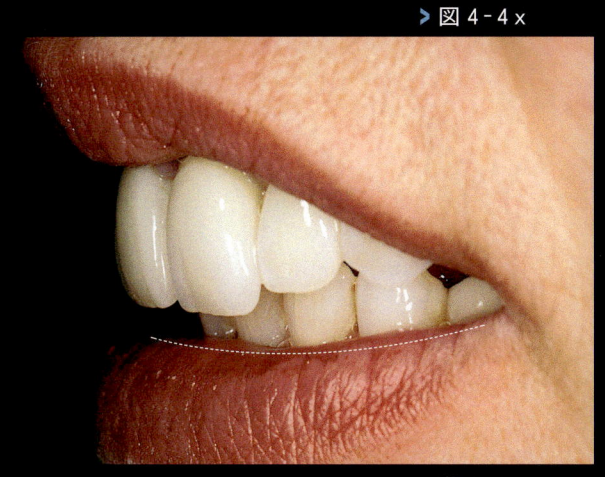

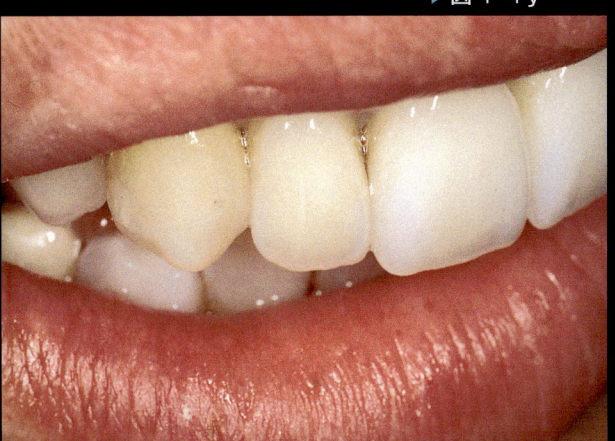

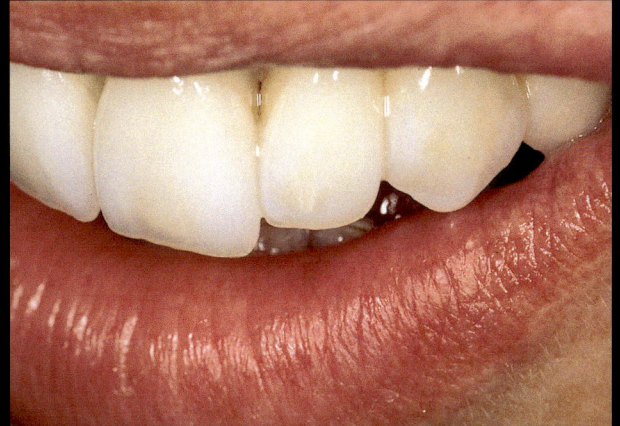

図 4 （続き）(n)支台歯の便宜抜髄を行ってエマージェンス・プロファイルをフラットにし，歯周外科によって新しく設定された歯肉レベルに合わせて支台歯形成を行う．(o, p)診断用ワックス・アップから，新たに設定された適切な歯の位置を確認するためのアクリル性ステントと透明のステントを作製し，支台歯の形成量をコントロールする．(q, r)最終的な支台歯形成が終了した後，修復物を試適し，セメンテーションを行う前に適合を確認する．(s～bb)エックス線および臨床的な見地から，上下顎は補綴的な手段により適切な回復処置がなされていることがわかる．オーバー・ジェットはかなり小さくなり，上下前歯部の接触が回復されたことにより，十分な咬合機能の獲得が可能となった(w, x)．上顎切歯切縁および下唇との適切な関係が得られ，f および v 音の発音時における上顎切歯切縁の位置が，下口唇のドライ・ウェットラインに対して正しく位置している(y～bb)．

s音

s音は2つの硬組織（上顎前歯と下顎前歯）の間に挟まれた平坦で広い隙間から，空気圧が均等に通過することによって正しく発音される（図4-5a）[23,24]．

下顎運動および歯の位置

s音発音時における下顎の動きにはかなりの個人差がある[25,26]．この点は，前歯部の回復処置を行う前に慎重に評価されなければならない．ある患者はs音発音の際に下顎が後退位をとり，垂直的に下顎を動かすことによって下顎切歯の切端と上顎切歯の舌側面窩の間から出る空気圧によって発音される．これに対し下顎が上顎の前歯と"head to head"の位置まで前方位をとる患者もいる．Spear[27]は，このような前方への下顎の移動が起こるケースは3級の患者に典型的で，同様に1級の患者でもかなりの頻度で見られるとしている．2級の患者では通常，下顎は後退位で垂直的な動きとなる．

●補綴的考慮点と対応

前歯の位置を変更できるかどうかを見きわめるためには下顎の動きを慎重に診査しなければならない．これは上述したごとく患者ごとに非常に多くの多様性を有している．

s音発音時に下顎が前方に移動する患者では，下顎切歯の切縁が上顎の切端と軽く滑走することがある（図4-5b〜e）．こういった患者においては，下顎前歯の歯冠長を長く，あるいは唇側へわずかでも延長したり，また上顎前歯を舌側よりに位置させてしまうと不必要な上下前歯の接触を招く可能性がある．これは正しい発音を妨げ，患者の会話を困難にしてしまう．対照的にs音発音時における上下前歯切縁の間の頬舌的な距離を広くとりすぎると，その間隙に舌が入り込んで典型的なリスピング（舌のもつれた）音となる．これは硬組織（上下前歯）と軟組織（舌）との間から発せられる空気音により，汚い音となる[24]．

図5 (a) s音発音時には上下の歯がもっとも近接する．(b, c) s音発音時の下顎の動きは，ある患者は上下の移動だけである．(d, e) 水平的に動く患者もいる．

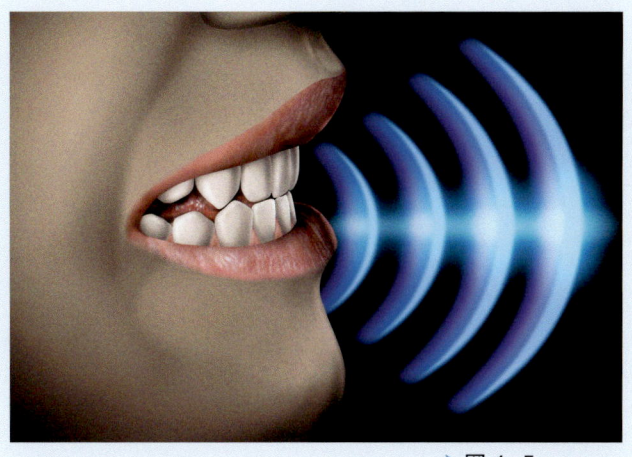

▶図4-5a

上下顎がもっとも近接：垂直的な移動

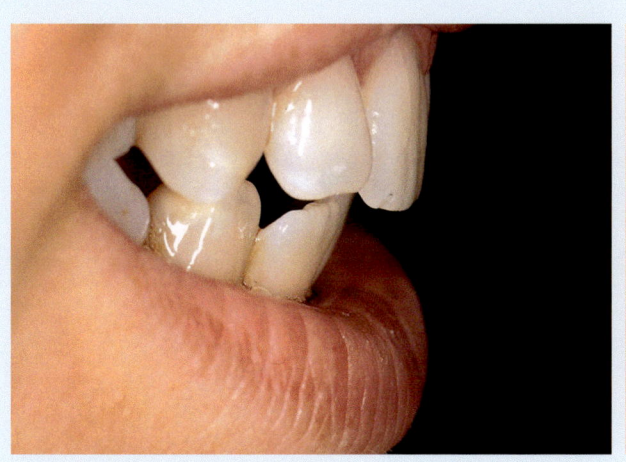

▶図4-5b　　　　　　　　　　　　　　　　　▶図4-5c

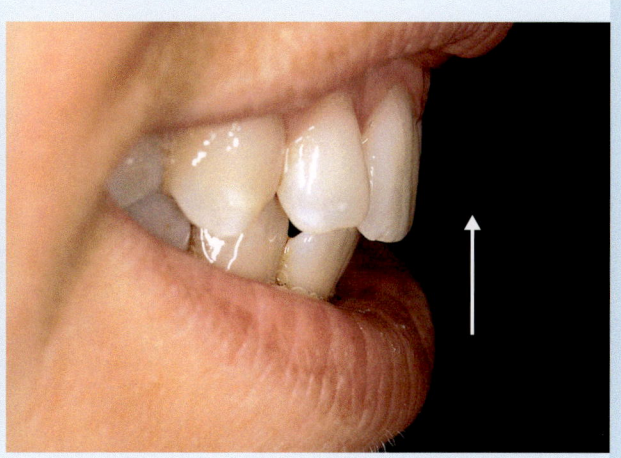

上下顎がもっとも近接：水平的な移動

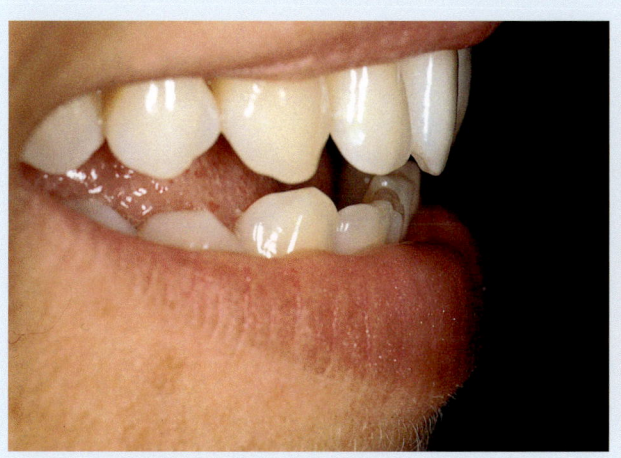

▶図4-5d　　　　　　　　　　　　　　　　　▶図4-5e

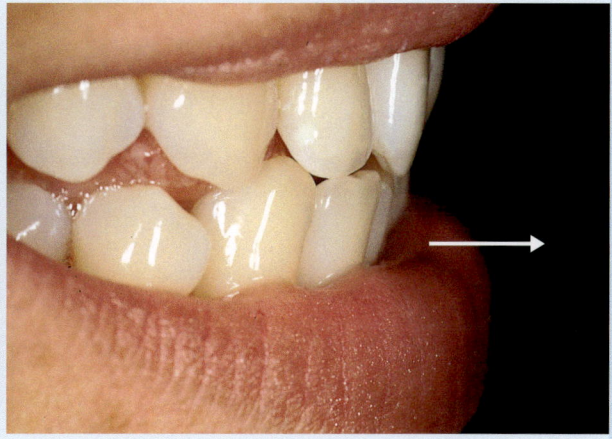

いかなる補綴処置においても，審美性のみを重視するあまり闇雲に歯の位置を変更し，発音あるいは機能的な点で不適切な結果を招くことのないよう注意すべきである．前歯部において歯の位置を変更できる限界点は頬側からは口唇，内側からは舌(ニュートラル・ゾーン)による筋活動を十分に検討することでそれがすべて正しいわけではないが，ある程度の正確な判断が可能となる[28,29]．

一方，臼歯部においては歯の位置変更の可否は，筋活動(1つは咬筋ともう一方で内側翼突筋)の診査結果に決定的に限定される．つまり歯の位置はこういった筋活動による強い筋の緊張および堅固な歯槽骨の状態によって限定される[30]．

垂直的な顎間距離

s音発音時に上顎の歯と下顎の歯はもっとも近接した位置関係をとるが，決して接触することはない．

臨床的に許容できる咬合高径を決定するためには，s音を用いる方法がもっとも有効な手段である[23〜26,31,32]．

●補綴的考慮点と対応

s音発音時に上下顎の間に大きな空隙が存在する場合は，補綴治療において咬合高径の挙上を考慮すべきである(図4-6 a〜f)．

咬合高径の挙上量が大きすぎると，安静位空隙が上下顎の歯の接触によって完全に邪魔されることから，s音の発音がきわめて困難となる．

新しく設定された咬合高径がその患者にとって適切であるかは，プロビジョナル・レストレーションを通して調べることができる．わずか2，3日の期間で実際に患者がそれに順応できるかどうかの判別が可能であり，無理な場合は再度正しいスピーキング・スペースの創出と発音の改善を行う[14,33]．咬合高径の挙上が患者に許容されない場合は，再度正しい音が発音できるところまで咬合を低くしなければならない[27]．また，プロビジョナル・レストレーションによって創出された臨床状況と最終的な補綴物の状況が一致しているかは，発音試験の結果により確認することができる．それは同時に，歯と口唇が適切な位置関係であるかの確認を伴う．

図6 (a)患者は審美および機能的な観点から改善が必要である．(b〜d)慎重な診査をしたところ，s音を発音した時に上下顎にかなりの空隙が存在していたため，プロビジョナル・レストレーションを用いて咬合高径を十分に挙上し，約3ヵ月の期間臨床的な評価を行った．(e,f)発音の試験によってプロビジョナル・レストレーションにおける歯の位置が適切で配列が理想的であることが確認され，これは最終補綴物に正確に再現される(第2巻，第4章参照)．

Chapter 4 発音の分析

> 図4-6a

> 図4-6b

> 図4-6c

> 図4-6d

> 図4-6e

> 図4-6f

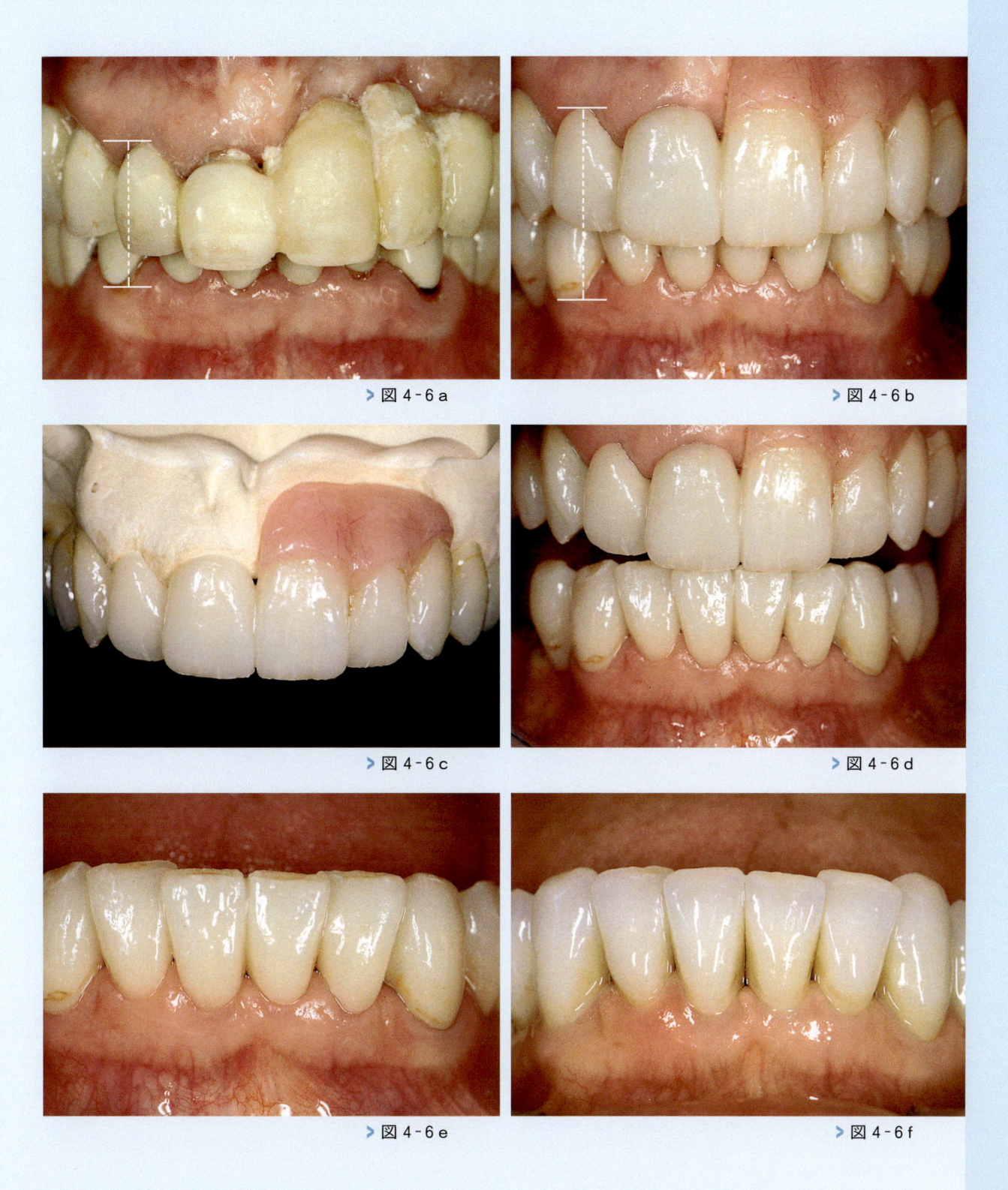

133

M音

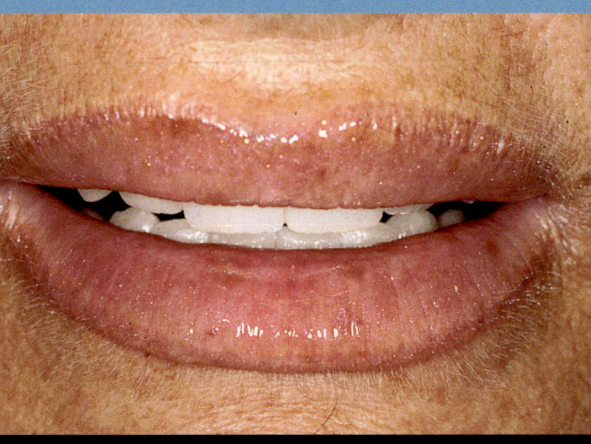

> 図 4-6 g

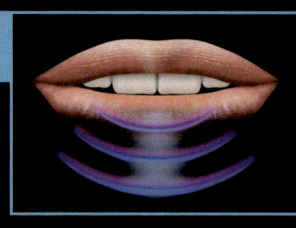

審美修復のための補綴的考慮事項

■切縁の長さ
　m音の連続した発音において，歯が口唇から露出する量は 1 〜 5 mm の範囲で，性別，年齢を基準として修正する．

■咬合高径
　m音の連続した発音において，上下の垂直的顎間距離を 2 〜 4 mm の範囲で修正する．

E音

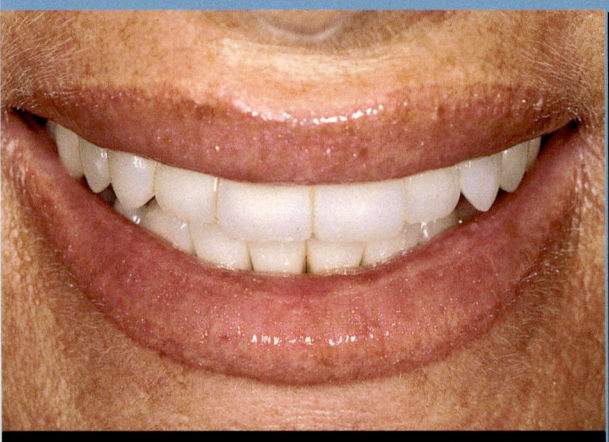

> 図 4-6 h

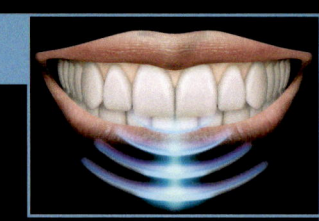

審美修復のための補綴的考慮事項

■切縁の長さ
若年者：上下口唇の間の空隙における上顎切歯露出部の割合が80％以上占める．

成人：上下口唇の間の空隙を占める上顎切歯露出部の割合が50％以下．

図6 （続き）(g〜j) これらの音を発音する際，適切な歯と口唇の関係が築かれている．これは最終補綴物が十分に調和がとれていることを意味している．

F/V 音

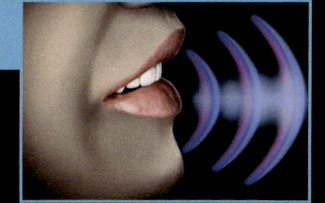

> 図 4-6 i

審美修復のための補綴的考慮事項

■切縁の長さ
　ｆおよびｖ音を発音する際，上顎前歯の切端は下唇にわずかに接するべきである．

■切縁形態
　下唇のドライ・ウェットラインは上顎切歯の修復物切縁の位置設定における唇側限界点となる．

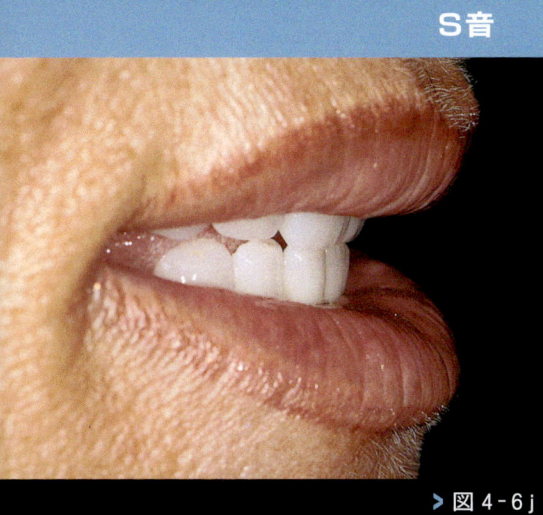

S 音

> 図 4-6 j

審美修復のための補綴的考慮事項

■歯の位置
　頬舌平面における前歯の移動が必要と思われる場合，下顎の運動（水平的か，あるいは垂直的か）の評価．

■咬合高径
　ｓ音発音時に上下の歯は決して接触しない．

参考文献

1. Pound E. Esthetic dentures and their phonetic values. J Prosthet Dent 1951;2:98–112.

2. Garnick JJ, Ramfjord SP. Rest position. An electromyographic and clinical investigation. J Prosthet Dent 1962;12:895–911.

3. Mansour RM, Reynik RJ. In vivo occlusal forces and moments: 1. Forces measured in terminal hinge position and associated moments. J Dent Res 1975;54:114–119.

4. Rugh JD, Drago CJ, Barghi N. Comparison of electromyographic and phonetic measurements of vertical rest position [abstract]. J Dent Res 1979;58(special issue):316.

5. Pound E. Applying the vertical dimension of speech to restorative procedures. In: Lefkovitz W (ed). Proceedings of the Second International Prosthodontic Congress. St Louis: Mosby, 1979.

6. Boos RH. Intermaxillary relation established by biting power. J Am Dent Assoc 1940;27:1192–1199.

7. Pleasure MA. Correct vertical dimension and freeway space. J Am Dent Assoc 1951;43:160–163.

8. Gibbs CH, Messerman T, Reswick JB, Derda HJ. Functional movements of the mandible. J Prosthet Dent 1971;26:604–620.

9. Landa JS. The free-way space and its significance in the rehabilitation of the masticatory apparatus. J Prosthet Dent 1952;2:756–779.

10. Mehringer EJ. The use of speech patterns as an aid in prosthodontic reconstruction. J Prosthet Dent 1963;13:825–836.

11. MacGregor AR. Fenn, Liddelow and Gimson's Clinical Dental Prosthetics. London: Wright, 1989:89.

12. Chiche GJ, Pinault A. Artistic and scientific principles applied to esthetic dentistry. In: Chiche GJ, Pinault A (eds). Esthetics of Anterior Fixed Prosthodontics. Chicago: Quintessence, 1994:13–32.

13. Burnett CA. Mandibular incisor position for English consonant sounds. Int J Prosthodont 1999;12:263–271.

14. Strub JR. Gingival and dental esthetics. Mimicking mother nature. Presented at the Study Club ACE 2001, Pesaro, Italy, 10 Nov 2001.

15. Arnett GW, Bergman RT. Facial keys to orthodontic diagnosis and treatment planning. Part I. Am J Orthod Dentofac Orthop 1993;103:299–312.

16. Vig RG, Brundo GC. The kinetics of anterior tooth display. J Prosthet Dent 1978;39:502–504.

17. Spear FM. Achieving the harmony between esthetics and function. Presented at the XIV Italian Academy of Prosthetic Dentistry International Congress, Bologna, Italy, 9 Nov 1995.

18. Dawson PE. Restoring upper anterior teeth. In: Dawson PE (ed). Evaluation, Diagnosis, and Treatment of Occlusal Problems, ed 2. St Louis: Mosby, 1989:321–352.

19. Pound E. Personalized Denture Procedures. Dentist's Manual. Anaheim: Denar, 1973.

20. Robinson SC. Physiological placement of artificial anterior teeth. Can Dent J 1969;35:260–266.

21. Dawson PE. Determining the determinants of occlusion. Int J Periodontics Restorative Dent 1983;3: 8–21.

22. Stallard H. Survival of the periodontium during and after orthodontic treatment. Am J Orthod 1964;50: 584–592.

23. Dawson PE. Restoring lower anterior teeth. In: Dawson PE (ed). Evaluation, Diagnosis, and Treatment of Occlusal Problems, ed 2. St Louis: Mosby, 1989: 298–319.

24. Pound E. Let /S/ be your guide. J Prosthet Dent 1977; 38:482–489.

25. Pound E. The mandibular movements of speech and their seven related values. J Prosthet Dent 1966;16: 835–843.

26. Rivera-Morales WC, Mohl ND. Variability of closest speaking space compared with interocclusal distance in dentulous subjects. J Prosthet Dent 1991;65: 228–232.

27. Spear FM. Fundamental occlusal therapy considerations. In: McNeill C (ed). Science and Practice of Occlusion. Chicago: Quintessence, 1997:421–434.

28. Silverman MM. Accurate measurements of vertical dimension by phonetics and the speaking centric space, part 1. Dent Dig 1951;57:261–265.

29. Gross MD, Ormianer Z. A preliminary study on the effect of occlusal vertical dimension increase on mandibular postural rest position. Int J Prosthodont 1994;7:216–226.

30. Lee R. Esthetics and its relationship to function. In: Rufenacht CR (ed). Fundamentals of Esthetics. Chicago: Quintessence, 1990:145–155.

31. Manns A, Miralles L, Palazzi C. EMG, bite force, and elongation of the masseter muscle under isometric voluntary contractions and variations of vertical dimension. J Prosthet Dent 1979;42:674–682.

32. Silverman SI. Biology of esthetics. In: Goldstein RE (ed). Esthetics in Dentistry, ed 2. Vol 1: Principles, communications, treatment methods. Hamilton: Decker, 1998:101–121.

33. Silverman ET. Speech rehabilitation: Habits and myofunctional therapy. In: Seide L (ed). Restorative Procedures in Dynamic Approach to Restorative Dentistry. Philadelphia: Saunders, 1980.

VOLUME 1

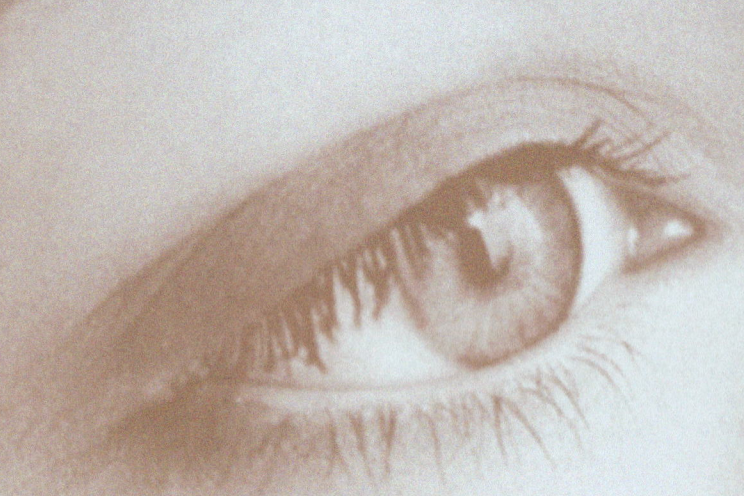

エステティック リハビリテーション

補綴治療のための審美分析

Chapter 5

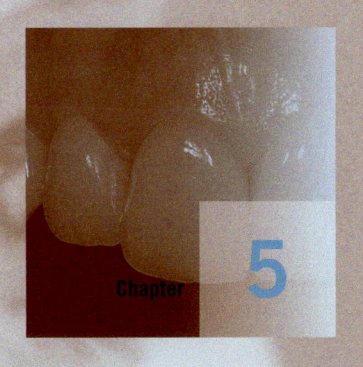

歯の分析

MAURO FRADEANI
GIANCARLO BARDUCCI

　審美性に関する分析は総合的な顔貌分析から始まり，歯と口唇，そして発音分析に至るまで徐々にその範囲を絞って行われる．本章では，上下顎の前歯部に焦点を絞り分析を行うことにする．前歯部における個々の歯の特徴と前歯部全体としての非常に重要な特徴について，さらに分析を加える．

目的：満足できる審美性に適正な機能を加えて適切な歯の形態とカントゥアを回復することにある．

歯の分析

上・下顎における歯の分析

すでに装着されている修復物に対して患者が不満を抱いている場合，そのほとんどが生物学的，機能的な面から見て不十分な状態を示している．再治療を行ううえで歯科医師はすでに治療されている口腔内の状態を，エステティック・チェックリストを使用して系統的に診査を行いそれと同時に欠損状態，摩耗，歯の変色，そして歯内治療された歯の状態などについても注意して記録をとるようにする．補綴治療計画を立案する段階において，これらの記録された資料が特定の目的で使用されるテクニックや材料の的確な選択に役立つ．この章においては，前歯部の個々の歯の構成要素に関してその特性を分析する前に，上下顎正中線の関係，歯のタイプ，色調，そして質感など上下顎の前歯部の一般的な特性に関して検討を行う．

上下顎正中線の関係

顔貌正中と上顎歯列の正中線の一致は約70％に認められるが[1,2]，上顎と下顎の正中線の一致はかなり少なく人口の約25％に認められるにすぎない（図5-1a〜c）[1]．

●補綴的考慮点と対応

上下顎の正中線がわずかに不一致な状態であっても，患者がそのことに気づくことはほとんどない．よって，このことは理想的な審美性を獲得するうえでそれほど障害にはならない．実際には，上下顎の正中線がわずかに不一致であることがスマイル時に自然な表情を作り出すからである．

しかし，審美的要求の高い患者は上下顎正中線の完全な一致を望むことがある（図5-2 a〜e）．そのような要求にしたがうために歯科医師と歯科技工士は歯軸を変更して上下顎の歯列弓の関係を再構成することを試みる．しかしながら，Kokichら[3]はわずかでも歯軸の異常が存在すれば第三者的に見てすぐに気づくため，外観的に審美的問題を生じることを指摘している．

したがって，必ず上下顎の正中線が一致するように修復するよりもむしろその整列を犠牲にしても，正しい歯軸傾斜を維持して上下顎の正中線を垂直に保つことが重要である[4,5]．

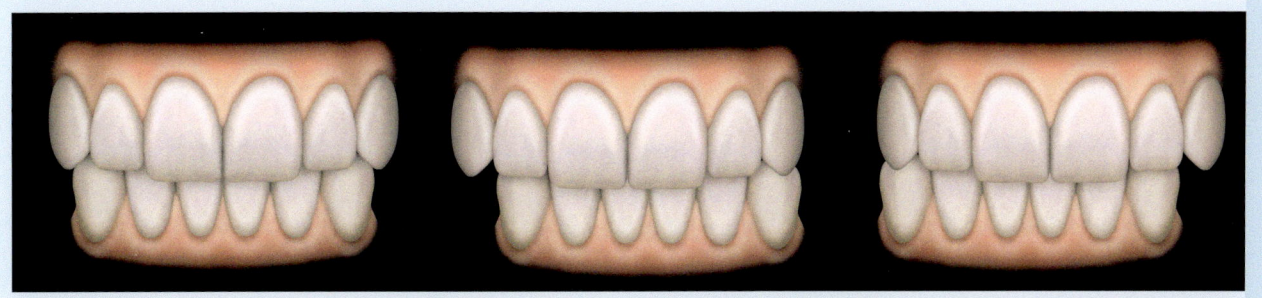

> 図5-1a　　　　　　　　　　　> 図5-1b　　　　　　　　　　　> 図5-1c

> 図5-2a　　　　　　　　　　　　　　　　　　> 図5-2b

> 図5-2c

> 図5-2d　　　　　　　　　　　　　　　　　　> 図5-2e

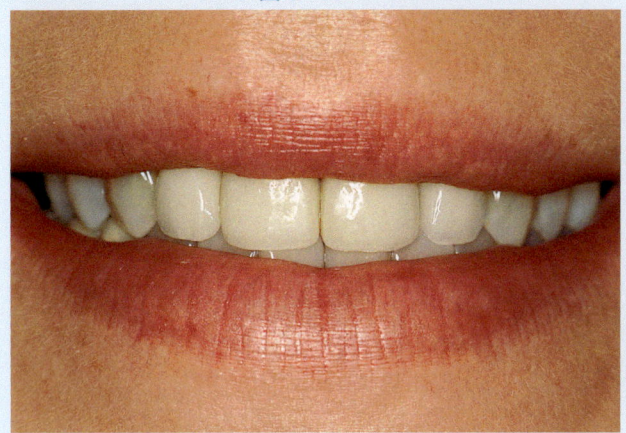

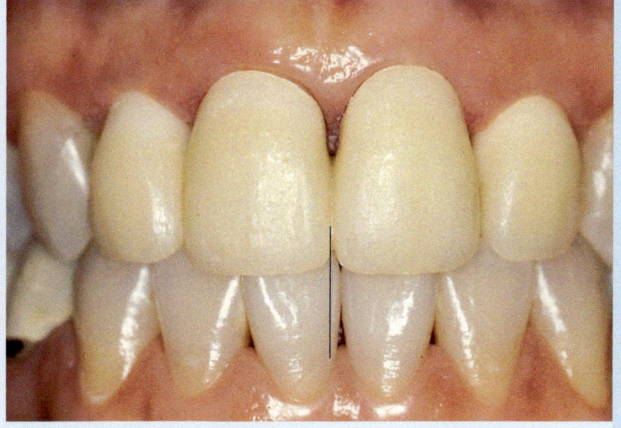

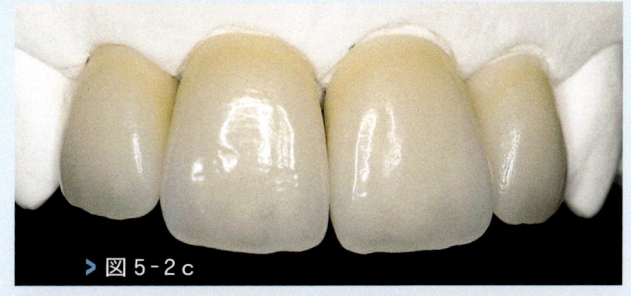

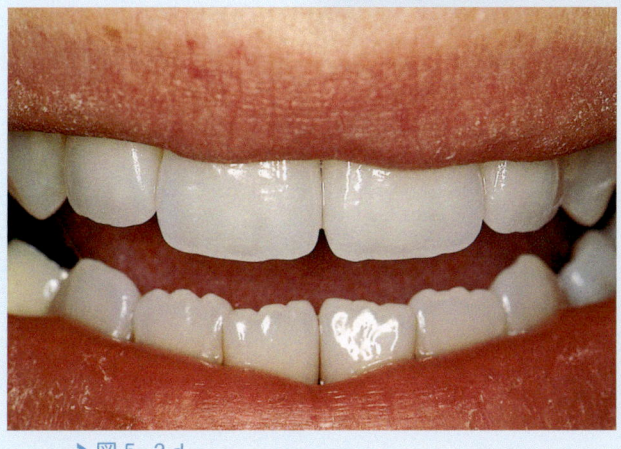

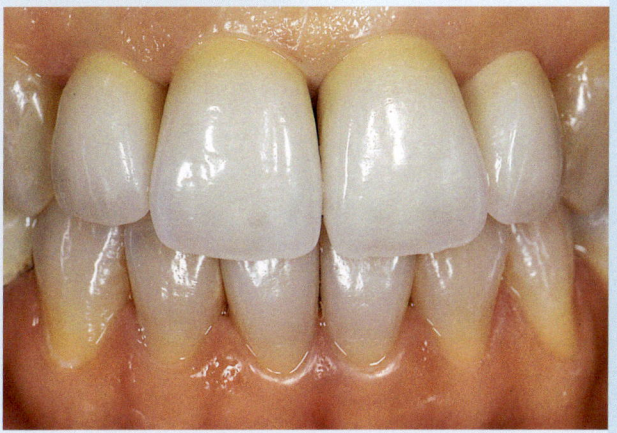

図1　(a)上顎中切歯と下顎中切歯間の正中線が一致することはきわめて稀である．(b, c)その代わりに，右側や左側へシフトしている状態が多く稀に強く偏位した状態を認める．

図2　(a, b)この患者は他の歯科医院にて治療を行っていたが，プロビジョナル・レストレーションの色調が気に入らないことと上顎中切歯が小さいこと，そして上顎と下顎の正中線の位置が合っていないことが不満で当院へ来院した．(c～e)完全に上顎と下顎の正中線を一致させるべきであるが，その妥協した治療法として歯軸を患者が受け入れてくれる範囲内で変更して上顎と下顎の正中線を一致させることがある．この垂直的な切歯間の一致が欠如していることはたいへん外観的に大きな影響を及ぼし，患者にとって審美的に大きな問題となる．

歯のタイプ

患者を慎重に観察するとさまざまな歯の形を容易に識別するうえで3種類の基本型が存在していることがわかる．すなわち尖円型，正円型，卵円型である．リップ・カントゥアと歯の大きさと配列の間に，どのような相互関係が存在するかについてはすでに述べたとおりである（第2章，P.58）[6]．

歯の形の違いが性別，個性，そして特定の年齢と一定の相関関係を持つことを報告している著者もいれば[7〜9]，丸い歯の形は柔軟性，親切な気質および適応性を示し，鋭い歯の形は強くアクティブな気質を示すことを報告している著者もいる[6,10]．理論的には女性的，男性的といわれる典型的な形態が存在する．しかし複数の著者が報告しているように[11,12]性別と歯の形にはそのような著明な相関関係は存在しないと思われる（図5-3a〜h）．

しかし，卵円型の歯の形が女性的で好ましいと報告している研究や[13,14]尖円型の歯が患者にとってもっとも魅力的な形であると報告している研究もある[14〜16]．性別と歯の形との間の相関関係は立証できないが，患者の好みがそういった固定観念に基づいているのは事実である．さらに，顔貌と歯の形に相関関係が存在する可能性を研究している報告もある．Williamsは[17]顔貌と上顎中切歯の形に密接な関係があることを報告している．今日においてもこのガイドラインは評価を行う場合によく使用されている[18]．いくつかの研究が顔貌の解剖学的な特徴と歯の形との間に何らかの相関関係が存在することを確認している[19〜21]．しかし，これらは歯の形を定義づける正確な決定的要因として決して役立つものではない[22〜26]．

図3 （a, b）卵型と丸みを持った歯の形態は女性的である．（c, d）切端部分に磨耗を伴った四角形の角張った形態の歯は一般的に男性的である．（e〜t）しかし，天然歯の状態は必ずしもそのように明確な形態をしていない．実際には優しい歯の形態をした男性がいたり，それとは逆に典型的な男性のような四角形の歯をした女性もいる．

図5-3a

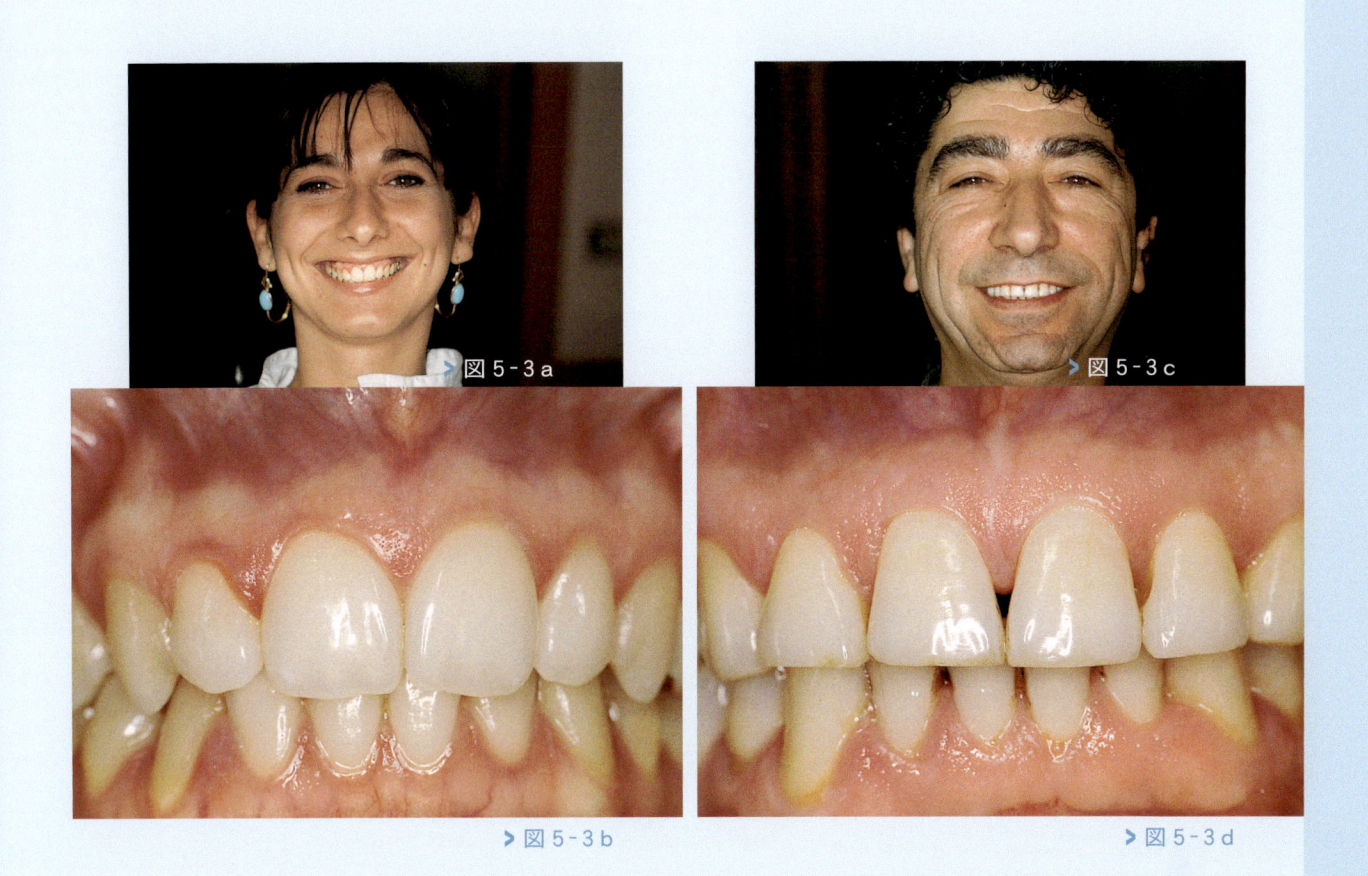

図5-3b

図5-3c

図5-3d

図5-3e

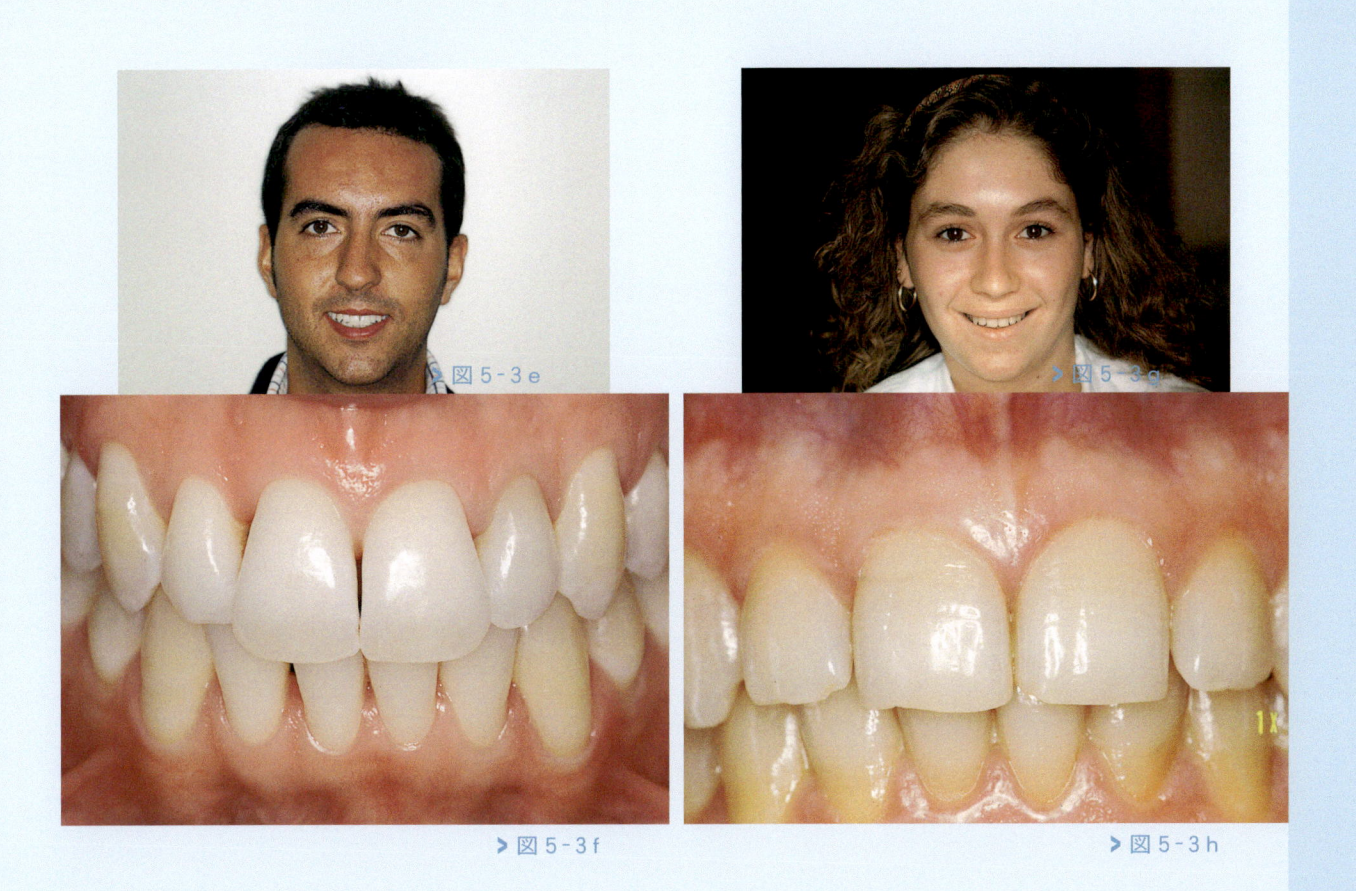

図5-3f

図5-3g

図5-3h

●補綴的考慮点と対応

　補綴処置を行う場合，最適な歯のタイプを明確にする有効な指標を以下の観点から診査することが重要である．

・適正な歯のタイプを再現するために修復する歯に隣接している天然歯や欠損部分に隣接している天然歯，あるいは反対側の歯列弓に存在する天然歯を論理的参照とする（図5-4a〜b）．

・自然な形態的回復を伴っていない不適切な補綴物に直面した場合，患者の過去の写真や模型が歯のタイプの原型を確認するうえで非常に有効である（図5-5a〜e）．

・最後に，これらの参照物が揃わないような症例においては歯肉形態や歯周組織のバイオタイプが（第2巻，2章参照）最適な歯の形やカントゥアを再現するための指標となる．

図4 （a, b）オリジナルの歯の形態やカントゥアを維持するうえで，もっとも容易な修復方法は隣在歯を参考にする方法である．患者は外傷によって上顎左側中切歯に破折を生じて来院した．右側中切歯を参考にしてコンポジット・レジンを用いて修復が行われた．上顎中切歯はシンメトリーで左右同じ形態であることが重要である．

図5 （a〜c）この患者は磨耗と侵蝕によって，前歯部のエナメル質の厚みが非常に薄くなっていた．広範囲の色調変化と表面の質感の消失，そしてカントゥアの異常が歯間部まで達していた．患者が持参した写真（a, b）からオリジナルの歯の形態が四角形であることがわかった．（d, e）オリジナルの歯の形態を参考にしながら6本のセラミック・ベニアを用いて適切な歯冠長と表面の質感を持って修復処置が行われた．

Chapter 5　歯の分析

図5-4a

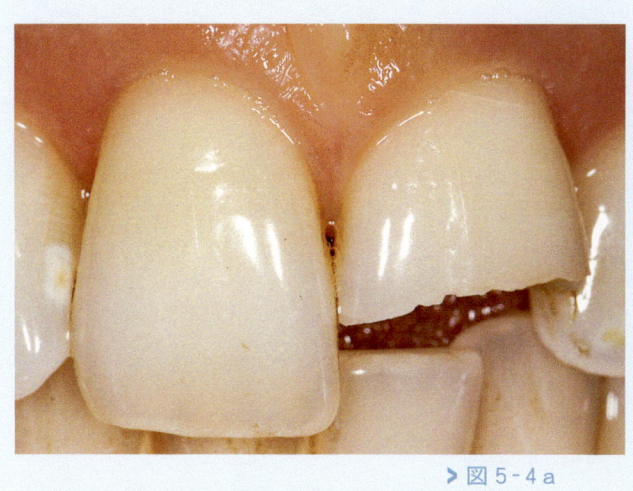

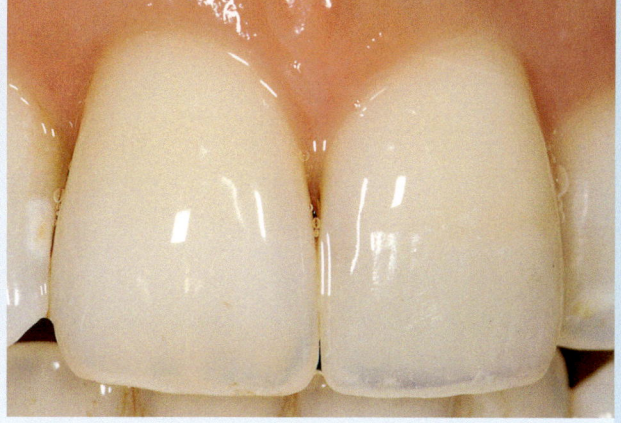

図5-4b

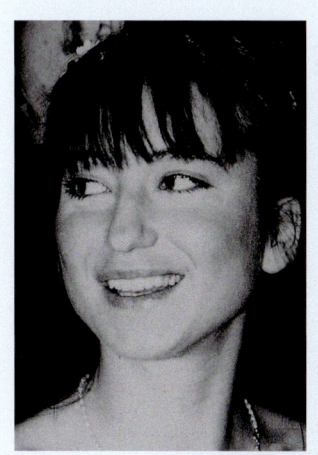

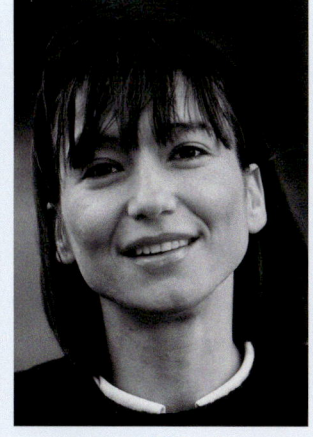

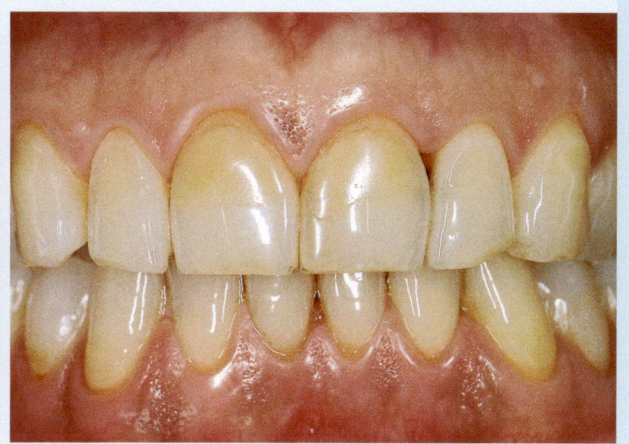

図5-5a

図5-5b

図5-5c

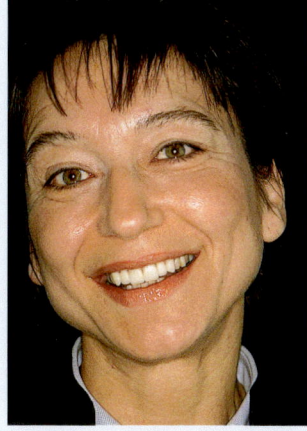

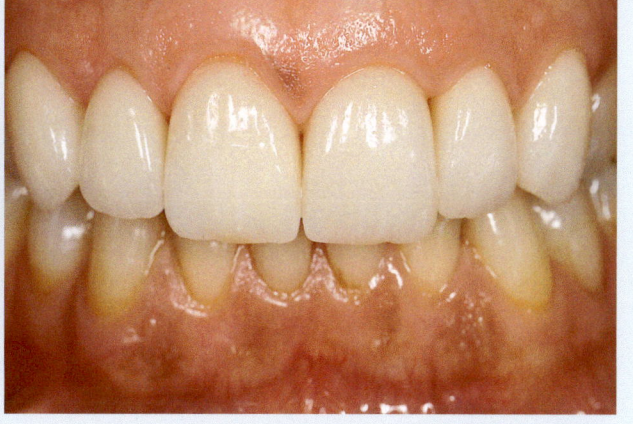

図5-5d

図5-5e

145

歯の色調

　天然歯を観察すると大変異なった色調が両側の歯列弓に存在していることがわかる．たとえば，上顎中切歯が口腔内でもっとも明るい歯であることは見てすぐわかることである．このことは歯の大きさや明るさだけでなく歯の配列を特徴づけている．もっとも個性的なのは中切歯と同じ色相であり，そしてわずかに弱い明度で少し暗く見える側切歯の外観である．

　上下顎の犬歯は隣接歯と比較して時に暗い外観を呈することがあるが，非常に強い彩度を示すことが多い（図5-6 a, b）．さらに後方の小臼歯は犬歯と異なり側切歯と同じ外観的な色調を呈する．私たちの目で認識できる色は歯の表面で光が屈折，反射して生じた結果であり，エナメル質の厚みや象牙質の彩度のレベルによって左右される[27]．上顎中切歯のエナメル質の厚みは歯頸部において約0.3mm，切端部分で約1mmである[28]．

　歯頸部においてエナメル質の厚みを薄くすると象牙質の色調が強くなる．また，厚いエナメル質の場合は切縁の傾斜によって光の反射に変化を生じ，蛍光性や光沢感に影響を及ぼし切端側1/3に半透明な部分を生じる[29]．

●補綴的考慮点と対応

　前歯部を修復する際に考慮すべきことは天然歯の色調の再現である．通常，犬歯は濃い色をしているので天然歯の色を再現するという考えから濃い色を用いることはあまり患者に好まれない．近頃では多くの患者が明るい色の歯を要求する傾向が高く，補綴処置前にブリーチングを行うことも増えている[30]．さらに魅力的なスマイルを作るためには，ブリーチングによって得られた歯の色が修復治療を行ううえでの新たな色の参考になる（図5-7 a〜e）[31]．

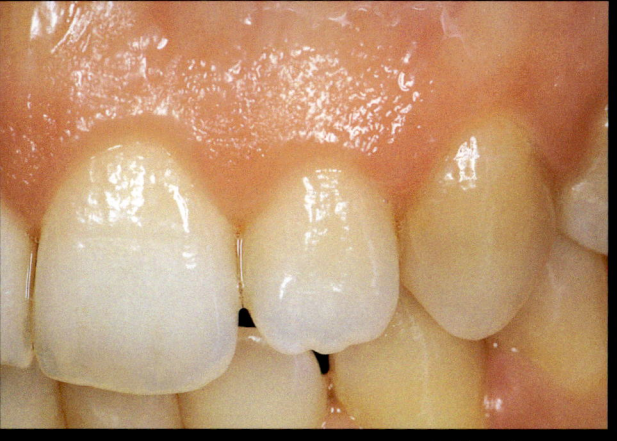

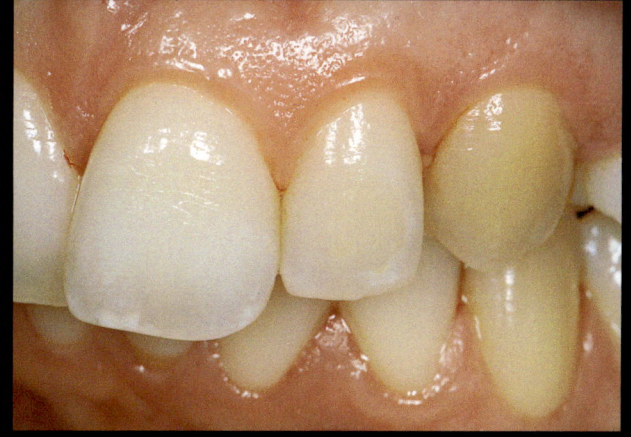

> 図5-6a

> 図5-6b

> 図5-7a

> 図5-7b

> 図5-7c

> 図5-7d

> 図5-7e

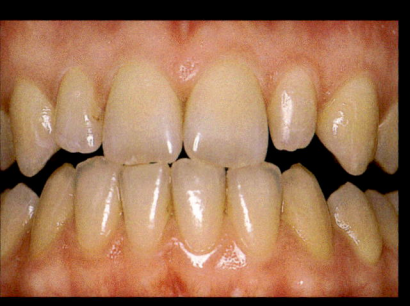

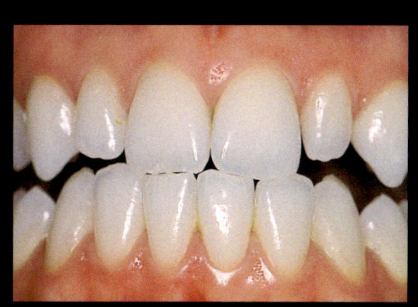

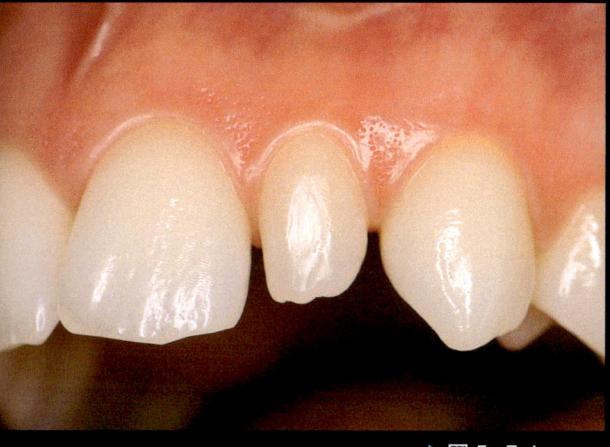

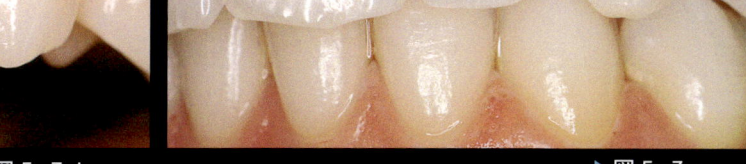

図 **6** （a, b）天然歯の正面観において，中切歯から犬歯にかけて彩度による色調的な変化を認める．原則的に小臼歯の色調は側切歯の色調と近づけるようにする．犬歯は彩度の影響で特に強調した状態に見える．

図 **7** （a〜c）患者は上顎左側側切歯の修復処置を希望していた．彼女の歯を白くしたいという要求に対して補綴治療の前処置としてホーム・ブリーチングが行われた．オリジナルの状態（a）．最初に行った上顎のブリーチングによる変化を認める（b）．最終的に上顎と下顎にブリーチングを行った状態（c）．術後の歯質の状態を示す（d）．患者が治療を希望した側切歯の状態．上顎左側側切歯と両隣接歯の間に歯間離開を認める（e）．隣接歯と色調的にも大変よい状態で修復が行われた（Dr. Stefano Goriによって治療された）．

若年者の歯：若年者に対して審美治療を行う場合，摩耗のない健康な歯の切端側1/3に存在する典型的な半透明層を再現することを忘れてはならない．エナメル質直下に存在する象牙質の明るい色調とエナメル質を保存することを考慮して，特に高い明度で再現することも重要である(図5-8a, b)[18,32〜34]．

高齢者の歯：自然な摩耗現象によって徐々にエナメル質が削れて，切端部分だけでなく唇・頬側部分まで歯の厚みの減少が生じる．このような現象は唇側面の筋肉の活動と不適切なブラッシング習慣を含む日常的に生じる歯の咬耗の両方が原因と考えられる．高齢患者の治療において，歯科医師は彼らの要求を考慮したうえで(第1章, P.26)，患者に加齢現象によって自然に生じた歯の色調変化を気づかせる必要がある．高齢者の歯に見られる色彩の増加と低くなった明度はエナメル質が薄くなり，次第に象牙質の色が露出して生じる必然的な結果である(図5-9a, b)．しかし，近頃では患者の個性やライフスタイルと同じように患者の希望を考慮して，さらに総合的な審美の範囲で補綴治療を行う必要がある(図5-10a〜d)．

図8 (a, b)オリジナルの色調を再現して上顎中切歯に製作された直接法と間接法の修復物．典型的な若年者の歯で，特に切端側1/3のエナメル質に高い明度を認めた．

図9 (a, b)歯周病を伴っている患者の修復治療に対して，天然歯とインプラントを用いて特に歯頸側に患者の年齢と歯周病の状態を考慮した色調を修復物にとり入れて作製した．

図10 (a)患者は他の歯科医院で15年前に製作した修復物を再修復することを希望して来院した．初期治療において，患者は年齢的に若くないがスマイル時の表情をもっと若返らせたいということでかなり白い歯を希望していた．(b)大変白い修復物であるが半透明層を有効に使用することで天然歯に近い最終補綴物を製作することが可能であった．(c, d)修復物の歯の形態と色調は典型的な若年者の歯であり，この結果に患者は大変満足していた．

> 図 5-8 a

> 図 5-9 a

> 図 5-8 b

> 図 5-9 b

> 図 5-10a

> 図 5-10b

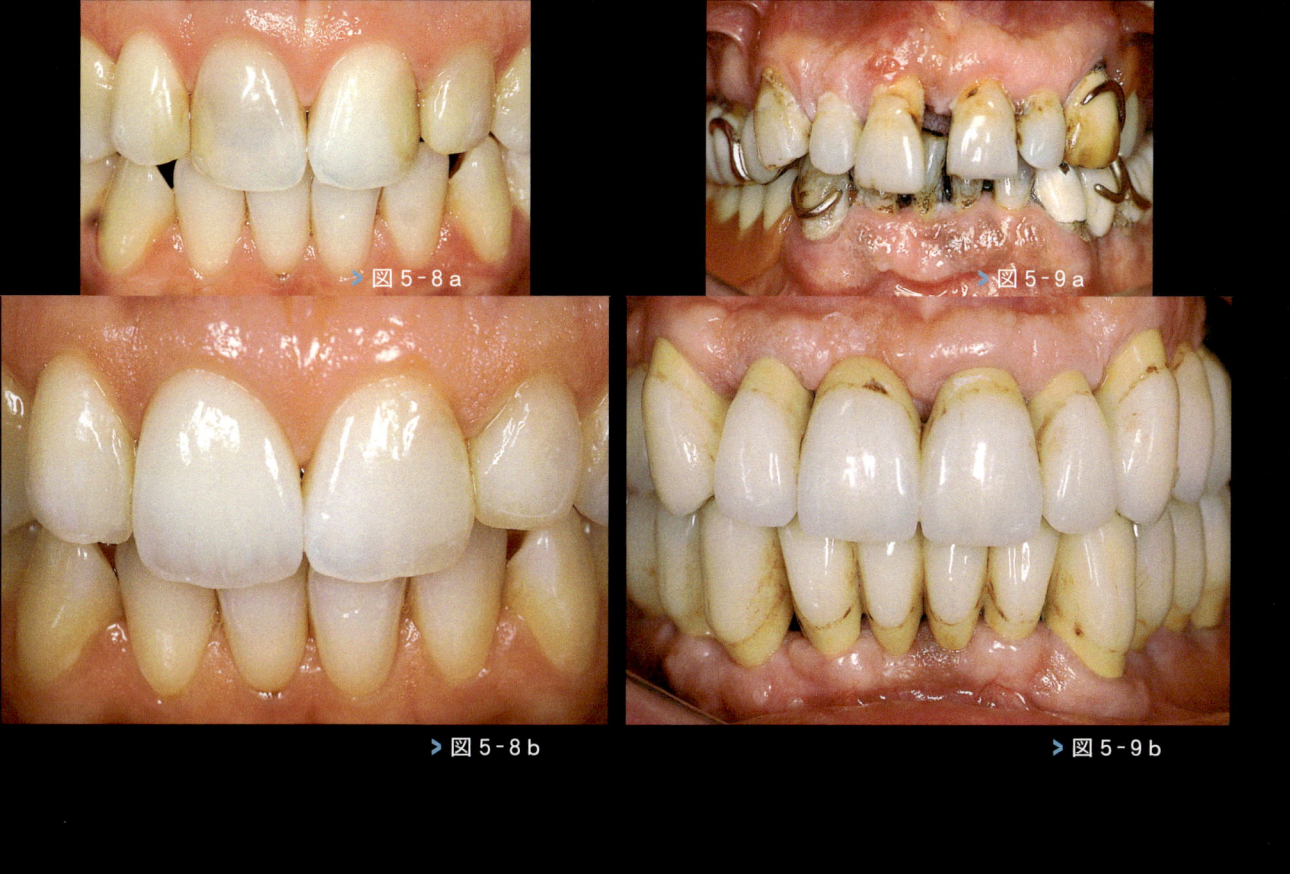

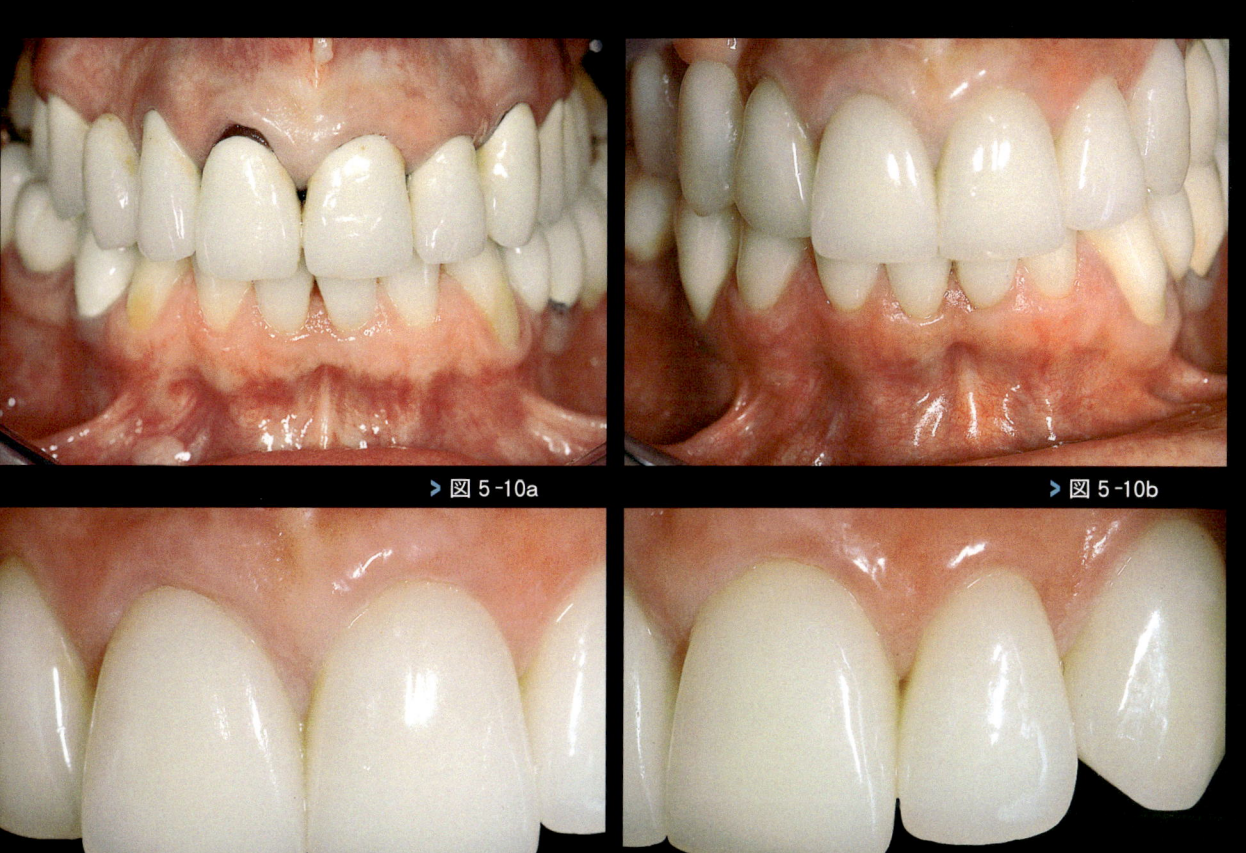

イリュージョン効果の概念

色調の変化を利用して寸法に錯覚を生じさせる方法：補綴物の色調は臨床において大変重要な要素であるにもかかわらず，よく患者によって決定されてしまっている．実は，色調を変化させることは形やカントゥア，そして歯の比率に2次的に関係してくる．よって色相，色彩，明度，半透明性，および表層の特徴などは審美治療にとって重要な部分であり，それによって歯の大きさが変わったという錯覚を生じさせるうえで重要である．

●補綴的考慮点と対応

色相と彩度：色相は歯のベースとなる色であり，彩度は周囲によって影響を受ける色の認識である(第2巻，4章参照)[35~42]．天然歯において，中切歯と側切歯の色相は非常に近似している．しかし，Chiche や Pinault がいっているように，同じ色で四前歯を修復した場合は外観が人工的になってしまう[43]．通常，犬歯は他の切歯と比較して周囲の色を含んだ色調になる[44,45]．Geller は犬歯と側切歯に急激なコントラストの差をつけることを避け，中切歯から犬歯にかけて周囲の色との移行的な調和を図るように提唱している(図5-11a, b)[46]．

2本の同じ色相の歯において，頬側に位置している歯のほうが明るくなる(図5-12a, b)．もしこの2本の歯が異なる大きさである場合(たとえば上顎中切歯と上顎側切歯との関係)，サイズの大きい歯は明るく見える(イリュージョン効果)(図5-13a～c)[29]．

これらの原則を同時に適応することで美しいスマイルに重要な中切歯の役割を強調することになる．

図11 (a, b)前歯部の修復処置を行う際には天然歯列内に存在する典型的な彩度を再現するように努めるべきである．犬歯は側切歯や中切歯と比較して非常に彩度が高い．このことによって中切歯，側切歯が強調される．

図12 (a, b)同じシェードであっても中切歯の方が位置的に側切歯よりも明るく見える．

図13 (a, b)同じシェードであっても中切歯と側切歯ではサイズが異なるため大きい中切歯の方が明るく見える．

Chapter 5 歯の分析

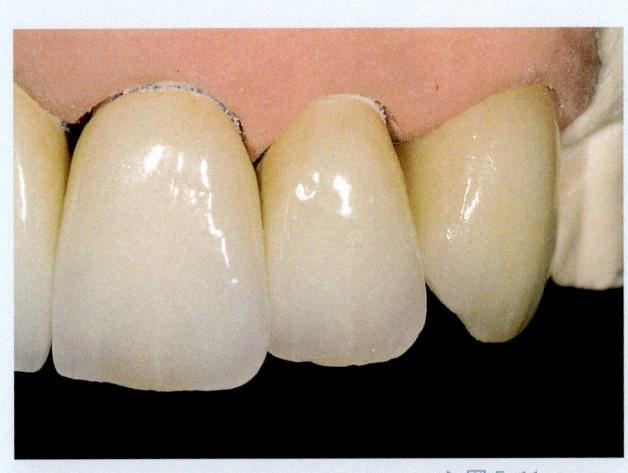

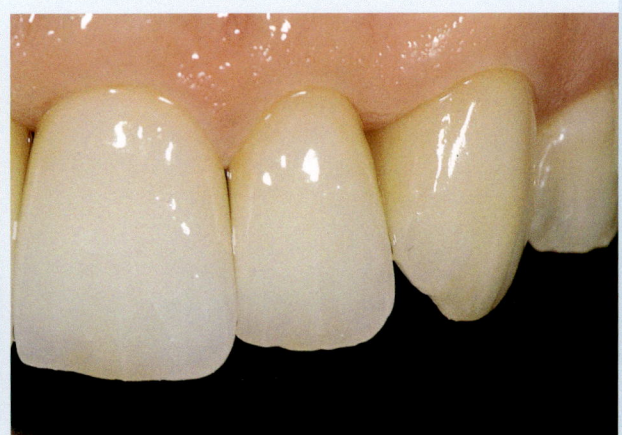

図 5-11a

図 5-11b

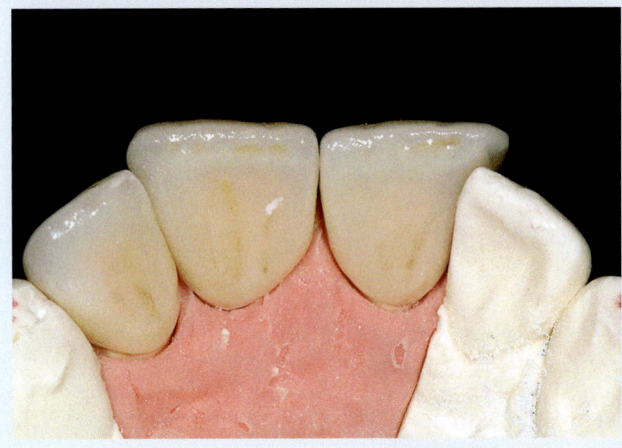

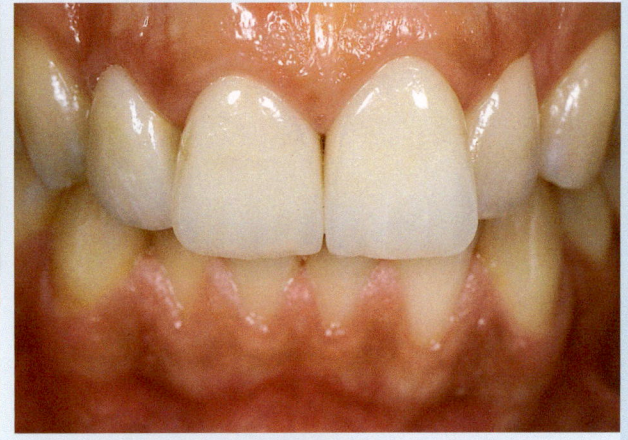

図 5-12a

図 5-12b

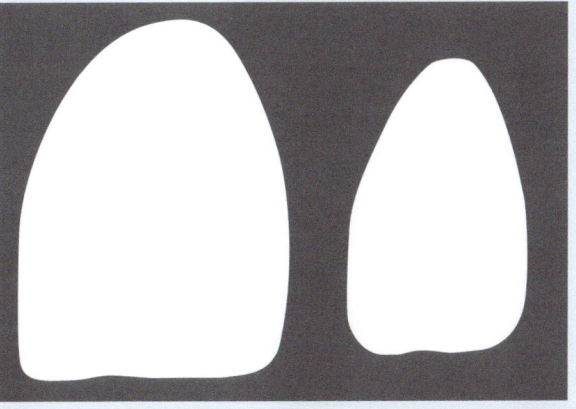

図 5-13a

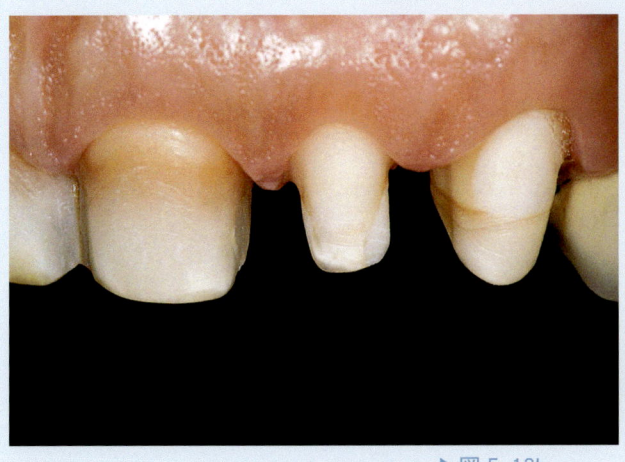

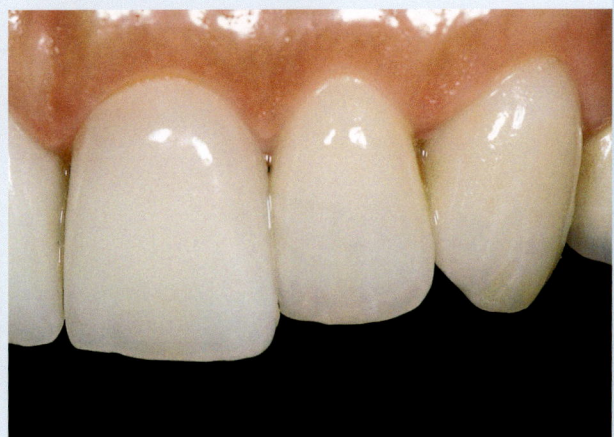

図 5-13b

図 5-13c

151

明度：明度は歯の中に存在するグレー色の量を白（高明度）から黒（低明度）を基準に評価するパラメーターである（第2巻，4章参照）．高明度は修復物が突出している部分や強調させる部分に使用される．逆に低明度は修復物の突出感を抑えるような部分に有効である（イリュージョン効果）（図5-14）．

半透明性／不透明性：近頃，歯間部に使用される半透明なセラミックには近遠心的な幅を減少させるイリュージョン効果がある（図5-15a, b）[32～34]．一方，同じ近遠心的な歯間部によりいっそう不透明なセラミックを使用することで，歯の近遠心的な幅径を増すようなイリュージョン効果が得られる．たとえば歯周病やインプラントの症例に見られるように，修復物が歯軸方向へ長くなってしまう場合は切端側1/3の半透明層を増加させることで長さを減少させて見せることができる（イリュージョン効果）．

歯冠表面の特徴づけ：歯冠表面の特徴づけを行うために使用される表層の着色は歯の大きさを変更するイリュージョンとして有効である（イリュージョン効果）．

・歯根部分を製作しエナメル‐セメント境を明確にすることは歯周病やインプラントの症例で歯冠長が長くなってしまう場合に，歯冠長を短く感じさせるうえで有効である（図5-16a, b）．

・高齢者の場合修復物の内面に茶色の縦に走るラインを使用して，歯冠長を増加させるイリュージョンを歯の表面に適応させる．

・たとえば歯冠部の頬側面に多数の脱灰線のような着色した細かい水平ラインを製作することは，歯冠幅径を大きく見せるイリュージョン効果がある．

　表層の色に頼ることは，修復物の彩度に影響された外観を改善するうえで最後のチャンスとなる．このような理由から，多くのテクニックと経験が必要になる．表層の色調は金属酸化物によって作られるため，それらの不適当な使用が修復物全体の不透明性を増加させてしまうことを知っておかねばならない．

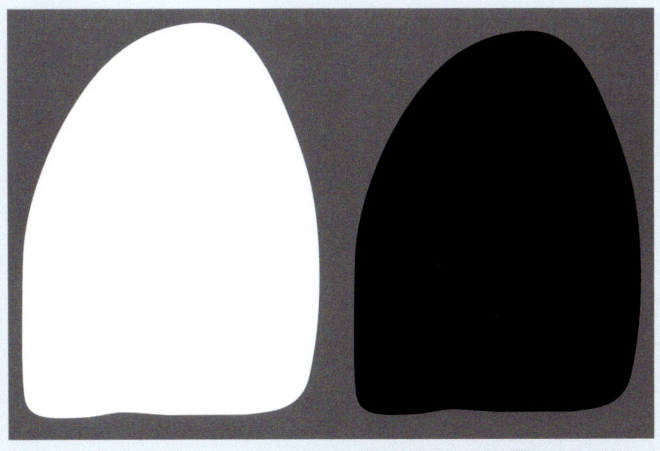

> 図 5-14

> 図 5-15a

> 図 5-15b

> 図 5-16a

> 図 5-16b

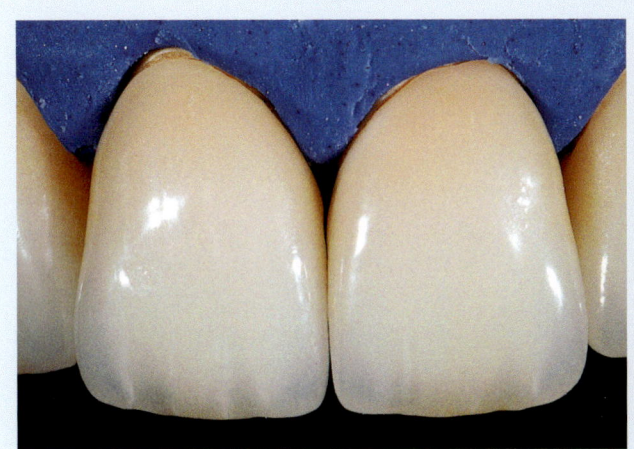

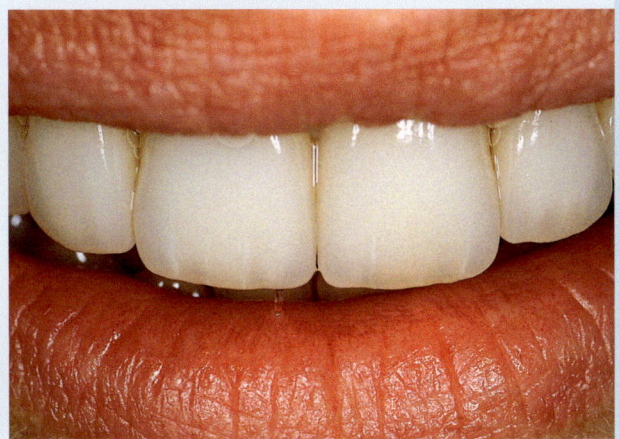

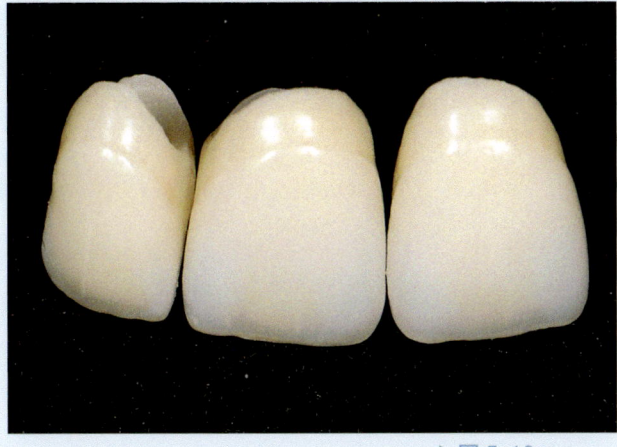

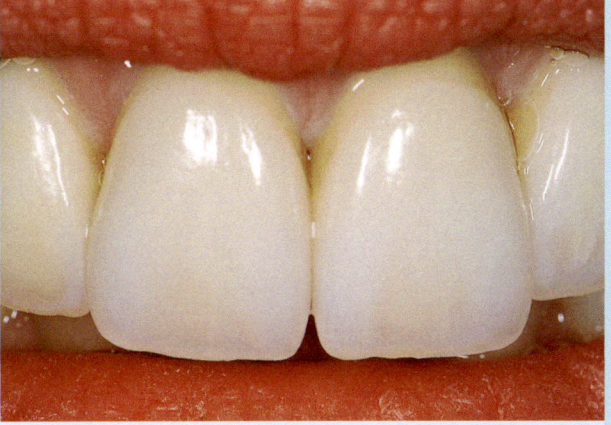

図 14　中切歯と側切歯が同じサイズであったとしても明度の高い中切歯は明度の低い側切歯よりも大きく見える．

図 15　(a)隣接面の半透明のセラミックを用いたレイアーリングは歯冠幅径を小さく見せるイリュージョン効果がある．また，半透明のセラミックを切端側に使用する場合は歯冠長を短く見せるイリュージョン効果がある．(b)また，これらの因子によって口腔内に装着された修復物はサイズ的によく統合するように思われる．

図 16　(a, b)歯冠高径の大変大きい歯に対しては，歯根部分とセメント - エナメル境を歯頸部領域に製作することで短く感じさせることが可能である(イリュージョン効果)．

歯の表面性状

天然歯の表層にはミクロとマクロの表面性状として知られている形態的な特徴が存在する．ミクロの表面性状とはほとんどが水平的な小さな溝であり，通常，若年者の歯の表面に認められる．患者の年齢が40歳から50歳くらいになるとこのミクロの表面性状は次第に減少し消失していく（図5-17a, b）．マクロの表面性状とは原則的には頬側面の凸凹している突出した部分からできており（図5-18a〜c），通常若年者に認められる．しかし，年齢が増加すると口腔周囲筋（頬と口唇）の影響によって歯の表層がこすられて薄くなり，侵蝕などによって歯のボリュームが消失し減少していく．

●補綴的考慮点と対応

修復物を製作するうえで，2つのタイプの表面性状が存在し修復物に対する理想的な光の伝達特性として反射と屈折が同時に生じることを歯科技工士と治療を担当する歯科医師は覚えておくべきである（図5-18a〜c）．さらに，歯の形態やカントゥアが実際には行っていなくても，歯のサイズの変更をしたように思わせるうえで重要な働きをする（イリュージュン効果）．歯冠表面の特徴づけはもちろん隣在歯の影響を受ける[47]．だが，参照点が隣在歯に認められない場合には，歯冠の表面性状の程度や形は患者の年齢や好みを目安とする．

図17 （a）上顎左側中切歯に審美的治療が必要であり，直接法によるコンポジット・レジン充填が上顎右側中切歯と同じ歯面性状を再現すべく行われた．（b）術後の写真から両側中切歯間の水平的なミクロな表面性状が近似していることがわかる．

図18 （a）失活歯している上顎左側中切歯は大きく，不十分なコンポジット・レジン修復が行われていた．（b）この部分はオールセラミック・クラウンで補綴することになった．セラミックの築層を行っている段階を示す．（c）口腔内に装着された補綴物は十分満足できる結果が得られている．光の反射する状態から左右上顎中切歯の唇側面に製作されたマクロな表面性状のミラーイメージのような隆起が非常に左右対称であることがわかる．

ミクロの表面性状

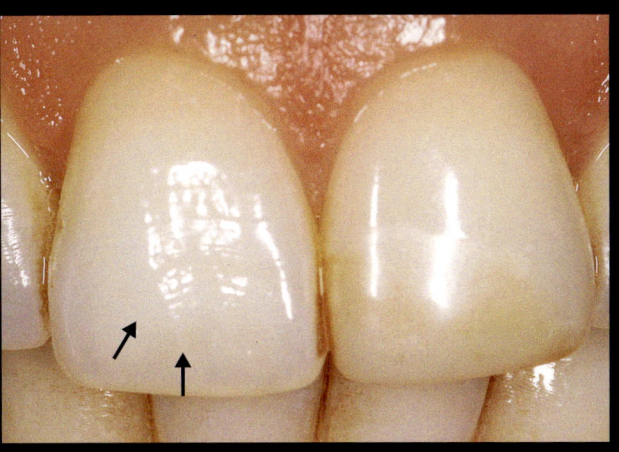

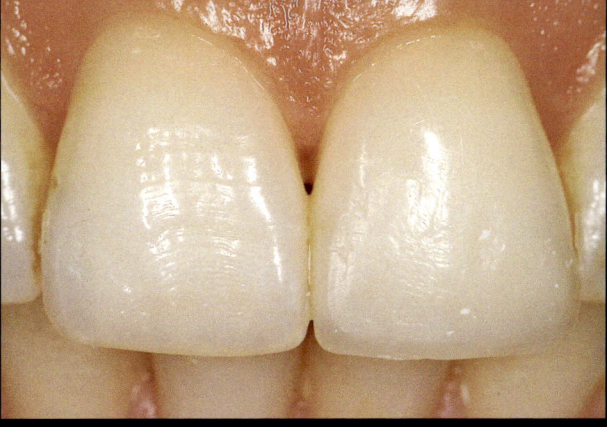

> 図 5-17a

> 図 5-17b

マクロの表面性状

> 図 5-18a

> 図 5-18b

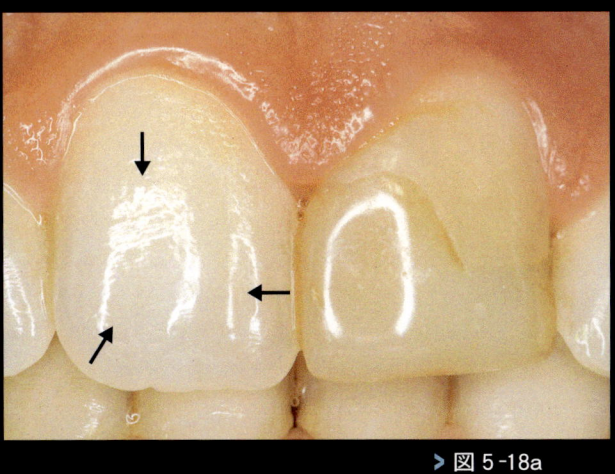

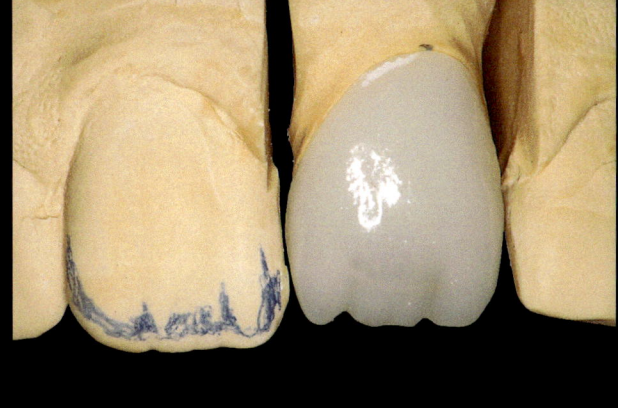

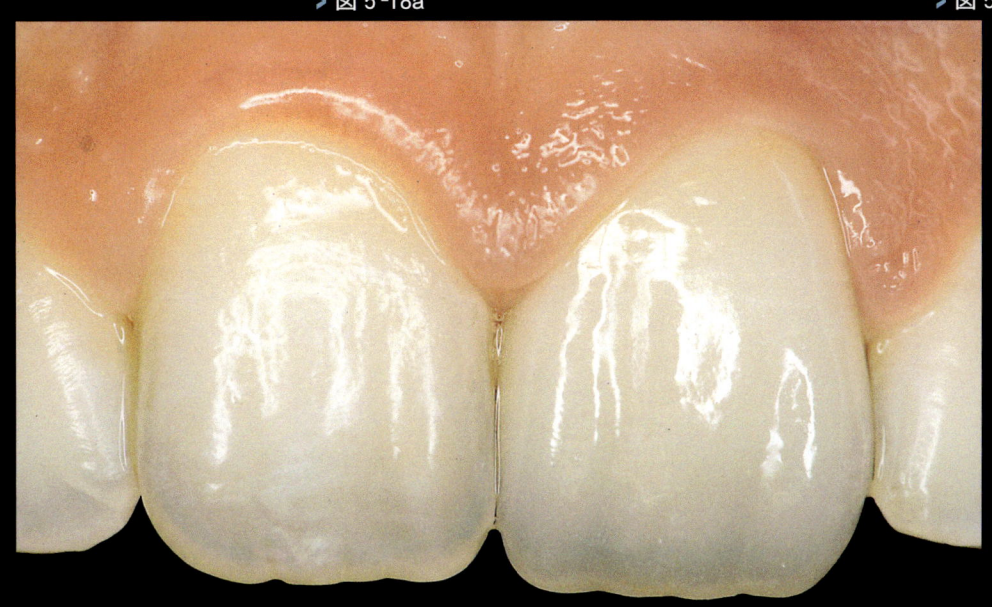

上顎歯列

上顎中切歯

　口は目とともに顔の表情を表すポイントとなる．スマイル時に上顎の中切歯は審美的にもっとも重要な要素となる．機能的な観点からも物を嚙み切ったり，嚙みつぶす基本的な働きがあることを考慮する必要がある．

　歯列の構成要素として上顎中切歯はその位置や大きさから見てももっとも重要である[7,48]．

　天然歯の形態や種類を考えると前歯部は外観からしてもその存在に意味があるように思われる[49〜51]．

歯冠形態とカントゥア

尖円型：切端方向へ開放して歯頸部方向へ収束した輪郭をしている．この歯冠形態は歯頸部が大変狭い状態となる（図5-19a）．

卵円型：切端側と歯頸部側の両方へ向かって曲線を描いて丸みを帯びた輪郭をしている（図5-19b）．

正円型：歯頸部と切端側の幅径がほとんど同じで直線的で平行な輪郭をしている（図5-19c）．

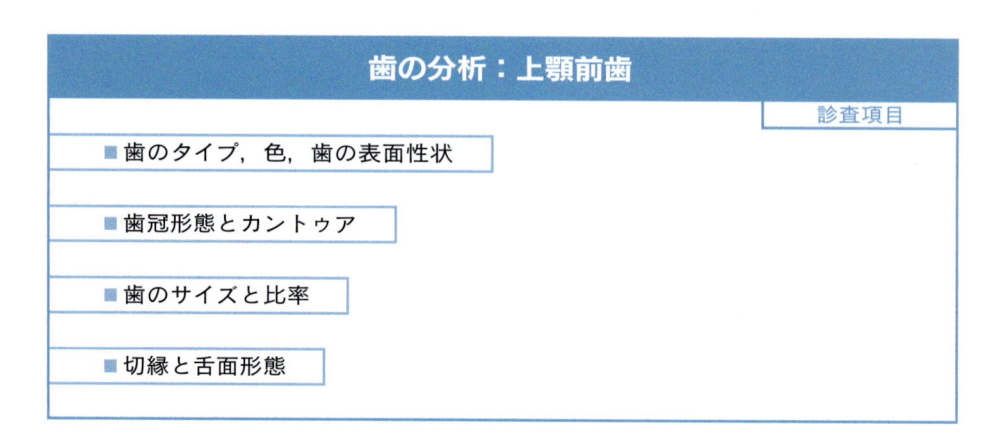

歯の分析：上顎前歯　　　診査項目

- 歯のタイプ，色，歯の表面性状
- 歯冠形態とカントゥア
- 歯のサイズと比率
- 切縁と舌面形態

図19　(a〜c)個々の口腔内に存在する上顎中切歯の異なった形態を示す．それらはすべて3種類の基本的な分類に属する．(a)尖円型，(b)卵円型，(c)正円型

歯冠形態とカントゥア

尖円型

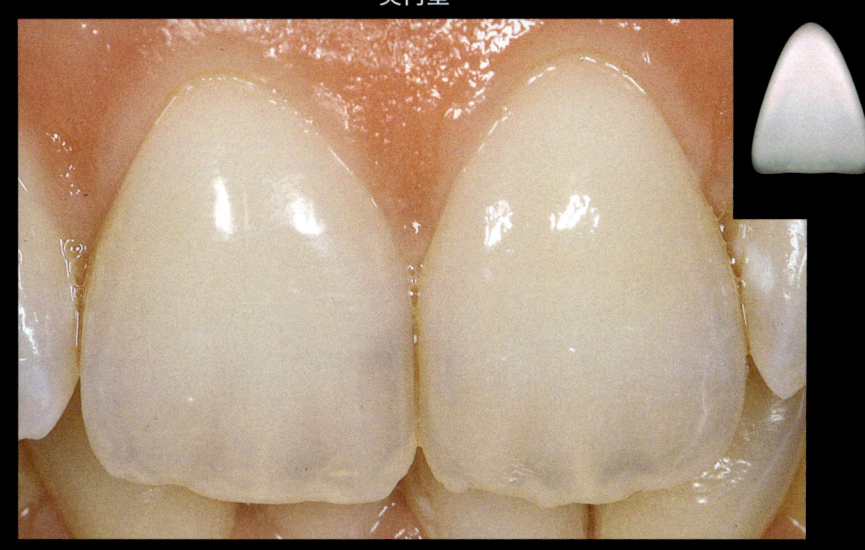

> 図 5-19a

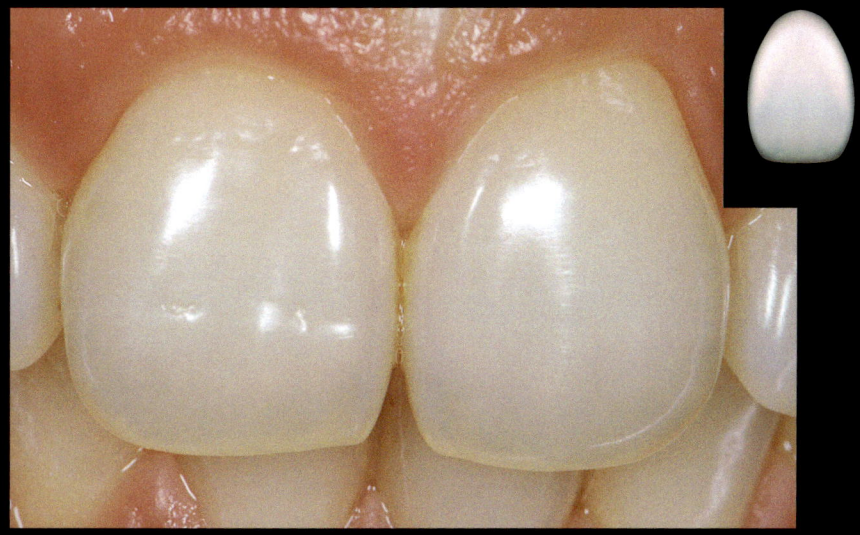

卵円型

> 図 5-19b

正円型

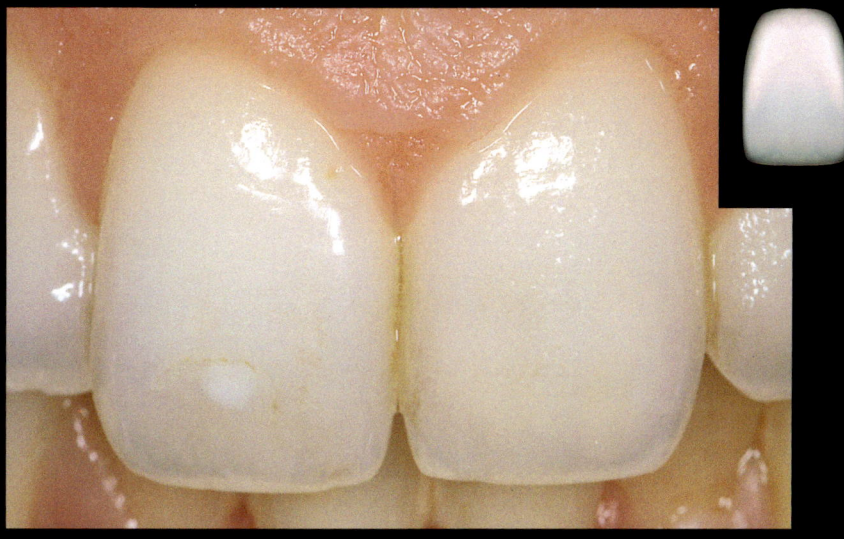

> 図 5-19c

歯のサイズ

これまで多くの研究者が抜去歯を用いて上顎中切歯の大きさを計測した報告を行っている．それによると，平均的な上顎中切歯の歯冠幅径は8.3から9.3mm，歯冠長は10.4から11.2mmである[2,24,51〜57]．歯の歯冠幅径の大きさは保たれるが，歯冠長は年齢とともに変化する．

若年者の場合，たとえば切縁部分にはマメロンが存在していて摩耗も見られない状態である．しかし，歯は完全に崩出していない状態であり，歯肉縁がエナメル‐セメント境に対して歯冠側寄りに存在している（アルタード・パッシブ・トゥース・エラプション）．歯頸部が部分的に歯肉に覆われた状態で時折歯冠長が著しく減少する傾向がある．しかし，高齢者の場合は共通して切端部分の摩耗が生じていて切端の形態が曲線を描いていたり，平坦化していることが多い．また，症例によっては，歯冠長の減少が歯肉の退縮によって補われてしまうことがある．これは，切端の位置が次第に根尖方向へ移動すること，そして静止時とスマイル時に口唇から露出する歯の量が減少することに伴って同時に生じる．

歯の比率（プロポーション）

歯冠部分の比率に関する多くの研究で，中切歯における歯冠幅径と歯冠高径の比率は約80％と報告されている（図5-20a〜c）[53,54,56]．Brisman[13]によれば，この歯冠幅径と歯冠高径の比率は患者にとって理想的であるが，多くの臨床医は可撤式の義歯に使用する既製の人工歯に影響されて，むしろ長くて幅の狭い歯を好む傾向がある[58]．ChicheとPinault[59]は75％〜80％の間にあることが理想的であると報告している．歯冠部分の比率が75％〜85％までの平均的な範囲であったとしても，男性は女性と比較して中切歯が大きく[2,60,61]，また，黒色人種は白色人種と比較して中切歯が大きいことが報告されている[2,62,63]．Peckら[64]，さらにハイ・スマイルラインに関連して女性の患者は中切歯の歯冠長を短く製作する傾向があることを報告している．

図20 （a〜c）天然歯において，上顎中切歯の歯冠幅径は8.3mmから9.3mmの間である．また，通常の歯冠長は10.4mmから11.2mmの間である．歯冠幅径と歯冠長の比率が約80％になるようにする．このような歯の大きさと比率が上顎中切歯の存在感を表現している．

歯冠形態と歯の比率

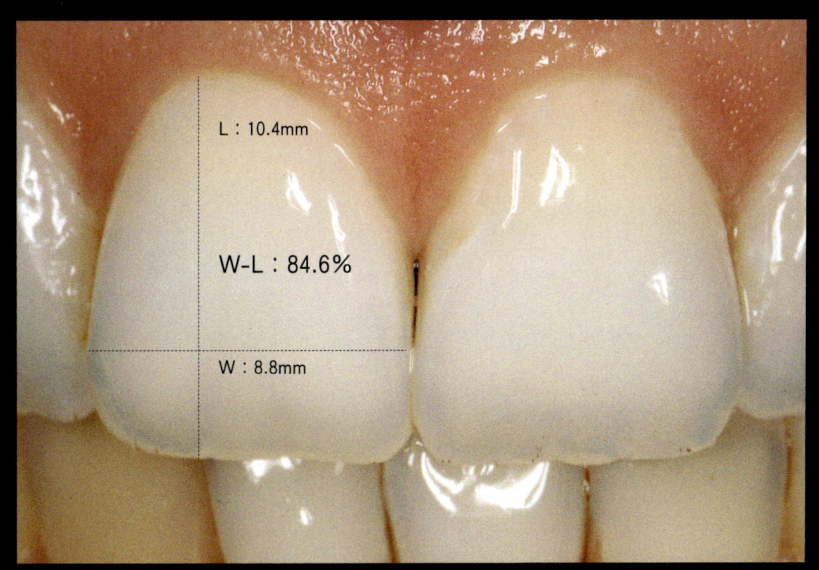

L：10.4mm
W-L：84.6%
W：8.8mm

> 図 5-20a

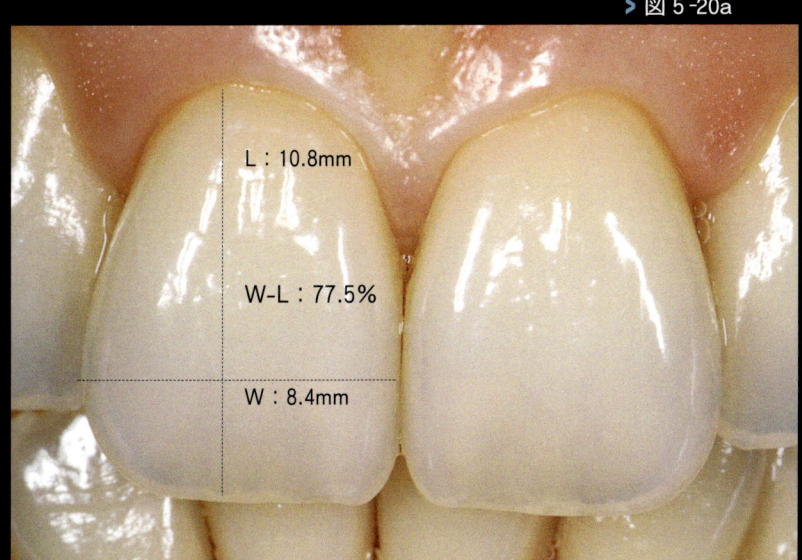

L：10.8mm
W-L：77.5%
W：8.4mm

> 図 5-20b

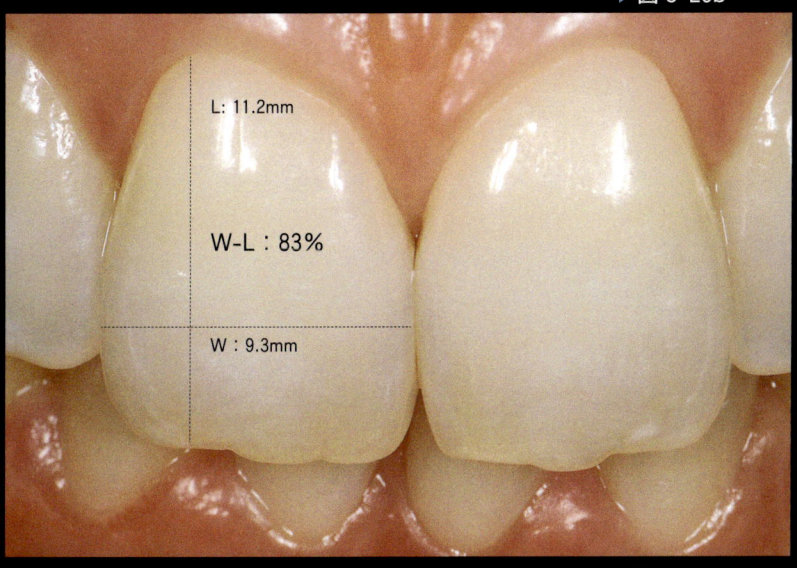

L：11.2mm
W-L：83%
W：9.3mm

> 図 5-20c

シンメトリーとミラーイメージ

　審美的な成功を決定する要因の1つに中切歯の左右対称的調和と強調性がある[48,65]．通常，中切歯は左右同じ形，大きさに製作されミラーイメージのようである．しかし天然歯において，上顎中切歯が左右まったく同じ形をしている状態はほとんど認められない．ある研究報告によると完全に左右同じ形をした中切歯はたった14%の割合でしか存在しなかった[55]．実際，天然歯列において最小限の寸法的な非対称は歯冠幅径と歯冠高径の両方に認められる[48]．通常，歯冠幅径の違いが0.3mmより小さい場合は気づくことがなく0.3mmよりも大きい場合は，誰もがその違いに容易に気づくことができる(図5-21a~f)[55,61]．

　歯冠高径に関しても中切歯間で長さがわずかに違うことが問題となる(図5-22a,b)．その長さの違いが0.3mmから0.4mmになった時に，誰もが中切歯間の左右非対称性に気づくようになる(図5-23a,b)．

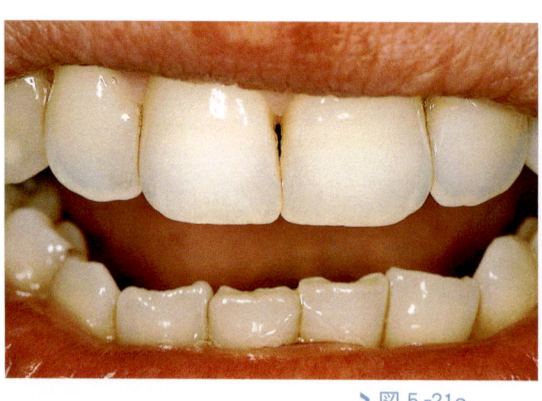

> 図 5-21a 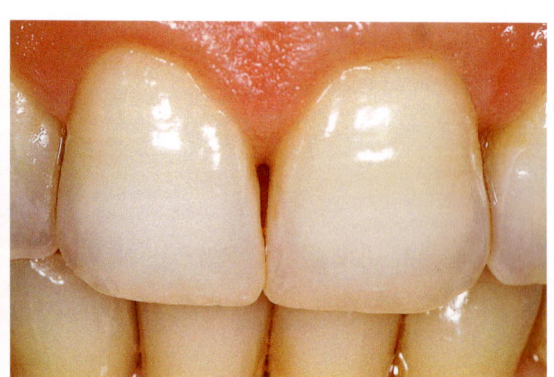　　　　　　　　　　　　　　　　　　> 図 5-21b

図 21　(a~f) ミラーイメージのような完全に左右対称な状態は天然歯列に存在しない．歯冠幅径が0.3mmよりも大きく異なる場合は見ただけでその違いがわかる．この症例は，約0.5mm歯冠幅径に左右差があり，その違いが明らかである．

図 22　(a,b) わずかに異なる左右中切歯の切縁の位置は，安静位の口唇との関係では目立つ状態であるが，ハイ・スマイルラインで歯肉レベルと切縁の高さが同様に異なっていれば，全体的なバランスがとれて歯の長さの問題が補われ審美的に受け入れられる．

図 23　(a,b) 安静位の状態で切縁の位置は同一である．しかしハイ・スマイルラインの状態で，この症例は左右中切歯の歯肉レベルの高さに違いがあり，ミラーイメージのような左右対称な状態にならない．

Chapter 5　歯の分析

> 図5-21c

> 図5-21d

> 図5-21e

> 図5-21f

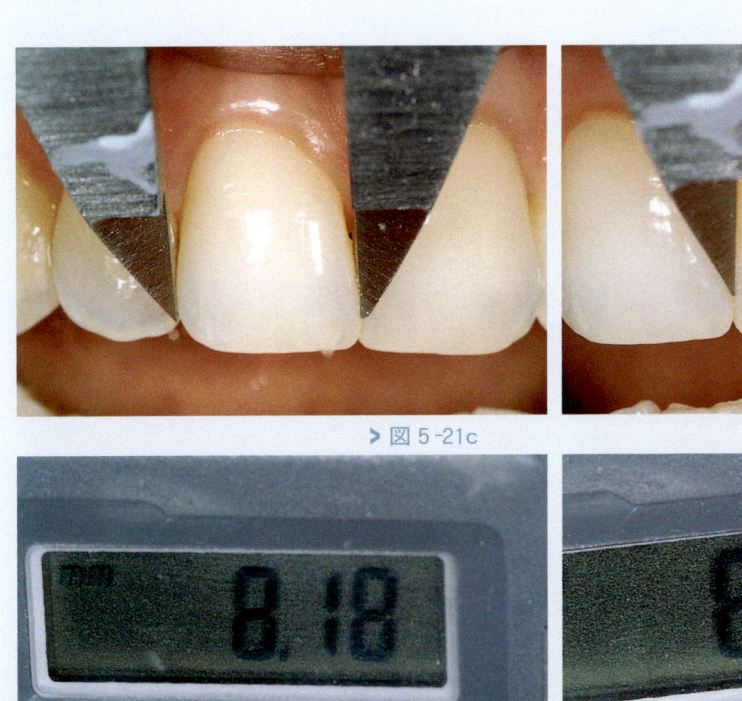

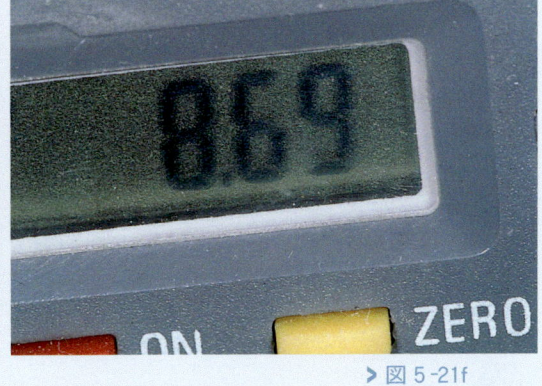

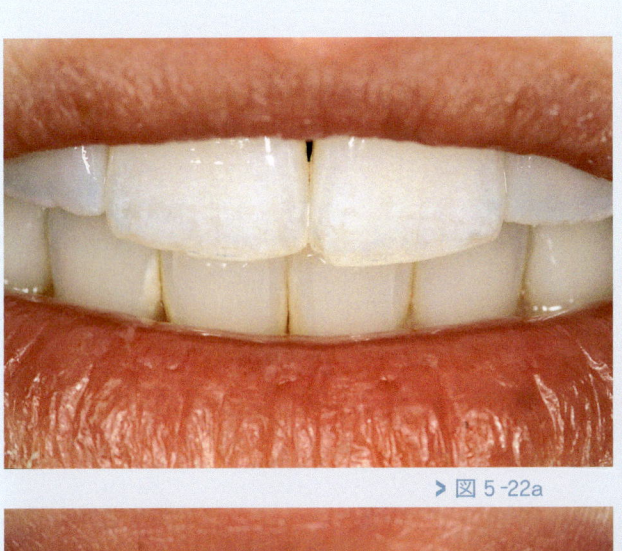

161

> 図5-22a

> 図5-22b

> 図5-23a

> 図5-23b

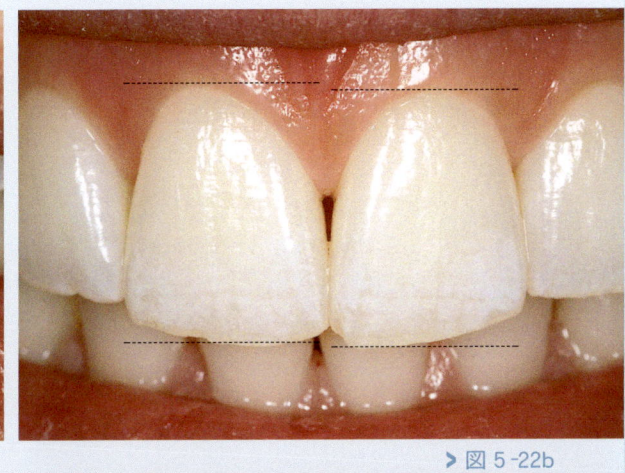

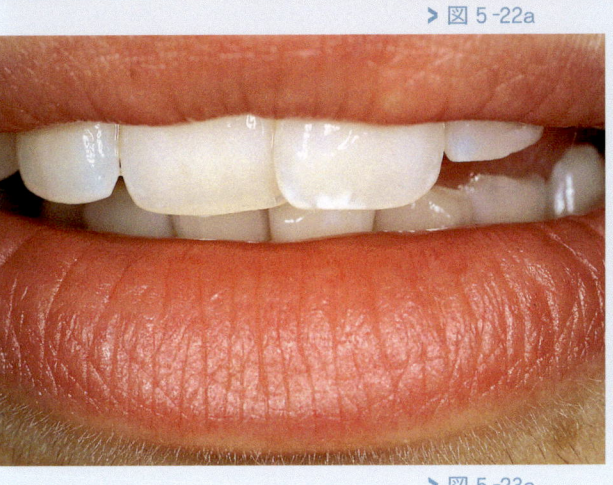

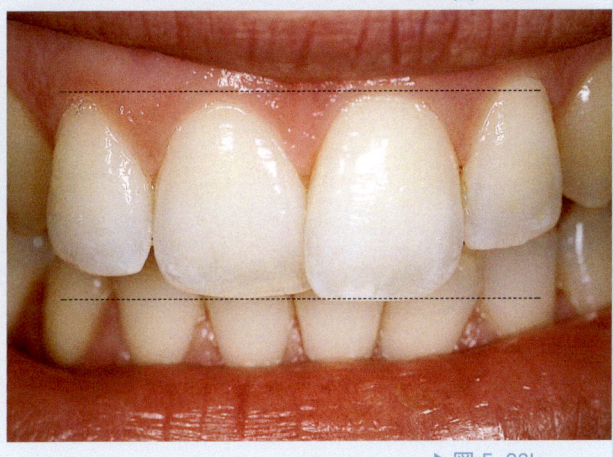

●補綴的考慮点と対応

適切な歯冠長と歯冠幅径，そして正しい比率と左右対称的な調和を得る目的でいくつかの修正を加えて行われる修復処置は，他の考慮すべき重要な要因を含めて評価しなければならない．審美的外観は別として，そのような修正を行ううえでポステリア・ディスクルージョンを与えることができるアンテリア・ガイダンスを機能的に正しく設定する必要がある．前歯部に新しく設定した長さが適切かどうかを確認するうえで，m，e，そしてfあるいはvなどの発音を調べる必要がある（第4章，P.119参照）．歯のサイズの修正を決定する前に，患者のスマイルラインとの関係を診査しておく必要がある．スマイル時に口唇の位置が低い患者の場合は，中切歯の歯肉レベルが非対称で歯冠長が異なっていても一般的には患者にとってそれほど問題にならない．もし患者が歯頸部の不揃いを修正することを特に希望しなければ，切端の簡単な修正で十分である（図5-24a〜c）．これとは反対に，スマイル時に上顎前歯が完全に露出する場合には中切歯を左右対称でミラーイメージのような審美修復治療を成功させるために，さまざまな要因を明らかにしなければならない（図5-25a〜e）．

> 図5-24a

> 図5-24b

> 図5-24c

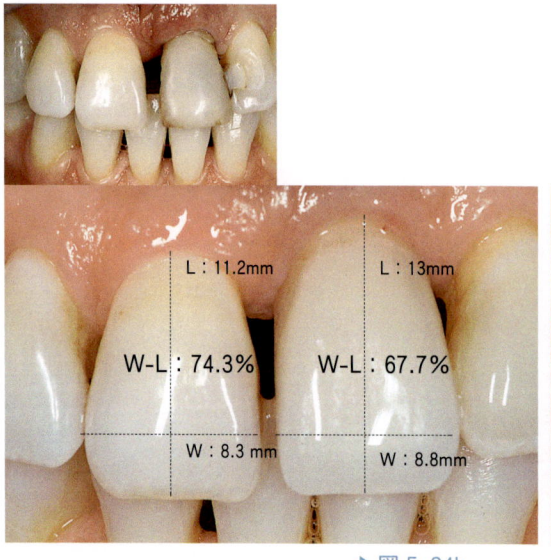

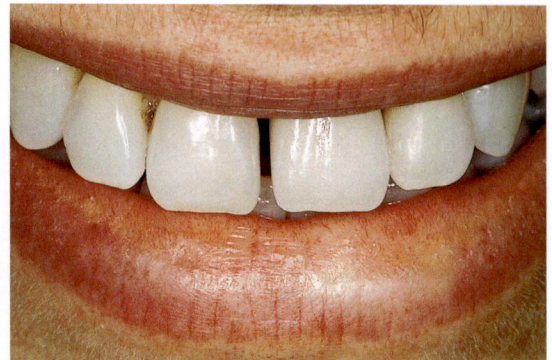

図24 （a, b）患者は上顎左側中切歯が歯周病に罹患しており，抜歯後にインプラントを埋入を行った．治療終了後，上顎左側中切歯と反対側天然歯を比較すると抜歯後の歯肉退縮によって歯肉レベルが不揃いになっていた．（c）しかし，この不揃いの状態はフル・スマイルを行った時でも見えないため問題にならなかった．

Chapter 5 歯の分析

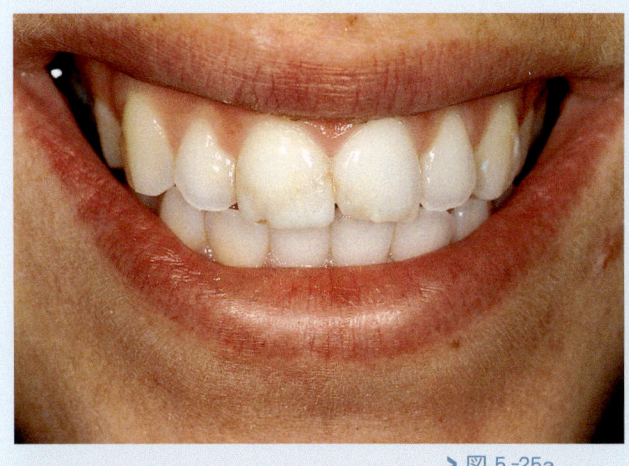

図5-25a

図5-25b

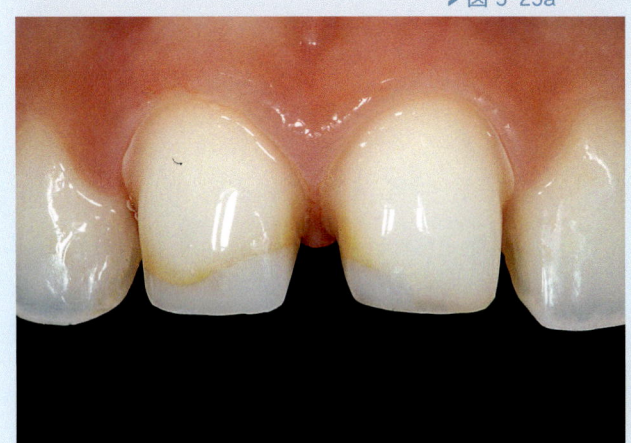

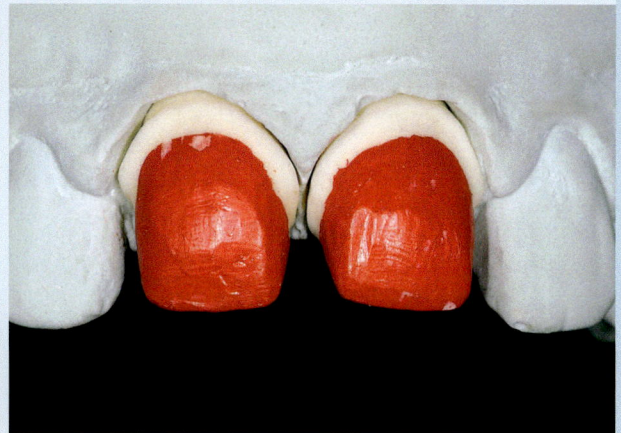

図5-25c

図5-25d

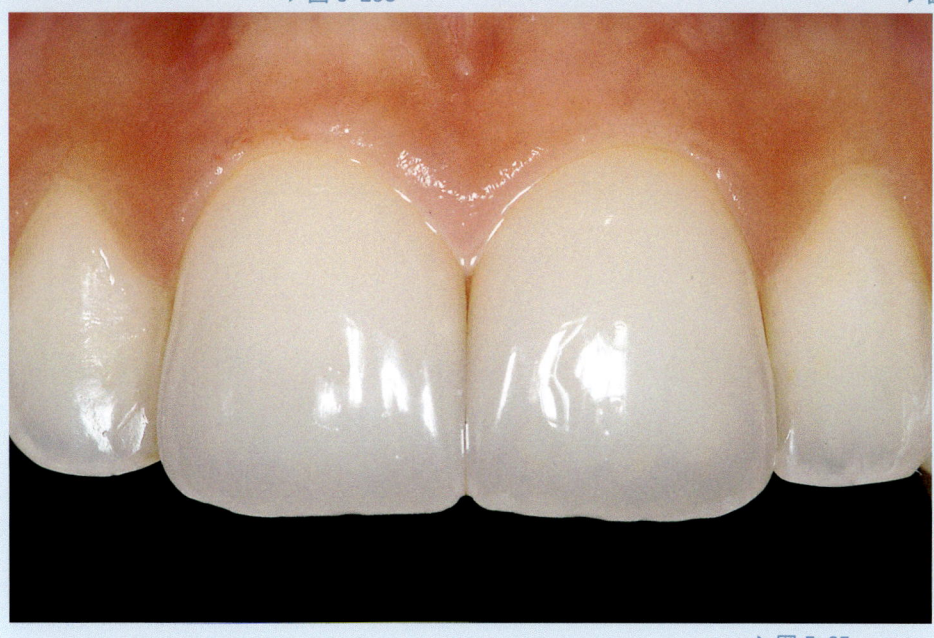

図5-25e

図25 (a, b)この患者はハイ・スマイルであり，上顎中切歯を左右対称に調和をとるうえで，歯肉と切端レベルを正しく修正する必要がある．(c〜e)不適切な形態とその比率は，2本のセラミック・ベニアによって，左右対称で強調性のある状態に修復された．

切縁

　正面から見た中切歯の切縁にはマメロンが認められる．これは若年時に消失する傾向にある．頬舌方向に傾斜している特徴的な中切歯切縁の形態は，光の反射現象とあいまって上顎中切歯に典型的な幅の狭い乳白色光を放っている(図5-26a)[29]．そのため，唇側辺縁に関連する舌側辺縁の切縁は，不自然で明らかに人工的な外観を呈する状態を避けるために，補綴修復で必ず再現しなければならない．

切縁形態

　中切歯の唇側面は異なった角度の３つの面(歯頸側１/３，中央１/３，切縁側１/３)から成り立っている．これらの面が唇面の凸面を形成しており，側面から見ることでよりいっそうその形態を容易に確認することができる．

●補綴的考慮点と対応

　中央１/３と切縁側１/３の移行部分における歯冠の唇舌的な厚みは，天然歯列において2.5mm(薄い歯)から3.3mm(厚い歯)である(図5-26b, c)[59]．修復物を製作するうえでその厚みは3.5mmを超えないように注意する必要がある．この値は，通常天然歯列に見られる値よりもわずかに大きい(図5-27a〜c)．理想的には支台歯形成を行う際に使用するマテリアルに合わせて，唇舌的に適切な厚みを確保するように削合すべきである(図5-27a)．この不可逆的な手技である支台歯形成を行う前に，診断用ワックス・アップを通して製作されたシリコーン・インデックスを用いて，最終補綴物に合わせて削除量を決定しておくとよい．この方法を用いることで，支台歯形成時の切縁の位置を正確に把握することが可能である．

　前歯部の修復処置で頻繁に生じる誤りの１つに，支台歯形成時に切縁側１/３の舌側方向への削除量が不足していて，切縁形態がオーバー・カントゥアになってしまうことがある[66]．ChicheとPinault[59]が述べているように，このような不適切な切縁形態は中央１/３と切縁側１/３の移行部分の唇舌的な厚みを計測することで察知することができる．また，不適切な切端の位置はｆ音の発音を行う時に問題を生じる(第４章，P.126)．

> 図 5-26a　　　　　　　　> 図 5-26b　　　　　　　　> 図 5-26c

> 図 5-27a　　　　　　　　> 図 5-27b　　　　　　　　> 図 5-27c

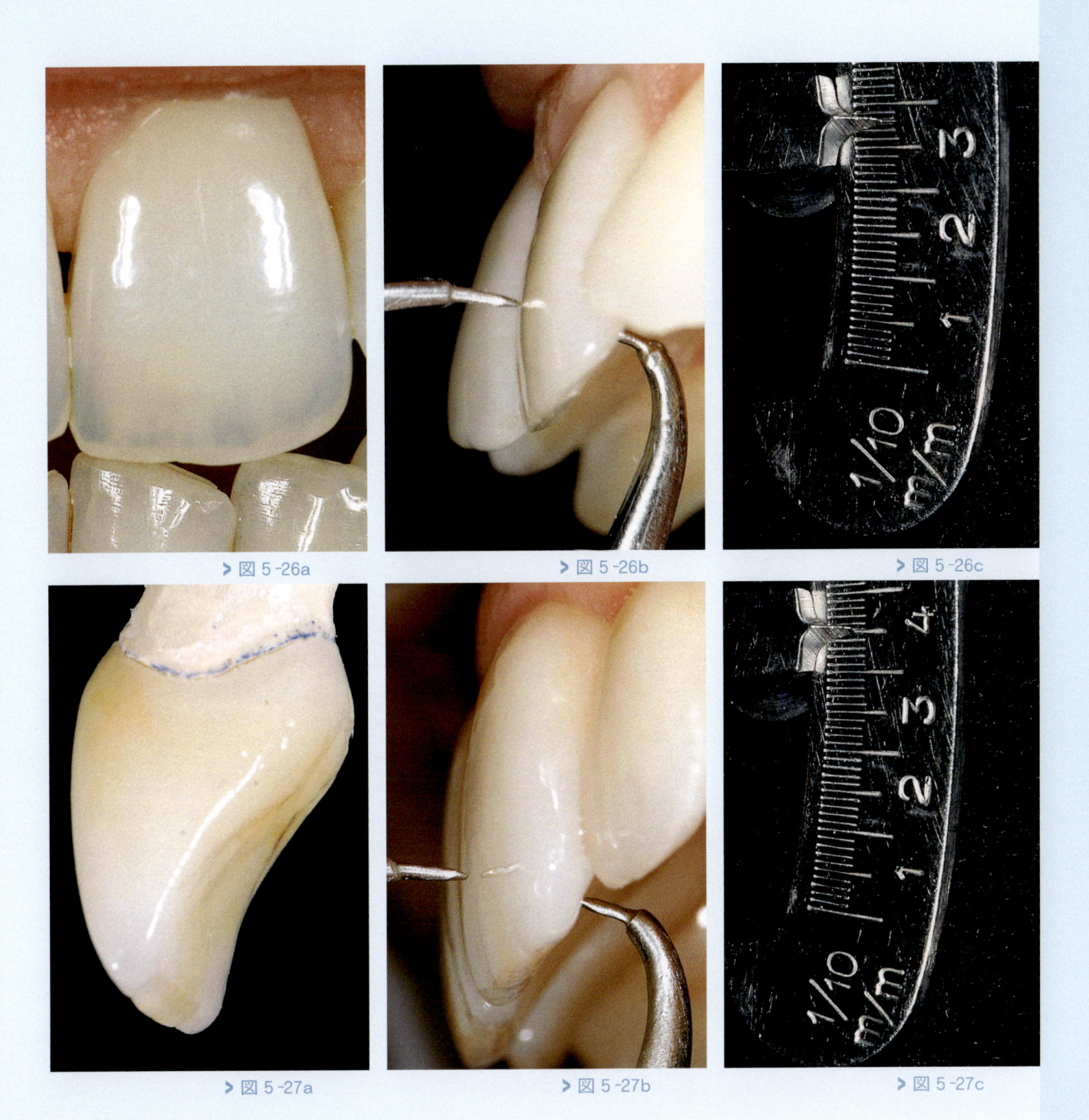

図 26 （a）上顎中切歯切縁の斜面に磨耗が生じる前の前歯部切縁に特徴的な帯状の乳白色の部分（マメロン）を認める．
（b, c）歯冠形態とともに切縁の傾斜状態を観察すると，中央1/3と切縁側1/3の移行部分で，唇舌的な厚みが2.5mmから3.3mmの範囲にあることがわかる．

図 27 （a〜c）前歯部の修復処置における支台歯形成時の削除量は唇側面と口蓋側面のマテリアルの厚みを考慮して決定すべきである．また，最終補綴物の唇舌的な厚みは3.5mmを越えないように注意すべきである．

上顎側切歯

　上顎側切歯は中切歯に似た形態とカントゥアをしており，基本的に中切歯に比べて小さい（図5-28a, b）．上顎の側切歯の特徴はその大きさや位置がさまざまなことにあるが，個々の側切歯の大きさや位置だけでなく，同一口腔内においても左右で大きさや位置が異なることがある[50, 54, 56, 59, 67, 68]．

　特徴的な形態的異常が側切歯の片側または両側に認められることがある．この形態的な異常を伴った側切歯はペッグ・ラテラルというニックネームで呼ばれている（図5-29a, b）．

●補綴的考慮点と対応

　天然歯に認められるさまざまな大きさの側切歯サイズに関しては，必要に応じて補綴的にその歯冠幅径と歯冠高径の両方を修正する必要がある．歯列内でのスペース的な限界から配列状態が不十分で患者にとって満足できない配列となってしまう場合には，側切歯の歯冠幅径を片側，または両側で減少させて修正する必要がある．側切歯の大きさが異なることは，よくあるため通常すぐに気づくことはほとんどない（図5-30a, b）．一方，歯間部の空隙に関しては側切歯の歯冠幅径を増加させることで容易に閉鎖することが可能である．このようなことから，側切歯は前歯部において特徴を持っている歯として考えられている（図5-30c, d）．

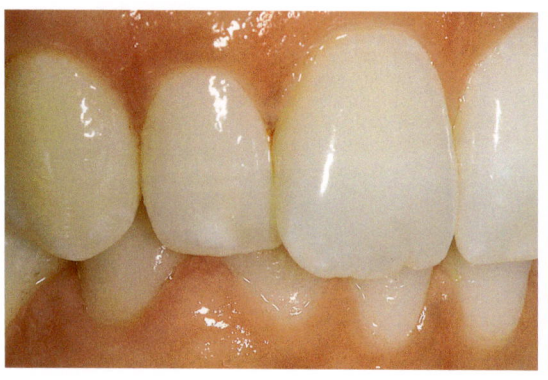

▶ 図5-28a 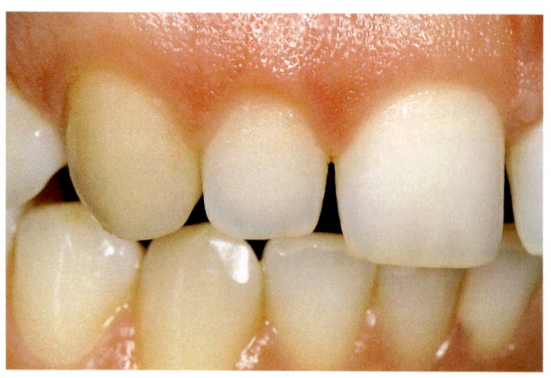　　　　　　　　　　　　　　　　　　　▶ 図5-28b

図28　（a, b）天然歯列において上顎側切歯の形態は中切歯と比較して小さいが，まったく同じ形態をしていることがある．

> 図 5 -29a

> 図 5 -29b

> 図 5 -30a

> 図 5 -30b

> 図 5 -30c

> 図 5 -30d

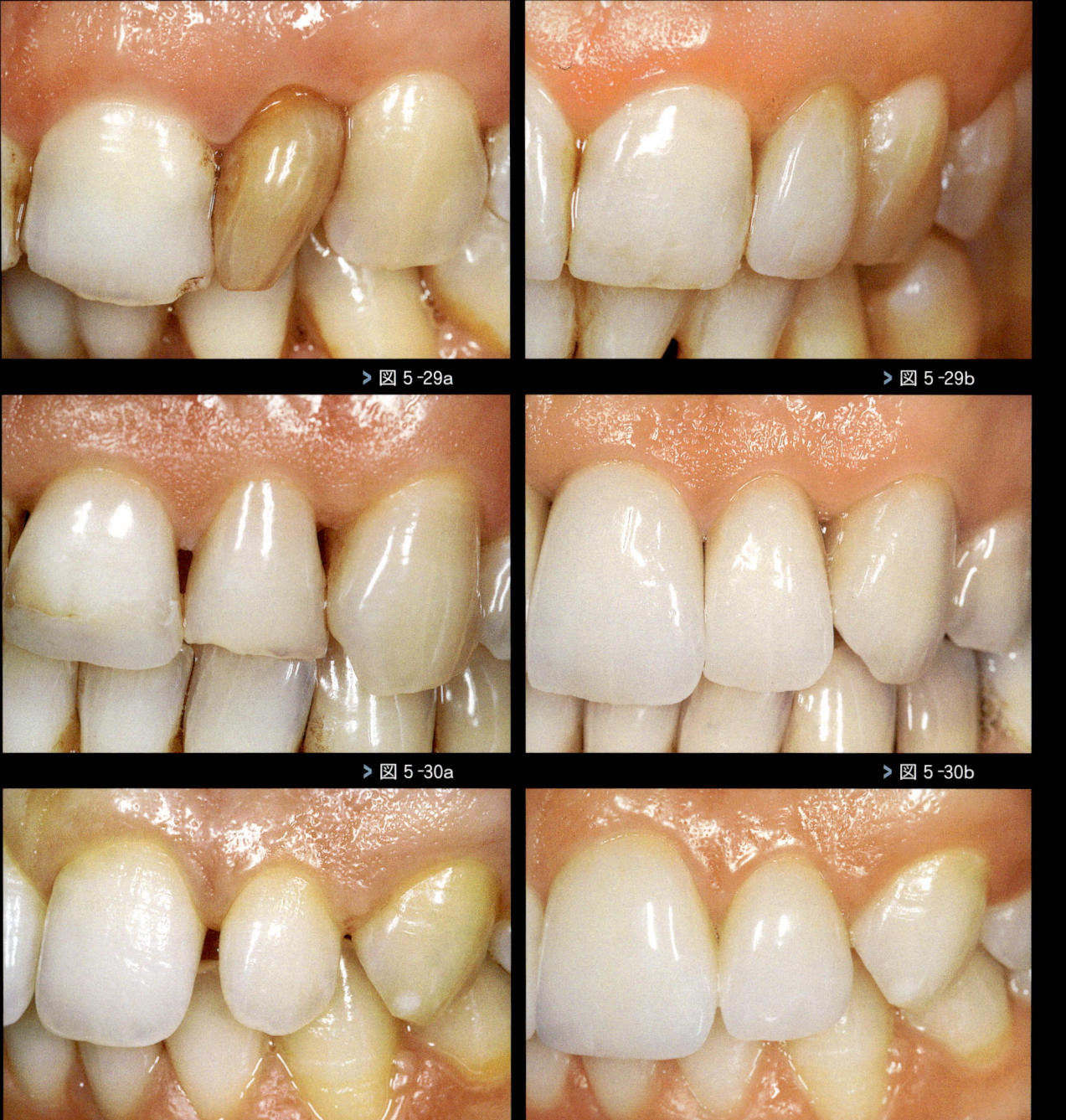

図 29　(a, b)この患者は審美的な理由から変色した側切歯(ペッグ・ラテラル)に不満を持っていた．この上顎左側側切歯は正常な形態の修復物を装着することで問題が解決された．

図 30　(a, b)制限のある歯列内では近遠心的な側切歯の歯冠幅径が全体的な審美的外観から犠牲となることがある．(c, d)これとは反対に歯間空隙が存在する場合は可能な限り歯冠幅径を増加することで，前歯部の構成要素を最大限に活用することができる．

上顎犬歯

　上顎犬歯は特に歯頸部に向かって大変突出しており，前歯部においてV字型をした特徴的な形態をしている．この歯冠部尖頭は摩耗により年齢とともに平坦化することもある．犬歯のシングラムの発達と唇舌的に厚みのある解剖学的な特徴から，歯軸方向以外に加わる咬合力に適切に抵抗することが可能である．通常，口腔内において犬歯は側方運動時のディスクルージョンに関係している[69]．犬歯は中切歯や側切歯と比較して歯冠部分の色調が周囲の影響を受けた特徴的な彩色をしている．歯肉レベルに関しては咬合平面が傾斜しているため，水平面に完全に並ぶわけではない[43]．犬歯の唇舌的な傾斜は左右非対称である．このことからインターインサイザル・アングルが非対称になり，左右側方運動が非対称になることがある．

●補綴的考慮点と対応

　上顎犬歯の形態や位置はスマイル時の口唇の幅を調整する大変重要な働きがある．また，唇側面と口唇との間に生じる空隙の大きさに非常に関係する（第3章，P.102参照）．補綴的形態に問題があったり舌側へ傾斜しすぎると犬歯の突出感が欠如して，スマイル時に犬歯が見えなくなり前歯部と臼歯部の区分がはっきりとわからなくなってしまう（図5-32a～e）．一方で，補綴的に唇側の突出を大きく製作しすぎると唇側面の口唇との間に生じる空隙が狭くなり，スマイル時の口唇の動きに影響を及ぼす．

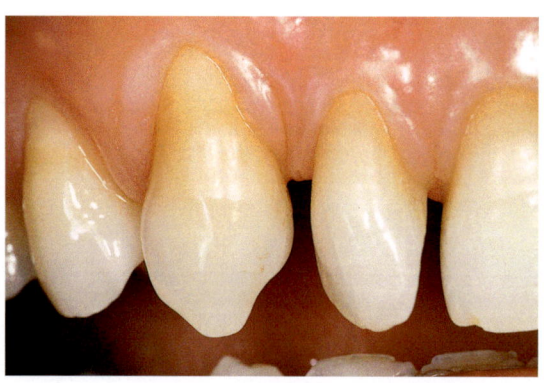

▶図5-31a 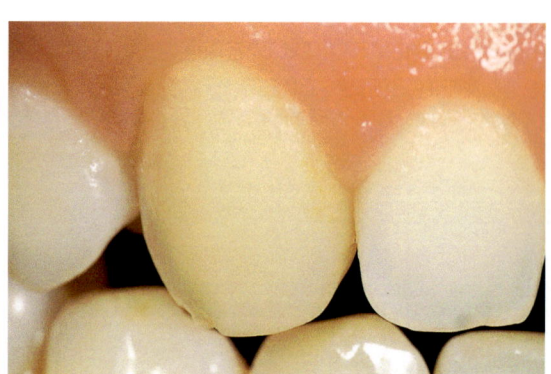　　▶図5-31b

図31　(a, b)犬歯には種々の形態が存在する．たとえば，犬歯の尖頭部分が歯列から突出していることがある．また，非常に丸みを帯びていて優美な外観を呈している時もある．

Chapter 5　歯の分析

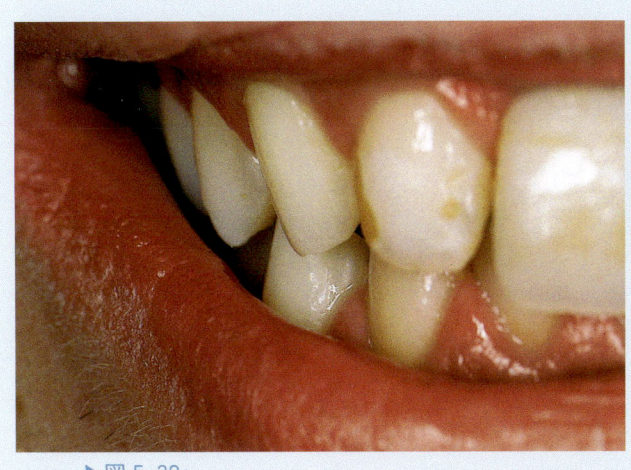

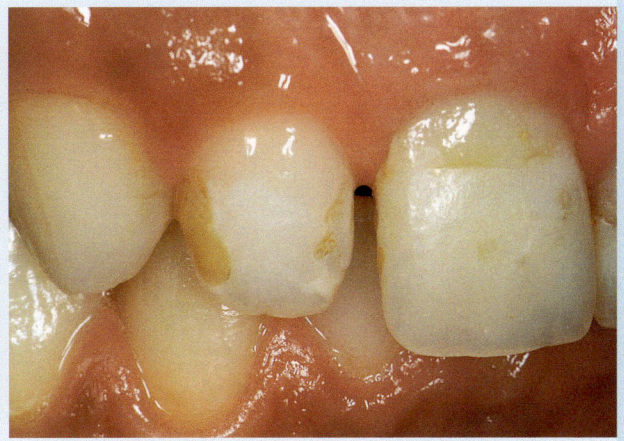

> 図 5-32a

> 図 5-32b

> 図 5-32c

> 図 5-32d

> 図 5-32e

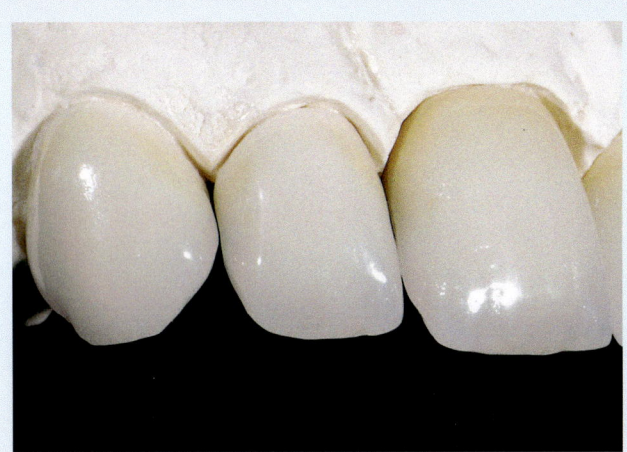

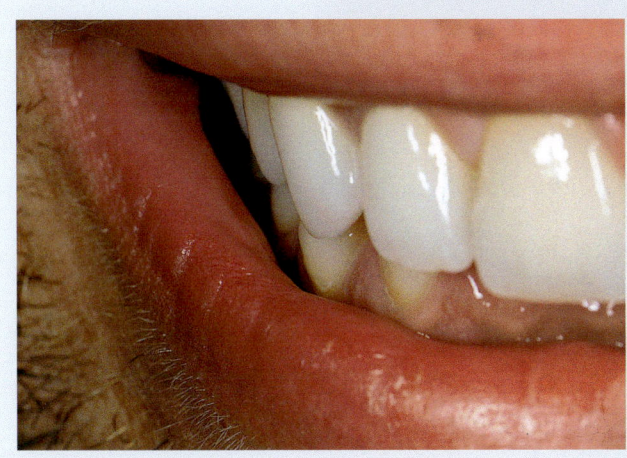

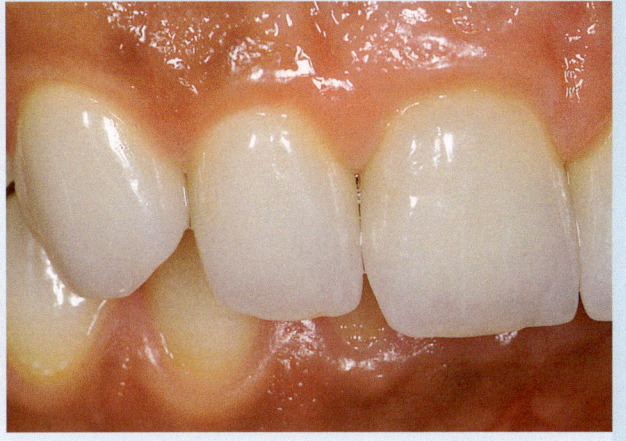

図 32　(a, b)上顎右側犬歯の歯頸部方向への突出感と配列状態がこの患者のスマイルに問題を生じていた．(c)前歯部の修復によって，歯冠長を延長させ約1mm唇側へ犬歯尖頭部を移動させた．(d, e)このような改善は犬歯が前歯部と臼歯部を区分することに効果的であり，個性的なスマイルをもたらす．

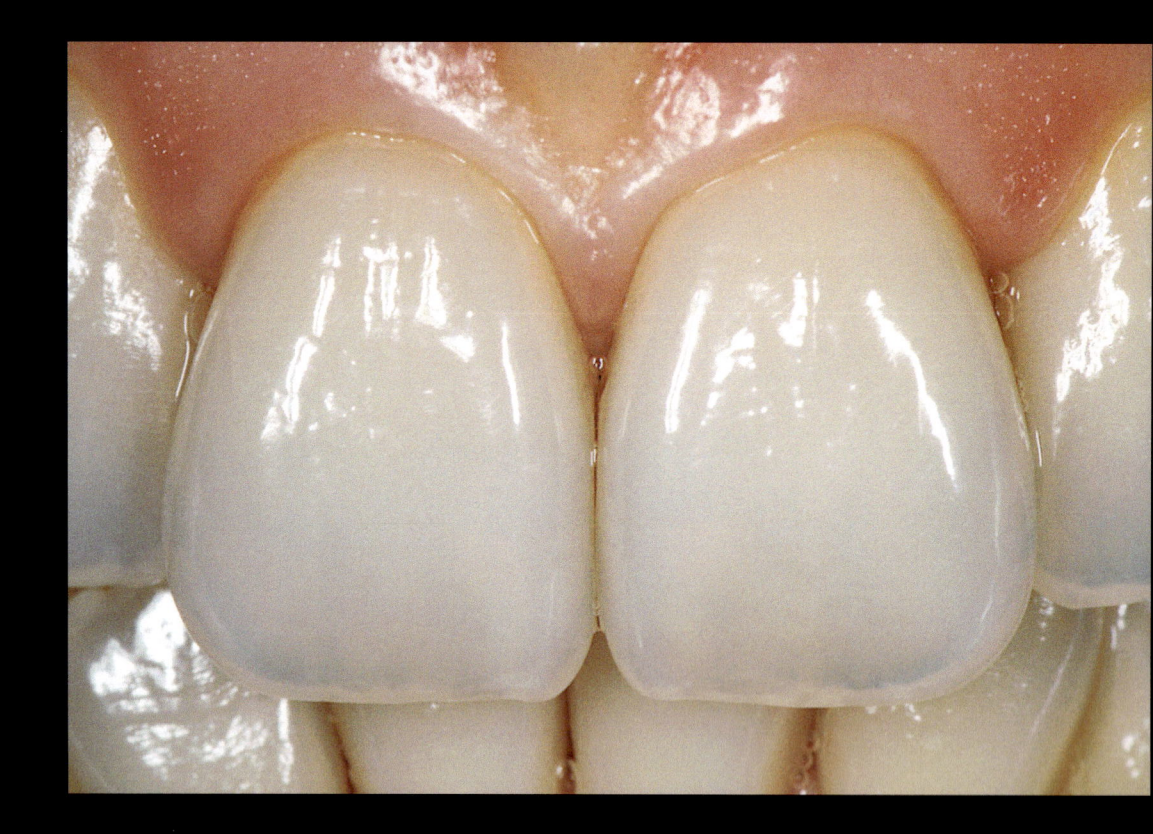

上顎中切歯

- 唇側面に3つの隆起（豊隆）と2つのくぼんだ面が存在する．
  基本的には歯頸部は三角形の形状をしており，歯の歯軸に対して遠心側の歯頸ラインが高くなっている．
- 近心面の形態は，基本的には直線的あるいはわずかに凸彎しており，切縁側1/3の部分にコンタクト・ポイントが存在する．
- 遠心面の形態は凸彎しており，近心面のコンタクト・ポイントの位置と比較して，わずかに根尖側に存在する．
- 切端の形態は，若年者でわずかに凸彎しているが，成人においては頬舌的に傾斜した切縁形態をしている．
- 近心切縁隅角は直線かわずかに丸みを帯びた曲線を描いている．
- 遠心切縁隅角は丸みを帯びた曲線である．

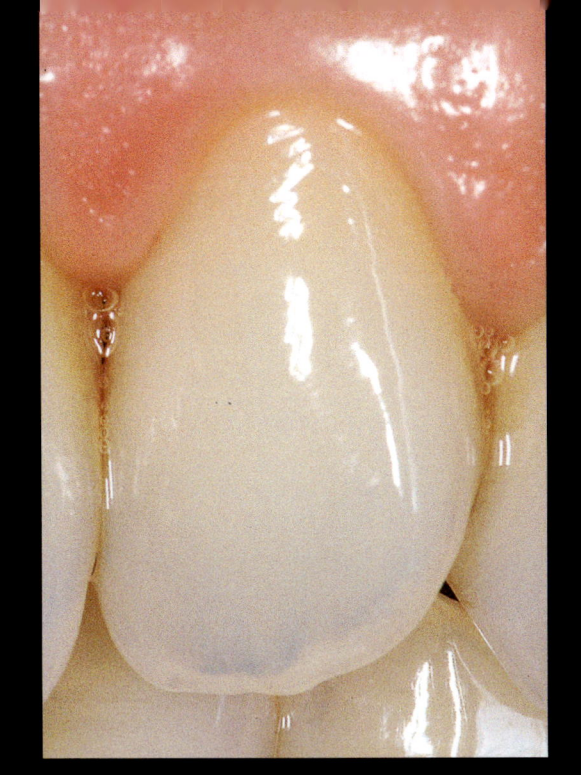

上顎側切歯

- 種々の形態が存在する．
- 中切歯と比較してわずかに小さいが近似した形態をしている．
- 遠心のコンタクト部分は近心と比較して根尖側よりに存在する．
- 中切歯と比較して凸彎で丸みを帯びた特徴的な形態をしている．
- 遠心切縁隅角は丸みを持った曲線をしている．

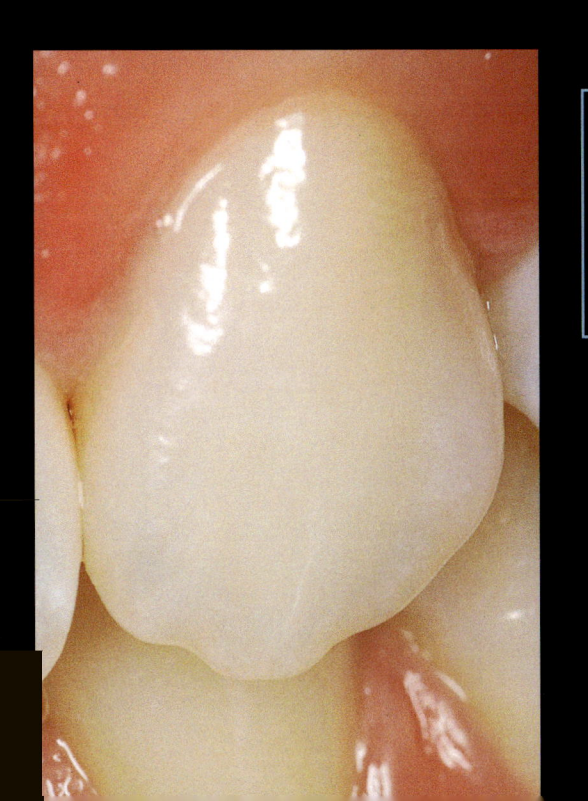

上顎犬歯

- 歯冠中央に特徴的な隆起が存在する．
- 歯頸部はわずかに近遠心的にくぼんだ形状をしている．
- 遠心切縁隅角は非常に凸彎している．
- ２本の犬歯を比較した場合，頬舌的な傾斜状態が異なるために歯肉レベルが左右非対称となる．
- 犬歯の尖頭部分は咬耗により，削れていることが多い．

イリュージョン効果

歯の表面と輪郭を修正して生じる長さに対するイリュージョン：正しい歯の形態を製作することが臨床的に不可能な場合は，歯科医師はイリュージョンを用いて歯のサイズを改善することを試みる（イリュージョン効果）．このイリュージョンを達成させるためには，トランジッション・ラインアングルと唇側面，水平，垂直そして豊隆を改変することで得られる．特に，中切歯，側切歯そして犬歯に対して行われる改変は興味深いものがある[6,59,70]．トランジッション・ラインアングルは歯の面と面の境界や歯のボディーと他の面を分ける部分にできる．トランジッション・ラインアングルは唇側面，隣接面そして口蓋面の境界に存在し，それらの面を区分している．

●補綴的考慮点と対応

イリュージョンを実行する前にわずかな変更を確認するうえで，模型上の歯冠部表面に存在する種々の面を分けているトランジッション・ラインアングルを柔らかい鉛筆を使用して確認することが重要である．この方法は大変有効であり，鉛筆の跡から改変部分を容易に見つけ出すことができる．希望どおりの結果を得るために，トランジッション・ラインアングルと唇側面の両方の複合した改変を行うことが必要である．

トランジッション・ラインアングルの改変：ラインアングル間の唇側面は直接照らされた光で明るく反射している．それと同時に，これらラインアングルの外側の近・遠心面は光の反射がないため暗くなり，形態が明確に認識できない．トランジッション・ラインの角度や位置の改変によって，この明るく反射している面が広くなったり，狭くなったりする．これらのトランジッション・ラインを移動することは歯の形態を実際に変更しなくても，光が明るく反射している範囲を変化させることによって見た目の大きさを変更したかのように見せることが可能である（イリュージョン効果）（図5-33a～j）．

図33　(a～c)作業模型上で歯冠表面は鉛筆のラインによって隣接面と区分され，形態を修正するために削り落とされる．(d～f)唇側面にはマクロな表面性状やミクロな表面性状が付与される．(g～i)最終補綴物が製作された．(j)最終補綴物の正面観は唇側面の光を反射する部分と反射しない部分が適度なバランスを作り出すことで最適な審美的結果をもたらしている．

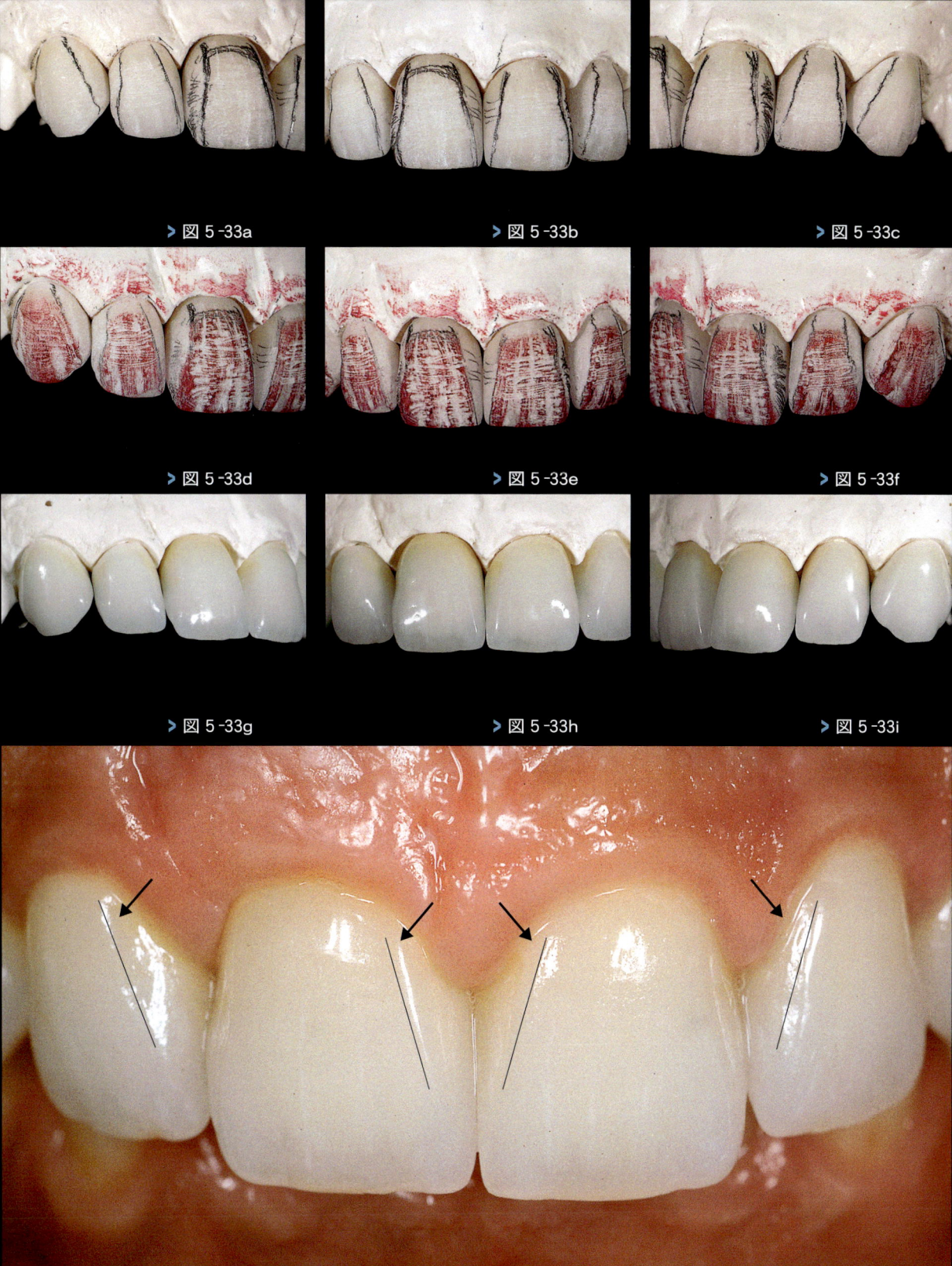

> 図 5-33a

> 図 5-33b

> 図 5-33c

> 図 5-33d

> 図 5-33e

> 図 5-33f

> 図 5-33g

> 図 5-33h

> 図 5-33i

> 図 5-33j

水平あるいは垂直な線と隆線の強調：歯の表面に関しては，すでに見てきたようにマクロな表面性状やミクロな表面性状から成る表面形態がある(P.154参照)．これら表面は経時的に消失傾向があり，それによる光の反射と関連した視覚的なイリュージョンを減少する．水平的な線や隆線は歯の歯冠幅径を広く，歯冠高径を短くなったように見せる働きがある．また，垂直的な線や隆線は歯の歯冠幅径を狭く，歯冠高径を長く見せる働きがある(イリュージョン効果)．

唇側カントゥアの改変：適正な比率で修復する時のイリュージョンは，歯の唇側のカントゥアを直接修正することによって得られる(図5-34a, b)．歯の唇側面の形態を平坦にすると光を反射する範囲が広くなり，歯冠長が長く歯冠幅径が増加したように感じさせる(図5-35a, b)．

これとは逆に曲面を強調した歯冠形態にすると，光を反射する面が狭くなり，近・遠心面そして歯頸部や切端側に光を反射しない暗い部分が多くなる．

このことが奥行きを増加したように感じさせ，歯冠長や歯冠幅径を減少したように見せる効果がある(イリュージョン効果)(図5-36a, b, 5-37a〜f)．

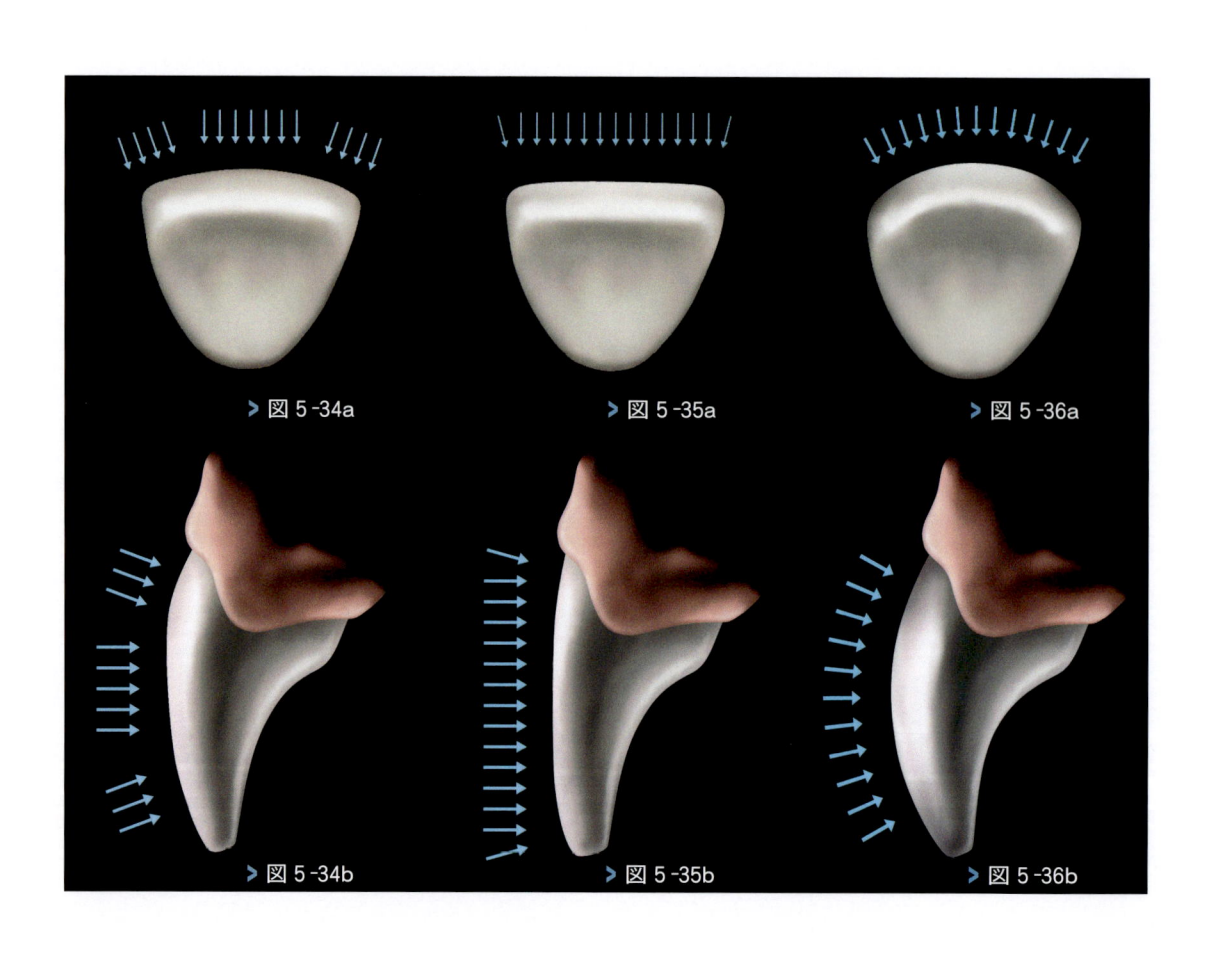

> 図5-34a   > 図5-35a   > 図5-36a

> 図5-34b   > 図5-35b   > 図5-36b

> 図 5-37a

> 図 5-37b

> 図 5-37c

> 図 5-37d

> 図 5-37e

> 図 5-37f

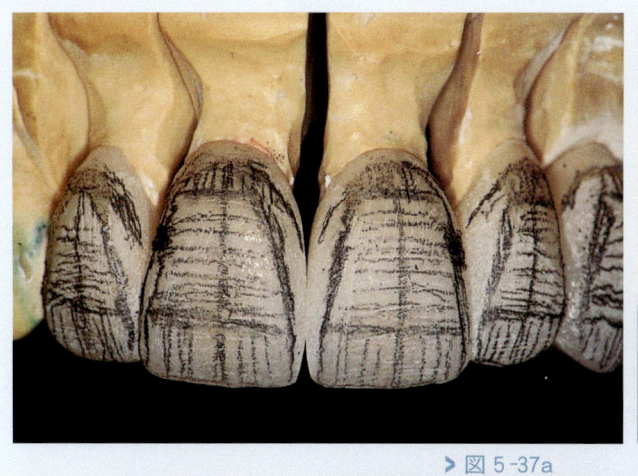

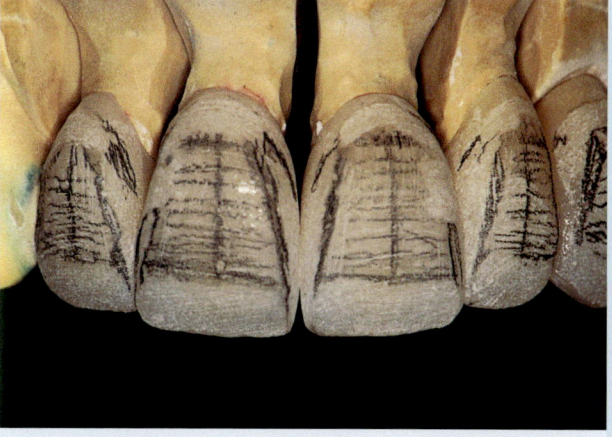

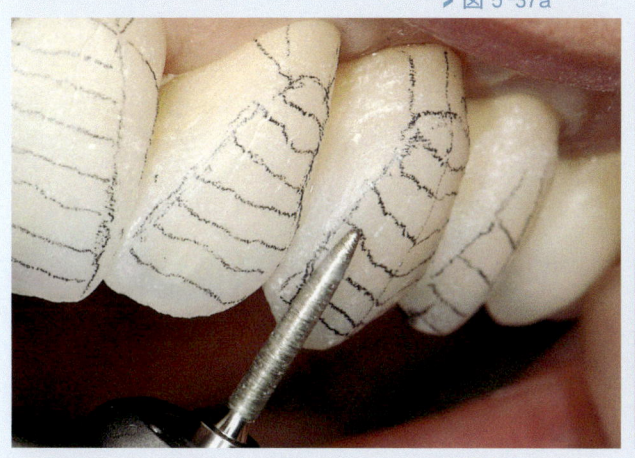

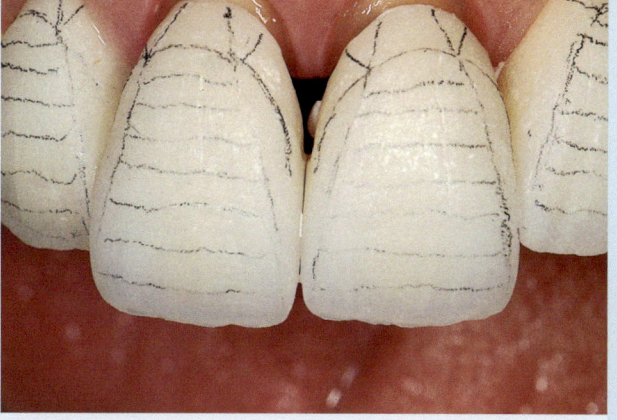

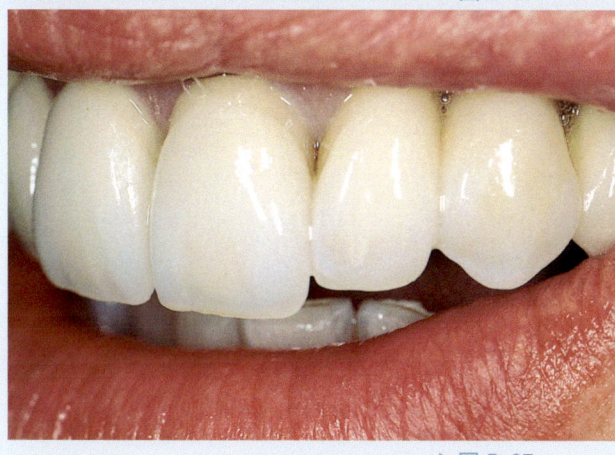

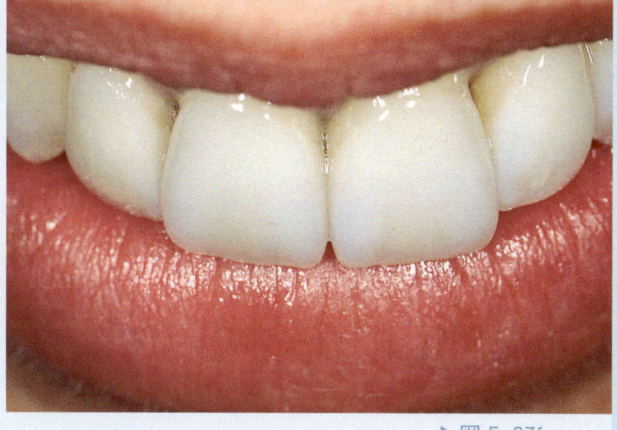

図 34　(a, b)上顎中切歯唇側面の正常な形態は咬合面方向から見ると近遠心的にわずかに彎曲しており，また，側面から見ると歯頸側，歯冠中央そして切縁側の3つの面によって凸彎した形態をしている．

図 35　(a, b)上顎中切歯唇側面が近遠心的そして歯軸方向に対して平坦な形態は歯冠幅径と歯冠長を大きく見せる場合のイリュージョンとして使用される．

図 36　(a, b)上顎中切歯唇側面の極端に彎曲した形態は歯冠幅径と歯冠長を小さく見せる場合のイリュージョンとして使用される．

図 37　たとえば歯冠長が大変長い場合，歯頸側と切縁側を彎曲させることによって，歯冠長を短く感じさせることが可能である．(a)模型上において，まず鉛筆を使用して隣接面と唇面を明確に区分する．その後，歯頸側，歯冠中央，そして切縁側の3つの面に唇面を明確に区分する．(b)歯冠長を短く感じさせるイリュージョン効果は歯軸方向に対して凸彎した形態修正を行うことで得られるために，歯頸側と切縁側の鉛筆で塗られた部分を消すように削合して修正が行われる．(c〜f)口腔内におけるセラミックのビスケット試適は臨床的にその形態修正が適正であったかを評価するうえで有効である．最終補綴物を完成する前に，わずかな形態修正が必要な場合は行うことが可能である．

中切歯：ここでは上顎中切歯を例に適切な歯冠形態に回復するイリュージョンの使用法について，その適応症と必要な修正を解説する．

イリュージョンを使用するうえで，目的を達成するためには歯冠幅径と歯冠長を修正する数々の方法を同時に使用しなければならない（イリュージョン効果）．

まずプロビジョナル・レストレーションによって適切な歯冠形態と正しい比率であるかが再評価され，最終補綴物にその確定された形態が移行される．

たとえば歯冠幅径と歯冠長の比率が75％未満で歯冠長が長く，歯冠幅径が狭い歯の場合は歯冠幅径を増加させて歯冠長を短くするためのイリュージョンが全体の調和を考慮して行われる（図5-38a〜f）．

それとは反対に歯冠幅径と歯冠長の比率が85％より大きく歯冠長が短く，歯冠幅径が広い歯の場合は，歯冠幅径を減少させて歯冠長を長くするためのイリュージョンが，適切なサイズに見た目だけでも修復することを可能にする（図5-39a〜r）．

歯冠幅径と歯冠高径のイリュージョンを使用するうえで，同時にいくつかの方法を使用することが常に必要というわけではない．これらのケースにおいて，必要なことは歯冠幅径と歯冠長のどちらか一方を改変するために使用するイリュージョンを知ることである（図5-40a〜f）．

図38　(a, b)プロビジョナル・レストレーションは歯冠形態，歯の大きさ，歯の比率を変更するうえで有効な方法である．プロビジョナル・レストレーションの唇側面に鉛筆を用いて垂直，水平のラインを記入し，歯軸方向と近遠心的な方向に対して光の反射状態から歯冠形態の彎曲を確認し，修正が必要な部分へ適切にイリュージョンを使用する．(c, d)たとえば，歯冠長が長く，歯冠幅径が狭い場合は，トランジッション・ラインアングルは修復物が幅広く見えるように，可能な限り距離を離さなければならない．また，歯頸側と切縁側において凸彎を強調することで修復物の長さを短く見せることができる．(e, f)最終補綴物はイリュージョンを用いることで調和のとれた結果が得られている．

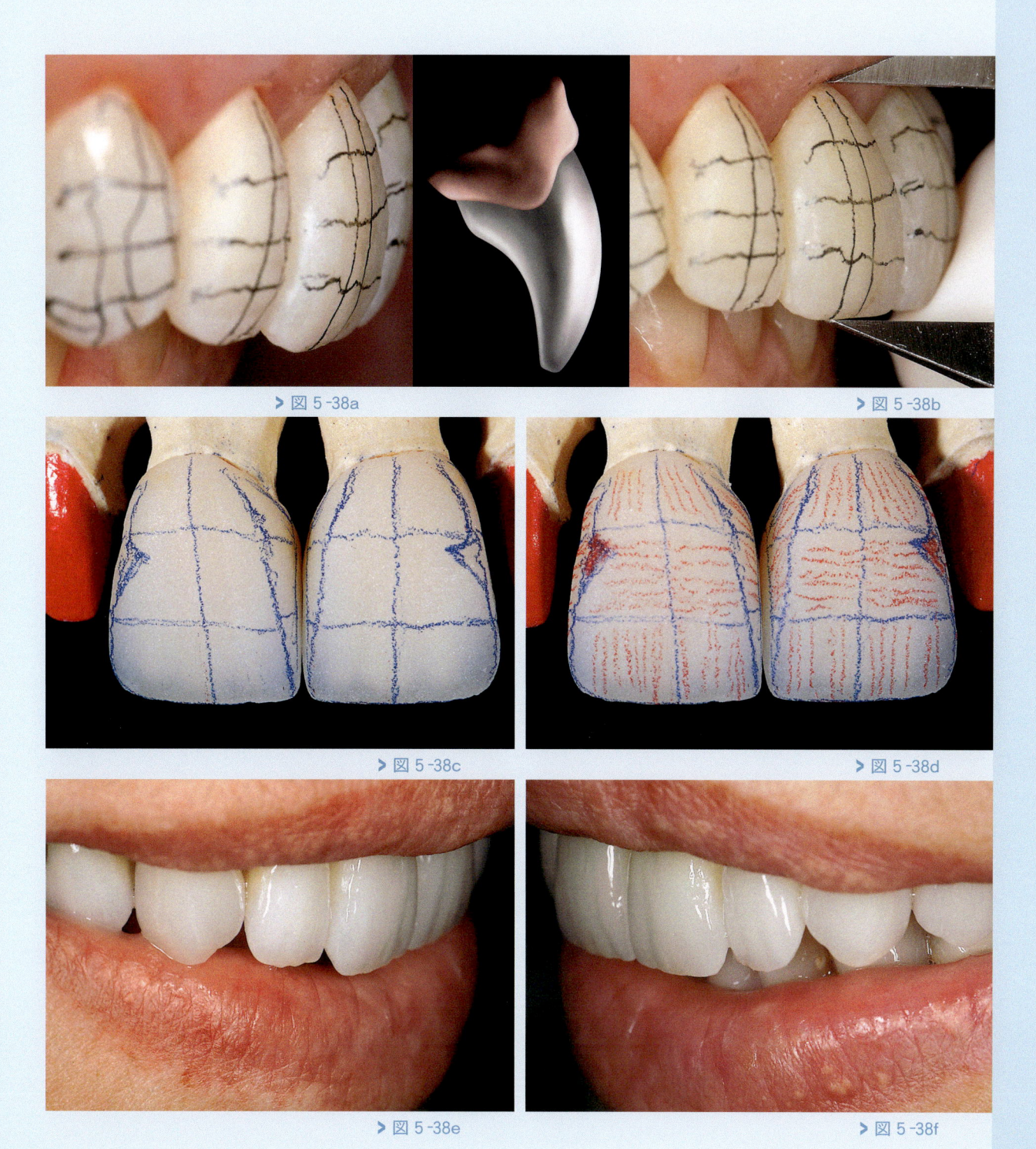

> 図 5-38a

> 図 5-38b

> 図 5-38c

> 図 5-38d

> 図 5-38e

> 図 5-38f

> 図 5 -39a
> 図 5 -39b
> 図 5 -39c
> 図 5 -39d
> 図 5 -39e
> 図 5 -39f
> 図 5 -39g
> 図 5 -39h
> 図 5 -39i
> 図 5 -39j
> 図 5 -39k

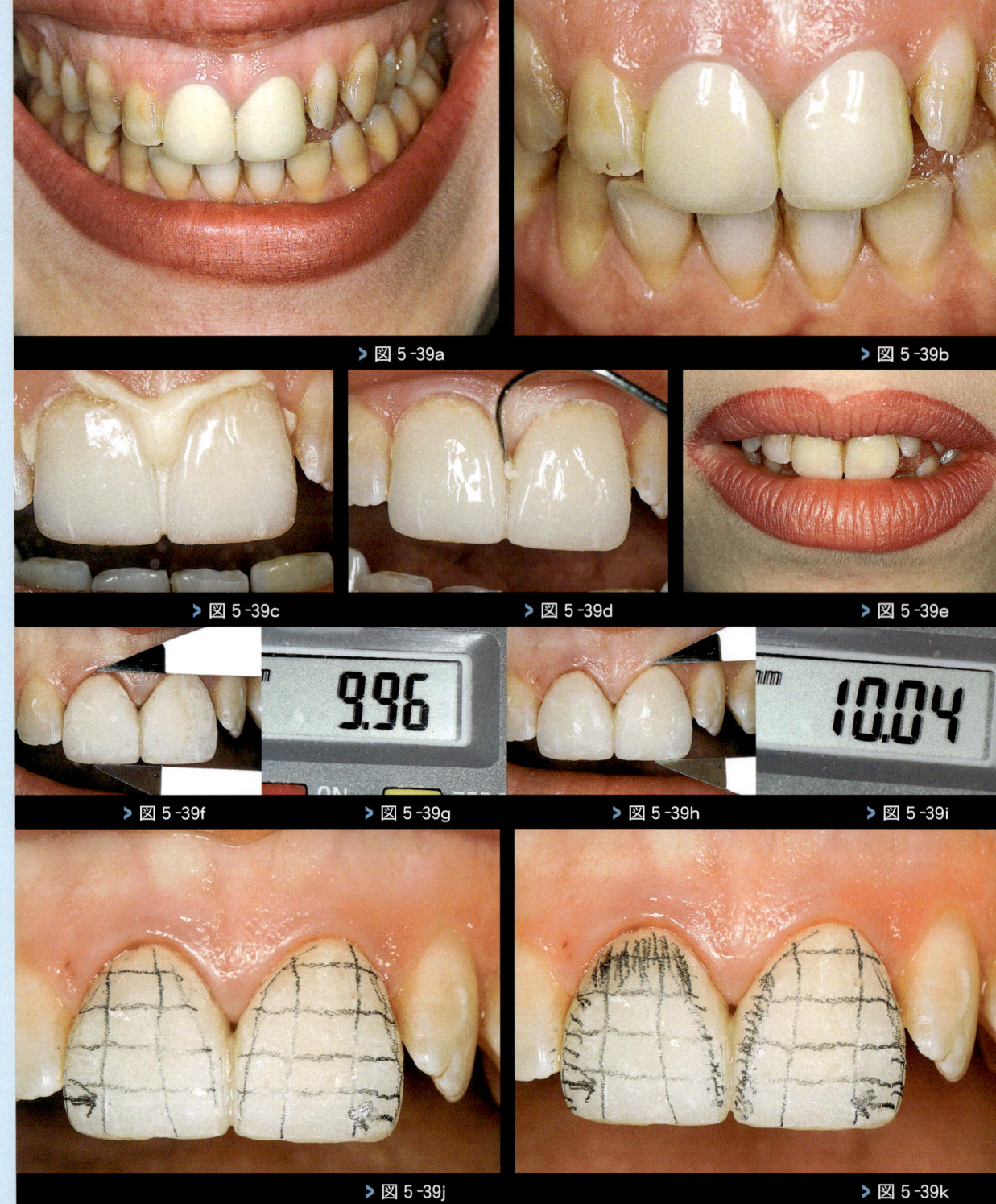

図39 （a, b）患者は上顎中切歯に装着されている修復物の治療を希望していた．しかし，患者は上顎前歯部の審美性を改善するうえで重要な上顎左側側切歯のセラミック・ベニアによる修復は希望していなかった．（c〜e）装着されていた修復物を除去した後にプロビジョナル・レストレーションが修正・調整して装着された．中切歯の露出量は口唇がリラックスした状態のときに約5mmであった．（f〜i）実際には中切歯の歯冠長は10mmであった．しかし修復物は短く，幅があるように見えた．口唇の安静時に露出した歯の状態は審美的に調和していて問題がないようなので，切端側へ歯冠延長することは考慮しなかった．また，側切歯（特に，左側）と中切歯との歯冠長の差をこれ以上大きくしたくなかった．

> 図5-39l   > 図5-39m

> 図5-39n   > 図5-39o   > 図5-39p

> 図5-39q 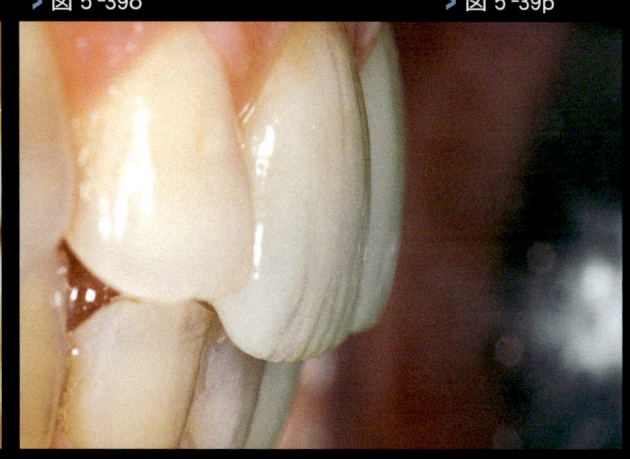   > 図5-39r

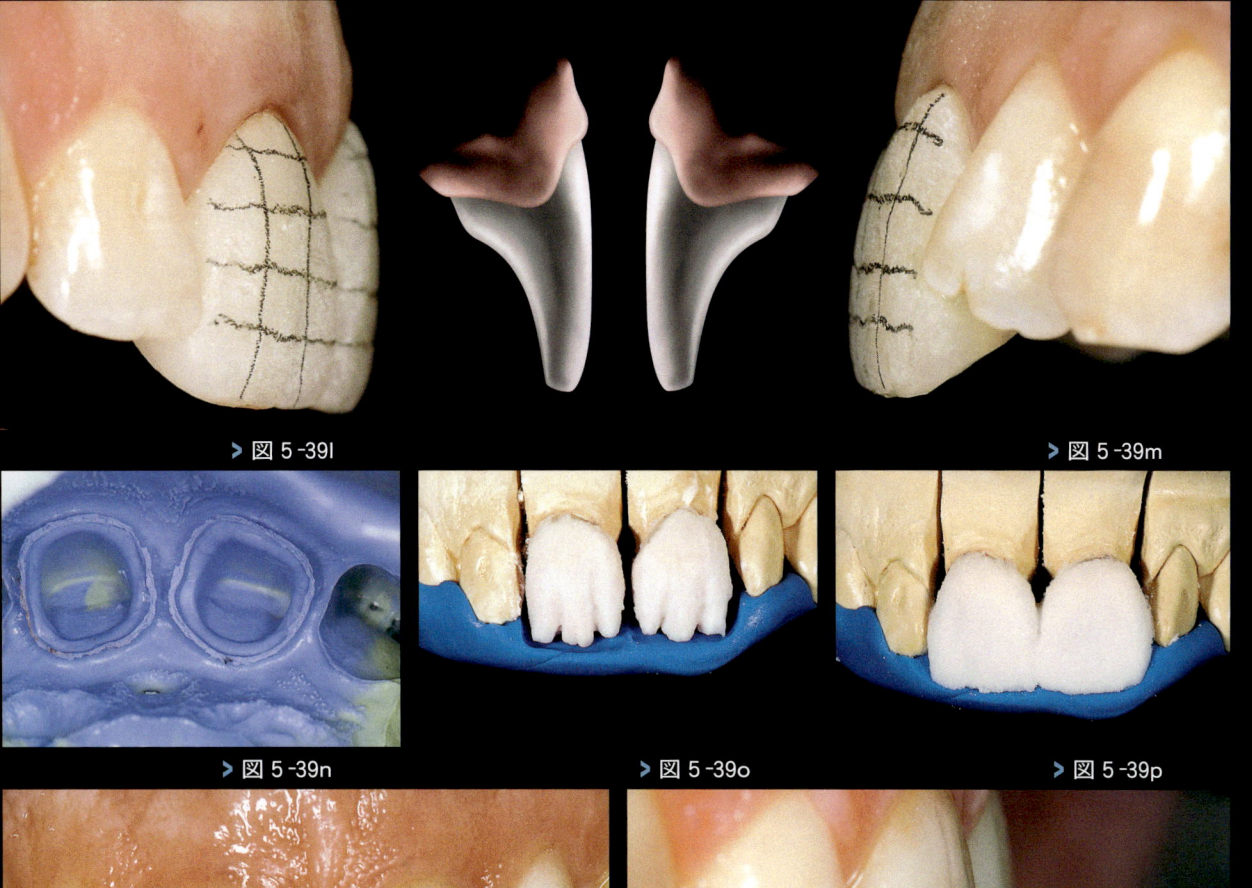

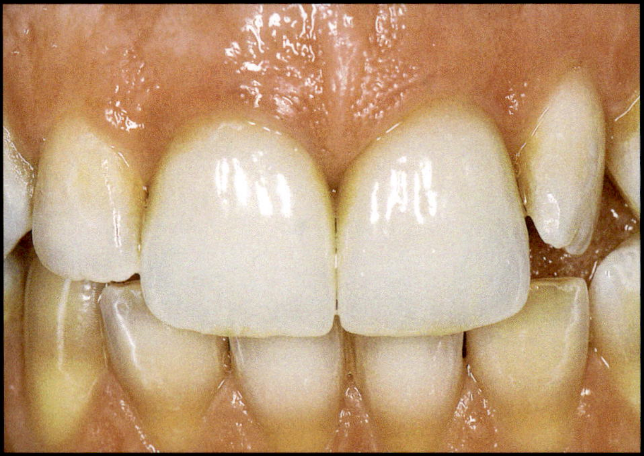

図39 （続き）(j, k)トランジッション・ラインアングルを明確にした後に，中切歯の歯冠幅径を小さく見せるイリュージョン効果を考慮して歯冠中央方向へトランジッション・ラインアングルを移動させるための矢印が記入された．(l, m)歯軸方向へ修復物の唇側面を平坦化することで歯冠長を長く見せることができる．このイリュージョン効果は，すでにj, kで述べたようにトランジッション・ラインアングルを歯冠中央へ移動することでさらに細長く見せることができる．(n〜p)最終印象が行われセラミックの築層が行われた．(q, r)口腔内に装着された2つのクラウンの正面観には唇側面に反射光による縦線が存在している．側方面観においてはさらに歯冠長を延長したような状態が見られる．

歯の比率（プロポーション）＜75％の場合：歯の形態は 細長い

形態の変更点

歯冠幅径を増加させるイリュージョン：
- 唇側面のトランジッション・ラインアングルを隣接面方向へ移動する
- 近遠心的に唇側面を平坦化する
- 水平的な隆起や線を強調させる

歯冠長を減少させるイリュージョン：
- 歯軸方向に対して唇側面の3つの面を強調させる
- 歯頸側1/3を凸面にする
- 切端側1/3を舌側へ傾斜させる
- 水平的な隆起や線を強調させる

歯冠幅径を増加させるイリュージョン

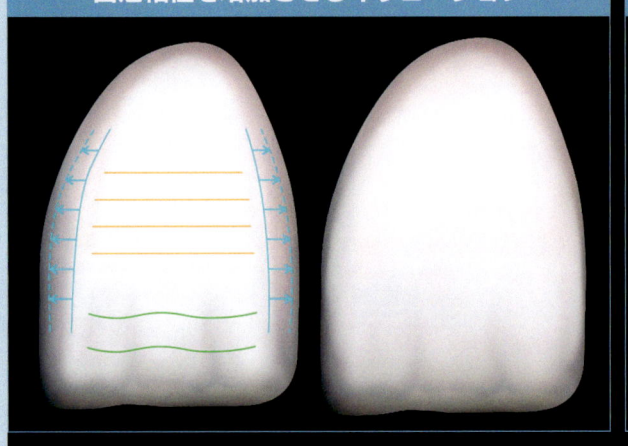

歯冠長を減少させるイリュージョン

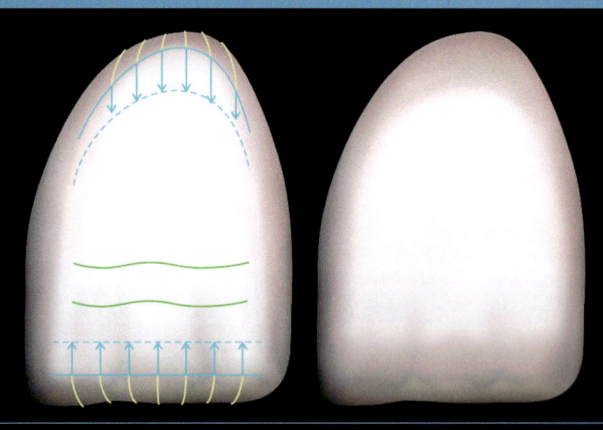

オリジナル

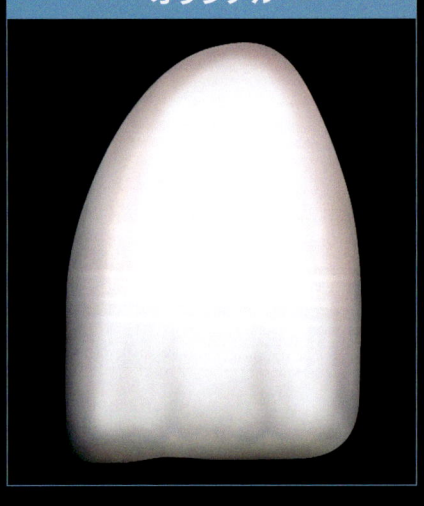

幅と長さの改変によるイリュージョン

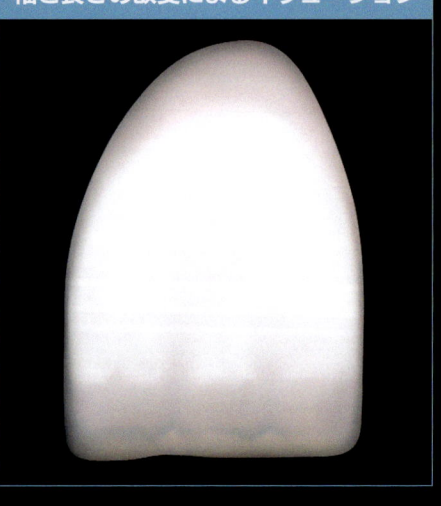

歯の比率（プロポーション）＞85％の場合：歯の形態は 幅広く短い

形態の変更点

歯冠幅径を減少させるイリュージョン：

- ■ 唇側面のトランジッション・ラインアングルを歯冠中央へ移動させる
- ■ 唇側面の凸彎を近遠心的に増加させる
- ■ 歯冠中央1/3から遠心の切端に向けて角をとった形態にする
- ■ 垂直的な隆起や線を強調させる

歯冠長を増加させるイリュージョン：

- ■ 歯軸方向に対して唇側面の3つの面をわずかに移行的にする
- ■ 近遠心のトランジッション・ラインアングルを歯頸側まで伸ばすとともに歯頸側1/3の凸彎を減少または削除する
- ■ 垂直的な隆起や線を強調させる

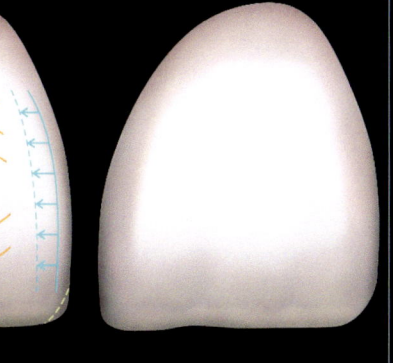

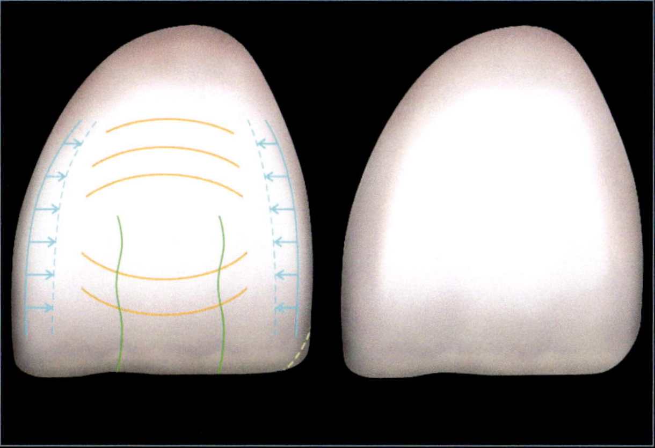

歯冠幅径を減少させるイリュージョン	歯冠長を増加させるイリュージョン
オリジナル	幅と長さの改変によるイリュージョン

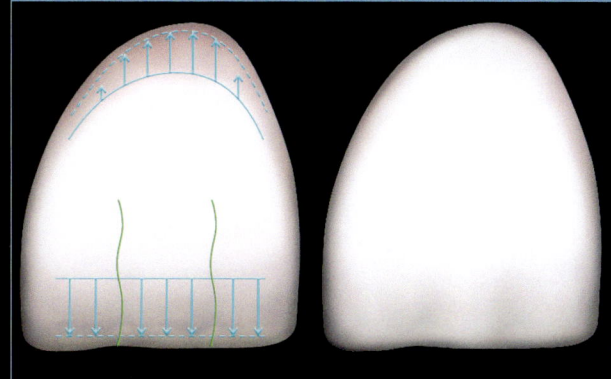

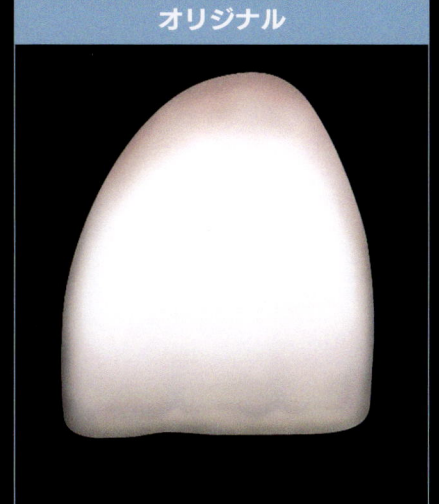

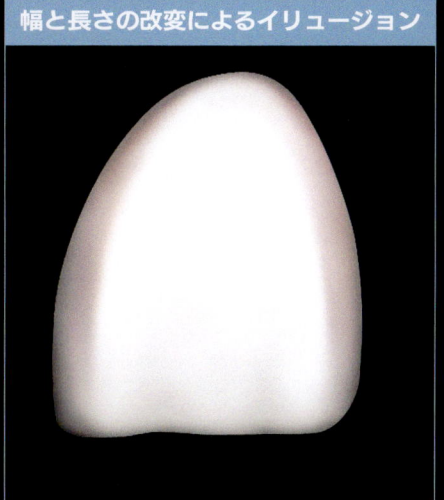

歯の分析：上顎前歯

審美修復のための補綴的考慮事項

- **タイプ**
  - 歯のタイプを明確にする指標：
    - 隣接歯
    - 過去の写真，模型
    - 歯肉形態

- **色調**
  - 隣接歯，年齢，患者の希望によって歯の色調を選択する
  - 中切歯から犬歯までの色彩を再現する
  - イリュージョン効果：多彩な色相，彩度，明度，半透明性／不透明性，そして歯冠表面の特徴づけなどが寸法を変更するイリュージョンを作り出す

- **歯の表面性状**
  - 修復物にマクロとミクロな表面性状を加えるための指標：
    - 隣接歯
    - 患者の年齢

- **歯冠形態とカントゥア**
  - 各歯の形態的な特徴を基準に歯冠形態とカントゥアを修復する
  - イリュージョン効果：種々のトランジッション・ラインアングル，カントゥア，水平そして垂直的な隆起や線などは，歯の大きさを変更するイリュージョンを作り出す

- **歯冠の寸法**
  - 自然な外観を呈するように歯の寸法を再現する
    - 中切歯：
      歯冠幅径：8.3から9.3mm
      歯冠長：10.4から11.2mm

- **歯の比率**
  - 自然な比率で修復する，特に中切歯は重要である
    - 歯冠幅径／歯冠長＝75％から80％

- **切縁**
  - 切縁部分の適正な頬舌的傾斜を回復する
  - 修復物の切縁部分内側の辺縁は根尖側に位置するように設定する

- **切縁形態**
  - 適正な切縁形態を再現する
  - 上顎の切縁形態は下口唇のドライウエット・ラインの内側に位置するように設定する

> 図 5-40a

> 図 5-40b

> 図 5-40c

> 図 5-40d

> 図 5-40e

> 図 5-40f

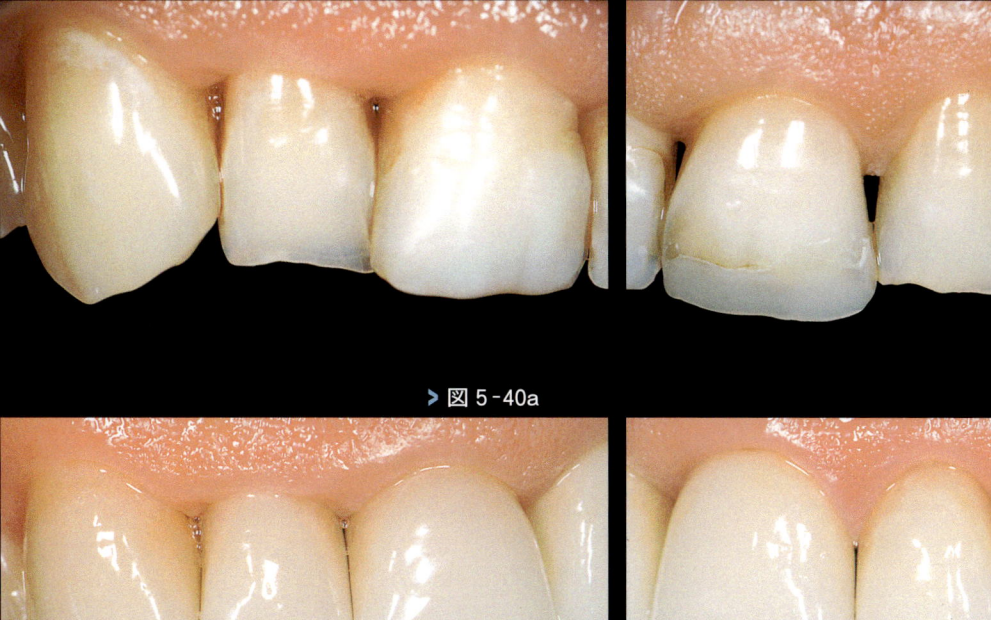

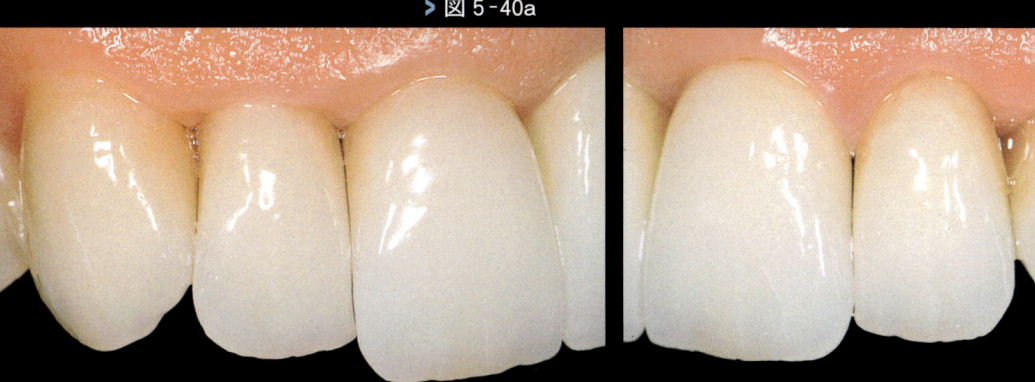

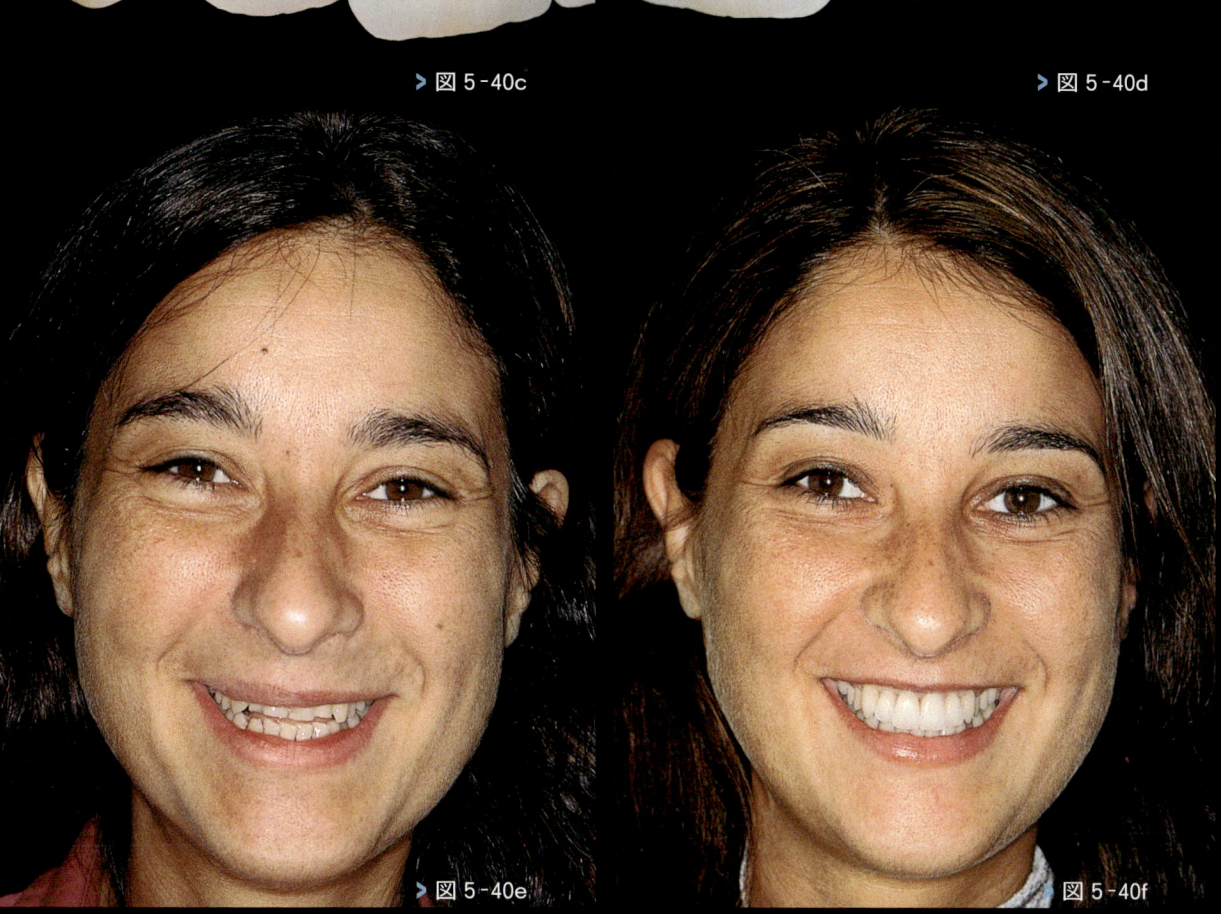

図 40 （a〜b）形態，カントゥア，歯の比率，そして適切な歯冠色によって患者に素晴らしい笑顔をとり戻すことができる．自然な笑顔への回復，患者の表情に自然な美しさをとり戻すことになる．そして，これらは2つのパラメーターである，スマイル時の口唇を横に引く幅の増加と歯の露出量の増加を改善することによって達成される（ハイ・スマイルライン）．

歯列の構成要素

理想的な歯列の構成要素を分析する場合，一般的な審美的原則を基準とするスタンダードな治療では個々の患者の違いを考慮することはない．しかし，臨床的には個々の患者の違いも分析の一部に含むべきである．

理想的な歯列の構成要素には一般的に確実な基準が用いられるが個々のケースにおける最適な審美性というものは，各患者に合わせて主観的な好みと天然歯列に見られるバリエーションを明確にすることであると強調したい[71]．

歯と歯の比率

満足できる審美的結果を得るために歯の形態，歯の寸法，歯の比率などが重要であることを述べてきた．しかし，個々の歯の評価は上顎前歯部を全体的に診査し，歯と歯の比率を分析することで行われる．この点に関して天然歯列において中切歯が側切歯より大きいことが重要であり，このことが前歯部において主要な役割を果たしている．

ゴールデン・プロポーション（黄金比）

芸術家，数学者，そして建築家など他の職種において何世紀も前から広く用いられていたゴールデン・プロポーションというコンセプトが1973年にLombardi[48]によって歯科界に紹介された．その後1978年にLevinによってさらに修正・改定された[72]．

ゴールデン・プロポーションは側切歯と中切歯の幅径の比率が1：1.618，また側切歯と犬歯の幅径の比率が1：0.618であると定められている．これらの法則にしたがうと，正面から見た場合側切歯と比較して中切歯は約60％幅径が広くなり，犬歯の一部分の幅径は側切歯と比較して約60％のみ正面から見えることになる（図5-41a）．

ゴールデン・プロポーションが絶対値を意味していないことを指摘することが重要である．すなわち，患者を正面から観察してわかることは歯のごく一部を観察しているにすぎないからである．したがって，これらの特定の状況下で見える歯の部分的なことのみについて言及する．

●補綴的考慮点と対応

実際多くの研究によって証明されているように[54, 56, 61, 67, 73]，このゴールデン・プロポーションの比率は天然歯において，それほど多く認められない．Prestonの報告によると[74]，ゴールデン・プロポーションは患者のたった17％に認められただけである（図5-41b, c）．

図41 (a) ゴールデン・プロポーションに忠実にしたがって書かれた前歯部の状態を示す．(b, c) 天然歯列においては同一患者の左右側においてもゴールデン・プロポーションに忠実にしたがった状態は稀である．

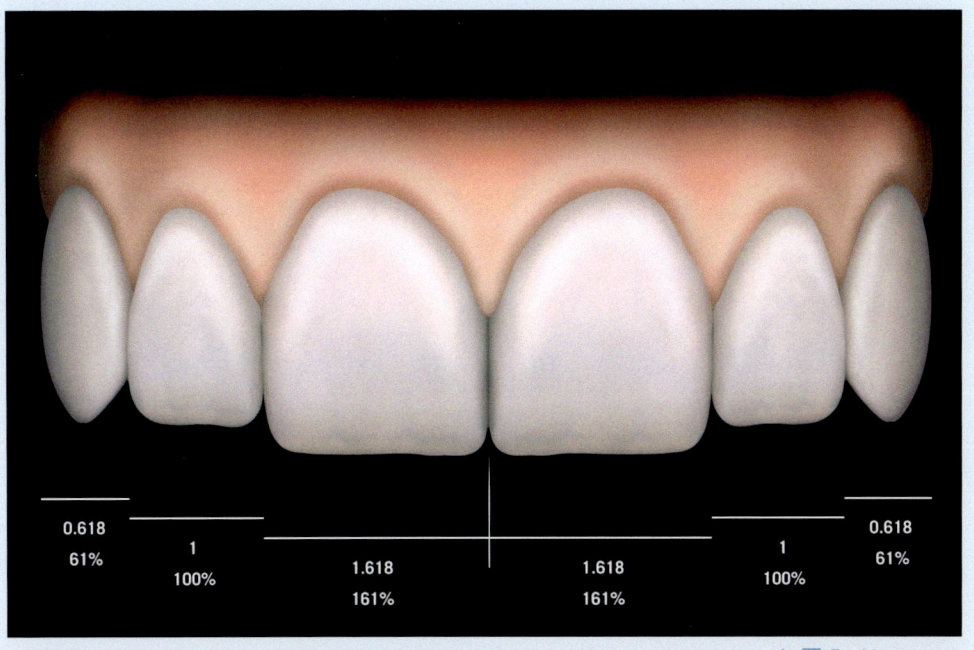

▶図5-41a

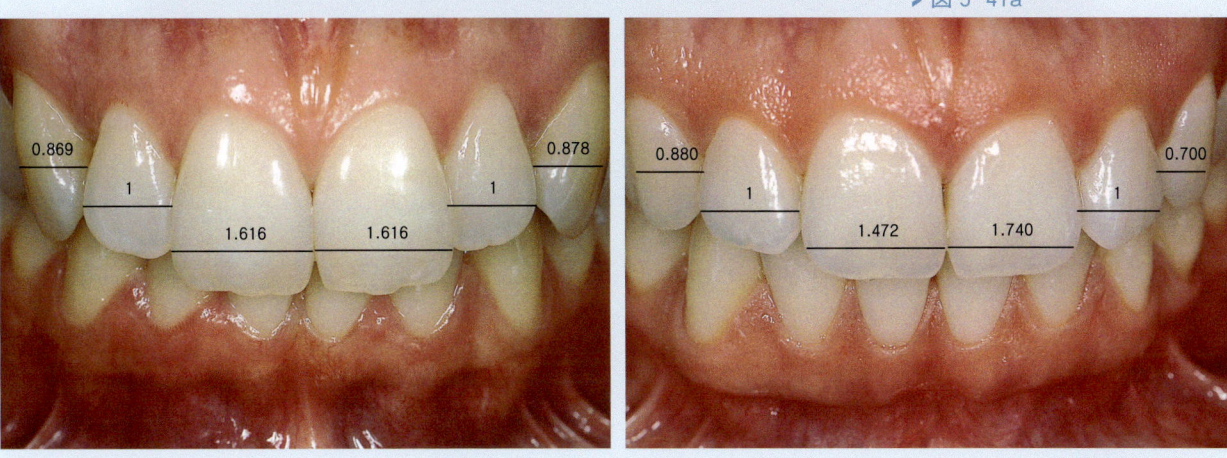

▶図5-41b

▶図5-41c

歯列の構成要素：上顎歯列の診査	
	診査項目
■ 歯と歯の比率	
■ 歯間鼓形空隙と切縁隅角の形態	
■ 歯軸の傾斜状態	
■ 歯の位置と配列状態	

歯列弓の幅や前歯の配列状態は，診査を行ううえで口腔内の正面観に大きく影響を及ぼす部分である．最近の2つの研究で明らかになったように[75,76]，ゴールデン・プロポーションの厳守は審美的に不自然であるため，結果的に歯科医師と患者によって決定された歯の比率になる．前歯部を修復する場合，すでに側切歯の特徴として述べたように，歯の形態や寸法を考慮しなければならない．側切歯と比較して，中切歯は大きく寸法の違いはほとんど見られない(図5-42a～h)．正確な寸法と比率で修復された中切歯は女性の場合は特に外観的に大きく感じると思う．このような問題は装着していた修復物が大変小さい中切歯や大きな側切歯でそれに慣れていた患者に頻繁に認められる．したがって，外観上ありそうもない大きさの歯に見えても患者は自分の理想に近い大きさの歯を好むことがある．適切な患者の感覚と天然歯(石膏模型や参考イメージを通して)の本来持っている特徴(第1章，P.28)は臨床的な計画を立てるうえで考えを明確にすることに役立つ．

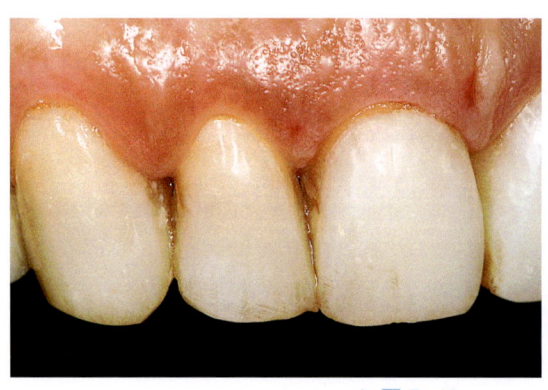

▶ 図5-42a 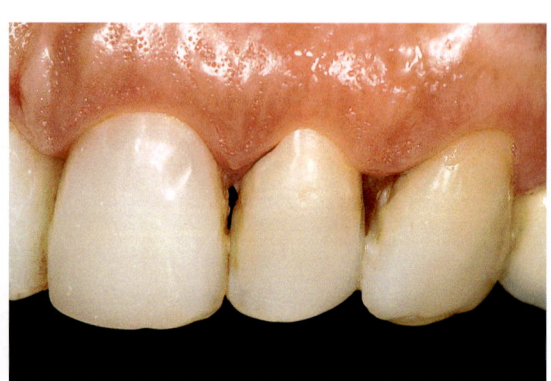　　▶ 図5-42b

図42　(a, b)この患者の中切歯は側切歯と比較して大変小さいように思われる．(c～f) 6前歯を修復する際には，特に中切歯を側切歯より強調するようにしなければならない．(g, h)術前状態と比較して，患者のスマイル時の外観は特に歯と歯の配列的な比率を変更した結果，明らかに魅力的になっている．

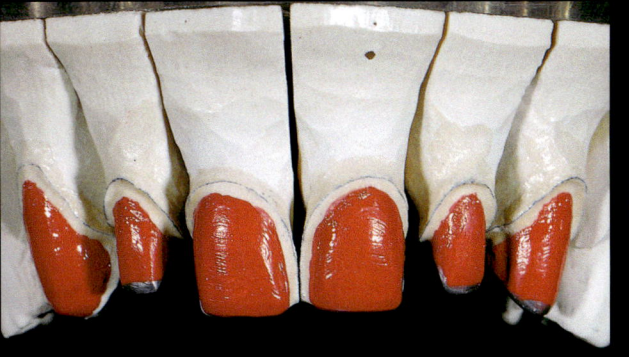

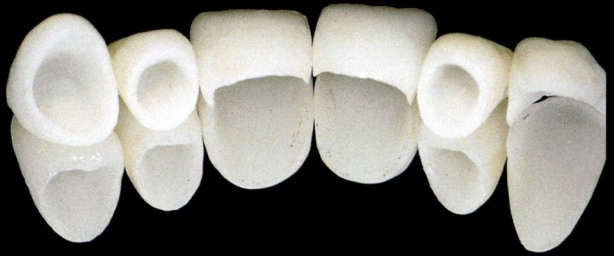

> 図 5-42c

> 図 5-42d

> 図 5-42e

> 図 5-42f

> 図 5-42h

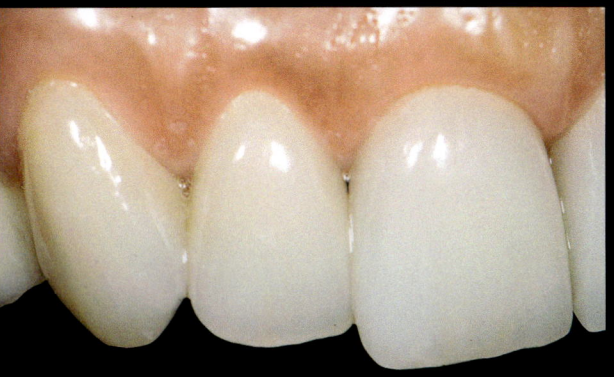

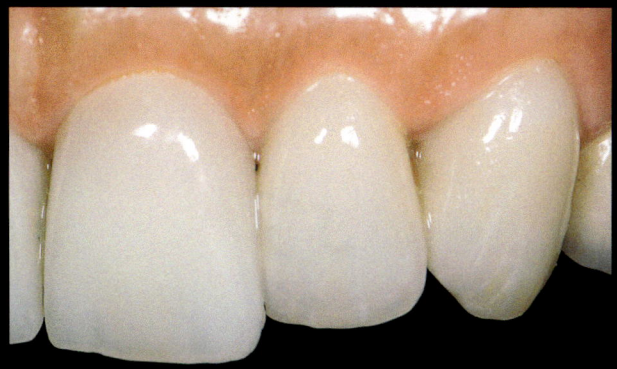

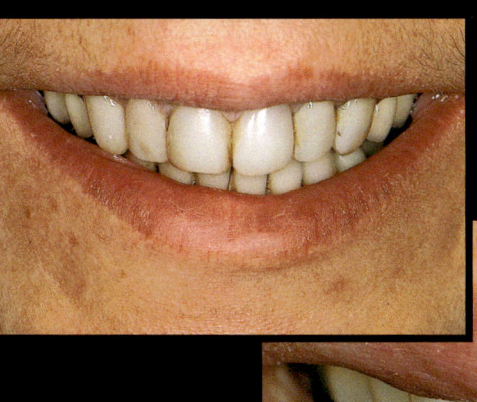

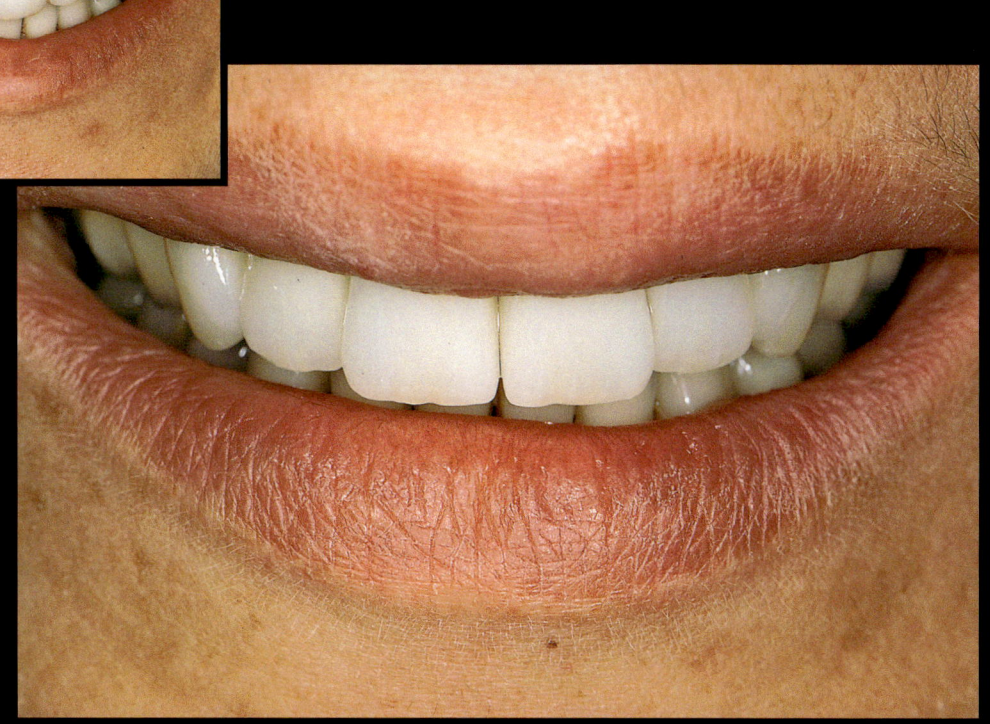

イリュージョン効果

変更した歯と歯の比率によって見た目の大きさを変化させ，歯列のバランスを整えるイリュージョン：形態や大きさの変更を視覚的に生じさせるイリュージョンの応用は実際に大きさの変更を行うことが困難な審美的改善において重要なことである[43,70,77,78]．このようなタイプのイリュージョンは複数歯によってスマイル時の審美的な改善を行ううえで重要である．この概念は上顎前歯部(中切歯と側切歯)の少数の症例に適応できる．

●補綴的考慮点と対応

適切で自然な外観を修復物に与える場合中切歯より側切歯が小さいことを確認する必要がある(図5-43a～g)[7,48]．

側切歯を少し短くすることは中切歯を修復するうえで適切な比率を与え，中切歯の長さを変更しなくても中切歯を長く感じさせる．同様にして中切歯の歯冠長を延長することは実際に変更を行っていなくても側切歯の長さを短く感じさせる(イリュージョンの概念)．

側切歯の変化に富む形態的な特徴が補綴的に歯冠幅径を縮小することを容易にしている．歯と歯の配列的な比率を最適化することと同様に側切歯の歯冠幅径を縮小することで，上顎中切歯を実際の大きさよりもさらに大きく見せることができる(イリュージュン効果)．どのような患者に対しても，いわゆる完璧なスマイルを与えるということを避けたほうがよい．特に側切歯や犬歯においてはわずかに不完全である方が実際にスマイルをした時に左右対称で静的な感じがなくなり，その代わりに自然で温かみのあるスマイルを作り出すことになる．

図43 (a,b)切縁の咬耗や唇側面の侵蝕の影響によって前歯部の歯冠長が非常に短くなった状態を示す．標準的な歯の比率が変化した結果，切縁隅角の消失や歯の全体的な豊隆の消失が生じている．(c,d)支台歯形成が6前歯に行われ，ベニアによる修復が行われた．(e,f)中切歯の歯冠長を長くすることで側切歯の歯冠長が少し短く見えるようになり，歯と歯の配列状態を改善する適切な比率を歯冠幅径の変更で与えることが重要である．(g)中切歯を強調するために側切歯の近遠心的な大きさを少し小さく作製した．

> 図5-43a

> 図5-43b

> 図5-43c

> 図5-43d

> 図5-43e

> 図5-43f

> 図5-43g

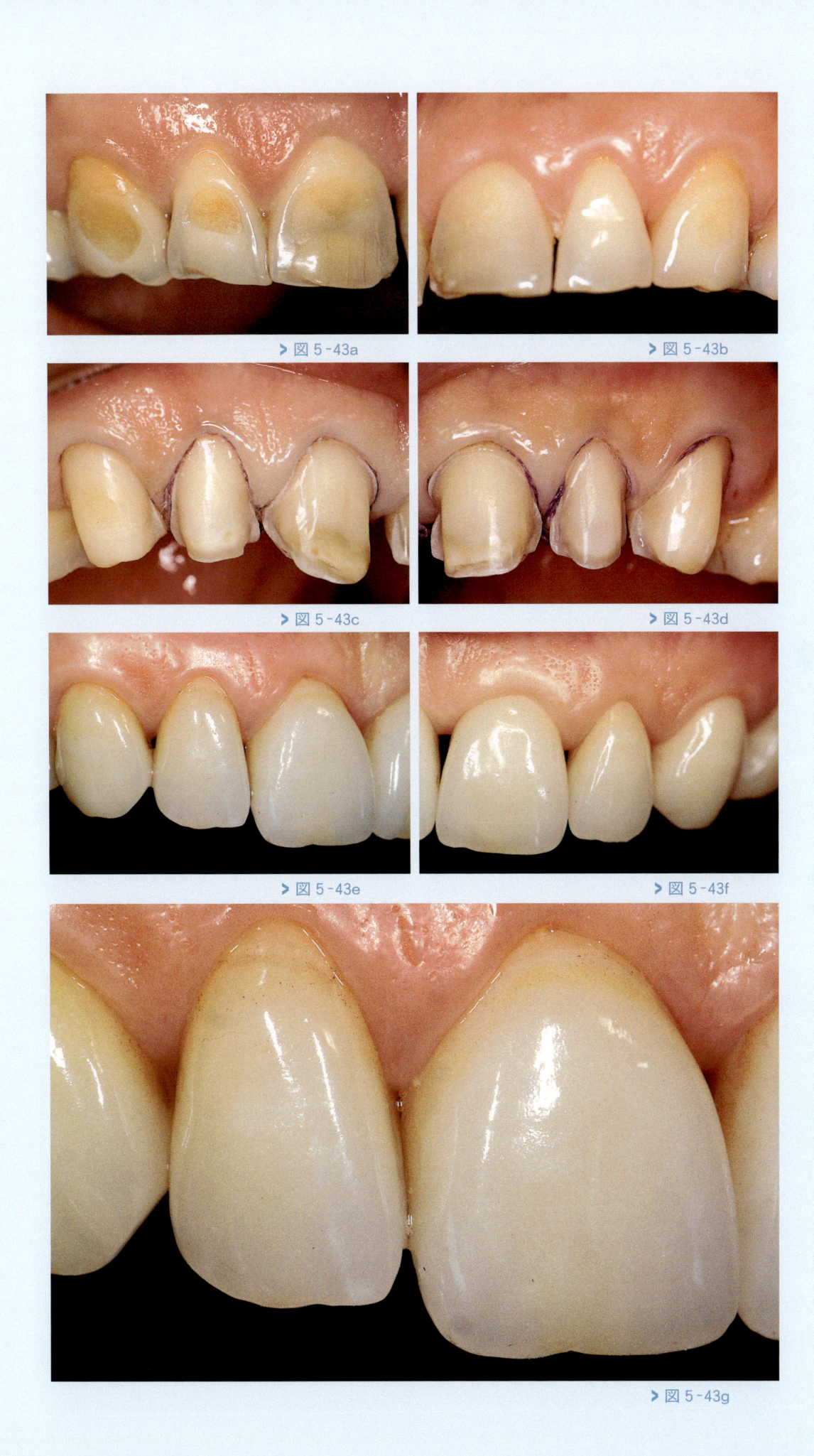

189

歯間部におけるコンタクト部分と切縁隅角に関する事項

切縁隅角とは前歯の切端部分において隣接する歯と歯の間に認められる歯間鼓形空隙のことである．この歯間鼓形空隙の幅はコンタクト・ポイントの位置によって決定される．中切歯間のコンタクト部分のほとんどが切縁方向へ特に幅が広がった形をしている．このことから切縁隅角は非常に減少した状態となる[79]．理想的な前歯部に関して歯の形と位置が適切である場合，中切歯から犬歯にかけて歯間部のコンタクト部分は徐々に根尖方向へ移動する．その結果，歯間部の切端側エンブレジャー（歯間鼓形空隙）は近心から遠心にかけて次第に幅広くなる傾向がある[80]．

切縁隅角の連続性によって決定されるスマイルの美しさは前歯歯間部のすべてのコンタクト・ポイントと切縁の彎曲を結んだ線，そして下口唇の間の調和によってさらに補われて向上する．このことが全体的な調和のとれたスマイルを作り出す（図5-44a）[6]．

側切歯に稀に認められる回転やオーバーラップの存在に対してはコンタクト部分の配列位置変更が必然であり，結果として切縁隅角の変更も行うことになる．しかし，温かみのある自然なスマイルを妥協する必要がない．

●補綴的考慮点と対応

上顎6前歯の摩耗は必然的に全体的な切縁隅角の減少を生じさせ，このことによって切端部分は平坦化し加齢したスマイルの状態を引き起こしている（図5-44b, c）．

この範囲を修復する場合は切縁隅角の正確な再現に特に注意を払うべきである．基本的に凸彎した切端の彎曲を作り出すことは，新たな歯冠形態や適切な歯冠長を製作する参考となる（図5-44d〜f）．

図44　(a)切端側鼓形空隙の大きさは歯間部のコンタクト・ポイントの位置が次第に根尖側へ向かうことによって，中切歯から犬歯に向かって徐々に増加する．スマイル時の温かい表情は歯間部のコンタクト・ポイントを結んだライン，切縁の彎曲，そして下口唇の彎曲の調和によって作り上げられる．(b,c)平坦な切端平面や切端側鼓形空隙の欠如は，この患者の古いコンポジット・レジンの魅力のない外観をさらに強くしている．(d〜f)クラウンやセラミック・ベニアに正しい歯冠形態や比率の再現は，前歯部から臼歯部へ向かってしだいに切端側鼓形空隙を広くすることによって成し遂げられる．

> 図 5-44a

> 図 5-44b

> 図 5-44c

> 図 5-44d

> 図 5-44e

> 図 5-44f

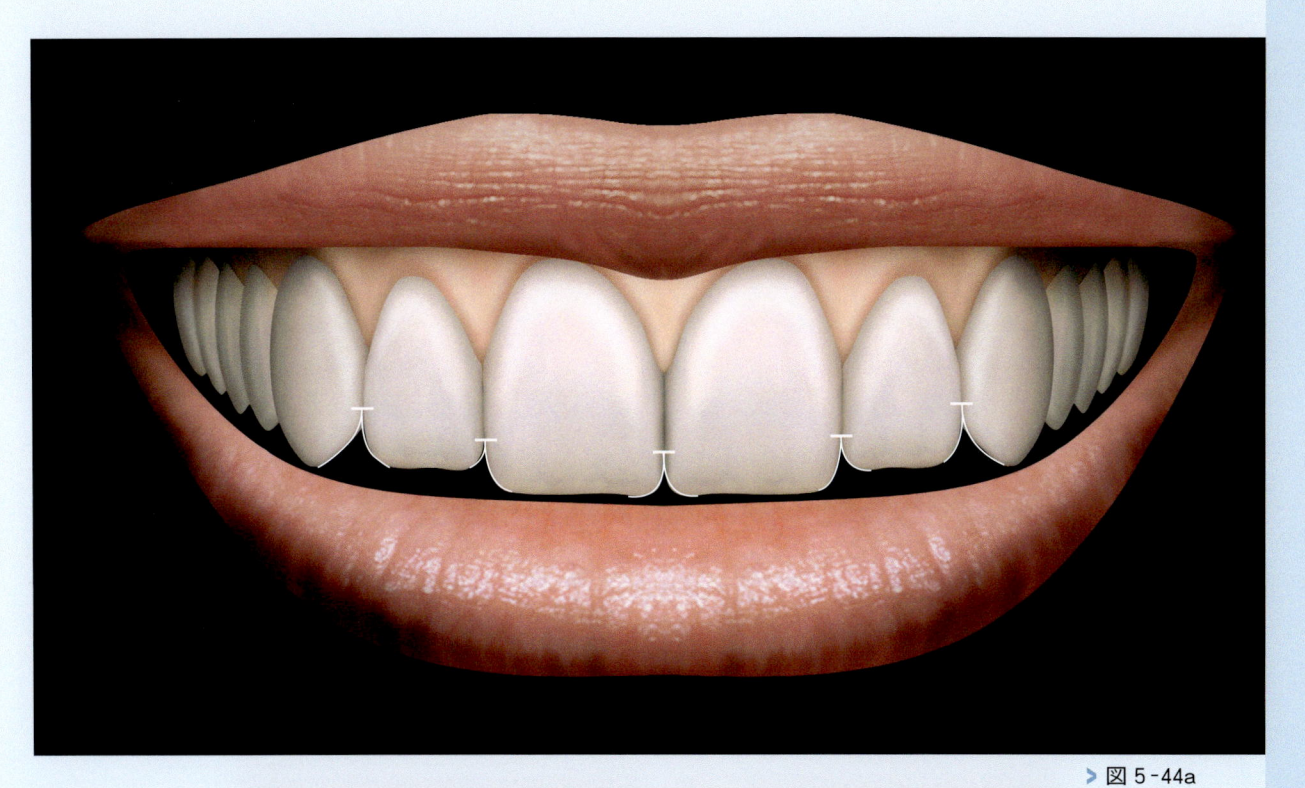

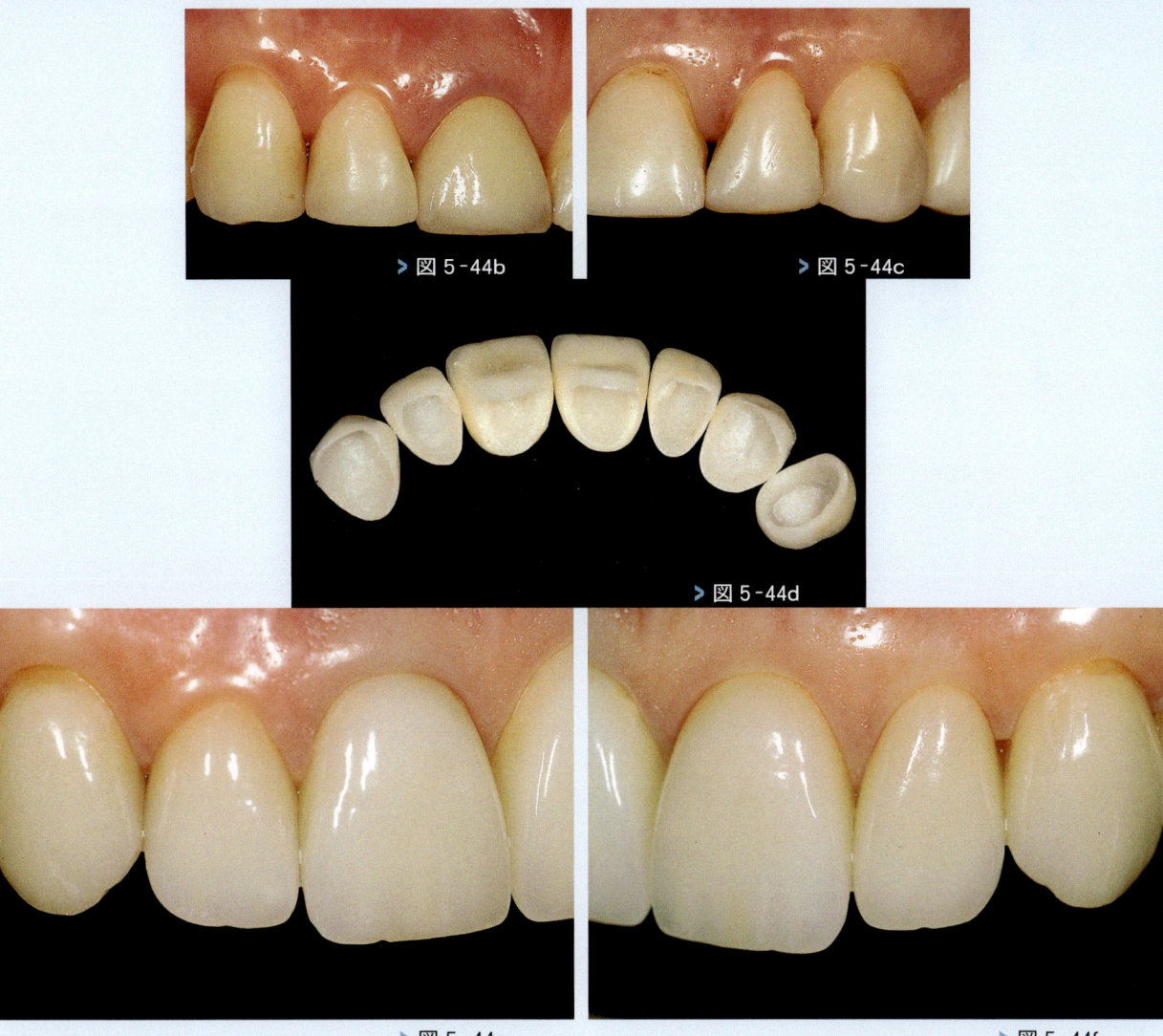

歯軸傾斜

正中線に対する前歯部の歯軸傾斜を比較してみると切端側は近心傾斜しており，根尖側は遠心傾斜している．歯冠側が同方向に集中し，根尖側が分散する状態は中切歯から犬歯に向かって次第に強くなる傾向がある(図5-45a)[80, 81]．理想的には中切歯，側切歯，そして犬歯の歯軸傾斜がミラーイメージのように反対側同名歯と左右対称であることが望ましい．しかし，左右非対称なある角度は近遠心的に許容範囲内にある．というのも，側切歯は左右で形が異なるとともに歯軸傾斜をしており(図5-45b, c)，また一方で犬歯は形が左右対称であるだけでなく特に唇舌的な歯軸傾斜もない[43]．その代わりに，中切歯の理想的な歯軸の左右対称性とミラーイメージは前歯部の審美性にとって必要不可欠な状態である．正中線に対して左右非対称でミラーイメージが欠如した状態は，非常に問題があると思われる(図5-45d〜h)．

● 補綴的考慮点と対応

上顎中切歯を修復する場合，左右対称でミラーイメージのような理想的な歯軸傾斜を再現するように努めるべきである．歯軸に関連した歯肉縁の遠心上がりの状態(第6章, P.262参照)は前歯部の配列を理想的な状態にするうえで非常に関係があり，正しい歯の形態として好ましい．

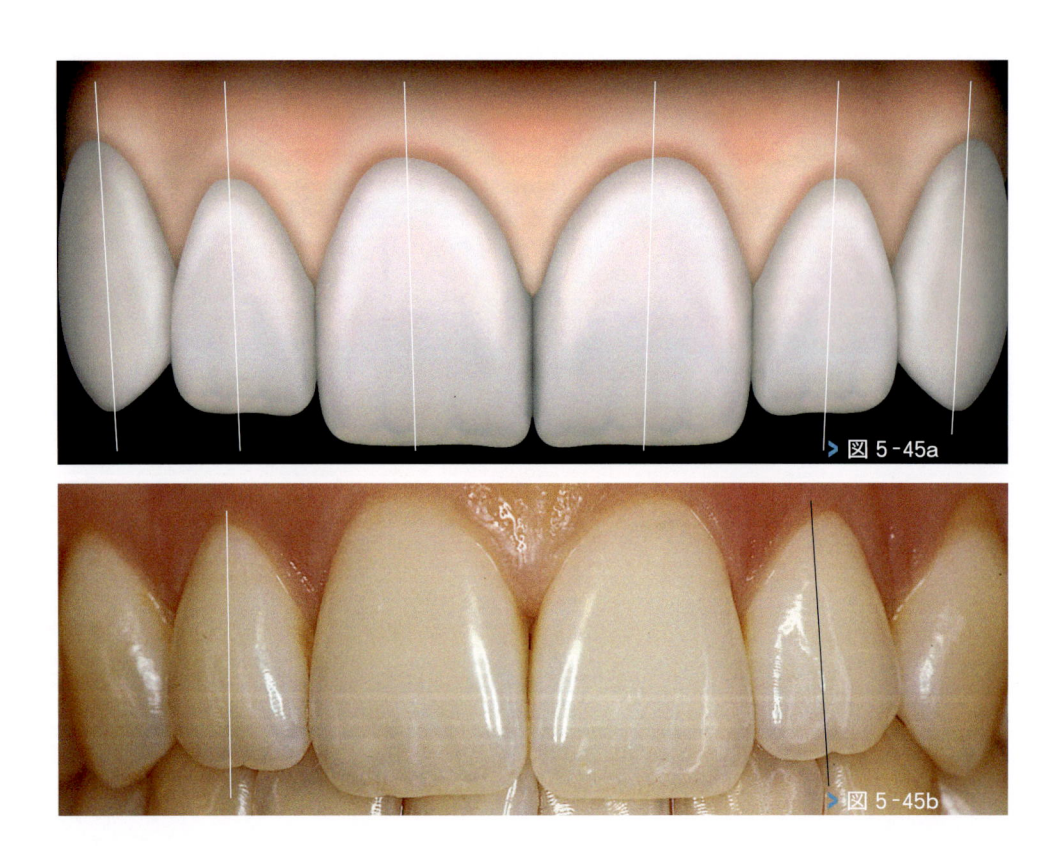

> 図5-45a

> 図5-45b

> 図 5-45c

> 図 5-45d

> 図 5-45e

> 図 5-45f

> 図 5-45g

> 図 5-45h

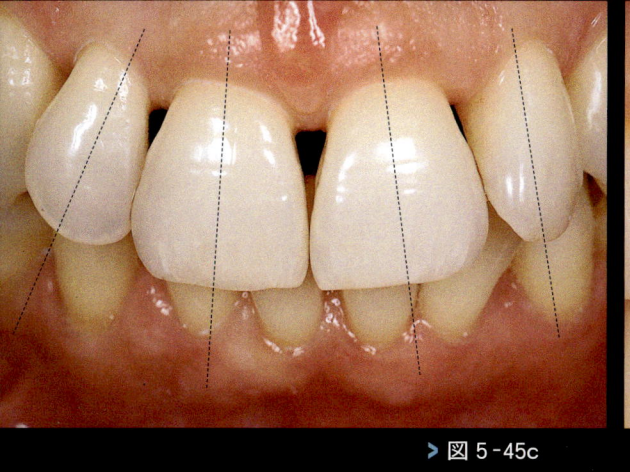

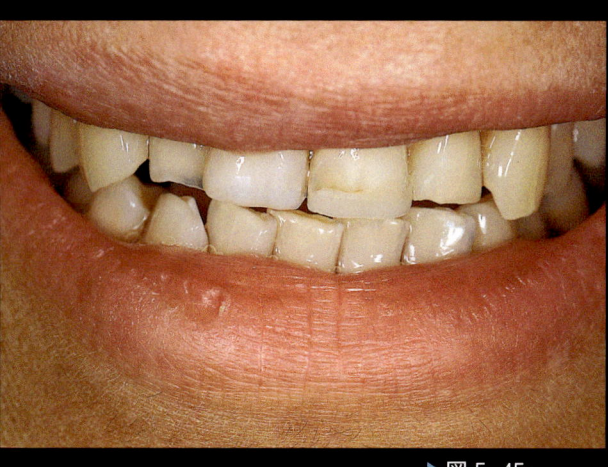

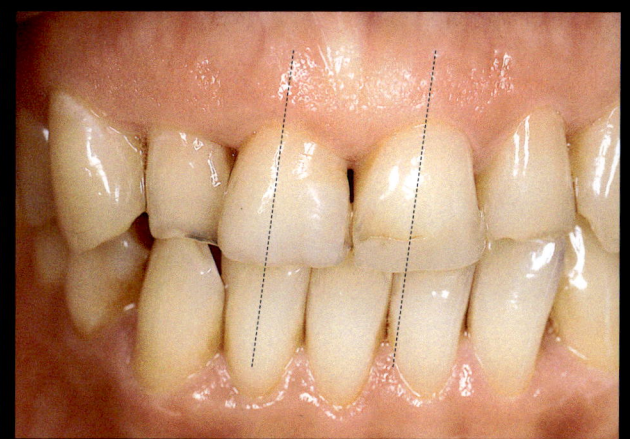

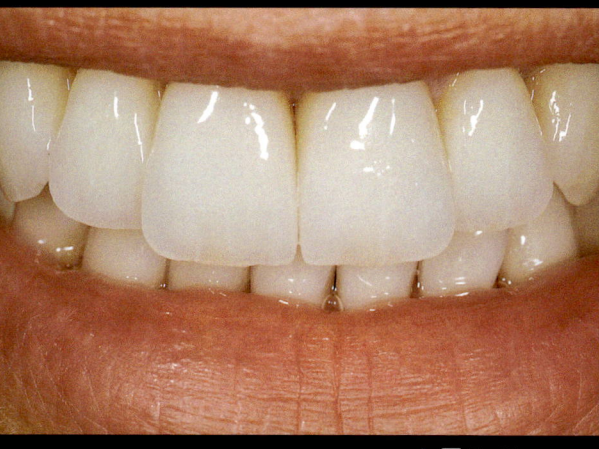

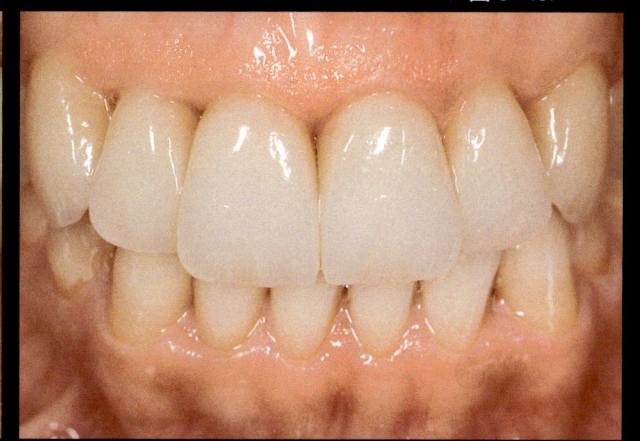

図 45　(a)通常，前歯部の歯軸は正中線に対して歯冠側が正中へ集中し根尖側が外側へ開く状態を示す．(b, c)歯軸の少し異常な傾斜は側切歯よりも中切歯において目立つ．(d)上顎中切歯において根尖側が近接していて，歯軸傾斜が平行になっている場合は歯のカントゥアの異常も伴い，審美的問題を引き起こす．これは中切歯に左右対称性とミラーイメージが非常に重要であることを述べている．(e〜h)この患者の上顎中切歯の歯軸傾斜異常は切縁の過度な咬耗によって6前歯の修復が必要であった．

歯の位置と配列

　理想的に完成された天然歯の配列はほとんど存在しない．理想的な配列であるには側切歯が中切歯と犬歯を結んでできた左右対称な仮想線の内側に歯頸側と切端側の両方が存在しなければならない(図5-46a)[43]．側切歯が唇側寄りに存在する場合は歯肉縁は中切歯よりも根尖側に存在し，切縁の位置は中切歯より短くなる(図5-46b, c)．逆に側切歯が舌側寄りに存在する場合は中切歯と重なり合って陰に隠れた状態が多く，歯肉縁は歯冠側寄りに存在する．歯の配列状態は歯列に存在するスペースと密接に関係している．

歯列弓：歯列弓には，正円型，卵円型，尖円型の3種類のタイプが存在する．もちろん，これらのタイプにあてはまらない中間の歯列弓も存在する．
正円型の歯列弓：上顎の中切歯から犬歯にかけてほとんど直線的な配列状態をしている．歯列弓は幅が広く，中切歯と側切歯の切端は通常では捻転や重なり合った状態にならない(図5-47a)．
卵円型の歯列弓：中切歯，側切歯，そして犬歯が曲線的な配列状態をしている．通常は捻転や重なり合った状態にならない．
尖円型の歯列弓：歯列弓は幅の狭い曲線状態をしており，前歯部にスペースが不足していることが多い．このタイプの歯列弓は歯の位置によって種々の歯列弓の形が存在し，捻転や重なり合った状態が多く認められる(図5-47b)．

　歯列弓の彎曲は歯の配列状態に関係するだけでなく上顎中切歯の位置にも関係する．尖円型の歯列弓においては，側切歯と犬歯が正面からは中切歯の陰に隠れて間接的な状態で認められる．これとは対照的に，側切歯と犬歯の配列位置がほとんど直線的な正円型の歯列弓ではそれほど認められるわけではない．

　歯の位置は抜歯窩の位置によって決定される．歯肉レベルでの歯の萌出位置は3次元的な正確な位置を明らかにするうえで参考となる．抜歯後時間が経過した症例に対しては切歯乳頭の位置が歯の正確な位置を評価するうえで有効である[82]．実際，切歯乳頭は抜歯後の歯槽骨吸収が少ないことから役立つと考えられている[83]．咬合面からは，切歯乳頭の中央から上顎中切歯の唇側面までの距離が天然歯列において平均で約10mmであると報告されている[84,85]．よって，切歯乳頭は前歯部の修復治療において正しい歯の位置を明確にする信頼性のある参考点となると考えられる(図5-48)．

> 図 5-46a

> 図 5-46b

> 図 5-46c

> 図 5-47a

> 図 5-47b

> 図 5-48

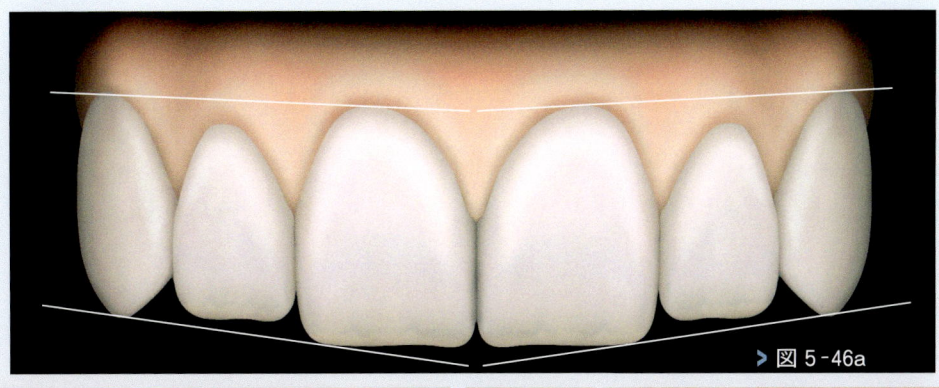

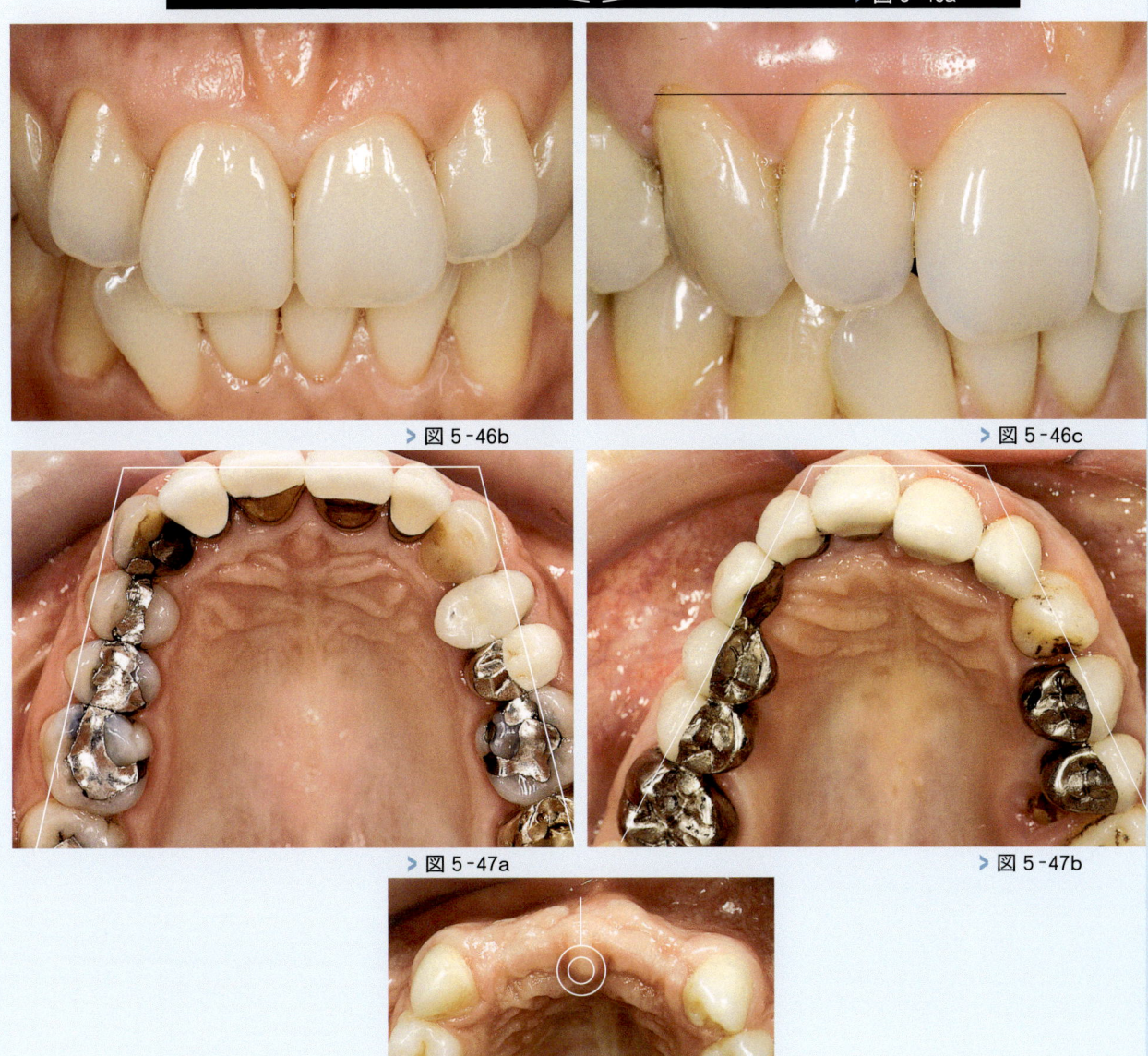

図 **46** （a）理想的な歯の配列状態において側切歯の切端側と歯頸部側のマージンは線を引いた部分を過度に越えてはならない．（b, c）歯列弓にスペースが減少している場合は側切歯をさらに唇側へ移動させる．側切歯の歯頸側のマージンが中切歯と犬歯を結んだ線の内側に存在しなかった場合は全体的な歯列の調和に影響するだろう．

図 **47** （a）四角型の歯列弓．（b）尖円型の歯列弓

図 **48** 天然歯列において切歯乳頭と上顎中切歯の唇側面までの距離は約10mm である．

歯の叢生

狭い歯列弓に認められる不十分なスペースは捻転や重なり合った状態の原因となる．前歯部の再配列を行う場合は，最初の選択肢として矯正治療を選ぶべきである[86〜89]．

●補綴的考慮点と対応

歯の叢生の治療も歯のカントゥアの形態修正を含む治療オプションを用いて行うことができる．この方法はサブトラクション・テクニックと呼ばれるもので歯冠形態やカントゥアを部分的にわずかに小さくするように修正する方法である．一方，さらに本質的な形態修正が必要で患者が矯正治療を望まない場合は，コンポジット・レジンや補綴的なベニアやクラウンのような修復方法が，問題のある歯の大きさやカントゥアを改善するうえで用いられる[90〜93]．完全な歯の配列を結果として得たとしても近遠心的な方向の削除によってオリジナルの歯冠形態が崩され，非常に不自然な修復物になってしまうことがある．上顎前歯部を再配列上では側切歯がスペースを確保するために非常に重要となる．天然歯列において側切歯が種々の形態をしているおかげで，この術式の選択が上顎前歯部の調和をとるうえで大変有効である．

配列を行ううえでスペースが不足している場合，側切歯の断面形態は円型であることから側切歯を補綴的に捻転させることが可能である．側切歯は歯の配列を改善するうえで非常に重要である．中切歯や犬歯は側切歯と同じような形態的な自由度を持っていない（図5-49a〜e）．どのような症例においても，歯のカントゥアの改善は日常生活における適切な口腔清掃を妨げるものであってはならない[94〜98]．

図49 (a, b)歯列弓のスペースが不足している場合，前歯部の配列が改善できるスペースを隣接面の支台歯形成を行う際に十分考慮して作らなければならない．（c〜e)側切歯を中切歯に重ねることは歯の配列を満足できる状態に改善するうえで有効であり，最終補綴物はわずかに傾けて自然な状態で製作される．

図 5-49a

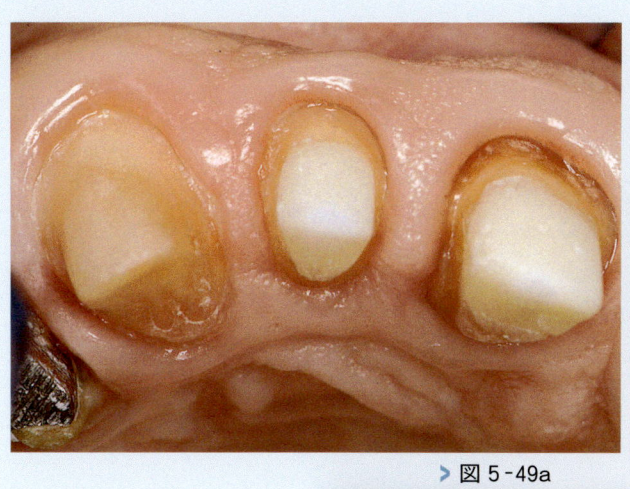

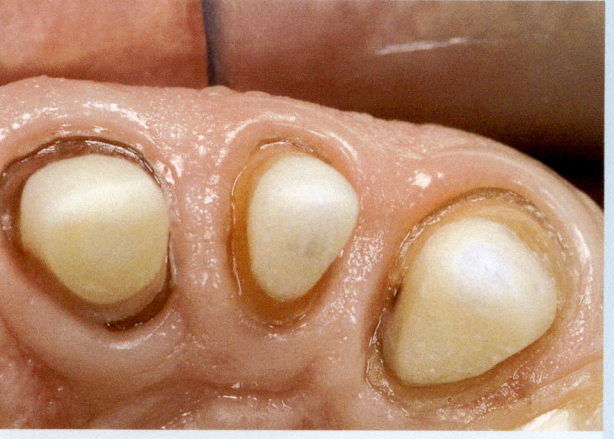

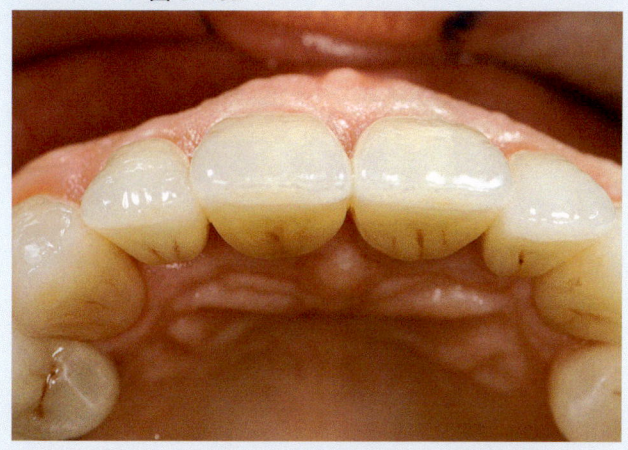

図 5-49b

図 5-49c

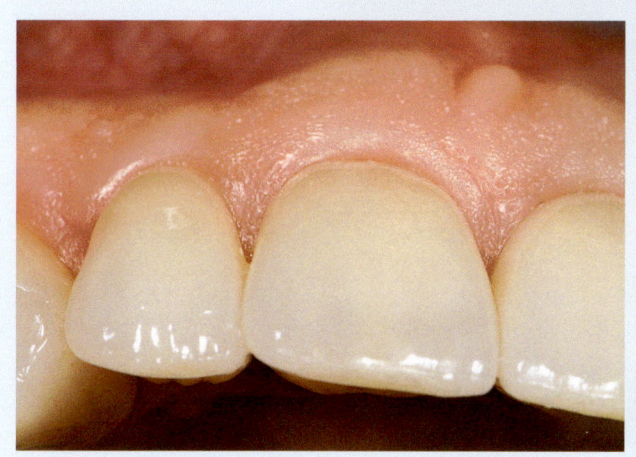

図 5-49d

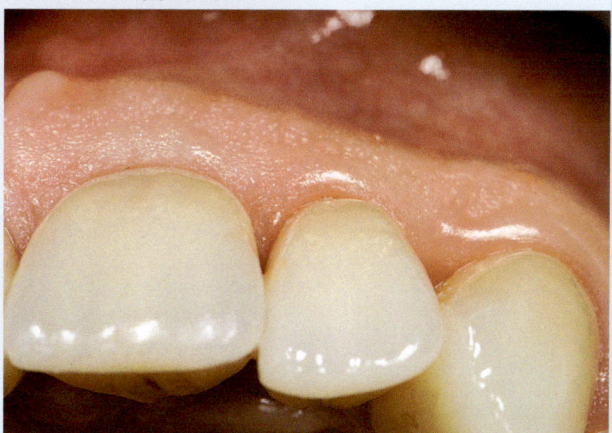

図 5-49e

イリュージョン効果
狭いスペースの歯列弓

狭いスペースの修復治療に直面した時でも、中切歯の重要性とミラーイメージのような左右対称性を考慮すべきである．

このような状況下での治療計画の第一選択肢は矯正治療である．特に成人においては矯正治療を受け入れてもらえない場合が多い．その際には，次の段階として審美的な面だけでなく生物学的，そして機能的な面からも効果的な妥協策を考えなければならない．

●補綴的考慮点と対応

側切歯を舌側に配置して，それと同時に中切歯の遠心面をわずかに唇側に捻転させることで中切歯を存在感あるように見せることができる．

この方法によって，歯列弓が狭いことが原因で生じた叢生の問題を解決することが可能である．このイリュージョンは前歯部に歯を配列するための有効なスペースを作り出すことによって可能となる(イリュージョン効果)（図5-50a～h）．

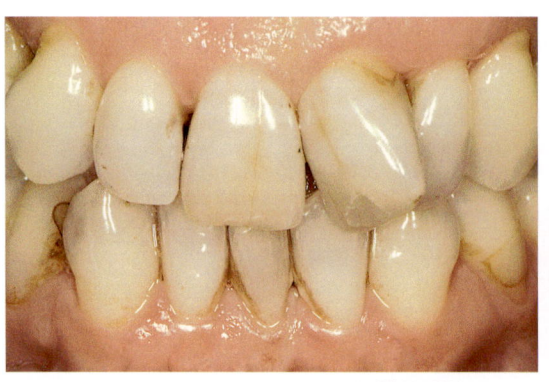

> 図5-50a

> 図5-50b

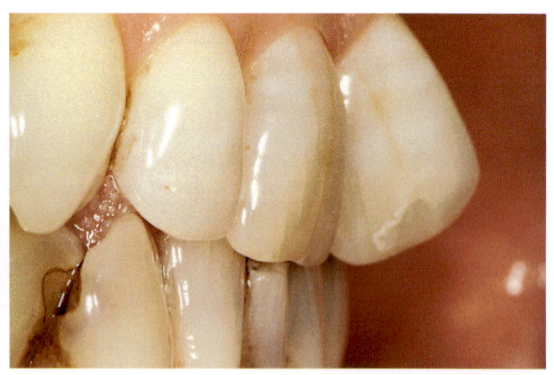

図50 (a, b)患者は上顎左側中切歯の捻転と傾斜を修正するための矯正治療を受け入れなかった．よって，この患者は補綴的な方法だけで治療することになった．そこで上顎左側中切歯にクラウンと右側中切歯にベニアを製作することで前歯部にスペースを確保することとなった．補綴的な成功を得るために上顎左側中切歯の歯内治療が最初に行われた．(c)この特殊な症例において，支台歯形成を行ううえで両隣在歯の隣接歯間にアンダーカットが生じて修復物の装着が妨げられないように計画が立てられた．仮の概形形成が隣接歯を含まずに行われた．(d)上顎右側中切歯と左側側切歯の間の完全に隣接歯に接していた部分にスペースを開けるために，ショルダーのマージン・ラインの形成がもう少し近心へ移動するよう支台歯形成が行われた(A)．同時に，アメロプラスティーが上顎左側側切歯の近心面に行われた(B)，また，右側中切歯にベニアの支台歯形成が象牙質の露出を生じないように近心面に深く行われた(C)．(e, f)上顎中切歯にクラウンとベニアが装着され，遠心面をわずかに唇側へ捻転させなければならなかったにも関わらず満足できる再配列を行うことができた．(g, h)術後6年の修復物の状態は中切歯の歯肉レベルが左右非対称であったにも関わらず，全体的によい結果であった．患者はロー・スマイルであったので，フル・スマイルをしても歯頸線が露出することはなかった．

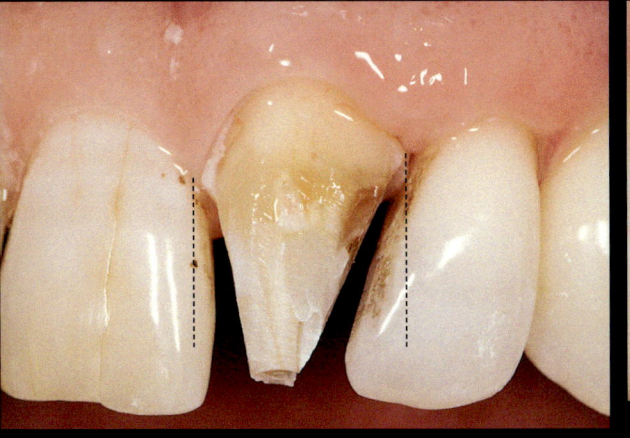

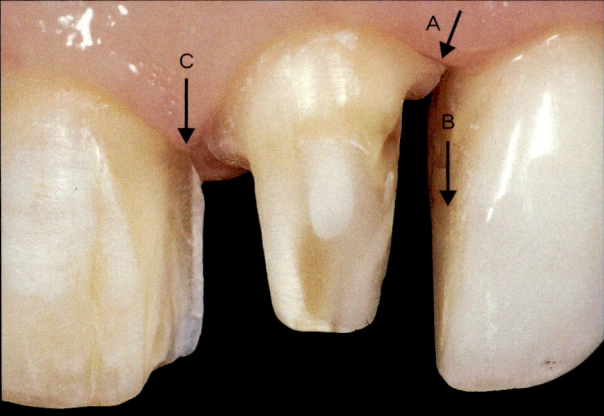

> 図 5-50c

> 図 5-50d

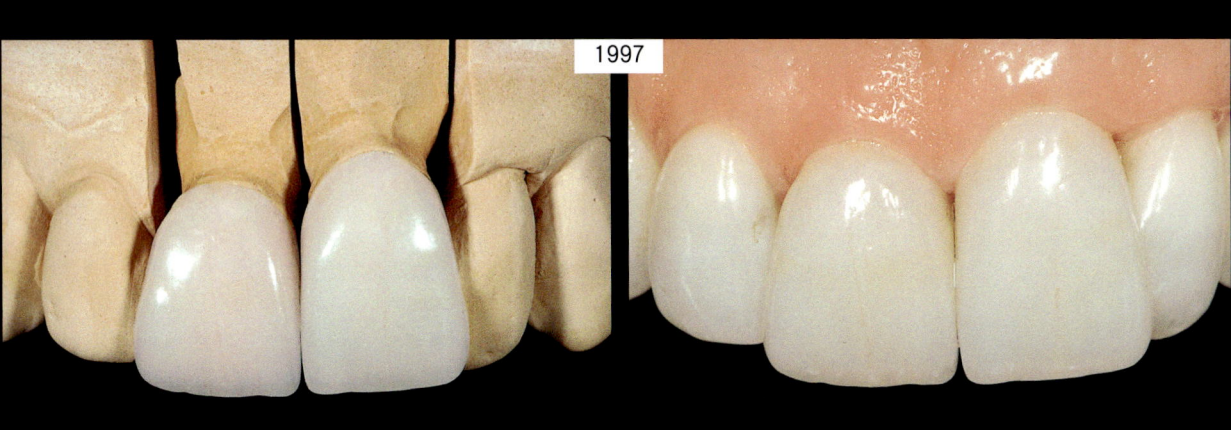

1997

> 図 5-50e

> 図 5-50f

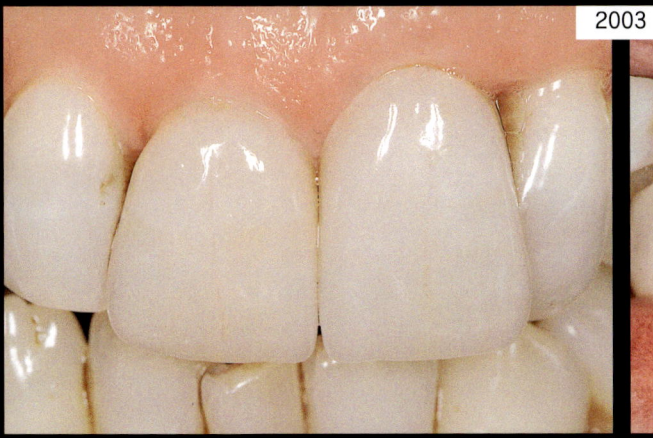

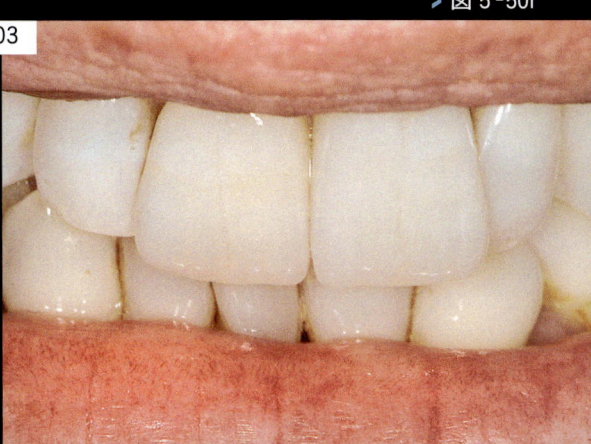

2003

> 図 5-50g

> 図 5-50h

歯間離開

歯の形態や大きさの関係から非常に幅の広い歯列弓の患者に歯間離開を認めることがある．上顎中切歯に歯間離開が生じている場合は，審美的に非常に問題を生じる．歯間離開をシミュレーションしたデジタル・イメージを評価して，それを基礎資料として研究を行った報告によると[76]患者の90％以上，特に若い女性は歯間離開のない歯並びを美しいものとしてイメージし選択することがわかった．歯間離開の原因が若年期からもともと存在していたかどうかを知ることは，歯間離開を治療するうえで非常に重要である[99,100]．

歯間離開が生じる原因として以下のことが考えられる．
- 非常に幅の広い歯列弓
- 先天欠如歯（上顎側切歯に多く認められる）
- 著しく発達した歯間部の小帯の存在[101]

時間の経過とともに発達してできた歯間離開と自然に形成された歯間離開を区別する必要がある．

歯の位置が不安定となり歯間離開が生じる原因は以下のことが考えられる．
- 歯の欠如
- 歯周組織の支持力の減少
- 咬合性外傷

診査，診断を通して原因を明らかにしたうえで単に歯間離開を補綴治療で閉鎖するだけでなく，マルチディシップリナリーな治療法を用いるべきかどうかを決定する必要がある．

●補綴的考慮点と対応

歯の叢生が存在する場合と同様，歯間離開の場合も第一選択肢は矯正治療である[88,89]．患者が矯正治療を受け入れなかった場合は補綴治療することを選択し，自然な歯冠形態に比べ少し凸彎したエマージェンス・プロファイルを補綴物の歯冠形態に与えて，歯間離開を閉鎖あるいは減少するように考える（図5-51a〜f）．

カントゥアの垂直的な構成要素には種々なことが考えられるが患者が歯肉炎を起こさないように，口腔清掃を適切に行うことができる環境を作ることが重要である．

歯間離開を閉鎖する場合には歯冠幅径の増加を必然的に生じるため，歯冠部分の比率にも当然変化が生じてしまう．よって，適切な歯冠部分の比率を維持して修復するためにはオリジナルの歯冠長と比較してその長さを増加する必要があるかを評価する必要がある．

> 図 5-51a

> 図 5-51b

> 図 5-51c

> 図 5-51d

> 図 5-51e

> 図 5-51f

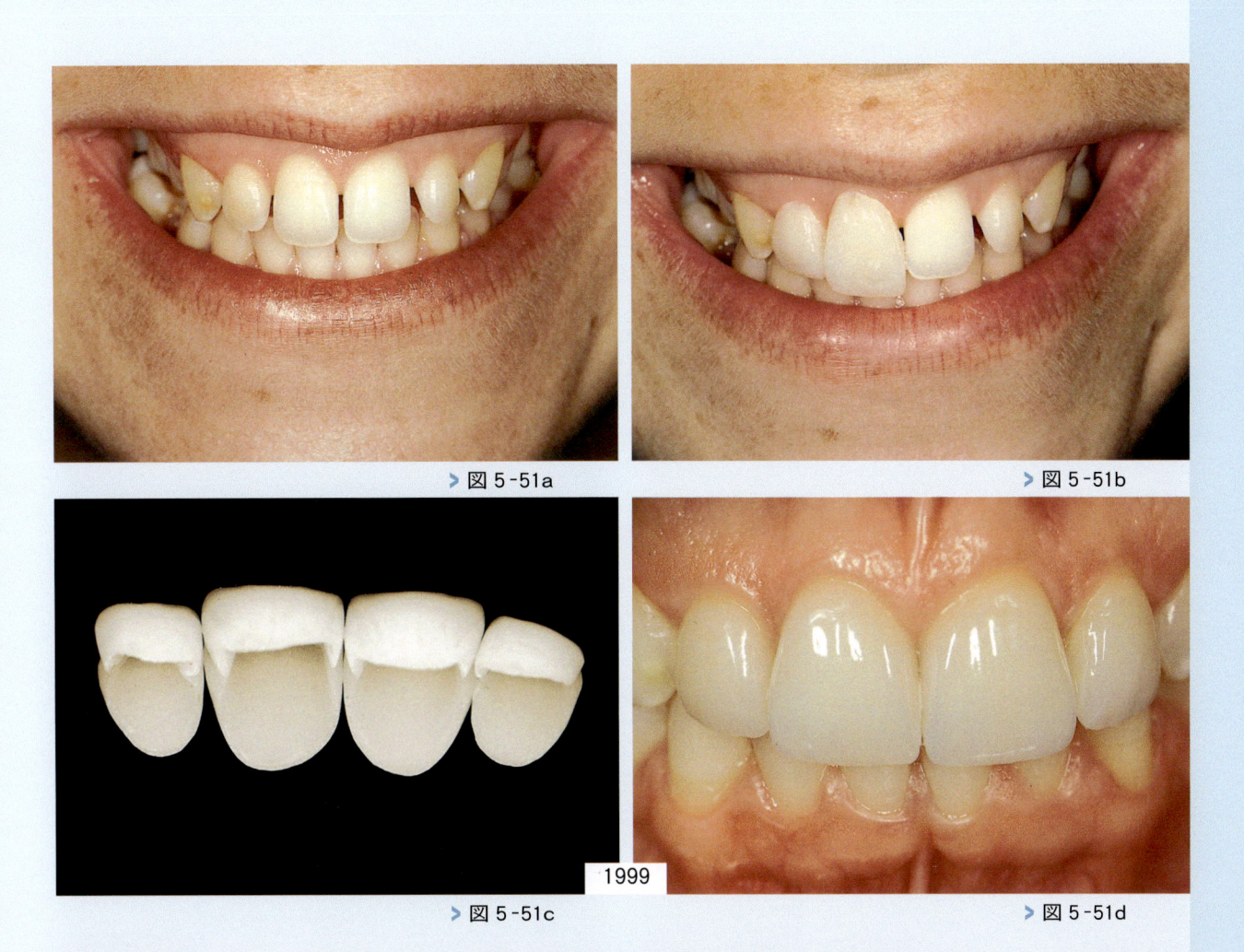

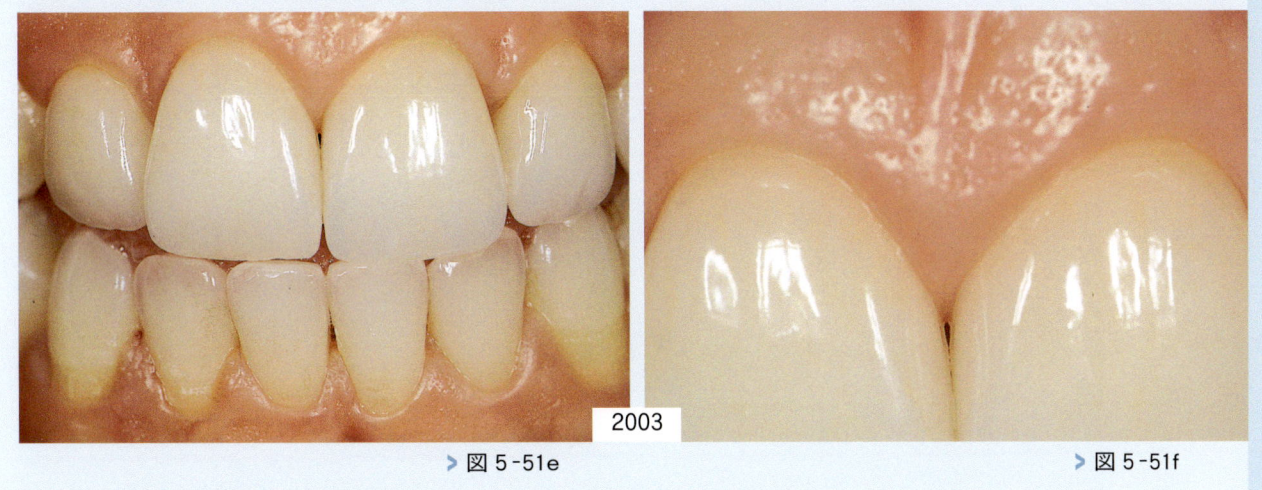

図 **51** （a）患者は上顎前歯の歯間部に存在している歯間離開の閉鎖を希望していた．間接法のモック・アップを作製して歯の大きさの変更について診査する必要があった．また，歯冠幅径を大きく改善することによって歯冠長も適切な歯冠部分の比率を維持するために改善しなければならない．（b）レジンで製作されたモック・アップは中切歯の部分で患者が審美的な改善状態を見て理解しやすいように左右に切り離された．（c,d）エマージェンス・プロファイルを改善して前歯部の歯間離開をする目的で4本のセラミック・ベニアが製作された．（e,f）解剖学的に問題のない歯冠形態の変更は術後4年の状態を見ても修復物と生物学的な統合が得られており，問題は起きていない．

イリュージョン効果
広いスペース

患者が歯間離開や何年かの間に生じた歯間部の隙間に対して矯正治療を希望しなかった場合は，歯の幅径と歯冠長の両方を増加させる歯冠形態の変更と歯軸傾斜の改善が補綴治療を行ううえで有効である．

● 補綴的考慮点と対応

側切歯の大きさは天然歯列において種々であることから，中切歯の位置づけとミラーイメージのような左右対称性が得られているならば側切歯の歯冠形態を大きくすることは容易である．犬歯の歯軸傾斜と同時に側切歯の歯軸傾斜も修正することが前歯部の不揃いな歯間空隙を減じたり，あるいは除去するのに非常に有効である．矯正治療を受けていなくても矯正治療を受けたようなイリュージョン効果が得られる（図5-52a～r，5-53a～o）．

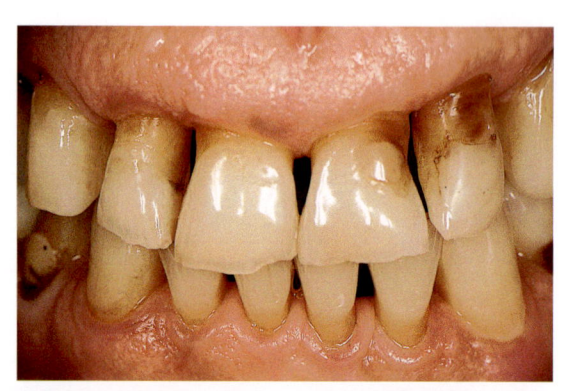

> 図5-52a

> 図5-52b

> 図5-52c

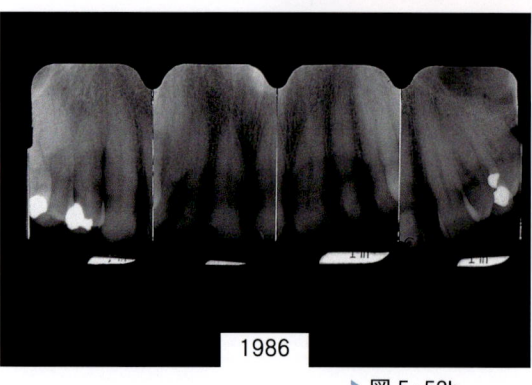

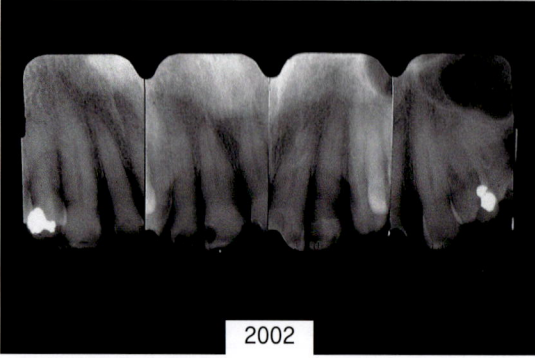

図52 （a）患者は歯周組織の支持力が著しく低下したことによって前歯部に歯間離開を生じた．（b, c）歯周支持組織の安定が診療室と家庭での徹底した歯周治療によって効果的に達成され，エックス線写真からその結果が確認された．

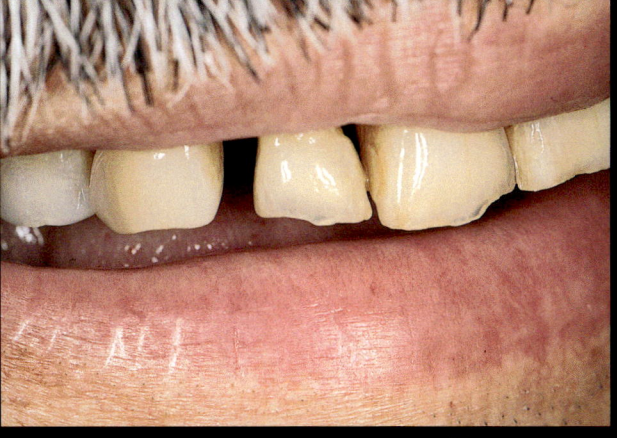

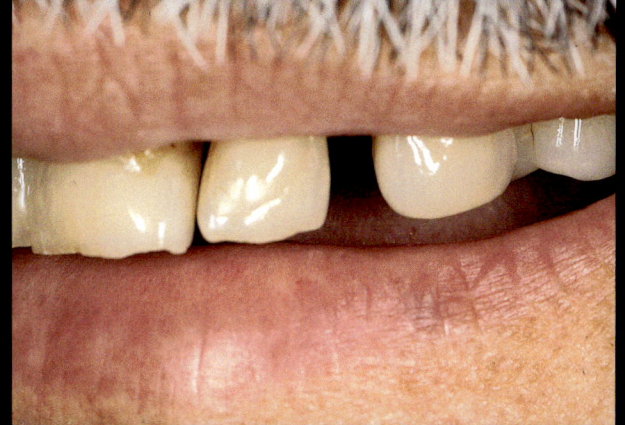

> 図 5-52d

> 図 5-52e

> 図 5-52f

> 図 5-52g

> 図 5-52h

> 図 5-52i

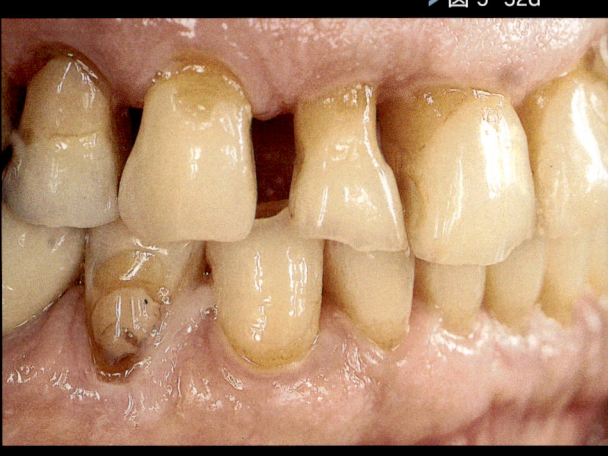

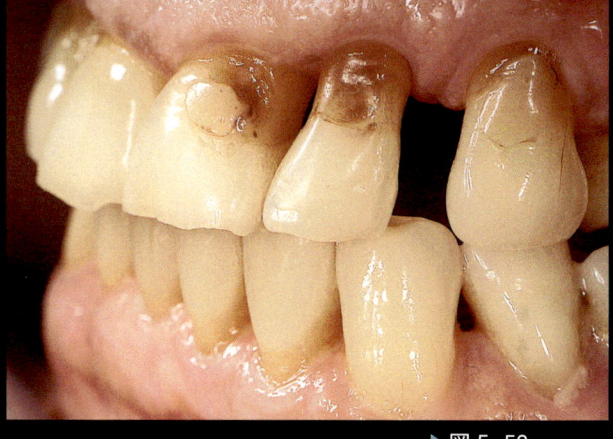

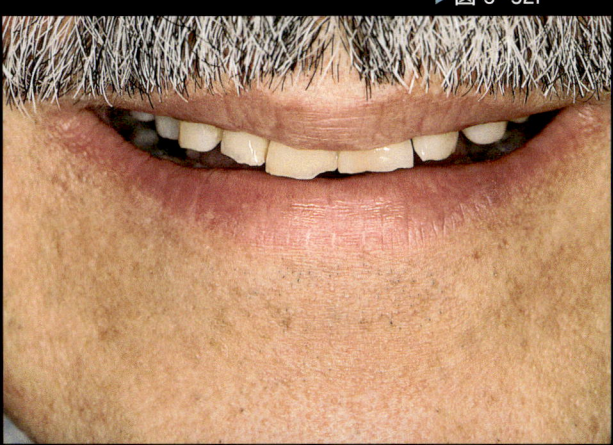

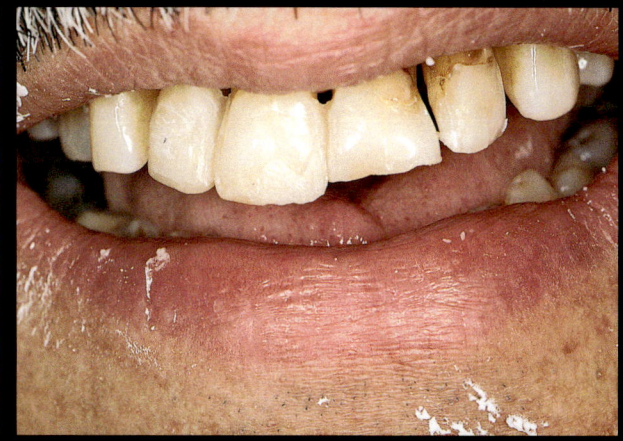

図 **52** (続き)(d〜g)歯間離開と著しく咬耗した部分に審美的治療を要求したにもかかわらず，患者は歯の配列を修正するための補綴前処置としての矯正治療を受け入れなかった．審美的な要望を満たすために必要なメインテナンス治療と歯の動揺をなくすための治療が何年もかけて行われた．(h, i)直説法でモック・アップを製作し，切縁の位置と適切な歯冠長を患者に確認していただいた．

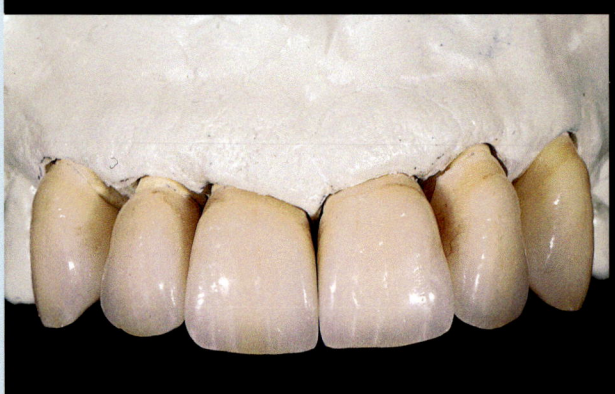

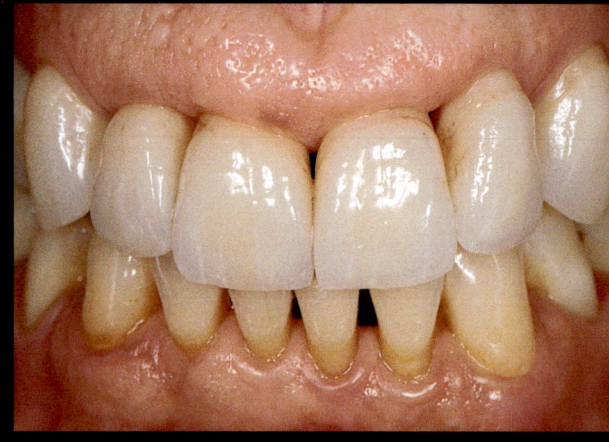

> 図 5-52j

> 図 5-52k

> 図 5-52l

> 図 5-52m

> 図 5-52n

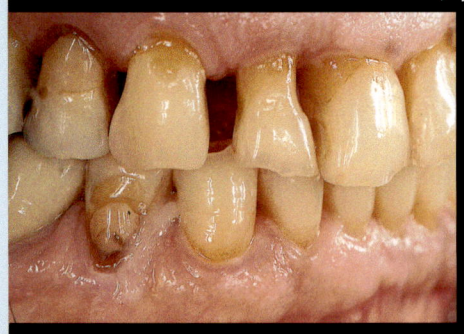

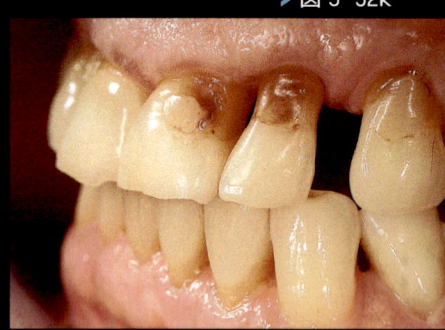

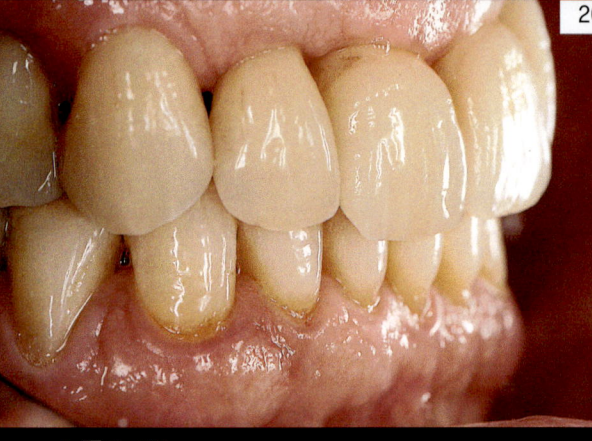

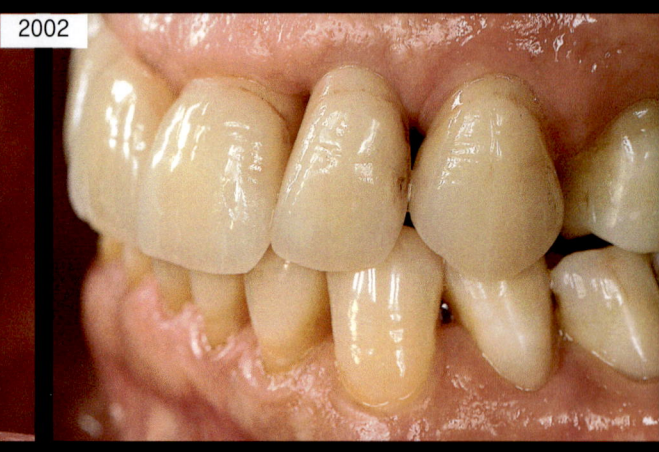

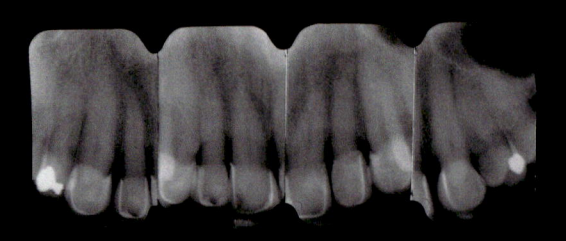

図52 （続き）(j, k)臼歯部の満足できる咬合の安定は選択削合によって達成された．また上顎前歯部に6本のセラミック・ベニアが装着された．(l, m)歯の比率を変更し，特に歯軸傾斜を修正することによって審美的に問題を生じていた歯間離開を閉じることができた．(n)最終補綴物装着時のエックス線写真から修復処置が成功していることがわかる．

> 図 5-52o

> 図 5-52p

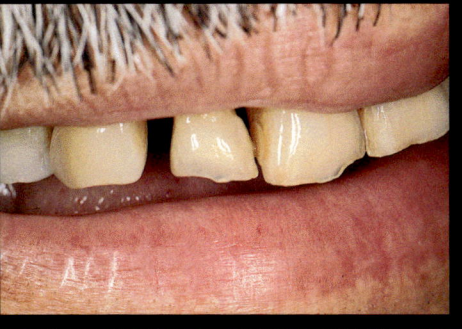

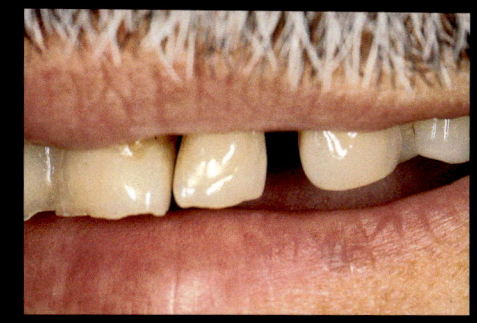

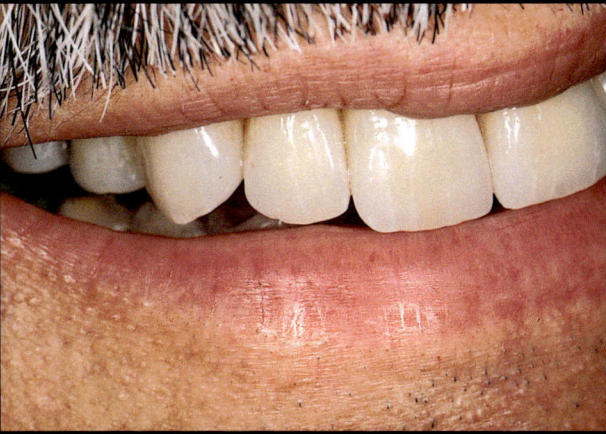

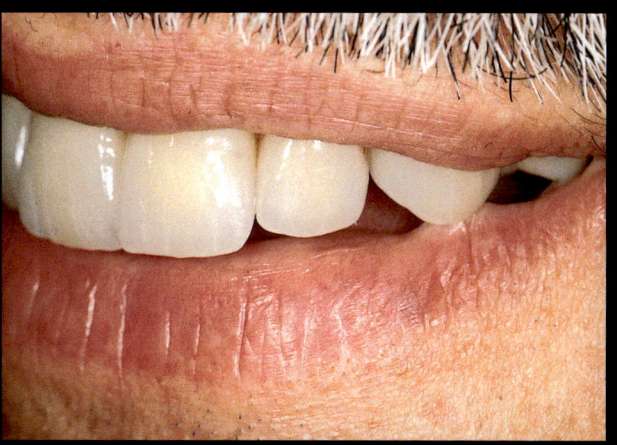

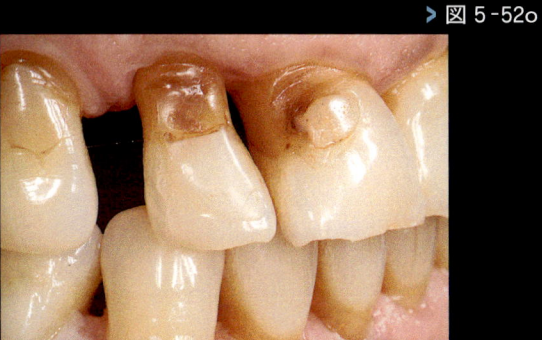

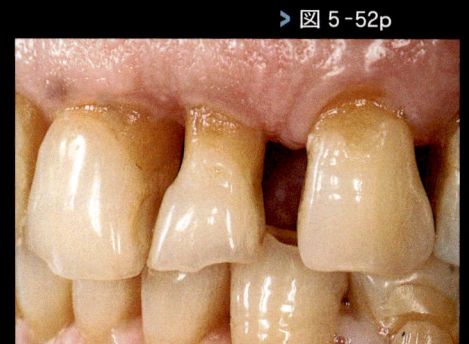

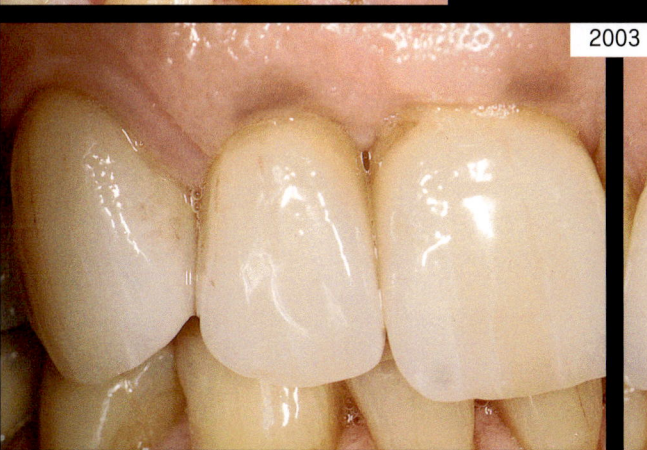

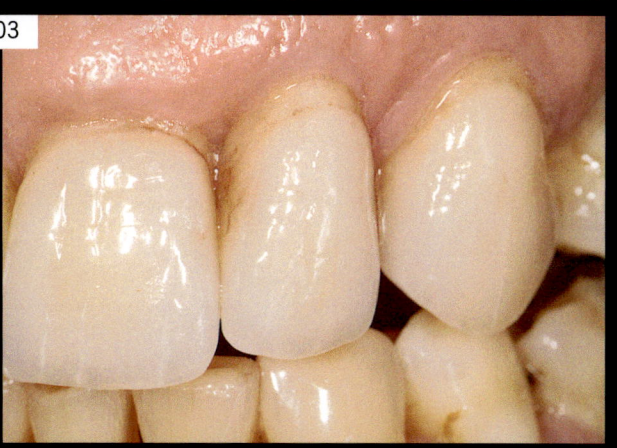

2003

> 図 5-52q

> 図 5-52r

図 52 （続き）(o, p)術前と修復後のスマイルの状態を比較すると歯間部の空隙の形態が修正され，適切な歯冠長に修復されたことによって全体的な審美性が非常に改善された．(q, r)術後1年の状態．生物学的な統合が得られているだけでなく，歯間乳頭の再生によって歯間部の空隙が完全に閉鎖されていた．審美的な結果について術前の状態と比較すると矯正治療を行っていなくてもまるで矯正治療が行われたような結果が得られている．

> 図 5-53a
> 図 5-53b
> 図 5-53c
> 図 5-53d
> 図 5-53e
> 図 5-53f

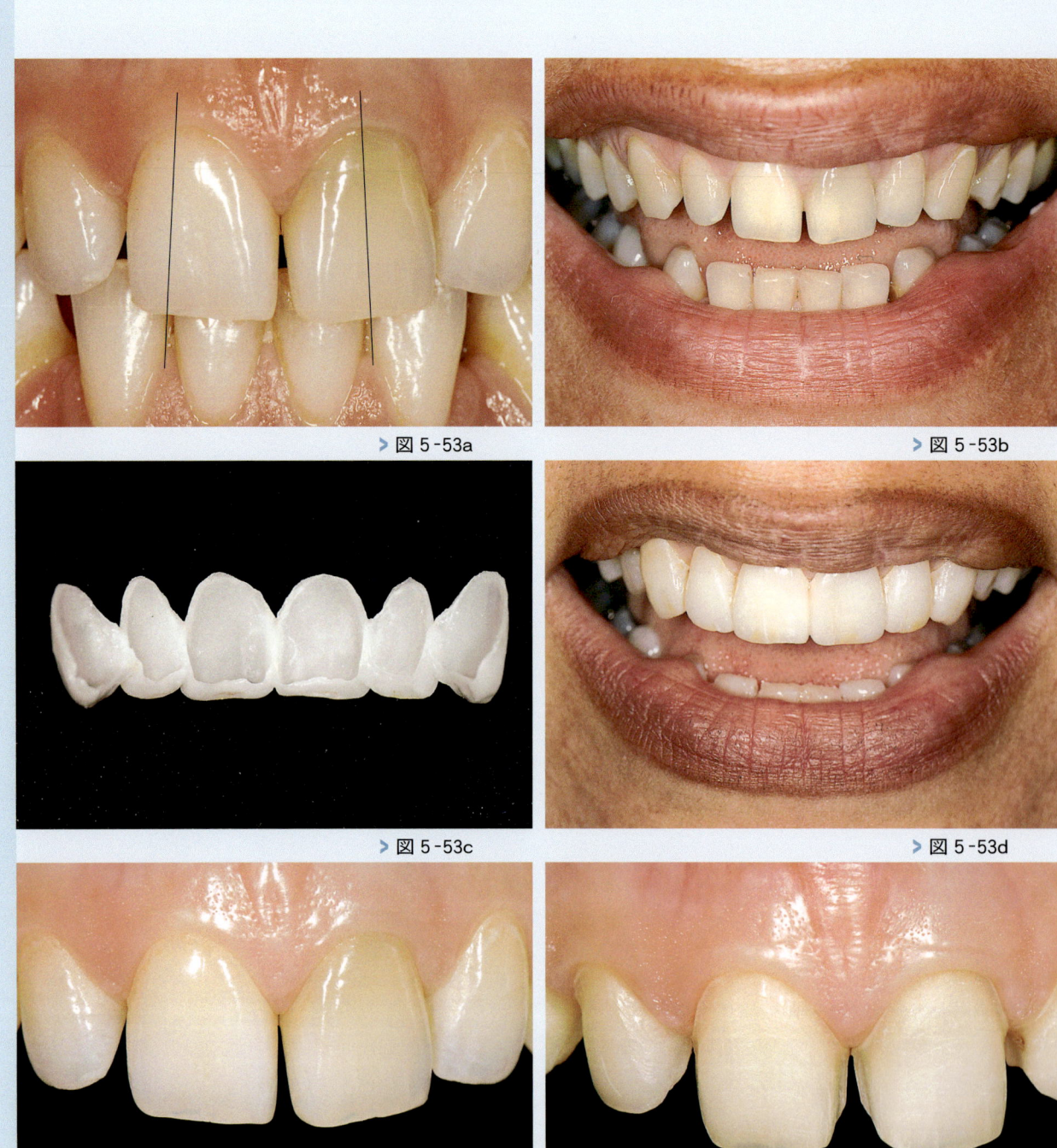

図53 (a)患者は歯間部に存在する空隙に大変不満を持っていた．彼女の歯間部に存在するこの空隙は思春期の頃から存在していた．また，上顎左側中切歯が暗く変色していることも患者の不満であった．(b)彼女は歯冠形態がもっと大きく豊隆があったほうが，自分の口唇の形と豊隆に合っていると感じていた．(c)支台歯形成が行われる前に間接法によるモック・アップが患者の要求に合わせて作製された．(d〜f)新しい前歯部切端の彎曲が患者の口腔内でモック・アップを通して観察された．その後上顎左側中切歯の強い変色を除去するためにインターナル・ブリーチが行われた．その後，支台歯形成が行われた．

> 図 5-53g

> 図 5-53h

> 図 5-53i

> 図 5-53j

> 図 5-53k

> 図 5-53l

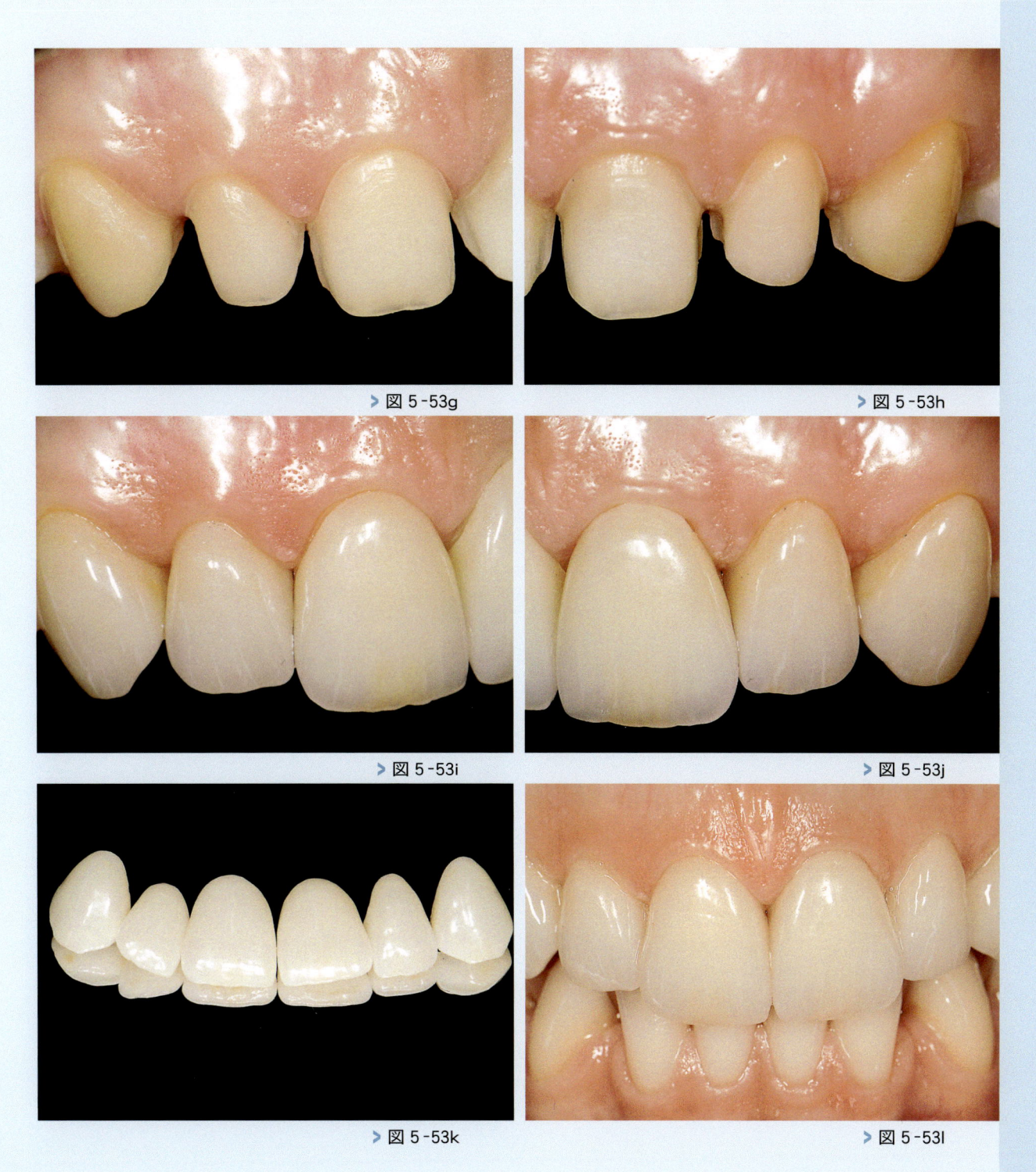

図 53 （続き）(g, h) 上顎前歯部に6本のセラミック・ベニアを装着する準備ができた．(i～l) 最終補綴物．前歯部に新たに製作された歯冠形態の配列状態を示す．患者の要望にしたがって歯間部の空隙は閉鎖され，中切歯は存在感があるような形態で製作されている．

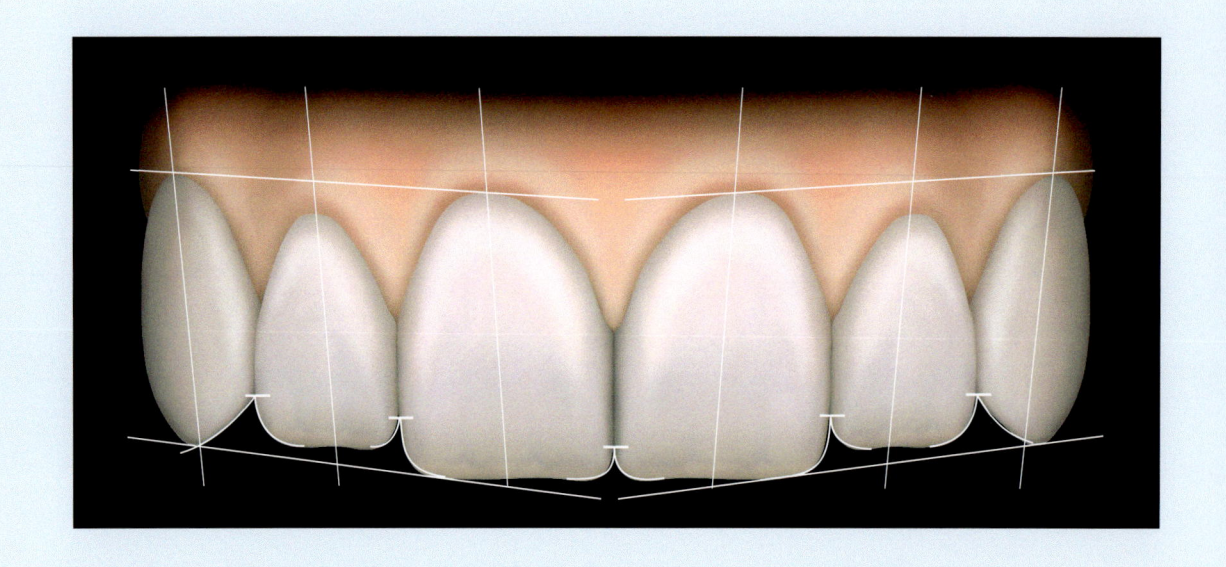

歯の配列に関する構成要素：上顎前歯

	審美修復のための補綴的考慮事項
■ 配列に関する歯と歯の比率	■ 中切歯の適切な大きさ（存在感のある）の評価 ■ 中切歯の修復後の正しい比率（歯冠幅径：歯冠長＝75％〜80％） ■ 中切歯を強調するための側切歯の歯冠長と歯冠幅径の比率（短くて狭い，短い，狭い）（イリュージョン効果）
■ 歯間部コンタクト領域と切縁隅角（切縁側空隙）	■ コンタクト領域は中切歯から犬歯に向かって次第に根尖方向へ移動する ■ 切縁隅角（切縁側空隙）は中切歯から犬歯に向かって次第に幅広くなる
■ 歯軸傾斜	■ 正中線に対して，左右対称でミラーイメージのような歯軸傾斜 ■ 根尖部が遠心方向へ傾斜して，中切歯から犬歯に向かって次第に傾斜が強調される
■ 歯の位置と配列	■ 側切歯の位置は，中切歯と犬歯の切縁と歯頸部で，そのおのおのを結んでできた2本の線の間に存在する ■ 狭いスペースや広いスペースを改善するイリュージョンによって，歯の大きさ，位置，そして歯軸傾斜を変更する（イリュージョン効果）

> 図 5-53m

> 図 5-53n

> 図 5-53o

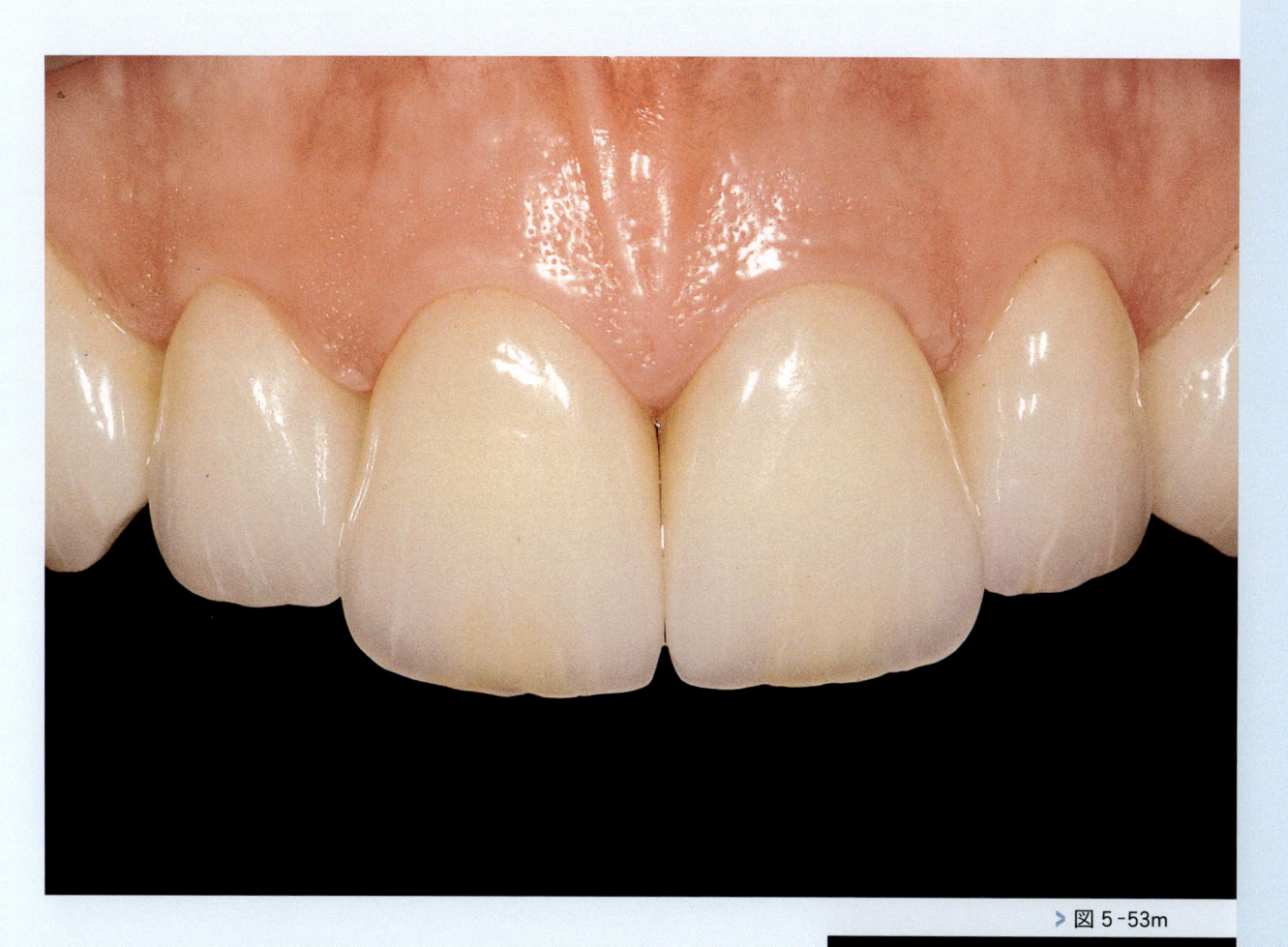

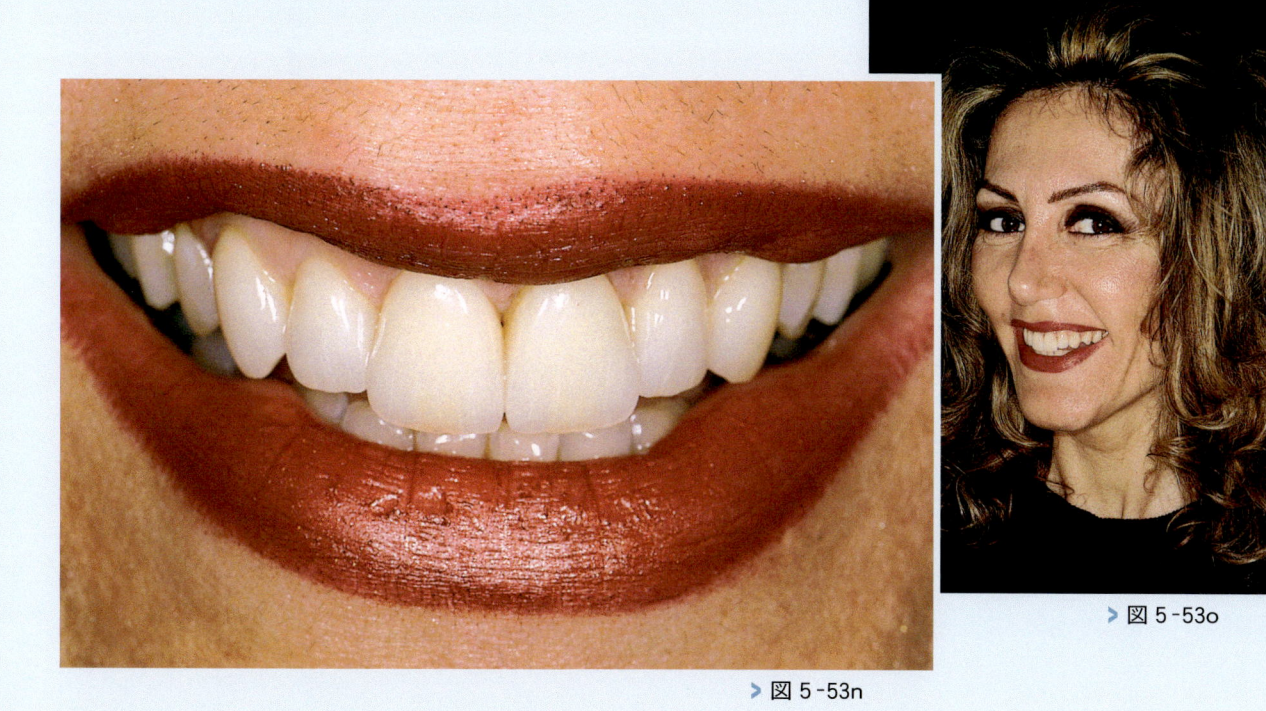

図53 （続き）(m〜o)最終補綴物装着後5年の状態．全体的に十分に安定した状態が維持されていると思われる．そのことが患者の自信に満ちた自然なスマイルの状態からもうかがえる．

下顎歯列

下顎切歯と犬歯

　加齢とともに次第に口唇の張りがなくなり，皮膚の弾力が減少することによって，上顎前歯と比較して下顎前歯は徐々に露出する傾向がある[102,103]．特に会話を行っている時にその傾向が見られる[104]．

カントゥアと歯の比率

　下顎歯列は，上顎と比較して明らかに下顎切歯間での大きさが異なっている．下顎4前歯は一見まったく同じであるかのような錯覚に陥る．しかしよく分析してみると，中切歯は近心と遠心のカントゥアが同じであり，また一方で側切歯は寸法的にもやや大きく遠心が張り出した形態をしている[49〜51]．わずかに歯冠幅径が異なることが天然歯列において判別を容易にしている[105]．Reynoldsの報告では中切歯の平均的な歯冠幅径は5.0mmであり，側切歯は5.5mmであると分析されている（図5-54a, b）[106]．下顎4前歯の唇側面において，歯冠部中央1/3と切縁側1/3は基本的に平坦である．しかし，歯頸側1/3は凸彎した形態をしている．下顎犬歯は著しく発達した中央の隆起を持っており，歯肉縁のすぐ上から凸彎した歯冠形態をしている．

● 補綴的考慮点と対応

　下顎前歯部には常に整列上十分なスペースが存在しない．実際に，理想的な歯の配列を目的として形態やカントゥアを製作し，不適切な変更を行った結果，非常に不自然な外観の修復処置が行われるため，その救済処置として切歯の近遠心的な長さを減少させることが行われる．

　修復物の製作にあたっては，歯の自然な配列の中に存在する不整配列や下顎切歯の異なった形態を観察して，その特徴を用いるべきである．自然な前歯の配列状態を再現するうえで，中切歯と比較して側切歯は遠心面に形態的な特徴があり，これを再現しなければ自然感が得られない（図5-55a〜c）．

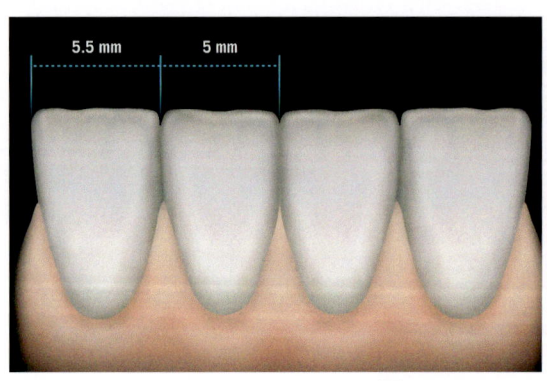

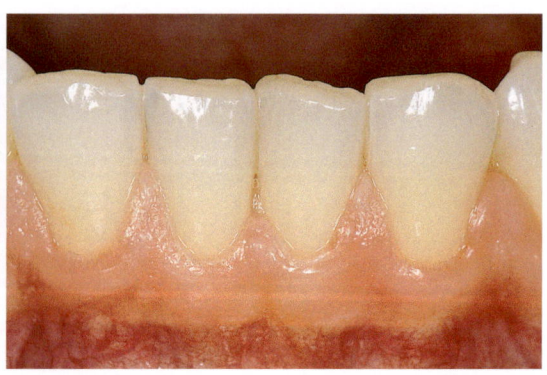

> 図5-54a

> 図5-54b

> 図 5-55a > 図 5-55b

> 図 5-55c

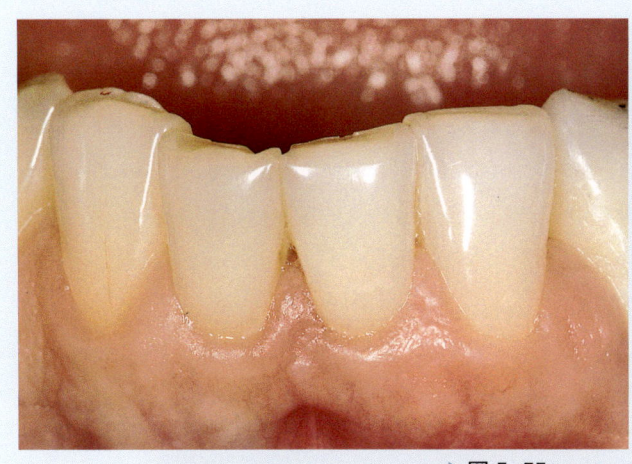

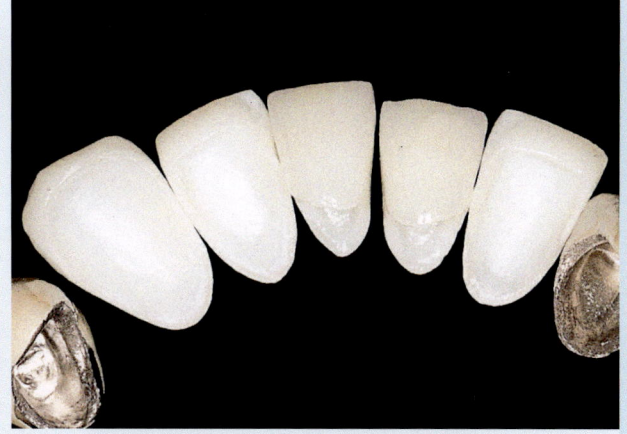

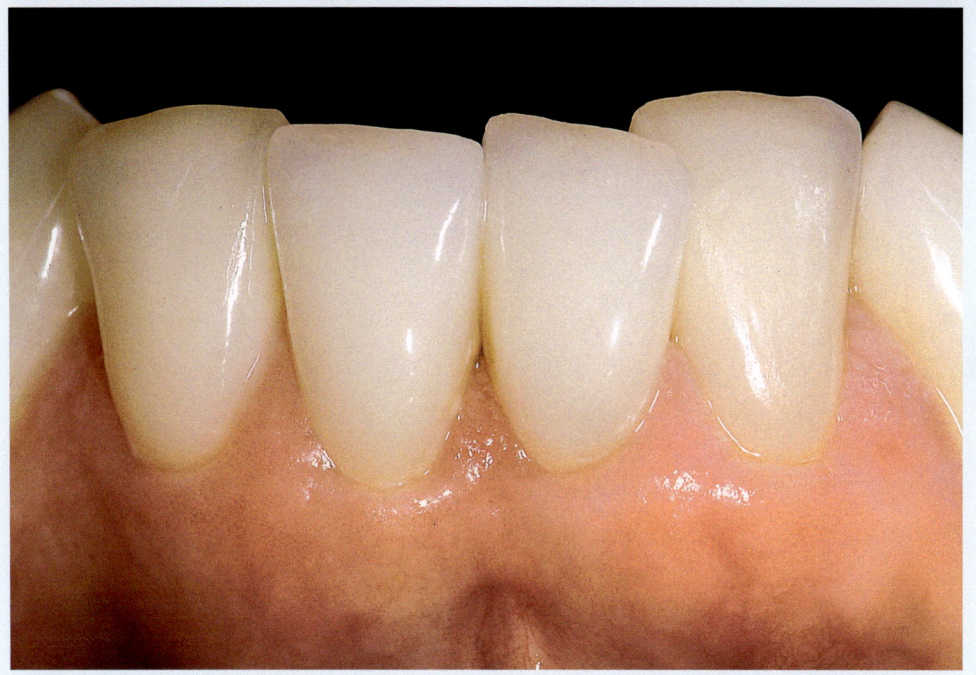

歯の分析：下顎前歯
診査項目
■ カントゥアと歯の比率
■ 歯の配列状態
■ 切縁

図54　(a, b)下顎前歯において側切歯は遠心部分が凸彎し，大変強調された形態をしている．歯冠幅径は中切歯と比較して少なくても約0.5mm大きい形態をしている．

図55　(a～c)下顎を修復する場合，できる限り自然観を出すために形態的な違いを考慮することが重要である．

歯の配列状態

下顎前歯の配列状態が完全に整っている症例は非常に稀である．実際，不揃いな下顎前歯は天然歯列ではよく見かける状態であり，患者にとっても審美的な問題を生じる要因にならない．不規則な配列状態は回転や唇側，舌側への捻転によって下顎前歯の切縁に不揃いな彎曲が生じた結果起きるものである（図 5-56a〜f）．

●補綴的考慮点と対応

補綴的な治療計画を立てるうえで患者が下顎4前歯の完全に整った配列を望んでいるならば，患者の希望を満たすためだけに歯の形態やカントゥアを犠牲にすることを避けなければならない（図 5-56f）．その場合は，補綴前処置として矯正治療を用いることが最善の方法である．しかし，後戻りを防ぐための補綴処置が必要である．下顎前歯の配列を調整する場合，避けられないメインテナンス上の問題として，家庭での口腔清掃の困難さがあげられる．口腔清掃を容易にし，健康な歯周支持組織を維持するためには，単冠で処理する補綴治療計画を立てる必要がある．また，もし補綴物が単独処理できたとしても，さらに規則的で整った配列を得るために補綴的に前歯の歯冠形態やカントゥアを改善する必要がある．

患者の要望を完全に満たすことができない場合，補綴物が完全に整った状態に配列できなくても形態的に正しい方が不自然な形態で完全に配列されるよりも，審美的な結果としては自然で美しいことを患者に理解させることも大切である（図 5-57a〜d，5-58a〜c）．

図56 (a, b)天然歯列において，下顎4前歯の捻転や重なり合った状態は非常によく認められる．(c, d)時折，左右の歯軸傾斜が同一方向である状態を認める．(e)天然歯列において，下顎切歯が完全に一直線上に整った配列状態であることは稀である．実際，一直線上に並んでいたとしても配列状態は不規則であることが多い．(f)この患者の場合，完全に整った配列状態を作ることが試みられたが下顎中切歯を近遠心的に無計画に削合したために下顎中切歯の歯冠形態，カントゥア，そして歯の比率が崩れてしまい前歯部の全体的な配列状態を明らかに不自然な状態にしてしまった．

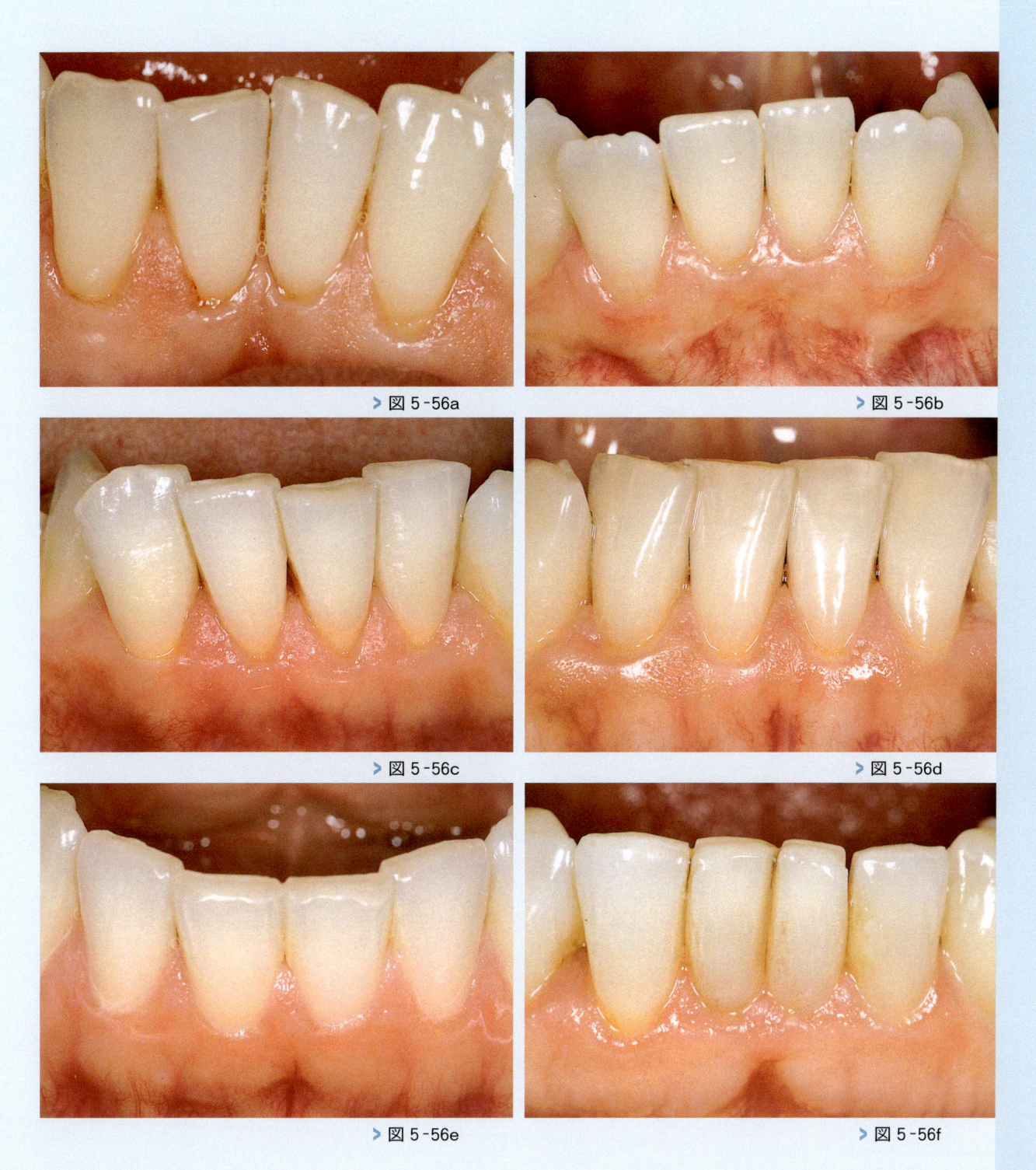

> 図 5-56a

> 図 5-56b

> 図 5-56c

> 図 5-56d

> 図 5-56e

> 図 5-56f

> 図 5-57a

> 図 5-57b

> 図 5-57c

> 図 5-57d

> 図 57 （a〜d）可能な限り自然観のある前歯部修復をするため，理想的に整った配列のための十分なスペースが存在していたものの，下顎左側中切歯が隣接歯の唇側面に重なり合うわずかな捻転を補綴設計に含むことを決定した．

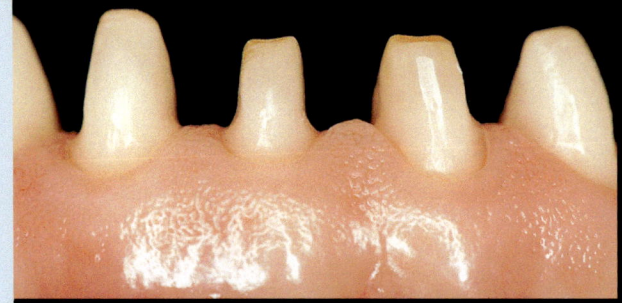

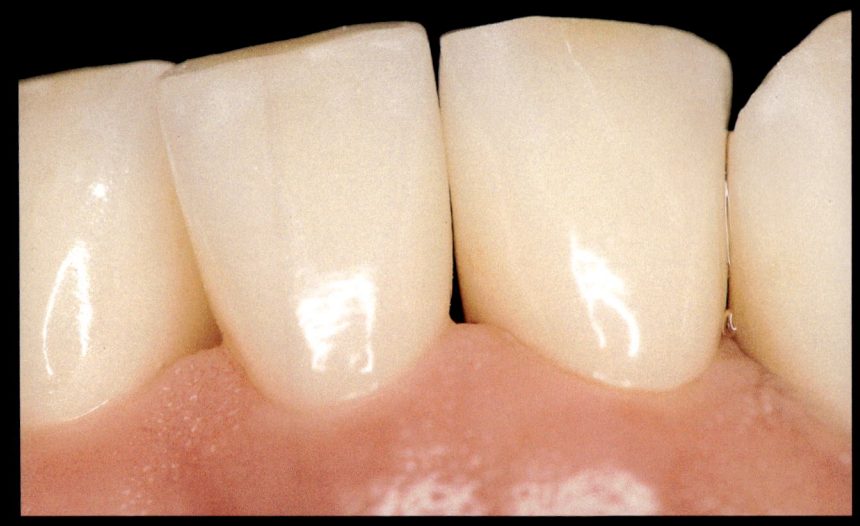

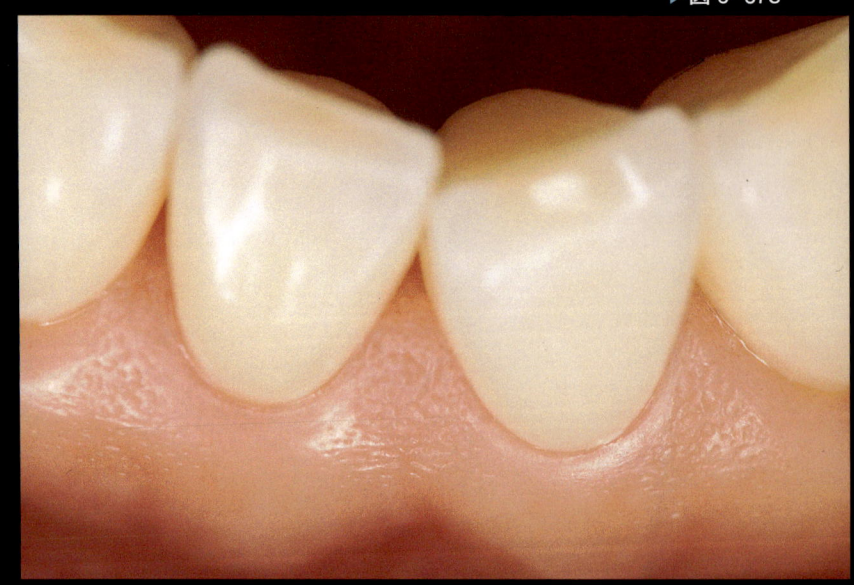

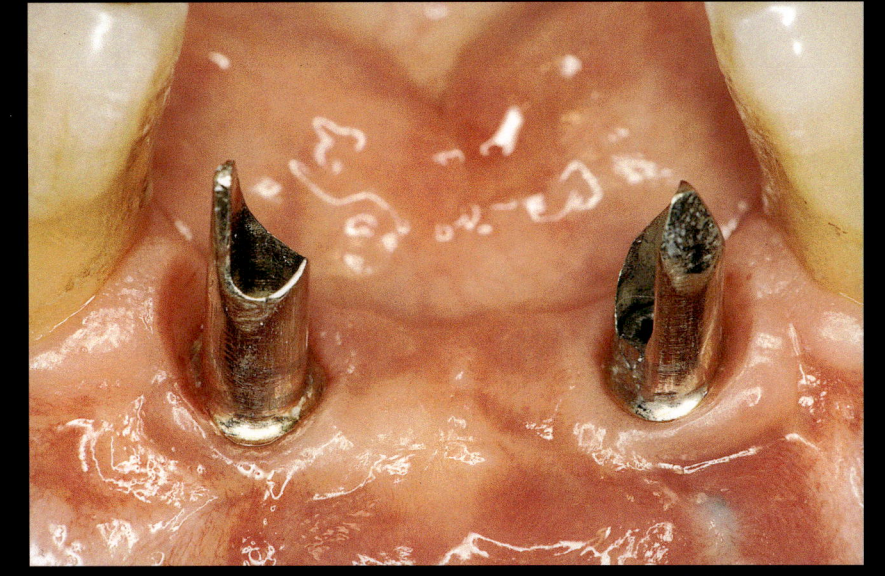

▶ 図5-58a

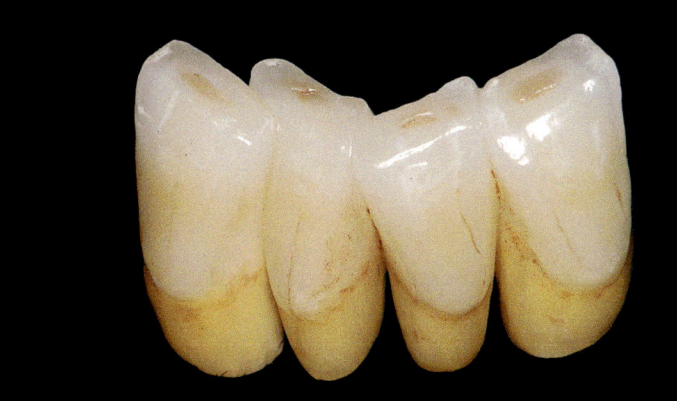

▶ 図5-58b

▶ 図5-58c

図58 （a〜c）インプラントを用いた修復治療においても下顎前歯には可能な限り捻転や重なり合う配列状態を製作する．それによって，理想的でないインプラント直径により補綴物を製作するうえで近遠心的スペースが減少した場合でも，その問題を満足できるよう補綴的に解決することが可能である．

切縁

若年者において下顎前歯部の切縁部分にはマメロンが認められる(図5-59a).しかし,若い年齢の患者でも摩耗によってマメロンが消失している場合がある(図5-59b).年齢とともに切縁部分は上下顎の偏心運動によって徐々にすり減ってしまう(図5-59c).下顎犬歯と切歯の切縁部分は前歯部の咬合の安定に深く関係しており,機能的な観点から非常に重要な役割をしている[107].

偏心運動に関しては基本的に犬歯が側方運動時にディスクルージョンを生じる役割をして,下顎切歯は上顎切歯の舌面窩と関連して臼歯部にディスクルージョンを生じる際のアンテリア・ガイダンスとして重要な働きをしている(P.222参照).

●補綴的考慮点と対応

Dawsonによると[107]下顎前歯の修復治療でもっとも起こりやすい失敗は,切縁隅角を明確にする代わりに辺縁を丸めた形態に作製してしまうことである.このような形態は不自然な外観を呈し,上顎前歯との咬合接触状態が不安定となる原因にもなる.

上顎前歯の舌面窩の形態に下顎前歯切縁の形態を正しく適合させることは,審美と機能の両方を兼ね備えた形態を作ることとなる.また,切縁の舌側辺縁は唇側辺縁よりもわずかに高くなるように歯冠形態を作製すべきである(図5-60a~c,図5-61a~c).

犬歯に関しては,犬歯尖頭が近心へ移動する原因として偏心運動の結果生じた摩耗が,切歯の場合と同じように切縁部分を唇舌方向へ傾斜させることで生じると考えられる.

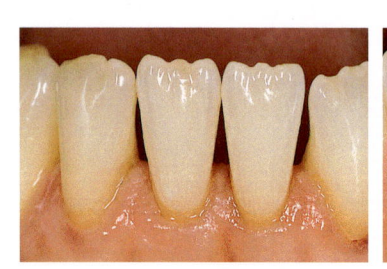

> 図5-59a 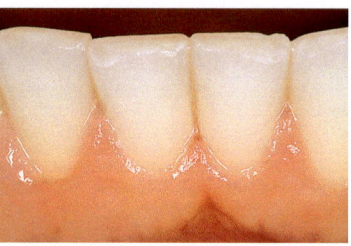   > 図5-59b 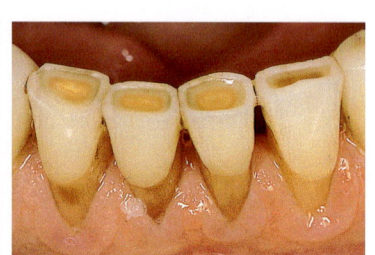   > 図5-59c

図59 (a~c)時間の経過とともに切縁形態は非常に変化する:若年者の切縁に存在するマメロンは成人で消失する傾向がある.切縁部分には明らかに咬耗が認められ,加齢とともに咬耗が著しくなる.

図60 (a)前歯部を修復する場合,唇側辺縁より舌側辺縁が高くなる切縁形態を作製するように注意を払わねばならない.(b)右側中切歯と左側側切歯の切縁形態はコンポジット・レジンを用いて修復された.(c)その後,左側中切歯は補綴的に修復された.切縁形態は上顎中切歯の舌面窩の形態と一致するよう遠心部分の歯冠形態に機能的な咬耗面を製作した.

Chapter 5 歯の分析

図 5-60a

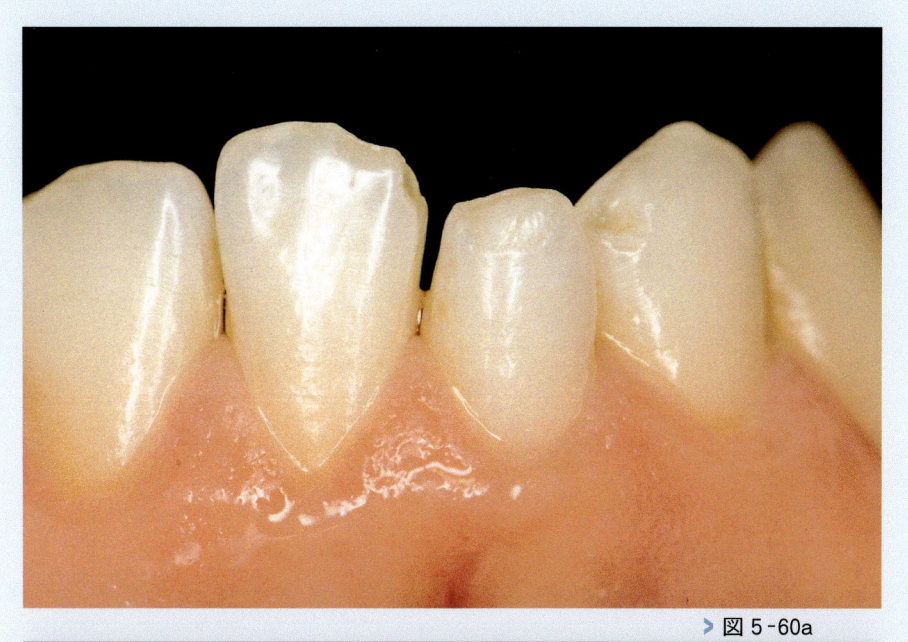

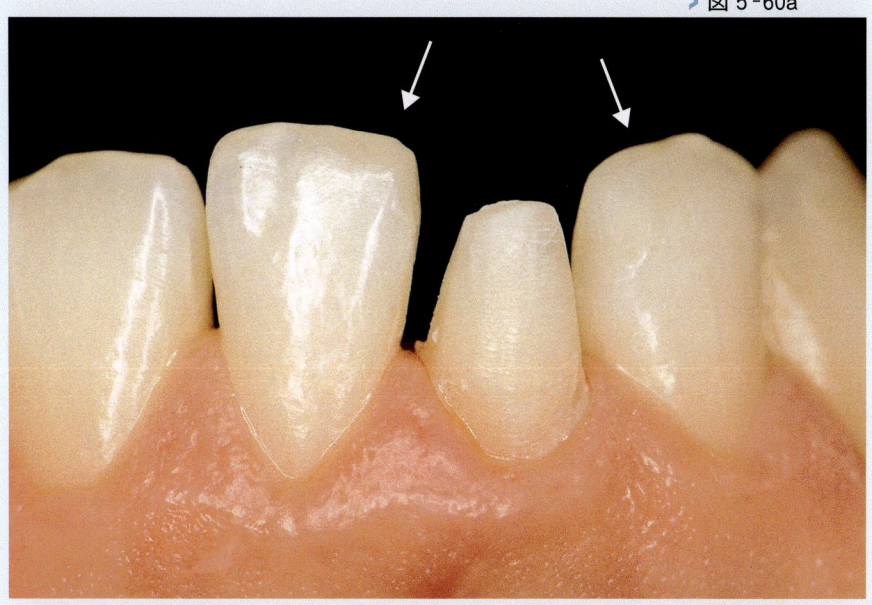

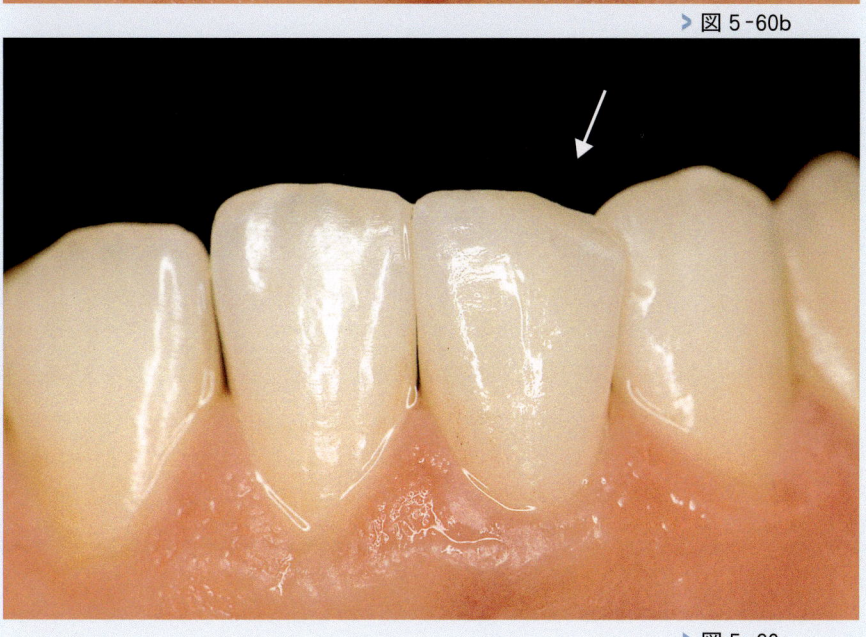

図 5-60b

図 5-60c

歯の分析：下顎前歯

審美修復のための補綴的考慮事項

■ **カントゥアと歯の比率**
- 側切歯の遠心形態を中切歯より突出した形態に回復する．
- 中切歯より約10％歯冠幅径が大きくなるように側切歯を修復する．

■ **歯の配列**
- 歯冠形態やカントゥアに無理を生じない程度に直線状に配列する．
- 歯の配列状態に自然観を与えるために，わずかに捻転と重なり合った状態を製作する．

■ **切　縁**
- 唇舌的に傾斜した切縁形態に回復する．
- 唇側辺縁より舌側辺縁が高くなるように回復する．

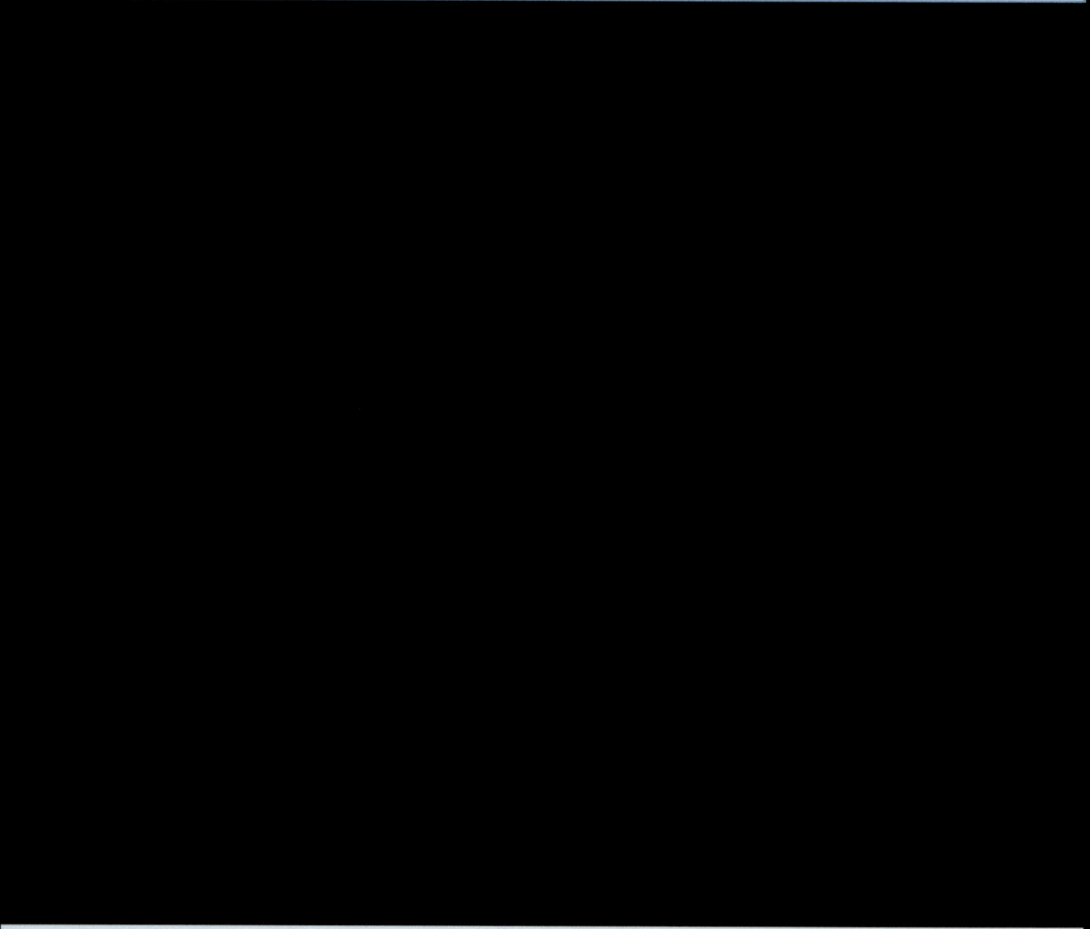

図61　(a〜c)右側中切歯と側切歯の古いコンポジット・レジン修復は，患者の咬合状態に調和させまた反対側同名歯に似た形態になるように切縁部分に機能的な傾斜面を付与したセラミック・ベニアを製作し修復された．

> 図 5-61a

> 図 5-61b

> 図 5-61c

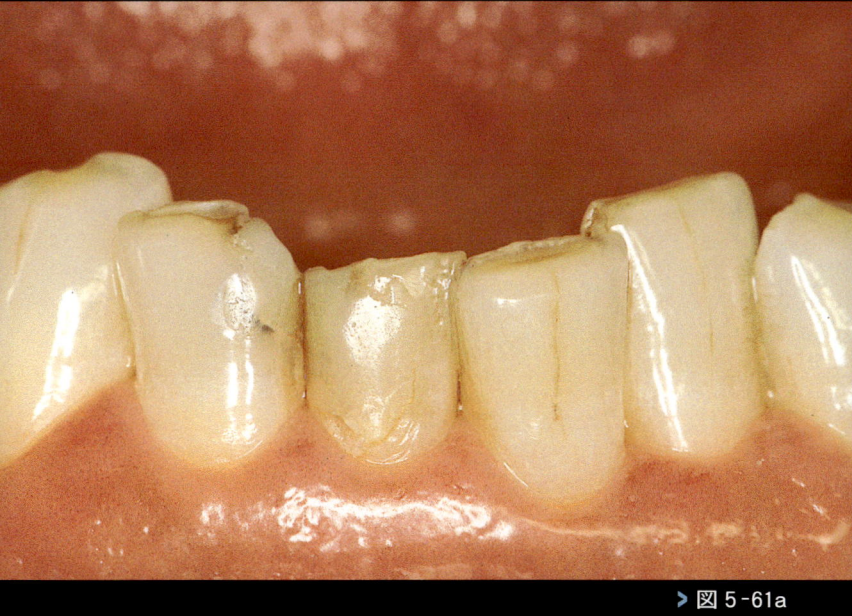

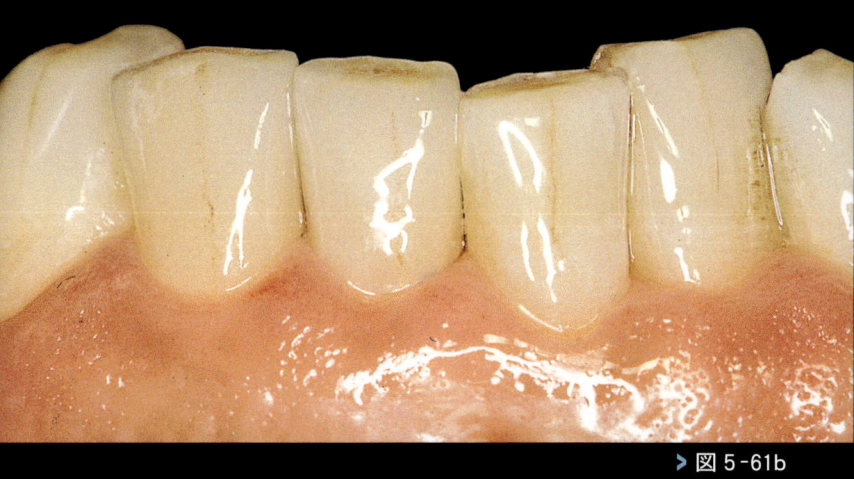

機能的な分析

咬合関係

臼歯部における咬合の安定は多くの同時接触点と十分に分散された接触関係によって確実になる[108〜112]．臼歯部と比較して前歯部の咬合接触関係はライトコンタクトな状態で十分であると思われる．ライトコンタクトな状態は咬合的な負荷が加わることを避け前歯部に安定を与える．また咀嚼筋が収縮する十分な能力を保持することに関係する[113]．

前歯部への過剰な咬合接触関係は患者に習慣性閉口路で閉じることを指示した時に生じる上顎前歯のフレミタスや動揺によって直ちに確認することができる．

最大咬頭嵌合位

最大咬頭嵌合位(MIP)は上下顎の咬合接触関係を表す．この咬合接触状態は下顎顆頭の位置と無関係である．また，この咬合接触状態から習慣性咬合位を確認することができる[114]．

●補綴的考慮点と対応

限定された数歯を修復する場合は，一般的に咬頭嵌合位が第1選択の咬合位として使用される．臼歯部の安定した咬合状態と顎関節の病的な症状や咀嚼筋の疲労による症状などを認めない場合に咬頭嵌合位が使用される．

中心位

中心位(CR)は，下顎顆頭が関節円盤を介して関節窩内で前上方位に存在する時の上下顎の位置的関係を表している．この位置は歯牙接触状態と関係なく生理的にもっとも安定した下顎位である[114]．

中心咬合位

中心咬合位(CO)は，下顎顆頭が中心位にある時の咬頭嵌合状態を表している．この位置は最大咬頭嵌合位(MIP)と一致する場合と一致しない場合が存在する[114]．

●補綴的考慮点と対応

中心位における咬合の回復は片側臼歯部1/6顎以上あるいは全顎で補綴治療を行う場合に有効である(図5-62a〜e)．バイマニュアル・マニュピュレーション法のような特殊な下顎調整法によって筋肉を十分にリラックスさせることは，再現性のある下顎顆頭の位置を確認するうえで非常に重要である[115, 116]．

このことはすべての治療過程において同じ下顎顆頭位を維持することを可能にし，安定した歯牙接触状態で咬合再構成を行ううえで重要である[117]．

最大咬頭嵌合位（MIP）　　　　　　　　　　　中心位（CR）

▶図5-62a　　　　　　　　　　　　　　　　▶図5-62b

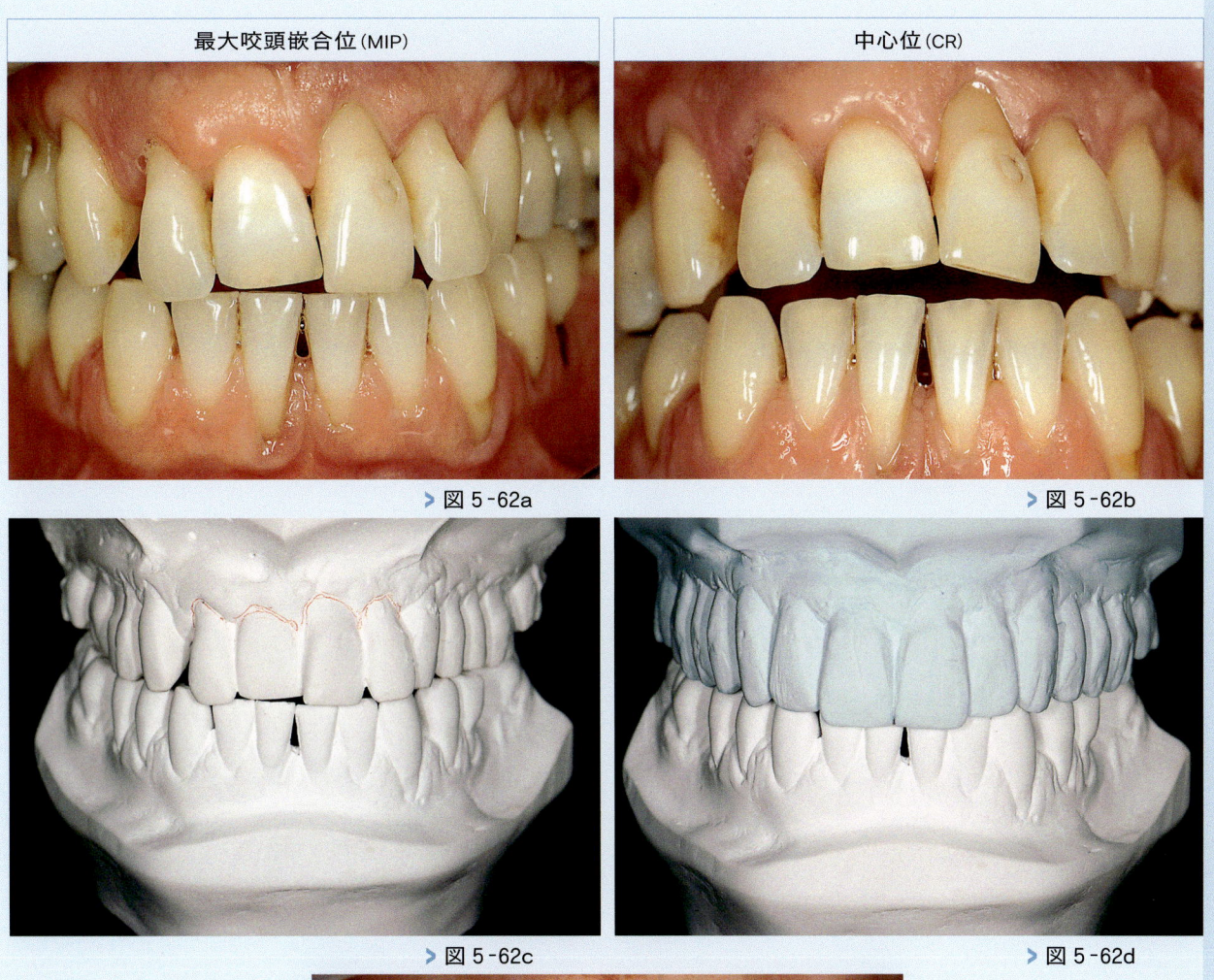

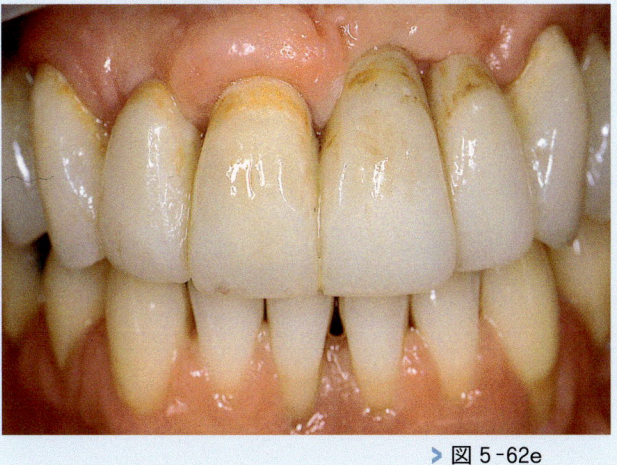

▶図5-62c　　　　　　　　　　　　　　　　▶図5-62d

▶図5-62e

図62　(a)患者は歯周組織の支持をかなり失っていた．特に前歯部においては歯の移動を認めた．習慣的閉口状態（最大咬頭嵌合位）では，一様でない分散した咬合接触状態が主に咬頭斜面に存在しており，このことが咬合状態を不安定にしていた．(b)Dawsonのバイマニュアル・マニュピュレーション法によって，上顎に対する最大咬頭嵌合位と中心位との間にかなりの下顎の位置異常を認めた．(c)スタディ・モデルは術前の最大咬頭嵌合位の状態を示している．安定した咬合状態を回復するうえで，上顎歯列に歯周補綴治療が下顎を中心位に位置付けて行われた．(d)診断用ワックスアップから作製された上顎の石膏模型がどのようにして正しい咬合関係に修復すべきかを表している．(e)患者の口腔内にプロビジョナル・レストレーションを装着することによって修正すべき咬合関係の確認が行われた．

関節と咬合との再現性ある関係は診療室と技工室間での正しい情報伝達によって可能となり，補綴的にとり返しのつかない大きな問題を防ぐことができる(第2巻，第4章参照).

アンテリア・ガイダンス

理想的には下顎が前方運動や側方運動のような偏心運動を行った時(アンテリア・ガイダンス)に臼歯部にディスクルージョンが生じるべきである.

インサイザル・ガイダンス：インサイザル・ガイダンスは上顎前歯部の口蓋側面に沿って下顎前歯が前方だけに移動することである．これら前歯の軌跡は嵌合した状態から始まり，いわゆる head-to-head の位置で終了する．

● 補綴的考慮点と対応

前歯部の形態や配列状態，そして顆路傾斜角は下顎前方運動時における臼歯部の咬頭干渉を防ぐ働きをしている(図5-62f, g).

単独歯へ咬合的な負荷が加わることを避けるため，どんな時でも非接触状態を前歯に与えられるよう前歯部を全体的に力が分散するような咬合接触状態にすべきである．これによって筋収縮に関して少し負荷が加わったとしても，咬合力の適切な分散を可能とする[113].

前方運動時に可能な限り広い範囲の歯に力を分散べきである．これによって，修復物の切縁が破折する原因となる特定な部分への力の集中を防ぐことができる(図5-63a〜f)[118].

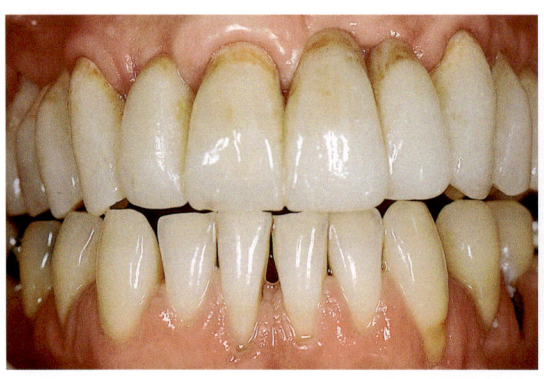

> 図5-62f

> 図5-62g

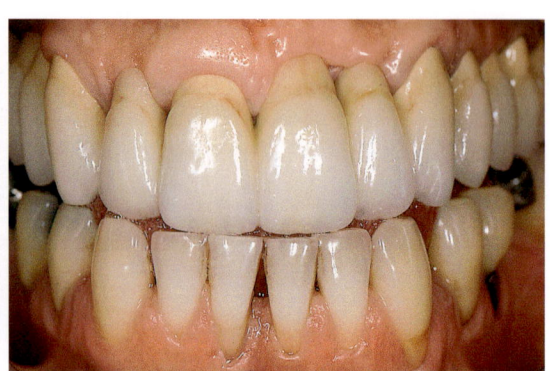

図62 (続き)：(f, g)マルチディシプリナリー・アプローチによって上顎両側臼歯部に歯周外科治療が行われた．約18ヵ月の期間，プロビジョナル・レストレーションが装着されていた．機能的な観点から中心位での咬合の安定と偏心運動時の臼歯部におけるディスクルージョンの状態が確認された．歯周支持組織の負担を軽減するために，プロビジョナル・レストレーションにおいてインサイザル・ガイダンスに少し角度を付け，口腔内で咬合状態の確認を行った後に最終補綴物へその状態が正確に複製された(第2巻，第4章参照).

Chapter 5 歯の分析

> 図 5-63a

> 図 5-63b

> 図 5-63c

> 図 5-63d

> 図 5-63e

> 図 5-63f

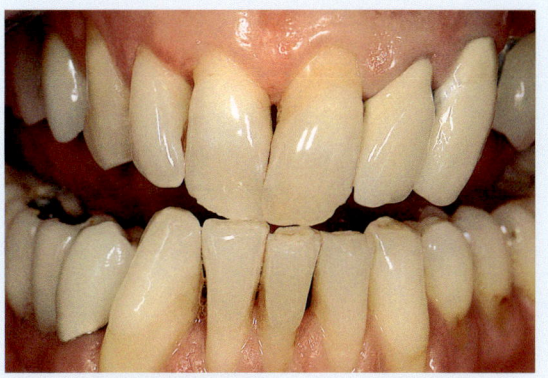

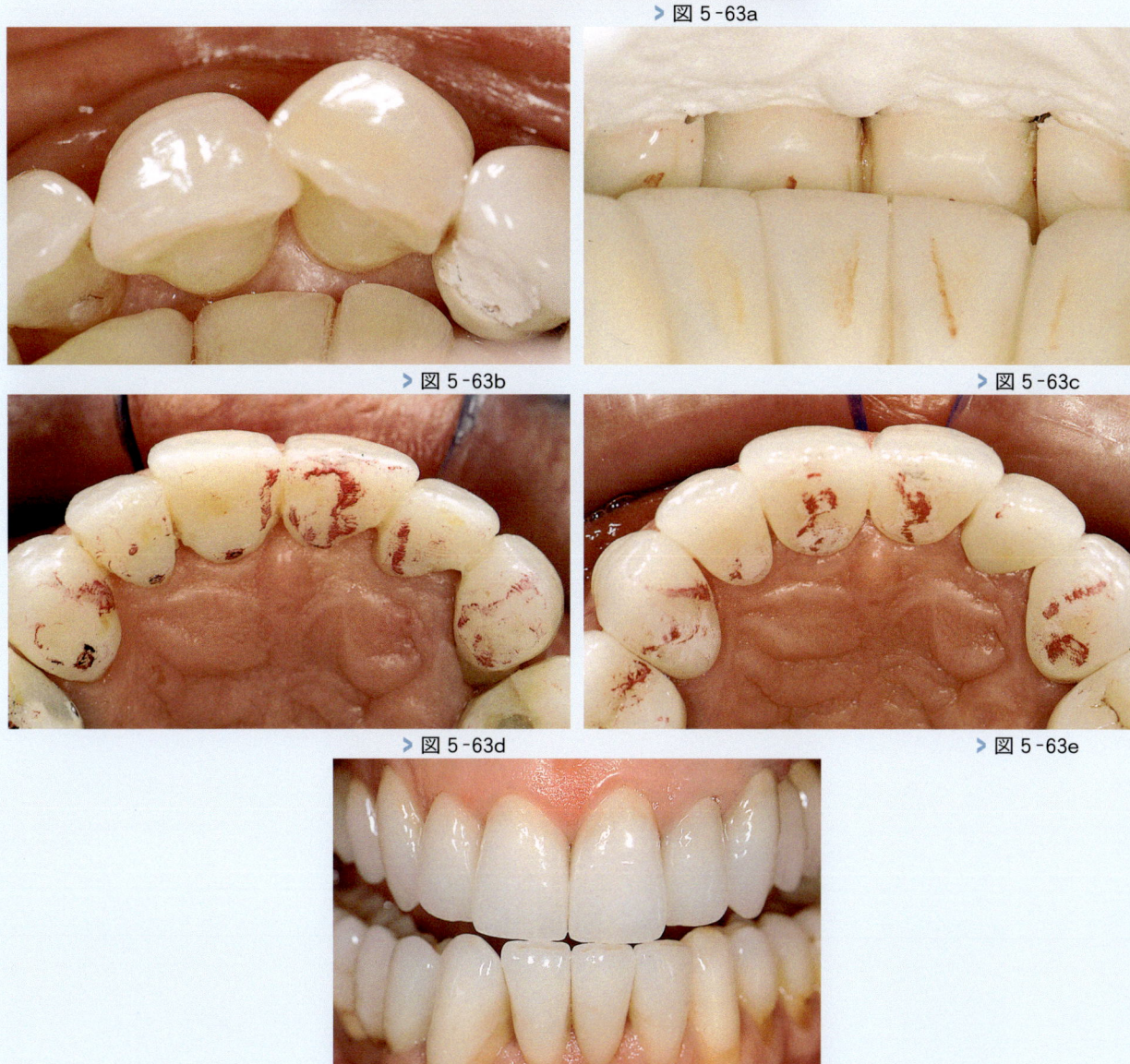

図 63　(a)前歯部の切縁同士を合わせた状態において，患者は臼歯部に異常なディスクルージョンを生じた．(b)咬合面観のクローズアップ．前歯部に異常なオーバージェットとオーバーバイトの状態を示している．上下顎の咬合接触状態の不足が認められ，臼歯部ディスクルージョンをスムーズに行うことが不可能であった．(c)診断用ワックスアップを行う際に，下顎前歯切縁と上顎前歯舌面の歯頸結節との接触関係に注意して作製した．(d, e)(d)にプロビジョナル・レストレーションの状態．(e)に最終補綴物の状態を示す．数歯に分散されたアンテリア・ガイダンスとセントリック・ストップの状態が咬合紙の跡によって確認できる．(f)前歯部で切縁と切縁を合わせた状態で臼歯部に適切なディスクルージョンを認める．

犬歯誘導：犬歯誘導とは下顎の側方運動のことで，犬歯は臼歯部にディスクルージョンを伴う基本的な役割をしている．天然歯列において非常に多く存在する咬合状態である[69, 119, 120]．

●補綴的考慮点と対応

補綴的な回復においては，犬歯誘導だけでなく側切歯の軽い接触もガイドを維持，安定させる．咬合時には，何本かの歯によって力の分散が行われている．特殊な症例でない限り，側方運動時の上下顎臼歯部の接触は避けなければならない．臼歯部を接触させる場合は，側方運動時に小臼歯が加わるような特殊な場合である（グループファンクション）．咬合接触状態や離開接触（ディスクルーシブ・コンタクト）の調整を十分行ううえで，咬合紙や薄いオクルーザル・シム・ストック（occlusal shim-stocks；薄いアルミ箔テープ）は有効である．この調整を行うことで患者は下顎をすべての方向へ容易に動かすことが可能となる．このような調整はプロビジョナル・レストレーションの段階で行われる（図5-64a～h）．プロビジョナル・レストレーション装着時にセメントの流出（ディセメンテーション），破折，咬耗，歯の動揺，歯の強い振動（フレミタス）などが存在する場合は歯冠形態修正が必要である．単独歯の破折は，特定な部分への過剰な接触状態の存在で気づくことができる．

何本かの歯にプロビジョナル・レストレーションの破折やセメントの流失が認められた場合には，最終補綴物においても同じような失敗を生じる可能性が高い．それを防ぐためにはプロビジョナル・レストレーションの段階で，注意深く患者の機能的な問題を評価すべきである[118, 121]．

図64 （a, b）複数の同時接触点がプロビジョナル・レストレーションの中心位における患者の口腔内での咬合の安定を表している．（c, d）下顎の前方運動時と側方運動時の犬歯誘導の状態を咬合紙の跡が表している．（e）下顎前歯の拡大した状態は，左側側切歯の欠損による左側犬歯と小臼歯の位置の変更を認める．下顎左側犬歯の位置は実際には側切歯の位置であるけれども，正しい犬歯誘導を得るために歯冠形態修正が行われた．（f）犬歯誘導の再評価によって，この部分へ加わる咬合圧に抵抗できるように最終補綴物の設計が行われた．（g, h）最終補綴物の側方面観．

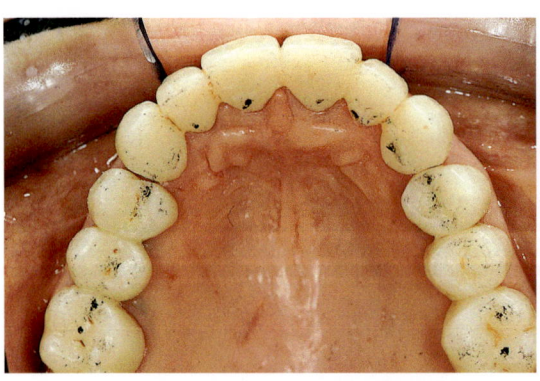

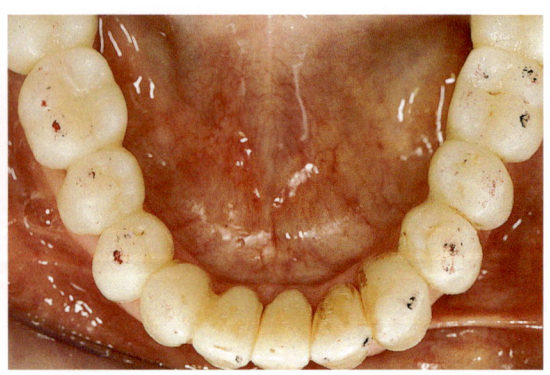

> 図5-64a

> 図5-64b

> 図 5-64c

> 図 5-64d

> 図 5-64e

> 図 5-64f

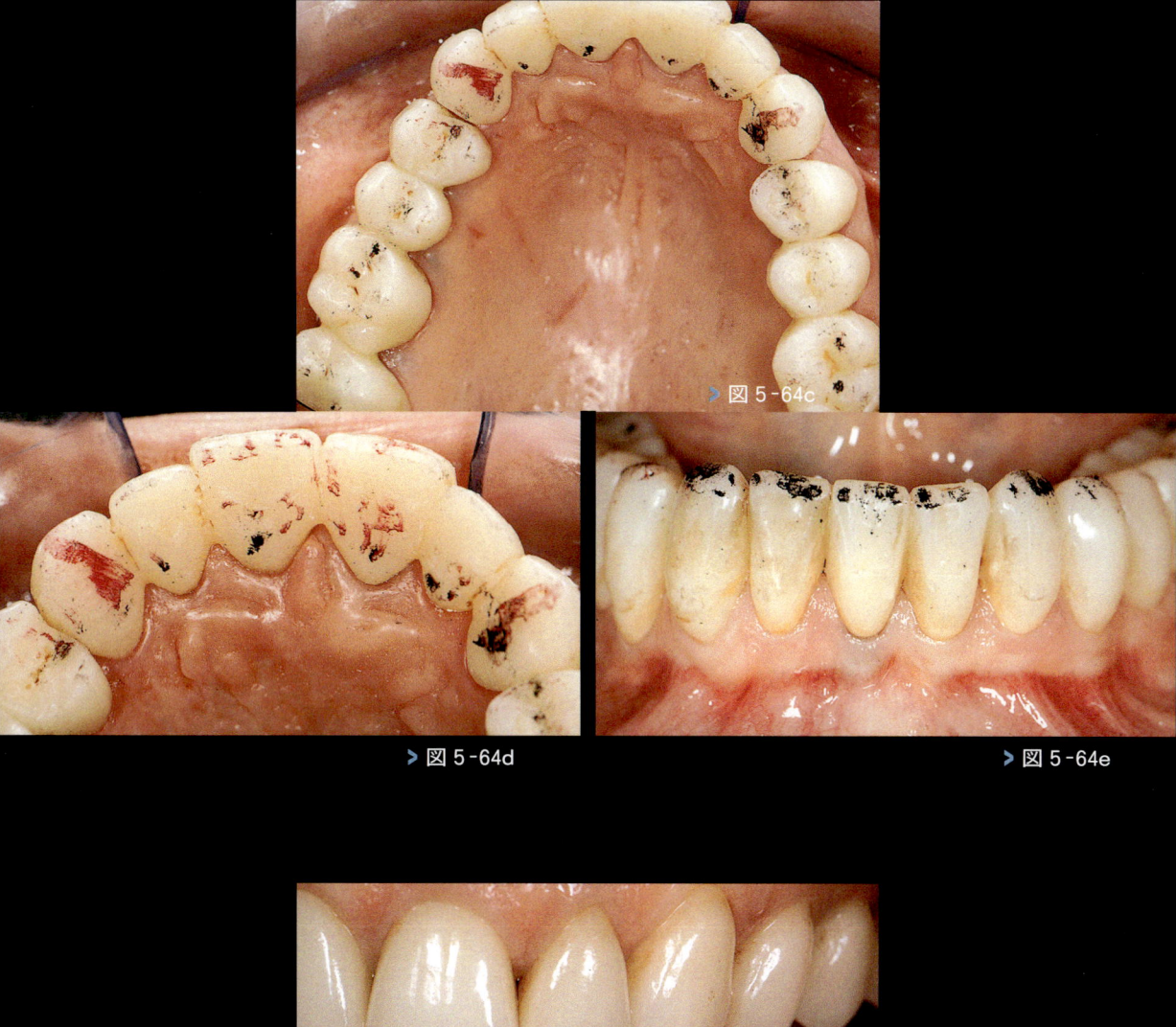

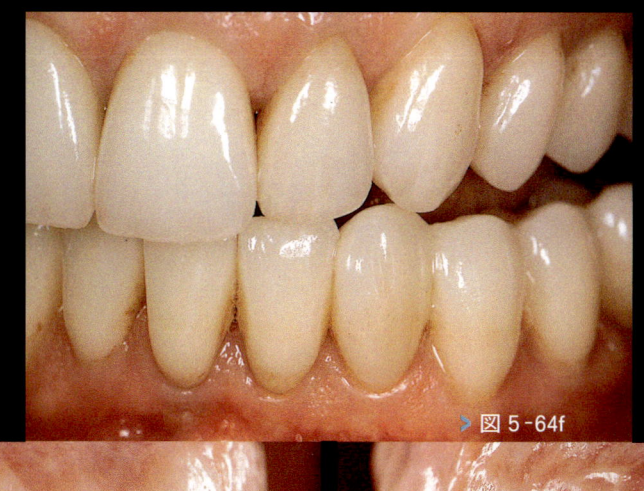

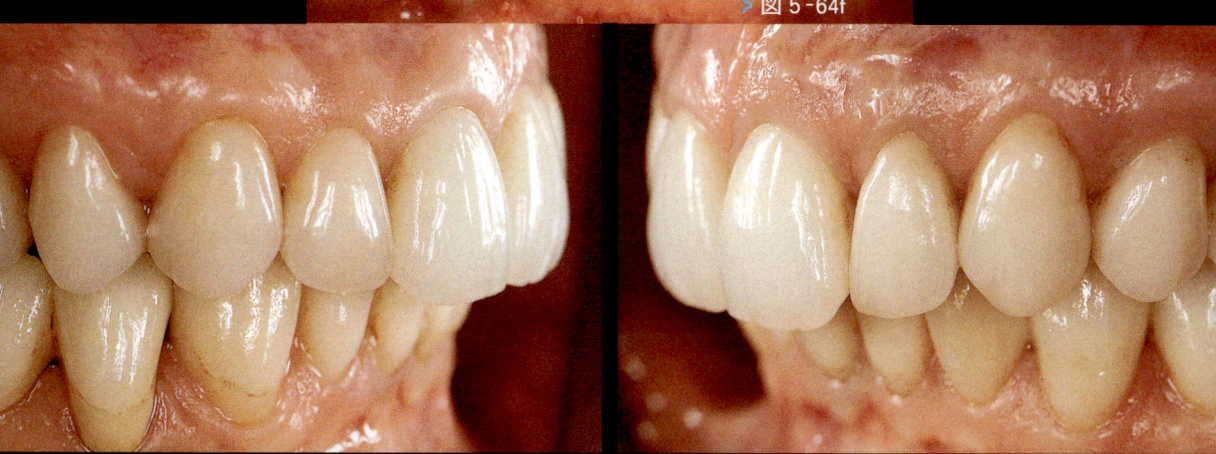

オーバーバイトとオーバージェット

偏心運動は患者のオーバーバイトとオーバージェットに直接関係する(図 5-65a, b).

オーバーバイト：前歯部における理想的な上下顎の関係は，下顎前歯の切縁部分を上顎前歯の切縁が覆っている状態である．垂直的に覆いかぶさる程度がオーバーバイトのレベルを表す．

オーバージェット：下顎前歯唇側面と上顎前歯切縁の内側での水平的な距離の評価がオーバージェットのレベルを表す．

Class I の正常な状態においては，オーバーバイトとオーバージェットの量は 2mm から 4mm の間にある．しかし，天然歯列においては骨格の種類によってさまざまな形がオーバーバイトとオーバージェットに存在する(図 5-66a~d)．最近の人種間における研究報告によると，人種間で明らかなオーバーバイトとオーバージェットの違いは認められない[2]．理想的には，下顎前歯切縁が上顎前歯の舌側歯頸結節から辺縁隆線へ移行する部分で接触している状態にある(図 5-66b)．この状態によって歯軸方向への最適な咬合力の分散，適切なオクルーザル・ストップの確立，最小限の力による偏心運動などを行うことができる[122]．Class II の場合は，オーバーバイトとオーバージェットの量はわずかに増加する(図 5-66a)．一方で Class III の場合は，切縁と切縁が接触した状態(図 5-66d)，または反対咬合の状態となるために，オーバーバイトとオーバージェットが消失する傾向にある．

図 65 (a, b)下顎を習慣性咬合位から前方運動を行う際には，オーバージェットとオーバーバイトの量そして顆路傾斜角が臼歯部のディスクルージョンの軌跡を決定する．

図 66 (a~d)下顎前歯の切縁と上顎前歯の舌面窩の接触位置は，骨格系によってその高さが異なる．よって，多くの種類のオーバージェットやオーバーバイトが存在する．

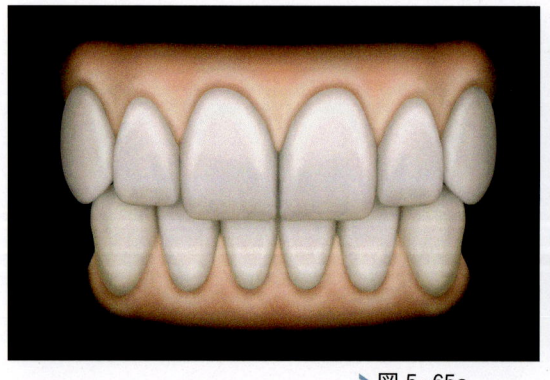

> 図 5-65a

> 図 5-65b

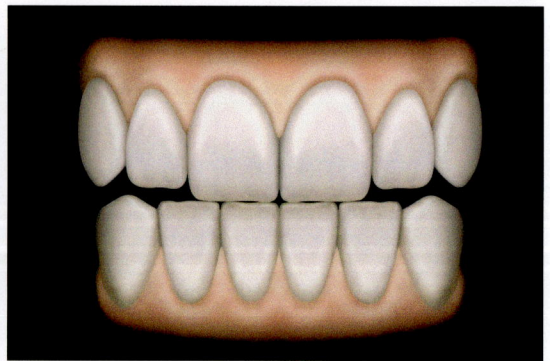

▶図5-66a

▶図5-66b

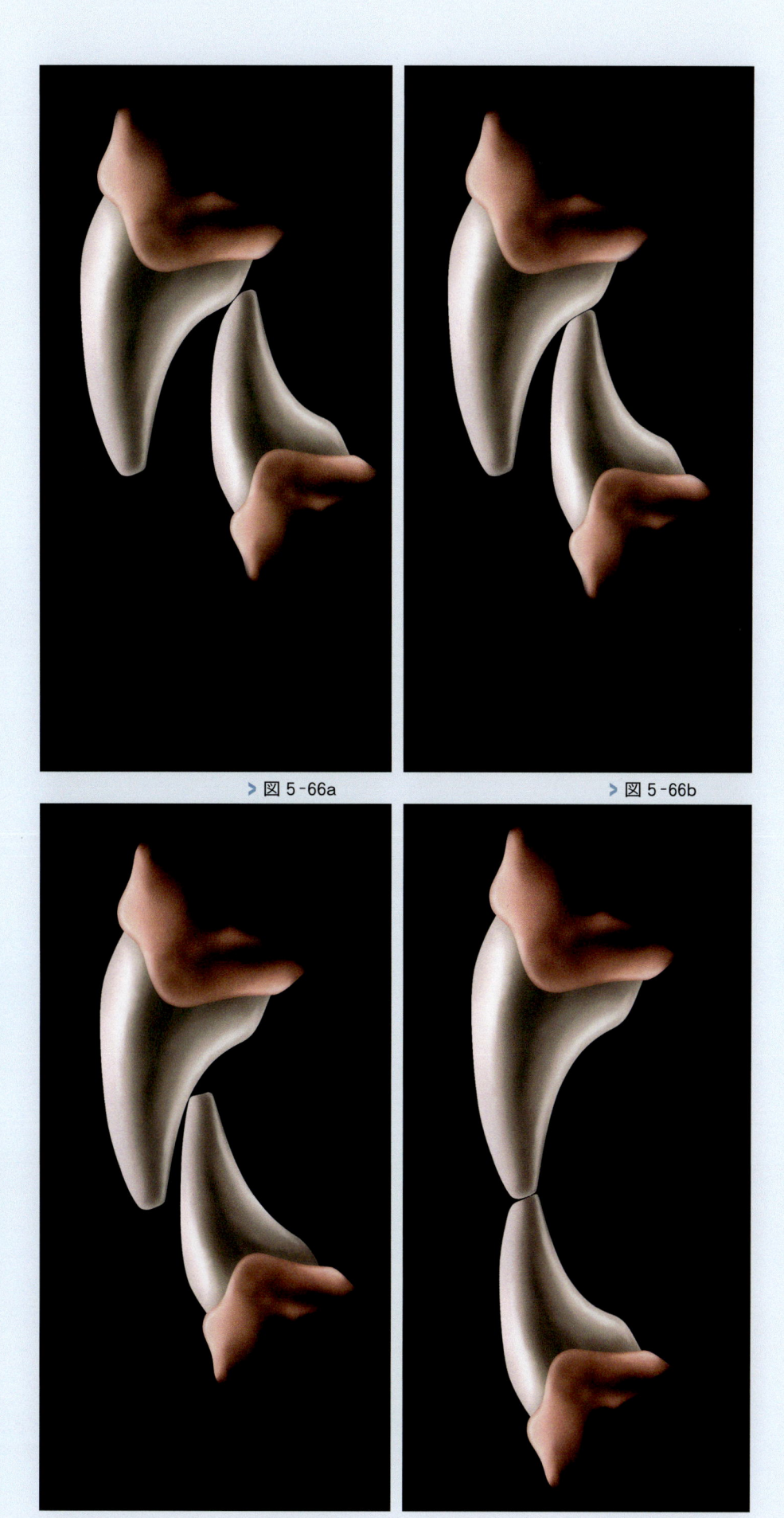

▶図5-66c

▶図5-66d

227

● 補綴的考慮点と対応
オーバーバイト

　オーバーバイトが減少して浅くなった状態になると偏心運動時の完全な臼歯部のディスクルージョンができなくなり，咬頭干渉を生じるようになる（図5-67a, b）．オーバーバイトの深い状態は臼歯部に咬頭干渉を生じる可能性は低いが偏心運動時に臼歯部のディスクルージョンする角度に増加が見られ，前歯部にかかる負担も増加する[123, 124]．また，オーバーバイトの深い状態は前歯部に壁のような状態を形成し，偏心運動が垂直的となりすぎて下顎の前・側方運動を困難にする（図5-68a～i）．よって，患者のオーバーバイトの量が臼歯部のディスクルージョンを生じるうえで十分な勾配があるか，前歯部と筋肉に過剰な負担を加えるような急な角度をしていないかを確認する必要がある[121]．

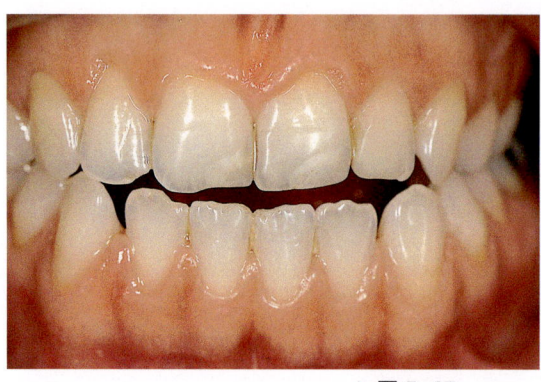

> 図5-67a 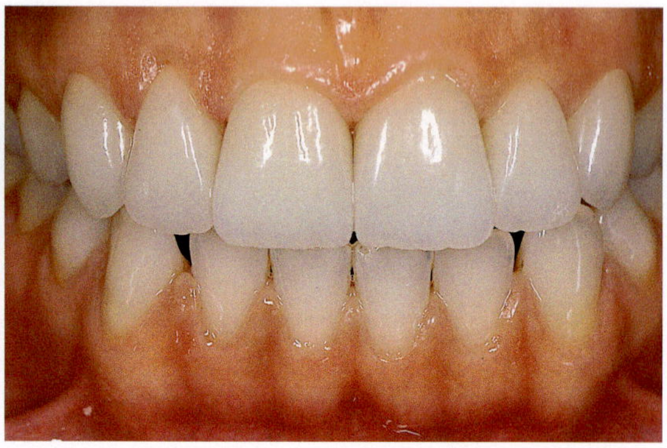　　　　　　　　　　　　　　　> 図5-67b

図 67　(a, b)この若い患者の開口状態は適切な歯冠長の6本のセラミック・ベニアで閉鎖され，正しいオーバーバイトに修復された．

図 68　(a～d)患者は切縁部分と歯肉レベルが左右不調和な状態の修復物を装着していた．また，オーバーバイトが非常に深く，特に滑走運動を困難にしていた．マルチディシップリナリー・アプローチによって，現在している歯周病と歯肉レベルの左右対称性と調和を再構成するために歯周外科治療が行われた（第6章，P.276参照）．
(e～h)作業模型上のビスケット状態の最終補綴物と口腔内に装着した最終補綴物は咬合関係に修正が行われている．(i)正確なインサイザル・ガイダンスと審美と機能の観点から両立した改善が切縁と切縁を合わせた位置において確認できる．

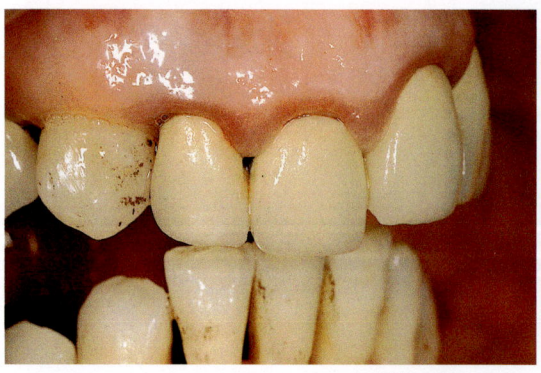

> 図5-68a 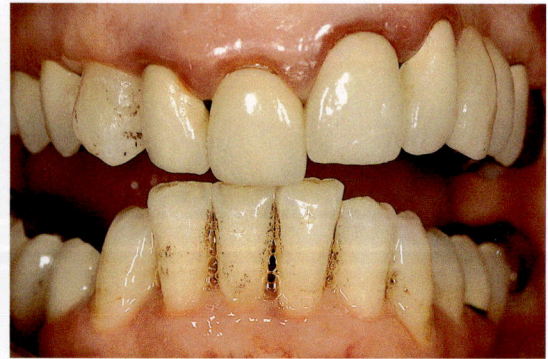　　　　　　　　　　　　　　　> 図5-68b

> 図 5-68c

> 図 5-68d

> 図 5-68e

> 図 5-68f

> 図 5-68g

> 図 5-68h

> 図 5-68i

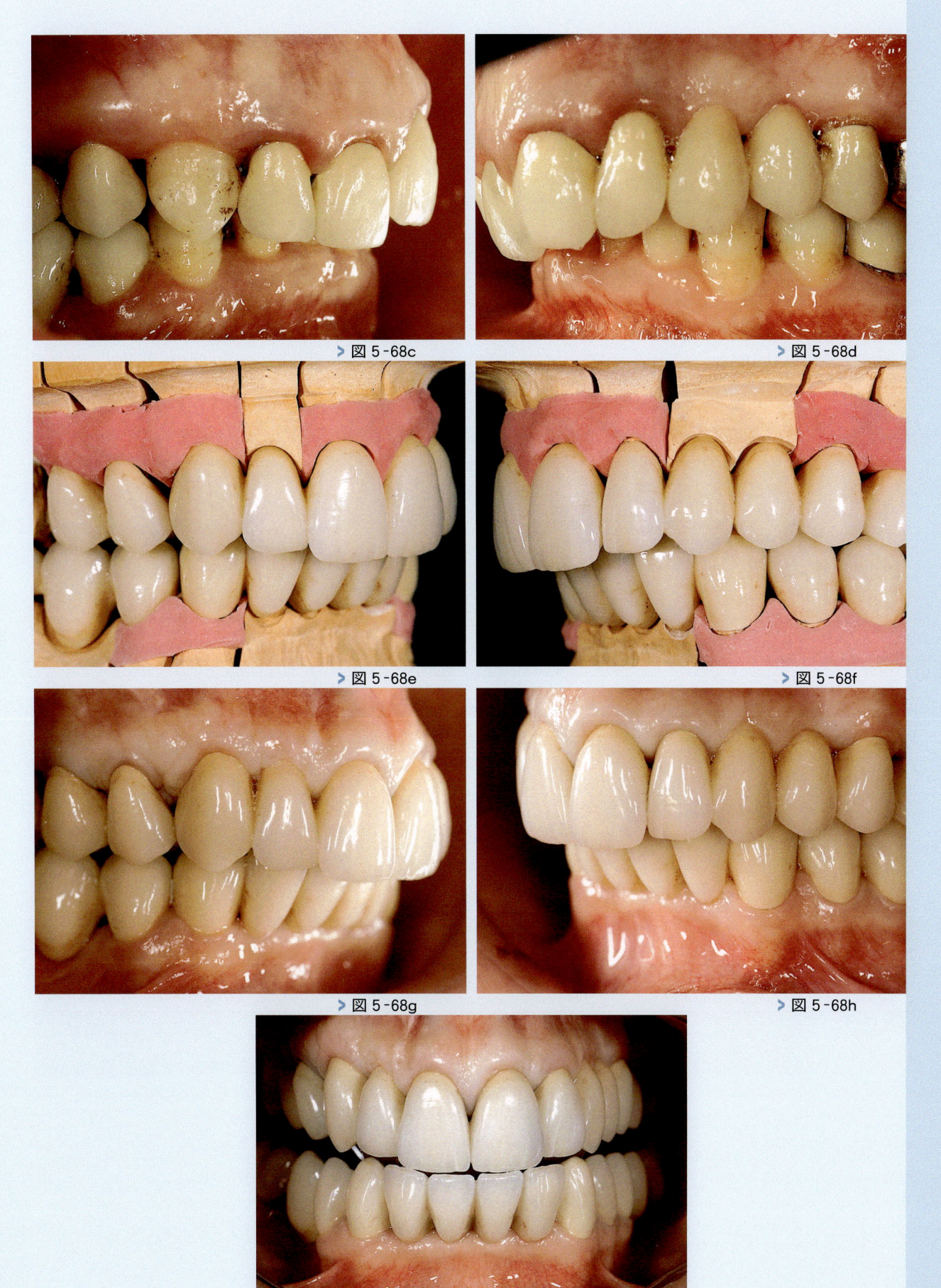

オーバージェット

過剰なオーバージェットは上下顎前歯部の接触を失っている場合がある．それと同時に，前歯部の安定した咬合状態と臼歯部のディスクルージョンの確立に影響を生じる（図5-69a～d）．そのような場合は矯正治療の適応症であり，過剰な量のオーバージェットを減少させ，適切な機能を再構成することが必要である．上顎前歯部を補綴的に修復する症例において上顎舌側歯頸結節の部分に下顎前歯切縁が接触していない場合は，オクルーザル・ストップの確立のために，この部分を過剰に豊隆させて修復する傾向がある．この部分を過剰に豊隆させると舌房が非常に狭くなり発音を行ううえで，特に子音の「t」や「d」の発音に影響を生じるので注意をする必要がある．

減少したオーバージェットは同じように減少したオーバーバイトと関連して，前歯の切縁部分に応力の集中を生じ，修復物と天然歯のどちらの場合でも切縁部分にチッピングや破折を起こす可能性がある（図5-70a～k）．また，臼歯部に必要なディスクルージョンに障害をきたす場合がある．斜面の咬頭干渉によって下顎が前方へスライドすることでオーバージェットが減少するような症例は，下顎を中心位へ戻すための選択削合によって治療することが可能である．正常な上下顎歯列弓の関係においてオーバージェットが減少するような症例は，補綴治療を行う前に矯正治療によってオーバージェットの量を増加しなければならない．

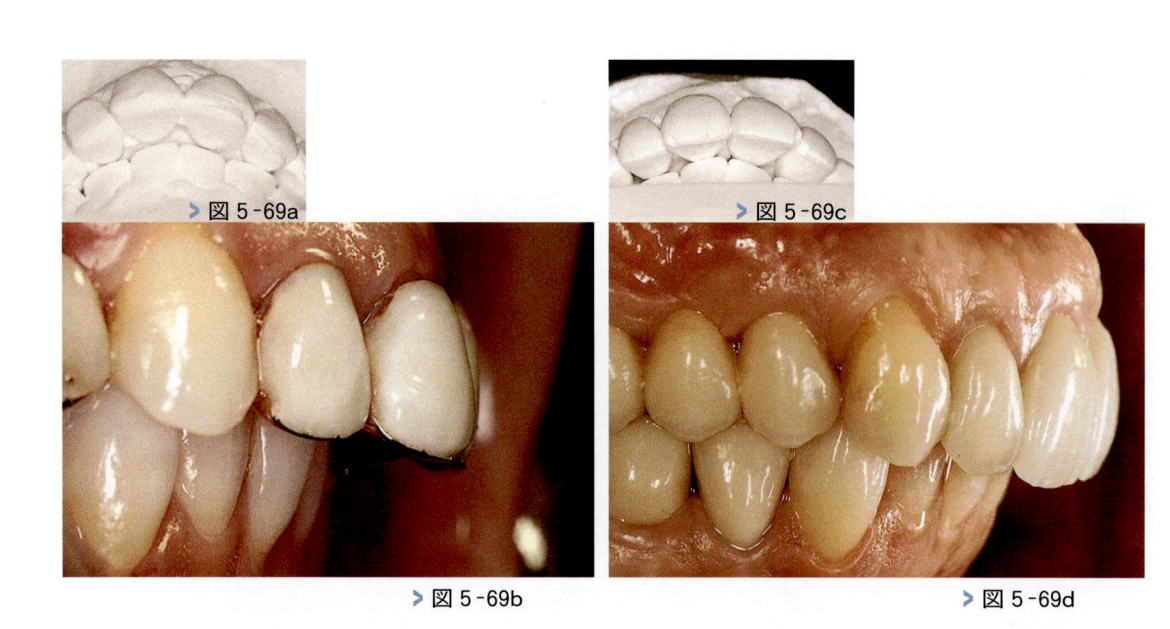

> 図5-69a
> 図5-69b
> 図5-69c
> 図5-69d

図69 (a, b) それぞれの模型の咬合面観と口腔内側方面観は過剰なオーバージェットと上下顎前歯部の接触状態を示している．滑走運動時に臼歯部に咬頭干渉を生じている．(c, d) インターディシプリナリー・アプローチ（第4章，P.127参照）によって，オーバージェットの量を減少させ，必要なアンテリア・ストップを確立し，適切な咬合的な安定を確立し，そして正確なアンテリア・ガイダンスを与えることが可能である．

Chapter 5 歯の分析

> 図 5-70a

> 図 5-70b

> 図 5-70c

> 図 5-70d

> 図 5-70e

> 図 5-70f

> 図 5-70g

> 図 5-70h

> 図 5-70i

> 図 5-70j

> 図 5-70k

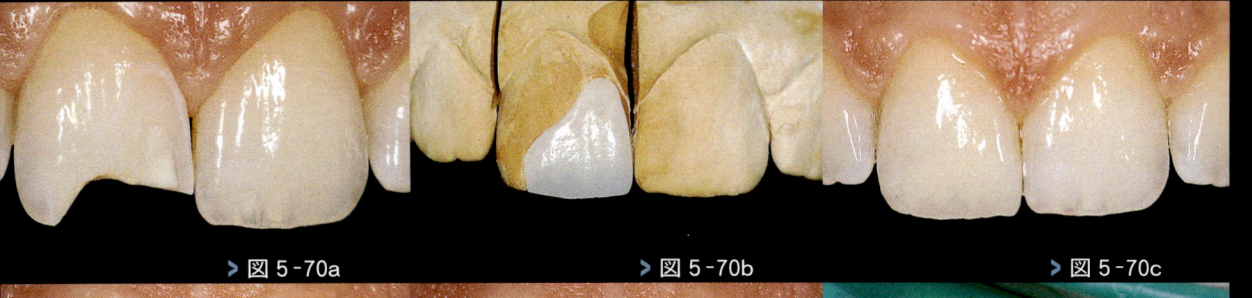

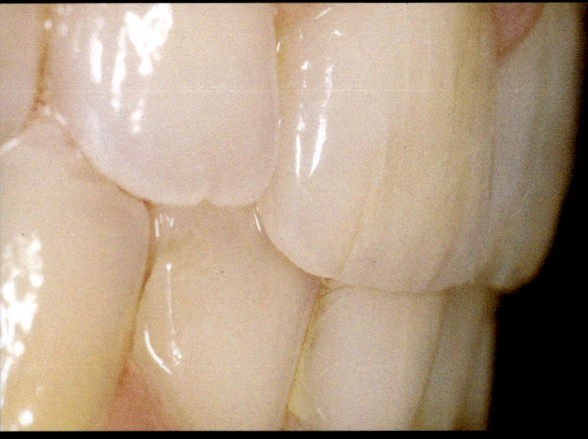

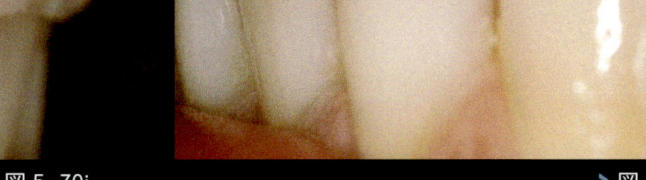

図70　(a)外傷によって，上顎右側中切歯に歯冠の切縁側1/3に及ぶ破折を生じていた．(b, c)破折した部分だけに接着させる目的でセラミック・ベニアが製作された．(d)術後3年，患者は前回修復したセラミック・ベニアが一部破折して来院した．(e, f)口腔内でセラミックの破折片の適合を確認した後に，セラミックと歯の表面をエッチングしてその破折片が再度接着された．(g, h)数ヵ月後，患者は上顎左側中切歯(天然歯)の切縁に新たに破折を生じて来院した．破折した部分は直接法のコンポジット・レジン修復が行われた．(i)破折がセラミックベニアを接着した反対側の下顎右側中切歯の切縁部分に生じた．しかし，患者はこの部分が審美的に問題ないことから修復処置を望まなかった．(j, k)上顎前歯部の側面観からオーバージェットの量が少ないことが，前歯部に高い機能的な圧力が集中する原因であり，そのことがセラミック・ベニアや天然歯のエナメル質の破折を生じた原因であることが判明した．

審美と機能

過去においては審美と機能は2つの異なった分野，あるいはまったく別の分野と考えられていた．実際に，審美的に最適な状態を得るために，機能的に妥協しなければならなかった．また，機能的な部分を理想的にしようとすると審美的な部分を犠牲にしなければならなかった．

今日の補綴治療においては機能的な部分は最適な審美性を獲得するうえでのスターティングポイントとなっている[70]．自然な外観を呈した修復物は天然歯と見分けることが非常に困難なだけでなく[125]，正確な機能と理想的な審美を兼ね備えていなければならない[126, 127]．

前歯部切縁の摩耗は審美的，機能的に問題を生じる原因となる．この現象は高齢者に通常認められるが，若い患者にも男女ともに同程度に認められる（図5-71a～e）．

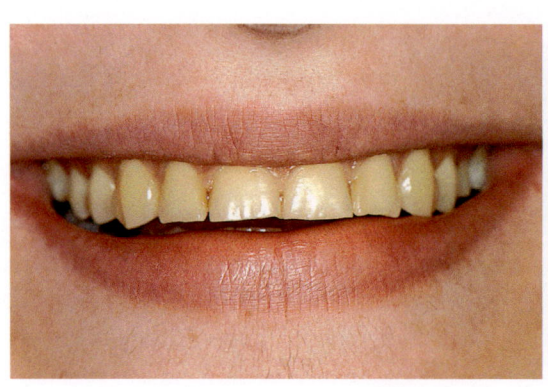

> 図5-71a

> 図5-71b

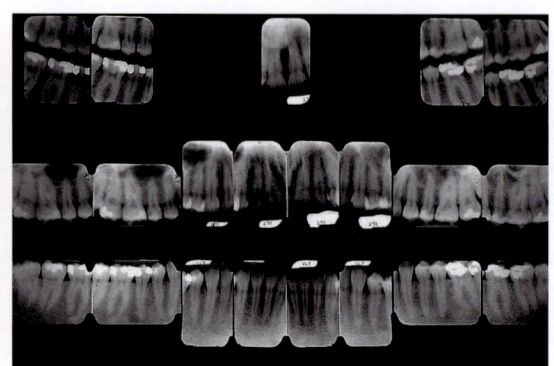

図71 （a）この23歳の患者は上顎前歯部の急速な咬耗による不十分な歯の比率と長さのために治療を希望していた．（b）エックス線写真に正常な歯周支持組織の状態，う蝕の存在，そして修復物の漏洩を認めた．（c）上顎前歯部のクローズアップの口腔内写真は切縁部分に強い咬耗を認める．（d, e）最大咬頭嵌合位の上下顎歯列弓の位置関係と中心位の下顎の位置に異常な違いを認めた．下顎をさらに後方へ位置づけた結果，上下顎前歯部の間にかなりの隙間を生じた．

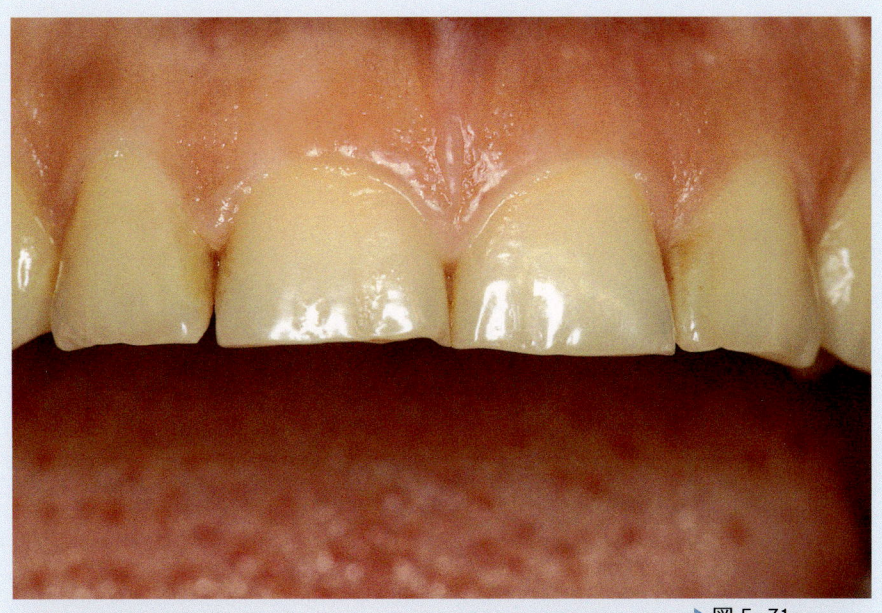

図 5-71c

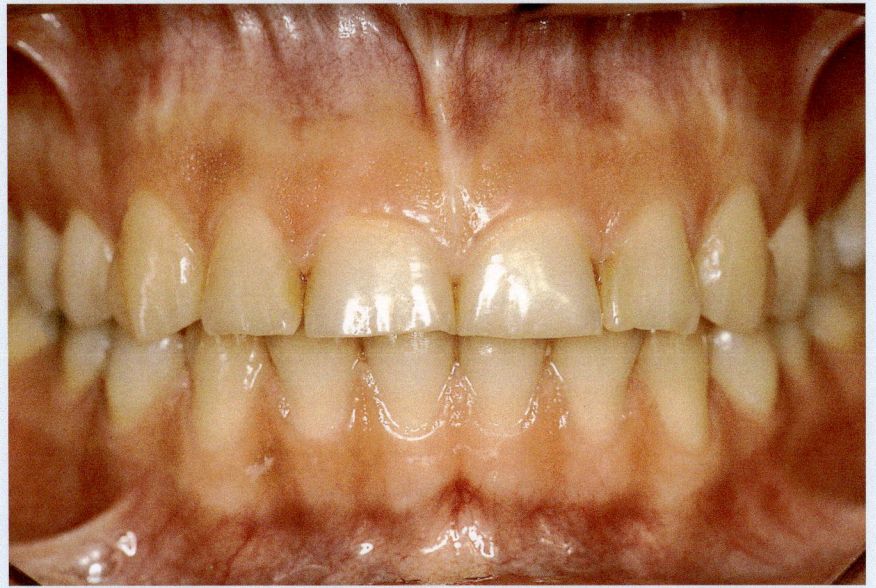

図 5-71d

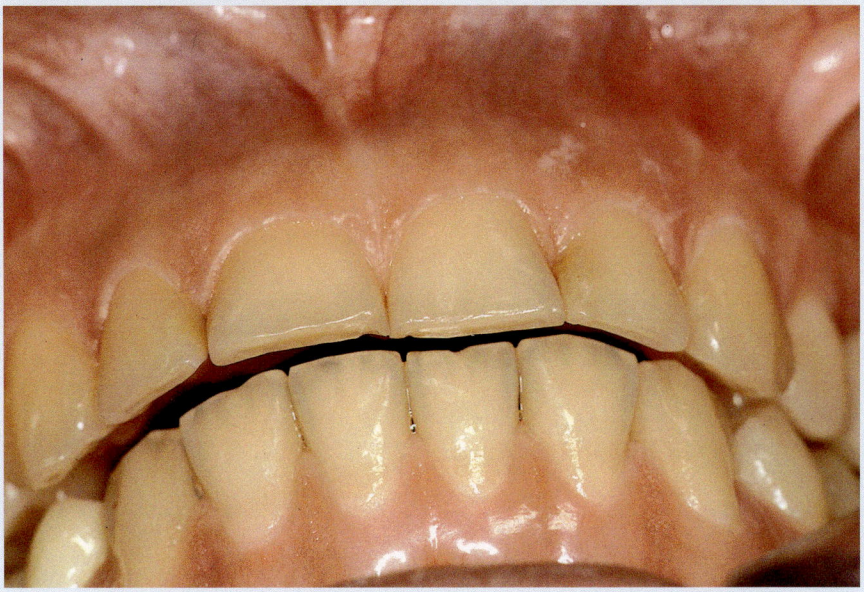

図 5-71e

補綴的に正確な歯冠形態や歯の比率を再現し，新しい切縁の位置や歯冠長を確立する前にこのような咬耗が生じた原因について十分に診査すべきである．もし咬合の不調和が原因であることが発見され，特に患者が審美的な改善を望んでいる場合は前歯部の補綴治療は咬合の安定を考慮して臼歯部の補綴治療と同時に行うべきである（図5-71f〜k）．このような症例では補綴的な回復を行ううえで，中心位における下顎の設定，適切なインサイザル・ガイダンスと犬歯誘導の存在，そして可能であれば垂直的な咬合高径を少し挙上させることを考慮しなければならない[128]．

前歯部：機能的側面	
	審美修復のための補綴的考慮事項
■ 最大咬頭嵌合位	■ 少数歯の補綴治療を行う場合に第一選択肢となる咬合様式
■ 中心位と中心咬合位	■ 広範囲の補綴治療を行う場合に必要に応じて選択される咬合様式
■ 切歯誘導 ■ 犬歯誘導	■ 滑走運動において臼歯部をディスクルージョンさせる誘導様式
■ オーバージェット	■ 過剰なオーバージェット：正確なアンテリア・ガイダンスのために上顎前歯と下顎前歯を接触させる ■ 減少したオーバージェット：オーバージェットの量を増加させ，修復物の破折を防止するために矯正治療を行う
■ オーバーバイト	■ 過剰なオーバーバイト：ガイドが急勾配で滑走運動が困難な状態を避けるために深い被蓋を減少させる ■ 減少したオーバーバイト：滑走運動時に臼歯部の咬頭干渉を可能な限り避けるためにオーバーバイトの量を増加させる

> 図 5-71f

> 図 5-71g

> 図 5-71h

> 図 5-71i

> 図 5-71j

> 図 5-71k

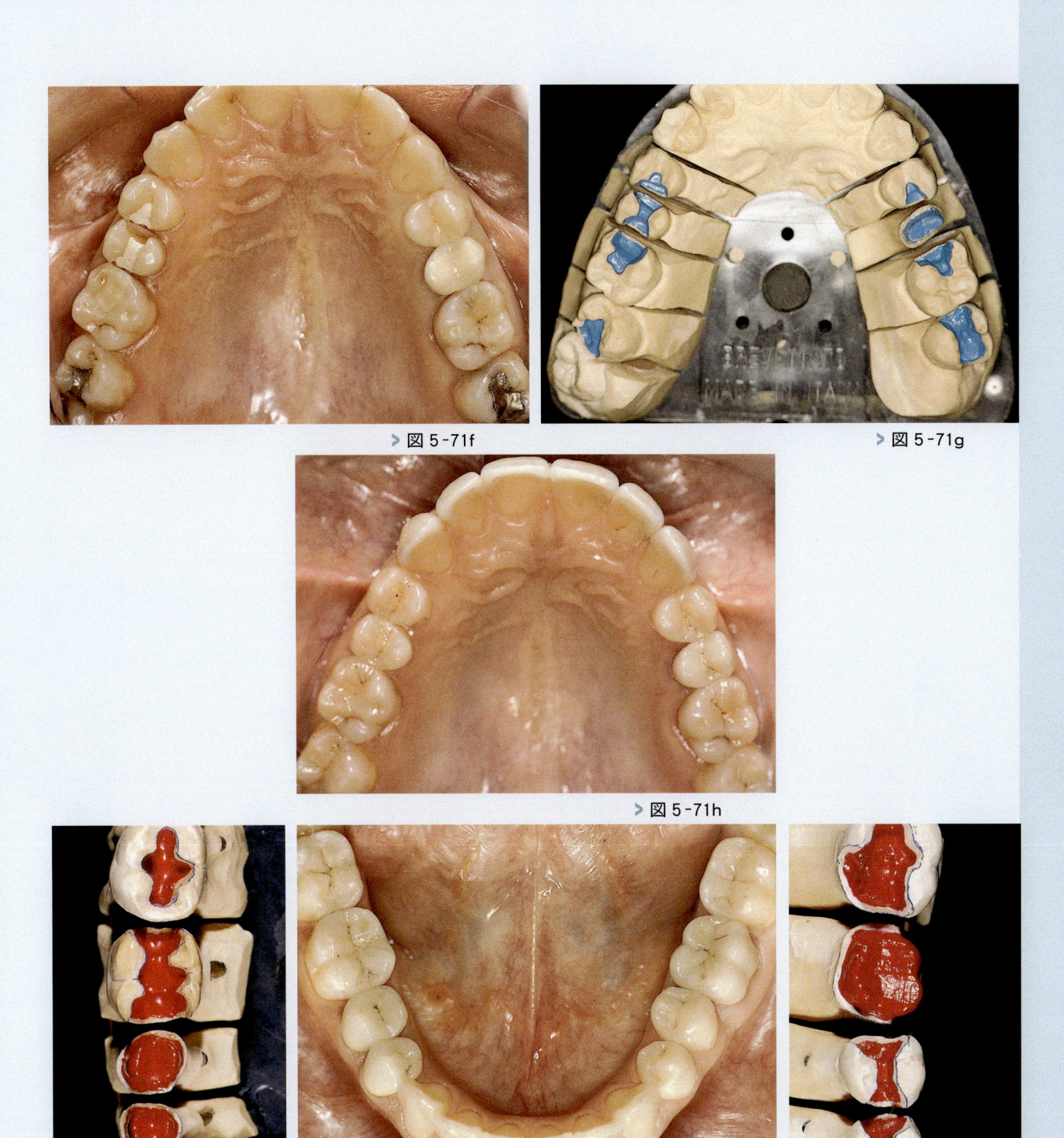

図 **71** （続き）：(f〜k)補綴治療を行うことに決定した後に，アクリル樹脂のオクルーザル・アプライアンスを製作した．患者にこれを1日に24時間使用するように指示して，パラ・ファンクショナルな原因が存在しているかどうかを診査した．約1ヵ月後に，オクルーザル・アプライアンスの咬合面に摩耗による影響が完全に認められなくなった．そこで切歯誘導と犬歯誘導の存在が適切な機能回復に必要であり，中心位で咬合を安定させる治療が可能であると判断した．選択削合を行った後に咬合の安定を回復する目的で，16個のセラミック修復物（12個セラミック・インレーと4個のセラミック・クラウン）を用いて上下顎臼歯部を再構成することに決定した．

適切な歯冠形態や大きさに修復することによって理想的な審美性を得るためには，滑走運動時の臼歯部のディスクルージョンに関係するため，アンテリア・ガイダンスの再構築が正確な機能の再確立を同時に行うために必要である．長期的に最終補綴の状態を維持するためには，正確な診断だけでなく，メインテナンスを行ううえでの適切な術式の選択が重要である（図5-71l〜aa）．

切縁の位置

審美修復のための補綴的考慮事項

歯と口唇の分析 （第3章）	上顎前歯の露出	口唇に対して上顎前歯の露出量は，年齢や性別を考慮したうえで少なくても1mmから5mmに設置する
	切端平面 （切縁の湾曲）	切端平面（切縁の湾曲）は下口唇に対して平衡に設定する
発音の分析 （第4章）	S音	下顎の水平的な動きを唇舌的方向に歯の位置と歯冠形態に制限を設定する
	F音とV音	下口唇のドライウエット・ラインの内側に切縁の形態を設定する
歯の分析 （第5章）	オーバージェット／オーバーバイト	正確なアンテリア・ガイダンスによって臼歯部のディスクルージョンが可能なように，オーバージェットとオーバーバイトの適正な量を回復するように設定する

図71 （続き）：（l, m）6前歯を支台歯形成した後に6本のセラミック・ベニアで修復された．よって補綴治療が下顎前歯部以外のすべての歯に行われた．下顎前歯部は補綴治療前にホーム・ブリーチングを行っている．（n, o）最終補綴物の側方面観を示す．補綴物の素晴らしい機能的，生物学的，そして審美的に満足できる結果が得られていることがわかる．また，歯冠長と歯の比率はインターインサイザル・アングルの修正と調節により決定された．（p, q）最初に歯冠長を決定するうえで直接法のモック・アップが上顎左側前歯部に設定された．その後，スマイル時の下口唇との調和をとるように上顎前歯部の平坦な切端平面を凸彎した平面に改善した．

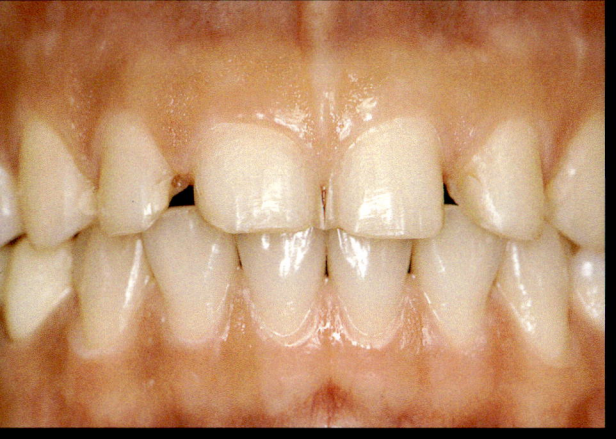

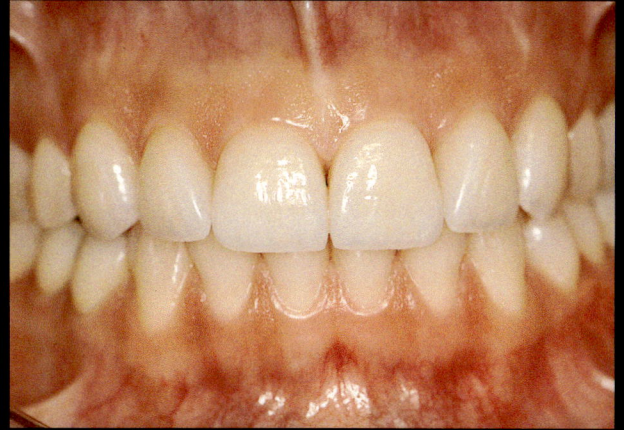

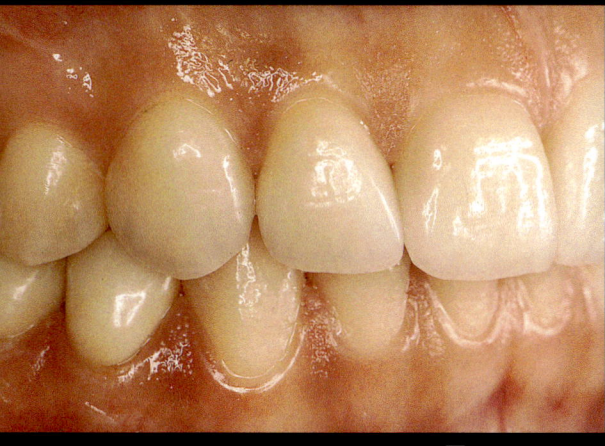

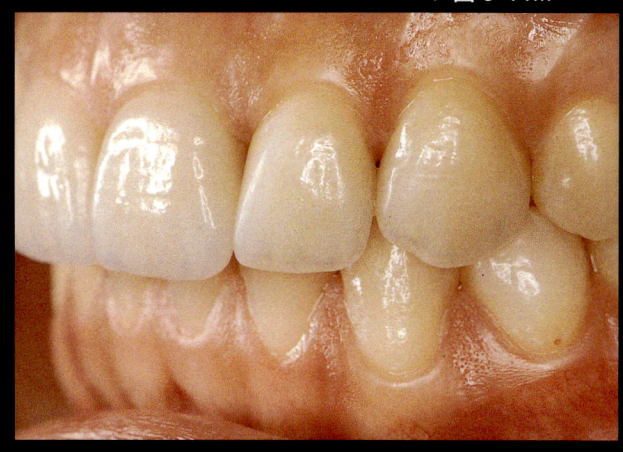

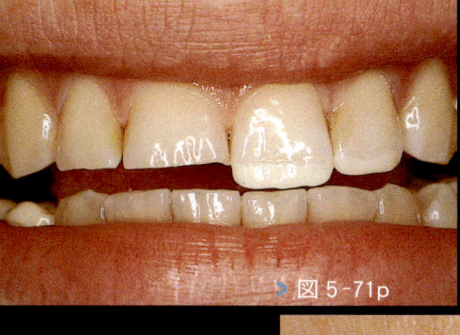

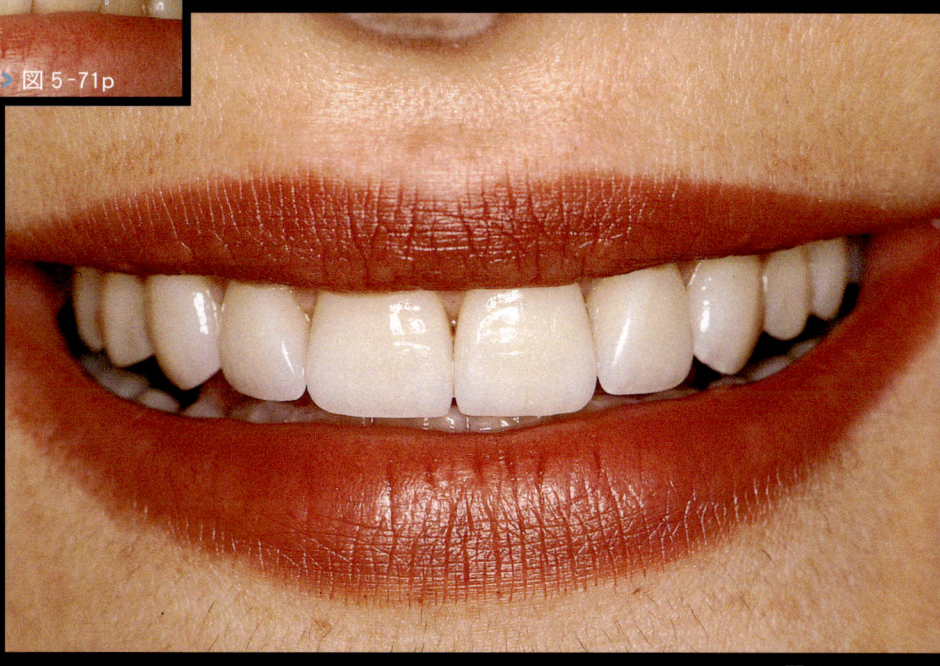

> 図 5-71l

> 図 5-71m

> 図 5-71n

> 図 5-71o

> 図 5-71p

> 図 5-71q

> 図 5-71r

> 図 5-71s

> 図 5-71t

> 図 5-71u

> 図 5-71v

> 図 5-71w

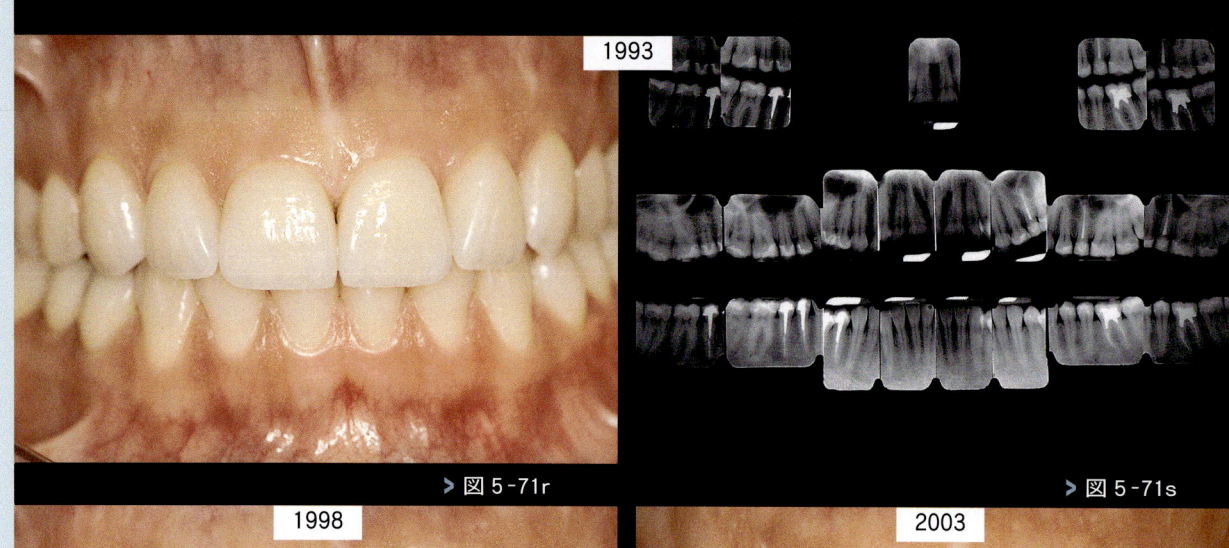

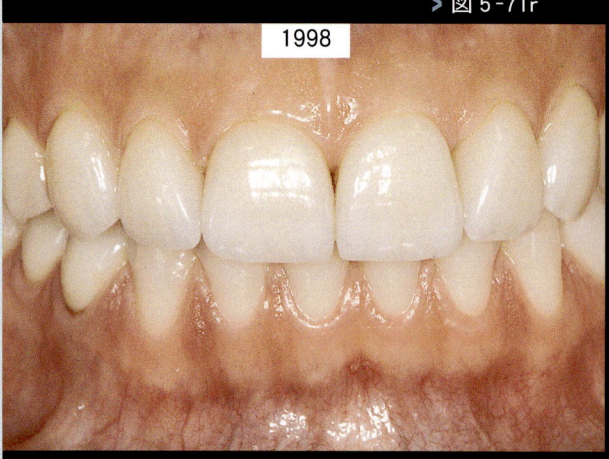

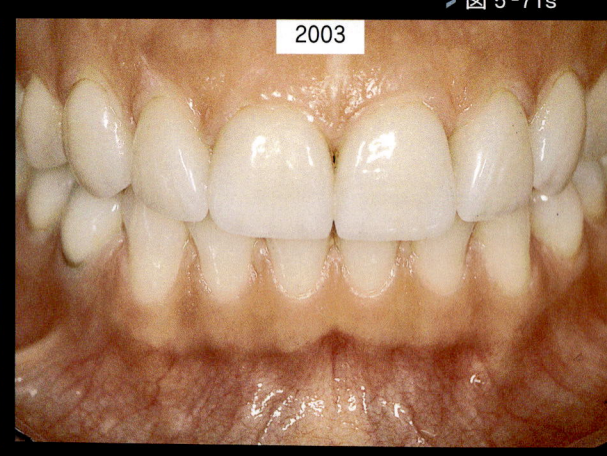

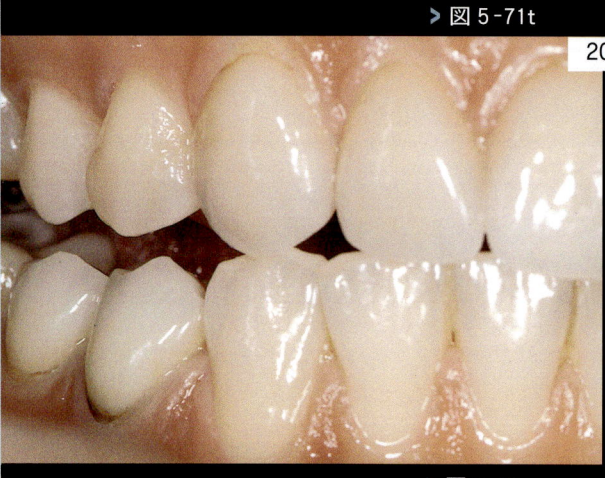

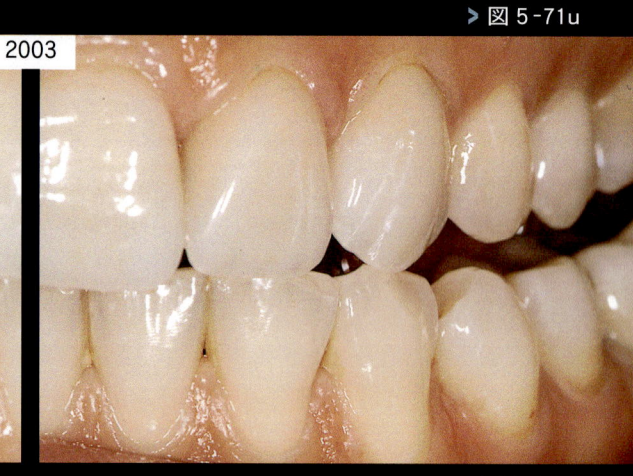

図 71 （続き）：（r～u）最終補綴物を装着した口腔内の状態とエックス線写真を示す（r,s）．術後5年と10年の状態の比較（t, u）から十分満足できる状態が維持されている．（v,w）犬歯誘導による臼歯部のディスクルージョンは十分維持されている．このような特殊な症例においても長期的に安定した咬合関係が保たれている．（x～aa）術後10年経過しても切縁の位置や歯冠長に変化がなく維持されていることから，審美性と機能性の相互関係が非常に重要であることがわかる．安静位における歯の露出量（x），そしてスマイル時の正面観と側面観の調和した状態および（y～aa）患者の自信に満ちた表情を通して審美的な要望を十分満たしたことがわかる．

> 図 5-71x

> 図 5-71y

> 図 5-71z

> 図 5-71aa

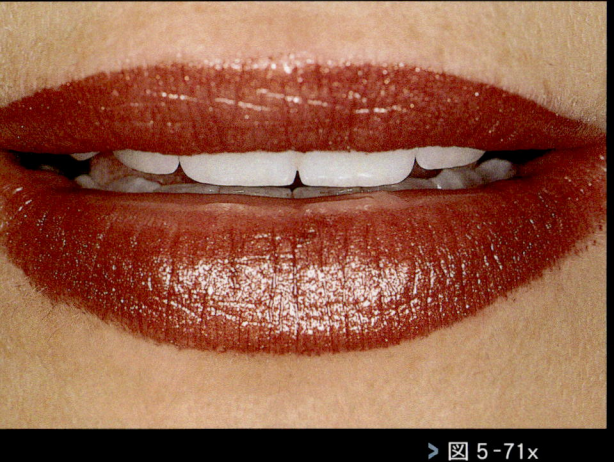

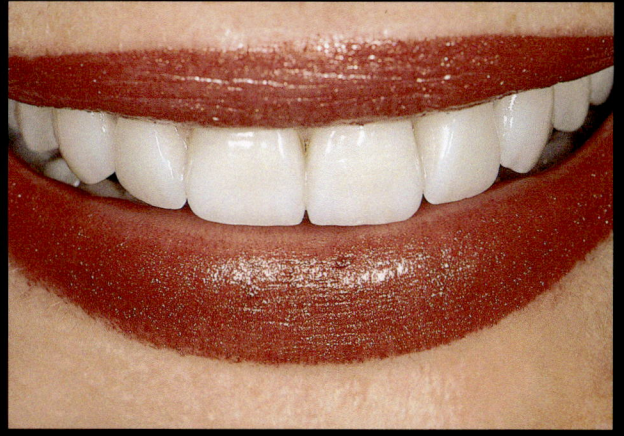

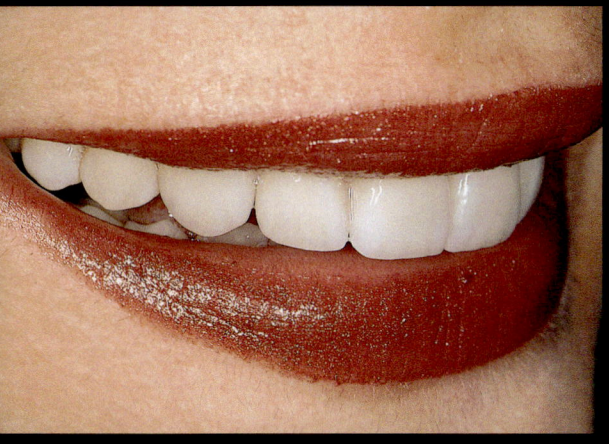

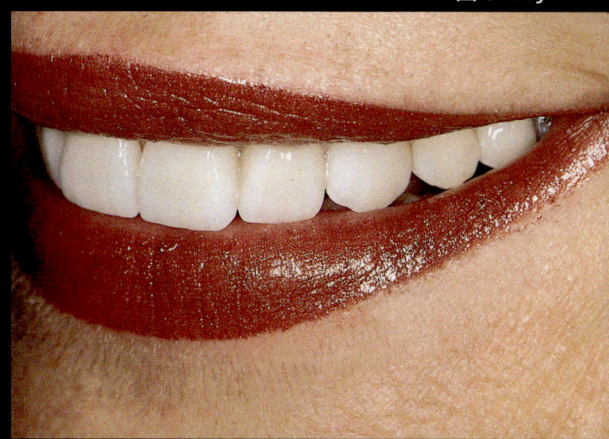

歯冠長

		審美修復のための補綴的考慮事項
■ 切縁の位置 （第 3, 4, 5 章）	■ 理想的な切縁の位置は，歯と口唇との関係，発音（S音，F音，V音），そして機能的な要素を評価して設定する	
■ 発音テスト （第 4 章）	■ 音の発音をしている時の歯の露出量を評価する	■ M音：口唇に対して少なくても1から5mm歯が露出する ■ E音：若年者で上口唇と下口唇との間に歯が露出する量は80％であり，高齢者で50％未満である ■ F／V音：下口唇に切縁が軽く触れて通過する
■ 歯の寸法と比率 （第 5 章）	■ 最適な寸法と比率	■ 上顎中切歯：平均的歯冠幅径8.3mmから9.3mm，平均的歯冠長10.4mmから11.2mm ■ 歯冠幅径と歯冠長の比率は75％から80％までにすべきである
■ 隣接歯の歯冠長 （第 5, 6 章）	■ 隣接歯と調和がとれるように歯冠長を修正する	
■ スマイルライン／ 歯肉レベル （第 3, 6 章）	■ スマイル時に露出する歯の見え方を評価し，歯頸側寄りの長さを調整することで歯の大きさと比率を考慮する	

参考文献

1. Miller EL, Bodden WR, Jamison HC. A study of the relationship of the dental midline to the facial median line. J Prosthet Dent 1979;41:657–660.

2. Owens EG, Goodacre CJ, Loh PL, et al. A multicenter interracial study of facial appearance. Part 2: A comparison of intraoral parameters. Int J Prosthodont 2002;15:283–288.

3. Kokich VO, Kiyak HA, Shapiro PA. Comparing the perception of dentists and lay people to altered dental esthetics. J Esthet Dent 1999;11:311–324.

4. Frush JP, Fisher RD. The dynesthetic interpretation of the dentogenic concept. J Prosthet Dent 1958;8:558.

5. Golub J. Entire smile pivotal to teeth design. Clin Dent 1988;33.

6. Rufenacht CR. Fundamentals of Esthetics. Chicago: Quintessence, 1990:67–134.

7. Frush JP, Fisher RD. How dentinogenics integrate the sex factor. J Prosthet Dent 1956;6:160–172.

8. Frush JP, Fisher RD. How dentinogenics integrate the personality factor. J Prosthet Dent 1956;6:441–449.

9. Frush JP, Fisher RD. The age factor in dentogenics. J Prosthet Dent 1957;7:5.

10. Touati B, Miara P, Nathanson D. Esthetic Dentistry and Ceramic Restorations. New York: Martin Dunitz, 1999:139–161.

11. Preston J. Comprehension and reproduction of esthetics. Presented at the II Italian Academy of Prosthetic Dentistry International Congress, Bologna, Italy, 11 Nov 1984.

12. Burchett PJ Jr, Christensen LC. Estimating age and sex by using color, form, and alignment of anterior teeth. J Prosthet Dent 1988;59:175–179.

13. Brisman AS. Esthetics: A comparison of dentists' and patients' concepts. J Am Dent Assoc 1980;100:345–352.

14. Carlsson GE, Wagner IV, Ödman P, et al. An international comparative multicenter study of assessment of dental appearance using computer-aided image manipulation. Int J Prosthodont 1998;18:246–254.

15. Wagner IV, Carlsson GE, Ekstrand K, Ödman P, Schneider N. A comparative study of assessment of dental appearance by dentists, dental technicians, and laymen using computer-aided image manipulation. J Esthet Dent 1996;8:199–205.

16. Dong JK, Jin TH, Cho HW, Oh SC. The esthetics of the smile: A review of some recent studies. Int J Prosthodont 1999;12:9–19.

17. Williams JL. A new classification of human tooth forms with special reference to a new system of artificial teeth. Dent Cosmos 1914;56:627.

18. Heymann HO. The artistry of conservative esthetic dentistry. J Am Dent Assoc 1987 Dec; spec No:14E–23E.

19. Kern BE. Anthropometric parameters of tooth selection. J Prosthet Dent 1967;17:431–437.

20. Singh S, Bhalla LR, Khanna VK. Relationship between width of maxillary central incisors and width of philtrum. J Indian Dent Assoc 1971;43:264–269.

21. Cesario VA Jr, Latta GH Jr. Relationship between the mesiodistal width of the maxillary central incisor and interpupillary distance. J Prosthet Dent 1984;52:641–643.

22. Lavelle CL. The relationship between stature, skull, dental arch and tooth dimensions in different racial groups. Orthodontist 1971;3(1):7–11.

23. Bell RA. The geometric theory of selection of artificial teeth: Is it valid? J Am Dent Assoc 1978;97:637–640.

24. Mavroskoufis F, Ritchie GM. The face-form as a guide for the selection of maxillary central incisors. J Prosthet Dent 1980;43:501–505.

25. Brodbelt RH, Walker GF, Nelson D, Seluk LW. Comparison of face shape with tooth form. J Prosthet Dent 1984;52:588–592.

26. Seluck LW, Brodbelt RH, Walker GF. A biometric comparison of face shape with denture tooth form. J Oral Rehabil 1987;14:139–145.

27. Vanini L. Light and color in anterior composite restorations. Pract Periodontics Aesthet Dent 1996;8:673–682.

28. Ferrari M, Patroni S, Balleri P. Measurement of enamel thickness in relation to reduction for etched laminate veneers. Int J Periodontics Restorative Dent 1992;23:407–413.

29. Yamamoto M. Metal-Ceramics. Tokyo: Quintessence, 1982.

30. Feigenbaum NL. More than one reality. Pract Periodontics Aesthet Dent 1999;11:136.

31. Gürel G. Smile design. In: Gürel G (ed). The Science and Art of Porcelain Laminate Veneers. London: Quintessence, 2003:59–112.

32. Brisman A, Hirsch SM, Paige H, Hamburg M, Gelb M. Tooth shade preferences in older patients. Gerodontics 1985;1:130–133.

33. Kessler JC. Dentist and laboratory: Communication for success. J Am Dent Assoc 1987;115 spec No:97E–102E.

34. Winter RR. Achieving esthetic ceramic restorations. J Calif Dent Assoc 1990;18:21–24.

35. Clark BE. An analysis of tooth color. J Am Dent Assoc 1931;18:2093–2103.

36. Birren F (ed). A Grammar of Color: A Basic Treatise on the Color System of Albert H. Munsell. New York: Van Nostrand Reinhold, 1969.

37. Sproull RC. Color matching in dentistry. Part I. The three-dimensional nature of color. J Prosthet Dent 1973;29:416–424.

38. Sproull RC. Color matching in dentistry. Part II. Practical applications of the organization of color. J Prosthet Dent 1973;29:556–566.

39. Sproull RC. Color matching in dentistry. Part III. Color control. J Prosthet Dent 1974;31:146–154.

40. Preston J, Bergen S. Color Science and Dental Art. St Louis: Mosby, 1980.

41. Miller L. A scientific approach to shade matching. In: Preston JD (ed). Perspectives in Dental Ceramics: Proceedings of the Fourth International Symposium on Ceramics. Chicago: Quintessence, 1988:193–208.

42. Ubassy G. Shape and Color. Chicago: Quintessence, 1992.

43. Chiche GJ, Pinault A. Artistic and scientific principles applied to esthetic dentistry. In: Chiche GJ, Pinault A (eds). Esthetics of Anterior Fixed Prosthodontics. Chicago: Quintessence, 1994:13–32.

44. Goodkind RJ, Schwabacher WB. Use of a fiber-optic colorimeter for in vivo color measurements of 2830 anterior teeth. J Prosthet Dent 1987;58:535–542.

45. Golub-Evans J. Unity and variety: Essential ingredients of a smile design. Curr Opin Cosmet Dent 1994;2:1–5.

46. Geller W. Dental Ceramics and Esthetics. Chicago, 15 Feb 1991.

47. Goldstein RE. Esthetics in Dentistry, ed 2. Vol 1: Principles, communications, treatment methods. Hamilton: Decker, 1998:123–132.

48. Lombardi RE. The principles of visual perception and their clinical application to denture esthetics. J Prosthet Dent 1973;29:358–382.

49. Kraus BS, Jordan RE, Abrams L. A Study of the Masticatory System. Dental Anatomy and Occlusion. Baltimore: Williams & Wilkins, 1969.

50. Loosli UP. Esthetics of single tooth. In: Schärer P, Rinn LA, Kopp FR (eds). Esthetic Guidelines for Restorative Dentistry. Chicago: Quintessence, 1982:27–44.

51. Ash MM. Wheeler's Dental Anatomy, ed 7. Philadelphia: Saunders, 1993.

52. Moores CFA, Thomsen SO, Jensen E, Yen PKJ. Mesiodistal crown diameters of the deciduous and permanent teeth in individuals. J Dent Res 1957;36:39.

53. Shillingburg HT Jr, Kaplan MJ, Grace SC. Tooth dimensions—A comparative study. J South Calif Dent Assoc 1972;40:830–839.

54. Bjorndal AM, Henderson WG, Skidmore AE, Kellner FH. Anatomic measurements of human teeth extracted from males between the ages of 17 and 21 years. Oral Surg Oral Med Oral Pathol 1974;38:791–803.

55. Mavroskoufis F, Ritchie GM. Variation in size and form between left and right maxillary central incisor teeth. J Prosthet Dent 1980;43:254–257.

56. Woelfel JB. Dental Anatomy: Its Relevance to Dentistry, ed 4. Philadelphia: Lea & Febiger, 1990.

57. Sterrett JD, Oliver T, Robinson F, Fortson W, Knaak B, Russel CM. Width/length ratios of normal clinical crowns of the maxillary anterior dentition in man. J Clin Periodontol 1999;26:153–157.

58. McArthur RD. Are anterior replacement teeth too small? J Prosthet Dent 1987;57:462–465.

59. Chiche GJ, Pinault A. Replacement of deficient crowns. In: Chiche GJ, Pinault A (eds). Esthetics of Anterior Fixed Prosthodontics. Chicago: Quintessence, 1994:53–73.

60. Garn SM, Lewis AB, Kerewsky RS. Sexual dimorphism in the buccolingual tooth diameter. J Dent Res 1966;45:1819.

61. Garn SM, Lewis AB, Walenga AJ. Maximum-confidence values for the human mesiodistal crown dimension of human teeth. Arch Oral Biol 1968;13:841–849.

62. Lavelle CL. Maxillary and mandibular tooth size in different racial groups and in different occlusal categories. Am J Orthod 1972;61:29–37.

63. Mack PJ. Maxillary arch and central incisor dimension in a Nigerian and British population sample. J Dent 1981;9:67–70.

64. Peck S, Peck L. Selected aspects of the art and science of facial esthetics. Semin Orthod 1995;1:105–126.

65. Horn HR. Practical Considerations for Successful Crown and Bridge Therapy. Philadelphia: Saunders, 1976.

66. Dawson PE. Determining the determinants of occlusion. Int J Periodontics Restorative Dent 1983;3:8–21.

67. Sanin C, Savara BS. An analysis of permanent mesiodistal crown size. Am J Orthod 1971;59:488–500.

68. Burger S. The arrangement of anterior and posterior teeth in the natural dentition. In: Schärer P, Rinn LA, Kopp FR (eds). Esthetic Guidelines for Restorative Dentistry. Chicago: Quintessence, 1982:45–54.

69. D'Amico A. The canine teeth-normal functional relation of the natural teeth of man. J South Calif Dent Assoc 1958;26:6–23,49–60,127–142,175–182, 194–208,239–241.

70. Goldstein RE. Esthetics in Dentistry, ed 2. Vol 1: Principles, communications, treatment methods. Hamilton: Decker, 1998:133–186.

71. Rufenacht CR. Principles of Esthetic Integration. Chicago: Quintessence, 2000:13–36.

72. Levin EL. Dental esthetics and the golden proportion. J Prosthet Dent 1978;40:244–252.

73. Ballard ML. Asymmetry in tooth size: A factor in the etiology, diagnosis and treatment of malocclusion. Angle Orthod 1944;14:67.

74. Preston JD. The golden proportion revisited. J Esthet Dent 1993;5:247–251.

75. Rosenstiel SF, Ward DH, Rashid RG. Dentists' preferences of anterior tooth proportion: A web-based study. J Prosthodont 2000;9:123–136.

76. Rosenstiel SF, Rashid RG. Public preferences for anterior tooth variations: A web-based study. J Esthet Restorative Dent 2002;14:97–106.

77. Pincus CL. Color and esthetics. In: Dental Porcelain: The State of the Art, 1977. Los Angeles: University of Southern California, School of Dentistry, 1977:303.

78. Eissman H. Visual perception and tooth contour. In: Dental Porcelain: The State of the Art, 1977. Los Angeles: University of Southern California, School of Dentistry, 1977:297.

79. Moorley J. A multidisciplinary approach to complex aesthetics restoration with diagnostic planning. Pract Periodontics Aesthet Dent 2000;12:575–577.

80. Matthews TG. The anatomy of a smile. J Prosthet Dent 1978;39:128–134.

81. Goldstein RE. Esthetic principles for ceramo-metal restorations. Dent Clin North Am 1977;21:803–822.

82. Lynn BD. The significance of anatomic landmarks in complete denture service. J Prosthet Dent 1964;14:456.

83. Harper RN. The incisive papilla. The basis of a technique to reproduce the positions of key teeth in prosthodontic. J Dent Res 1948;27:661.

84. Watt MD. Designing Complete Dentures. Philadelphia: Saunders, 1967.

85. Mavroskoufis MF, Ritchie GM. Nasal width and incisive papilla as guides for the selection and arrangement of maxillary anterior teeth. J Prosthet Dent 1981;45:592–597.

86. Foster TD. A Textbook of Orthodontics, ed 2. Oxford: Blackwell Scientific, 1982.

87. Burstone CJ, Marcotte MR. Problem Solving in Orthodontics: Goal-Oriented Treatment Strategies. Chicago: Quintessence, 2000.

88. Graber TM, Vanarsdall RL. Orthodontics: Current Principles and Techniques. St Louis: Mosby, 2000.

89. Proffit W, Fields HW. Contemporary Orthodontics, ed 3. St Louis: Mosby, 2000.

90. Heyman HO. Conservative concepts to achieving anterior esthetics. J Calif Dent Assoc 1997;25:437–443.

91. Margolis MJ. Esthetic considerations in orthodontic treatment of adults. Dent Clin North Am 1997;41:29–48.

92. Okuda WH. Creating facial harmony with cosmetic dentistry. Curr Opin Cosmet Dent 1997;4:69–75.

93. Portalier L. Composite smile designs: The key to dental artistry. Curr Opin Cosmet Dent 1997;4:81–85.

94. Waerhaug J. Tissue reactions around artificial crowns. J Periodontol 1953;24:172.

95. Larato DC. Effect of cervical margins on gingiva. J South Calif Dent Assoc 1969;45:19–22.

96. Parkinson CF. Excessive crown contours facilitate endemic plaque niches. J Prosthet Dent 1976;34:424–429.

97. Wagman S. The role of coronal contour in gingival health. J Prosthet Dent 1977;37:280–287.

98. Martignoni M, Schonenberger A. Precision Fixed Prosthodontics: Clinical and Laboratory Aspects. Chicago: Quintessence, 1990.

99. Huang WJ, Creath CJ. The midline diastema: A review of its etiology and treatment. Pediatr Dent 1995;17:171–179.

100. Oesterle LJ, Shellhart WE. Maxillary diastemas: A look at the causes. J Am Dent Assoc 1999;130:85–94.

101. Leonard MS. The maxillary frenum and surgical treatment. Gen Dent 1998;46:614–617.

102. Peck S, Peck H. The aesthetically pleasing face: An orthodontic myth. Trans Eur Orthod Soc 1971;47:175–185.

103. Phillips TJ, Kanj LF. Clinical manifestations of skin aging. In: Squier CA, Hill MW (eds). The Effect of Aging in Oral Mucosa and Skin. Boca Raton, FL: CRC Press, 1994:25–40.

104. Vig RG, Brundo GC. The kinetics of anterior tooth display. J Prosthet Dent 1978;39:502–504.

105. Reynolds JM. Abutment selection for fixed prosthodontics. J Prosthet Dent 1968;19:483–488.

106. Lehner CR. Esthetics in the shaping of the interproximal space and bridge pontics. In: Schärer P, Rinn LA, Kopp FR (eds). Esthetic Guidelines for Restorative Dentistry. Chicago: Quintessence, 1982:55–69.

107. Dawson PE. Evaluation, Diagnosis, and Treatment of Occlusal Problems, ed 2. St Louis: Mosby, 1989:298–319.

108. Krough-Poulson WG, Olsson A. Management of the occlusion of the teeth: Background, definitions, rationale. In: Schwartz L, Chayes C (eds). Facial Pain and Mandibular Dysfunction. Philadelphia: Saunders, 1968.

109. Dawson PE, Arcan M. Attaining harmonic occlusion through visualized strain analysis. J Prosthet Dent 1981;46:615–622.

110. Ramfjord S, Ash MM. Occlusion, ed 3. Philadelphia: Saunders, 1983.

111. Dawson PE. Evaluation, Diagnosis, and Treatment of Occlusal Problems, ed 2. St Louis: Mosby, 1989:14–17.

112. Castellani D. Elements of Occlusion. Bologna, Italy: Edizioni Martina, 2000:37–54.

113. MacDonald JW, Hannam AG. Relationship between occlusal contacts and jaw-closing muscle activity during tooth clenching, part. 1. J Prosthet Dent 1984;52:718–728.

114. Academy of Prosthodontics. The Glossary of Prosthodontic Terms, ed 7. St Louis: Mosby, 1999.

115. Dawson PE. Optimum TMJ condyle position in clinical practice. Int J Periodontics Restorative Dent 1985;5:10–31.

116. Dawson PE. Evaluation, Diagnosis, and Treatment of Occlusal Problems, ed 2. St Louis: Mosby, 1989:28–55.

117. McKee JR. Comparing condylar position repeatability for standardized versus nonstandardized methods of achieving centric relation. J Prosthet Dent 1997;77:280–284.

118. Spear FM. Creating and communicating the ideal gingival profile around teeth, pontics, and implants. Presented at the 20th Anniversary International Symposium on Ceramics, San Diego, California, 21 June 2002.

119 ■ D'Amico A. Functional occlusion of the natural teeth of man. J Prosthet Dent 1961;11:899–915.

120 ■ Thornton LJ. Anterior guidance: Group function/canine guidance. A literature review. J Prosthet Dent 1990; 64:479–482.

121 ■ Spear FM. Fundamental occlusal therapy considerations. In: McNeill C (ed). Science and Practice of Occlusion. Chicago: Quintessence, 1997:421–434.

122 ■ Dawson PE. Evaluation, Diagnosis, and Treatment of Occlusal Problems, ed 2. St Louis: Mosby, 1989: 274–297.

123 ■ Katona TR. The effect of cusp and jaw morphology on the forces on teeth and the temporomandibular joint. J Oral Rehabil 1989;16:211–219.

124 ■ Weinberg LA, Kruger B. A comparison of implant/prosthesis loading with four clinical variables. Int J Prosthodont 1995;8:421–433.

125 ■ Pietrobon N, Paul S. All ceramic restorations: A challenge for anterior esthetics. J Esthet Dent 1997; 9:179–186.

126 ■ Lee R. Esthetics and its relationship to function. In: Rufenacht CR (ed). Fundamentals of Esthetics. Chicago: Quintessence, 1990:137–210.

127 ■ Fischer J. Esthetics and Prosthetics. Chicago: Quintessence, 1999:1–30.

128 ■ Spear FM. Achieving the harmony between esthetics and function. Presented at the XIV Italian Academy of Prosthetic Dentistry International Congress, Bologna, Italy, 9 Nov 1995.

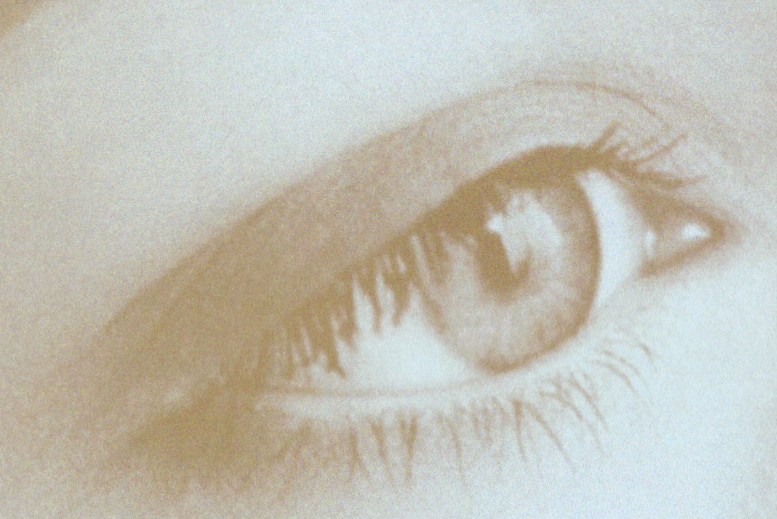

VOLUME 1 エステティック リハビリテーション

補綴治療のための審美分析

歯肉の分析

　健全な軟組織は見た目にも美しい．軟組織の健全性は歯－歯周組織の色調・形態・構造にさまざまな影響を与え審美性に大きく関与する．

　特にアベレージあるいはハイ・スマイルラインの患者においては均整のとれた歯肉縁の形態，つまり正確な左右の対称性と平行性，そして歯肉頂の的確な配列位置，さらには歯間乳頭が良好な形態であることが天然歯，あるいはインプラントにおける修復治療において自然観の創出に大きく貢献する．

目的：修復物との適切な生物学的関係を維持し，理想的な歯肉縁形態を回復するために．

歯肉の分析

　ノーマルあるいはハイ・スマイルラインの患者においては歯肉の形態が全体的な審美的構成要素の中で，非常に重要な役割を担っている．理想的な歯肉縁形態は水平的な基準線に沿い，切縁線に平行となる[1,2]．そのうえで歯頸側最深部を頂点とし，隣接の歯間乳頭にかけて適切なスキャロップ形態を呈していなければならない．ところが，この理想的な形態は歯周組織の支持が喪失するに伴い，必然的に変化する．単独歯あるいは複数歯にわたる抜歯が必要なケースにおいて，従来型の補綴治療を行うべきか，あるいはインプラントを用いるべきかの選択は顎堤の状態に左右される．

解剖学的特徴

　歯肉は歯頸部をとり囲む辺縁部分の遊離歯肉，および根尖側における歯槽粘膜との境界である歯肉頬移行部までの部分，つまり付着歯肉により構成される（図6-1a, b）．

遊離歯肉

　遊離歯肉は歯肉縁から根尖側のセメント-エナメル境までの部分を構成し歯肉縁の形態に沿った外形となる[3]．その幅は歯肉溝の深さに一致（1～2mm）し[4]，厚さは部位によって変化し，歯面と接する部分では薄く，また隣接領域においてはより厚くなる（図6-1c, d）[3,5]．

付着歯肉

　付着歯肉は遊離歯肉の最根尖側から歯肉頬移行部までを構成する組織の一部である．色調は通常ピンク色で明赤色の歯槽粘膜とは歯肉頬移行部で明瞭に区別される（図6-1c, d）．
　これは角化上皮で覆われているため，特に咀嚼あるいはブラッシング圧などの外力に対して抵抗を示す[5,6]．付着歯肉の幅は歯列内の歯の位置，あるいは口腔周囲筋の付着などによって異なってくる．

歯槽粘膜

　歯槽粘膜は血管系が豊富な非角化上皮であるため，色調は暗赤色で滑らかな表面性状を呈する．

▶図6-1a

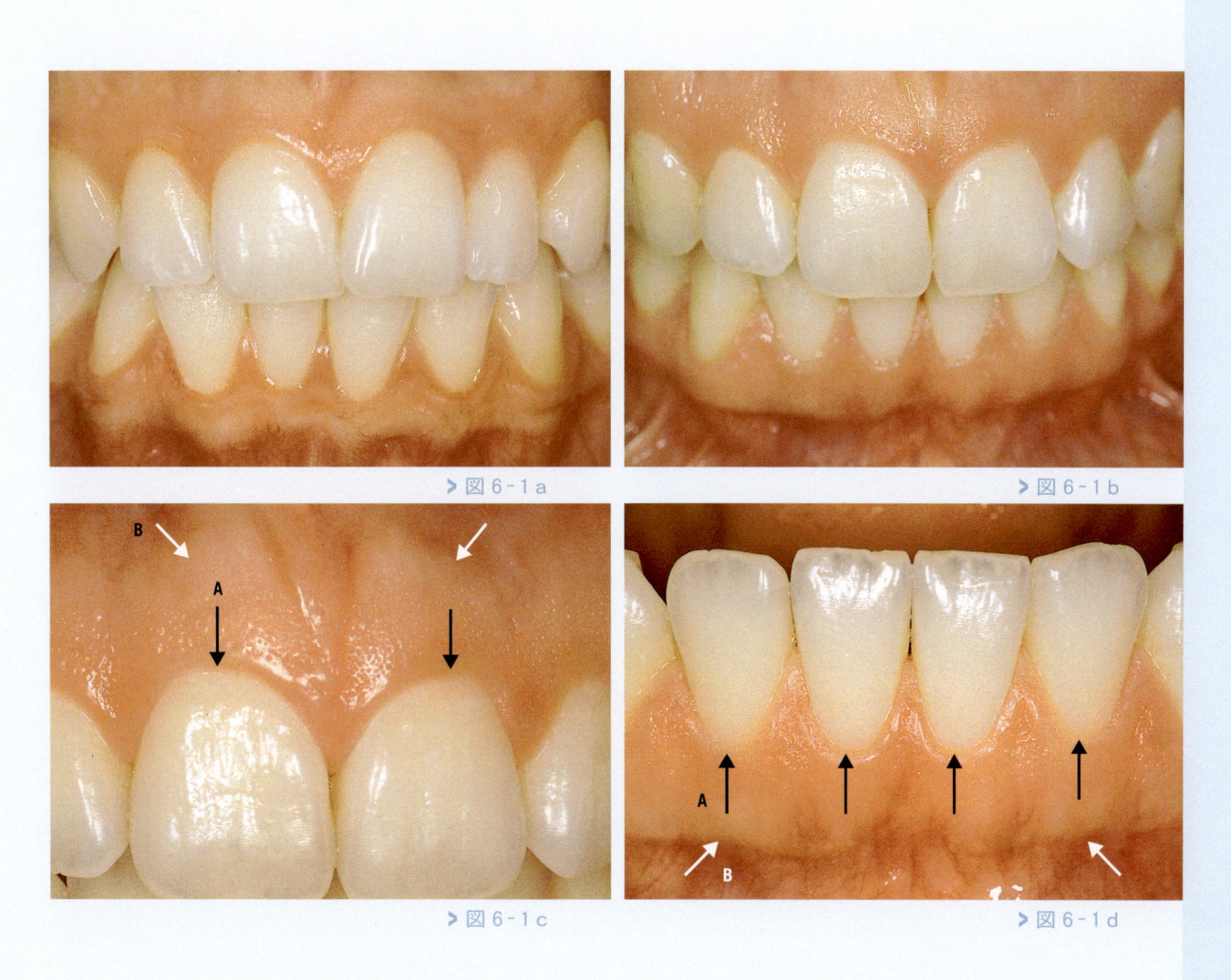

▶図6-1b

▶図6-1c

▶図6-1d

図 1 （a, b）歯肉は遊離歯肉と付着歯肉により構成される．そして根尖方向で歯槽粘膜へと移行する．（c, d）遊離歯肉は歯面と接する部分では特に薄くなっている（**A**）．ピンク色の付着歯肉と明赤色の歯槽粘膜の境界が歯肉頬移行部（MGJ）である（**B**）．

歯肉特有の解剖学的特徴

色調

歯肉の色調には個体差があり多様性を示すが，通常，健全な歯肉はピンク色を呈している（図6-2．**A**）．ところが炎症が起こると組織は直ちに赤変する．

失活歯においては歯根の変色に伴い，歯肉の色調が悪影響を受ける．特に薄い歯肉の場合その影響が顕著で独特なブルーグレーを呈する．

スティップリング

約40％の患者で歯肉の表面にオレンジの皮のような性状，つまりスティップリングが現れる．これは特に厚い歯周組織のタイプに出現頻度が高い．スティップリングは歯槽頂上線維が外側の上皮に付着している部分である（図6-2．**B**）[3]．

形態

健康な歯肉は下層の組織と強固な付着様式を示す．そしてその厚みは付着歯肉の部分でもっとも厚く，遊離歯肉にかけて徐々に薄くなる（図6-2．**C**）．

構造

健全な歯周組織においては歯肉縁およびその下層の歯槽骨形態は，セメント-エナメル境（CEJ）の形態（スキャロップ状）に相似形となり[7]，唇側中央部の歯肉は隣接部より根尖側に位置することとなる．

つまり歯肉の外形は下層の歯槽骨に沿い，典型的なスキャロップが描かれる．このスキャロップは歯肉の外形が生理的な形態であることを意味している（図6-2．**D**）[8]．

これは特に前歯部において顕著であり，臼歯部にいくにしたがい，フラットな形態に近くなる[9]．スキャロップの程度は歯の形や隣在歯の近接度だけでなく，歯列内の歯の配列・位置などによって決定づけられる．

歯周組織のバイオタイプ

Thick biotype（厚い）：特に厚い歯周組織は，臨床歯冠長が正常な崩出歯，あるいは崩出のやや不足しているケースに多く見られる．このタイプの歯肉はスキャロップの程度が弱く，基本的にスクエアーな歯冠外形となる傾向がある（図6-3a）[10, 11]．

Thin biotype（薄い）：対照的に薄い歯周組織は，主に臨床歯冠長が長いケースで観察される．歯肉外形はスキャロップが特に強く，基本的に三角形の歯冠形態が多い（図6-3b）[10, 11]．

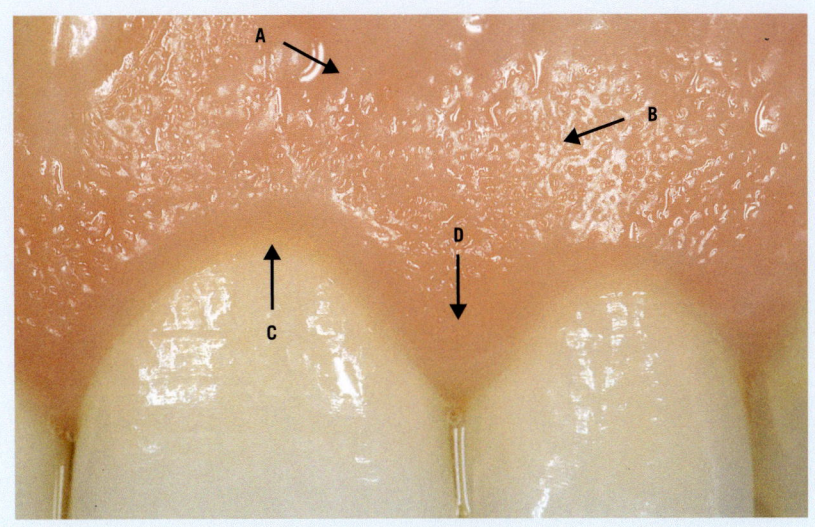

> 図6-2

THICK BIOTYPE（厚い）

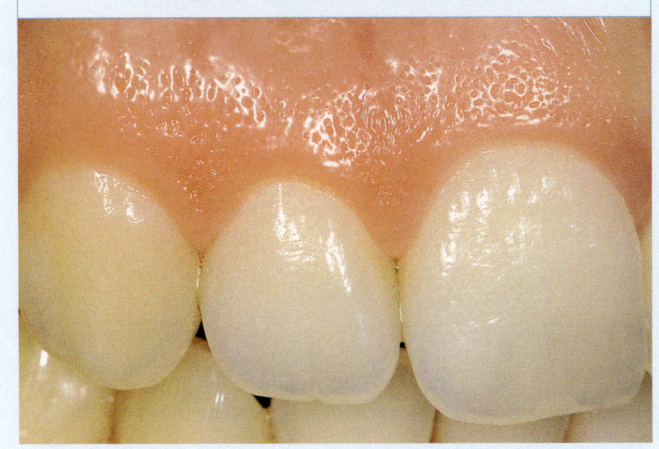

> 図6-3a

THIN BIOTYPE（薄い）

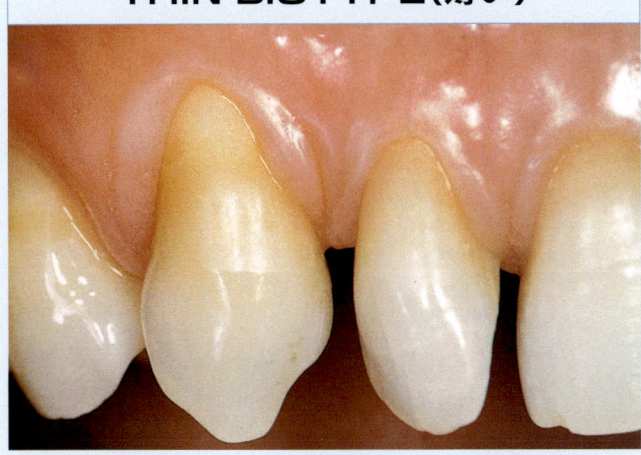

> 図6-3b

図2 歯肉は通常ピンク色を呈している（**A**）．ほぼ40％のケースで歯肉組織の表面にオレンジの皮のような外観（すなわちスティップリング）が現れる（**B**）．厚みは歯肉縁の近くで特に薄くなる（**C**）．歯肉の形態は歯周組織のバイオタイプにしたがい多様性を示す（**D**）．

図3 （a）通常歯周組織が thick biotype（厚い）ではスクエアーな歯冠外形が多い．（b）thin biotype（薄い）では通常三角形の歯冠外形が多い．

健全な歯肉

歯周組織は上述したような歯肉特有の解剖学的特徴，つまり理想的な色調・スティップリング・形態・構造，これらをすべて有している場合，健全な組織であるという判断ができる．

また歯肉組織が健全であるかは，歯‐歯肉複合体の審美的な観点からも判断できる．同時に生物学的な観点からも，あらゆる補綴処置を行うにあたり歯肉が健康であることは当然のごとく必要不可欠な状態といえる．

補綴治療（支台歯形成・プロビジョナル・レストレーション・印象採得）のすべての段階において，マージンの正確な適合，適切なカントゥアの付与，プロフェッショナルな口腔衛生の管理などを施し，歯肉組織の健康を重視することにより，術後の歯肉の健康維持を確実に得ることができる[12〜21]．

歯肉の炎症

歯肉の炎症は歯周組織に生物学的な侵襲を及ぼすだけでなく，色調および弾力性といった外見上の変化を伴う．特にハイ・スマイルラインの患者においては歯と歯肉の形態的な変化は明らかに問題となる（図6‐4a, b）．

歯肉は炎症の過程で発赤およびスティップリングの消失，歯肉の厚みの増加，そして光沢観のある表面性状を呈する．ここで忘れてならないことは，健全な歯周組織がすべてピンク色を呈するものではないことである．一見健全そうに見える歯肉でも，実際には深い歯周ポケットが存在している可能性がある（図6‐4c）．この際，プロービング時の出血がもっとも明確な炎症の兆候となる．

いずれにせよ，いかなる補綴処置においても術前におけるチェアサイド，あるいはホームケアにおける細心のハイジーン・コントロールが行われることが絶対的に不可欠となる（図6‐4d）[22]．この段階を経ずして補綴処置に入り，不適切なカントゥアが設定されたり，あるいは歯冠空隙が過度に狭くなったりすると，適切なメインテナンスが妨げられ歯肉に炎症を引き起こす危険性が出てくる[2, 23〜25]．

このようなことのないように最終補綴に入る前の段階で深い歯周ポケットを改善し，適切なプロビジョナル・レストレーションを用いて生物学的に正しい環境を提供し，健全な歯周組織に回復させておく必要がある（図6‐5a〜d）[14, 26, 27]．

図4 (a)炎症が起こると歯肉の色調および弾力性が変化する．(b)初期治療が終了し，適切なハイジーン・コントロール回復後の状態．表面の歯肉の色調および外観は正常像へと変化し，健全な組織であることがわかる．(c)このケースに見られるように，ピンク色の歯肉やスティップリングの存在といった兆候は必ずしも健康な歯肉だけに現れるものではない．実際，歯間部は深いプロービング・デプスを示し，歯周ポケットの存在が明らかである．(d)このケースでは歯根の露出量が歯周組織の支持の喪失を表している．にもかかわらず歯肉溝は正常なプロービング・デプスを示しており，プロービング時の出血もない．これは炎症が存在せず，メインテナンスが良好に保たれているということを証明している．

図5 (a)現状の下顎の補綴処置は審美的そして機能的な見地から適切でないことがわかる．(b)不良補綴物を除去すると明らかに炎症が存在している．(c)最終的な補綴処置に先立ち，炎症の除去と健全な歯周組織の改善が必要となる．このケースでは深い歯周ポケットは存在しなかったので，簡単なポケット・キュレッタージおよび適切なプロビジョナル・レストレーションの装着により改善が見られた．(d)適切なクラウン・カントゥアを設定し，オーラル・ハイージーンを維持するために必要となる十分なスペースを確保することにより，軟組織の健全性において十分に満足する状態への回復が可能となった．

図 6-4 a

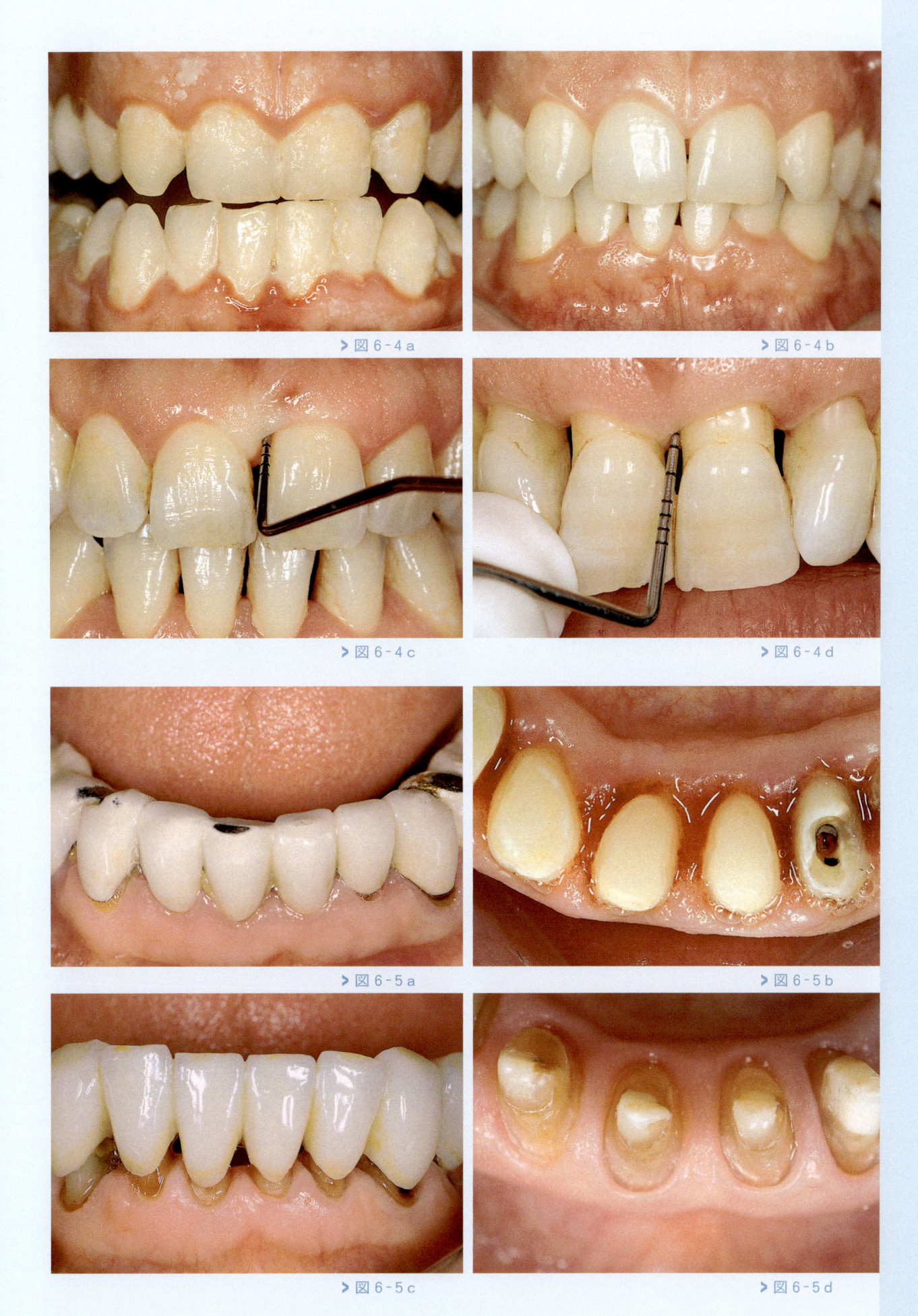

図 6-4 b

図 6-4 c

図 6-4 d

図 6-5 a

図 6-5 b

図 6-5 c

図 6-5 d

歯肉縁形態

炎症によって引き起こされる歯肉の形態的な変化を歯肉組織の解剖学的特徴としてマクロ的な見地から考察すると，歯肉縁形態が審美的に不完全な状態であることが同時に理解できる．

すでに述べたように(第3章，P.88参照)，患者のスマイルラインの位置によって歯肉の露出量は多彩となる[28]．通常ロー・スマイルラインの患者においては，歯肉ラインの不調和は審美的な問題とならない．一方でアベレージ，あるいはノーマル・スマイルラインにおいては歯肉ラインの不正な配列，あるいは歯間乳頭の喪失は審美的に大きな問題となる．

平行性

上顎犬歯から中切歯にかけての歯頸線の位置，つまり歯肉辺縁の形態は理想的には切縁線，そして下唇の彎曲に平行となるべきである(図6-6)．

さらに歯肉レベルは咬合平面そして水平基準線，すなわち交連線および両瞳孔間線と適切な平行関係を保つべきである[1,2]．平行性の欠如は単に歯と歯肉の構造体における調和を乱すだけでなく，口元の全体的な審美性にも悪影響を及ぼす．

対称性

上顎の両側中切歯および犬歯の歯肉辺縁の位置は左右で対称となり，しかも側切歯より根尖側に位置するべきである(図6-7a)[29]．

つまり側切歯の歯肉縁は，中切歯と犬歯の歯肉縁を結んだラインよりも歯冠側に位置するべきである(第5章，P.194参照)(図6-7b)．

Chicheら[29]は正中(上顎両中切歯間)における歯肉縁の左右対称性は必要不可欠であるが，側切歯より後方歯においてはある程度の非対称性が容認されるとしている．側切歯は通常隣在歯よりも歯冠側に位置しており，歯の位置によってはかなり根尖側なこともあるが，審美的な問題とはなりにくい．

図6 理想的なスマイルは歯肉辺縁の形態(歯頸線)が切縁線と下口唇のカーブに平行となる．

図7 (a)上顎においては特に中切歯の歯肉レベルが左右対称となる必要がある．(b)さらに側切歯の歯肉縁は，中切歯と犬歯の歯肉縁を結んだラインよりも低く，つまりより歯冠側に位置するべきである．

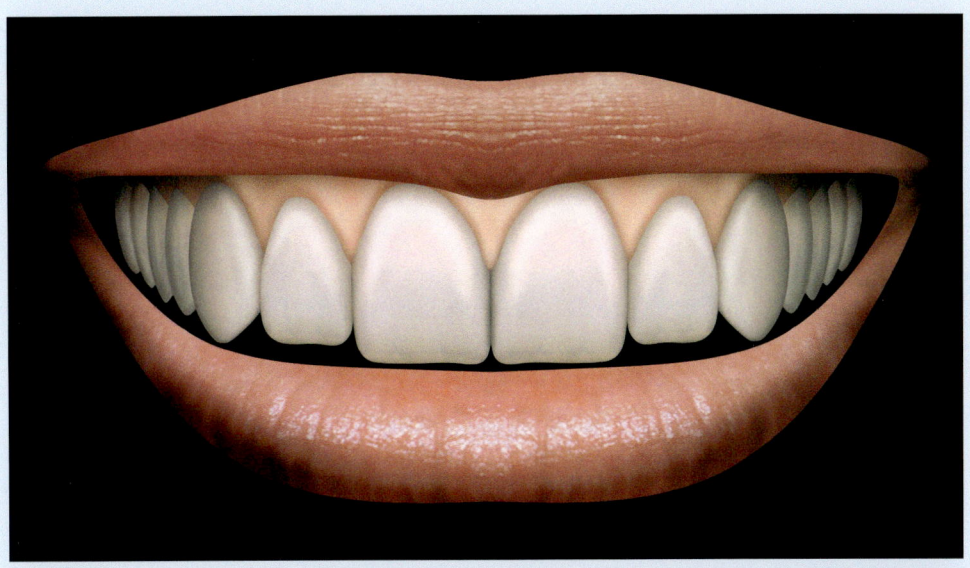

> 図 6-6

> 図 6-7 a

> 図 6-7 b

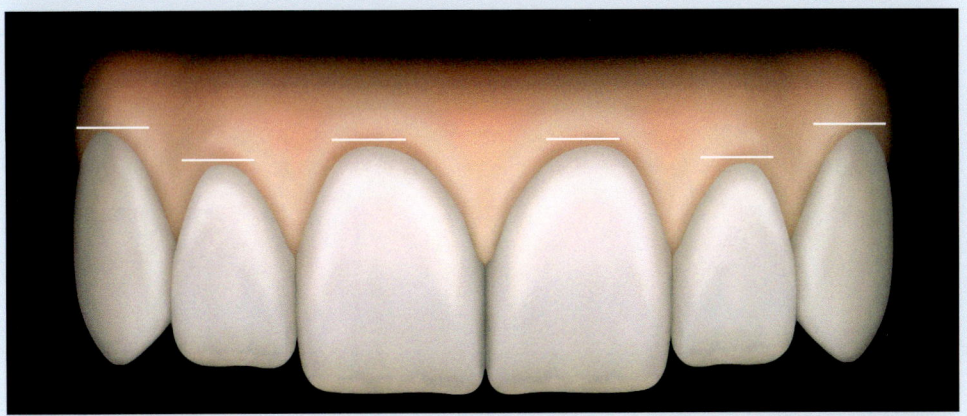

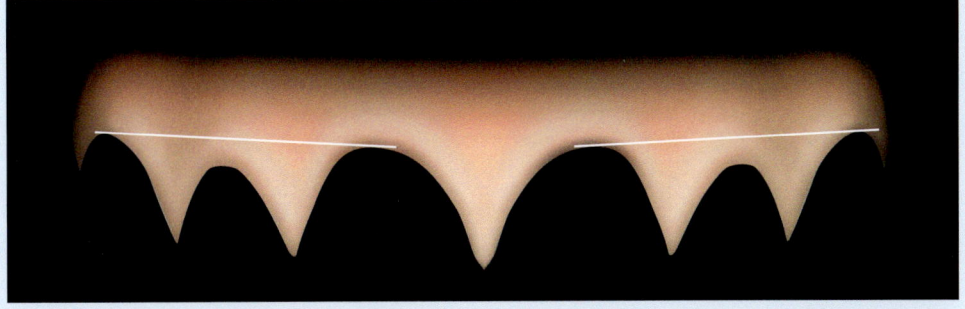

歯肉縁形態	
	診査項目
■ 平行性	
■ 対称性	
■ 歯肉頂	
■ 歯間乳頭	

●**外科および補綴的考慮点と対応**

歯の位置異常あるいは歯列不正のケースでは，歯肉の辺縁形態（歯頸線）における平行性と対称性が失われる可能性がある．特にアベレージあるいはハイ・スマイルラインの患者は矯正的対応により理想的な歯列に整える必要がある．

崩出不全歯[30]（図6-8a, b）あるいは歯－歯肉複合体の過成長[30〜32]などによって引き起こされた多少の不調和は，歯周組織が健康な状態であれば最小の外科的侵襲，たとえば内斜切開を用いた歯肉切除を行い，歯頸部歯根面を選択的に露出させることによる問題解決が可能である（図6-8c〜e）[33]．

予測される理想的な歯肉の外形線を患者の口腔内に直接印記すれば，切開線の位置がより簡便に把握できる（図6-8c）．

これは限定された外科術式ではあるが，一般的に必要とされる歯周組織の安定は非常に短い期間で達成され，外科後わずか6週目に最終補綴に入ることができる（図6-8f〜m）．

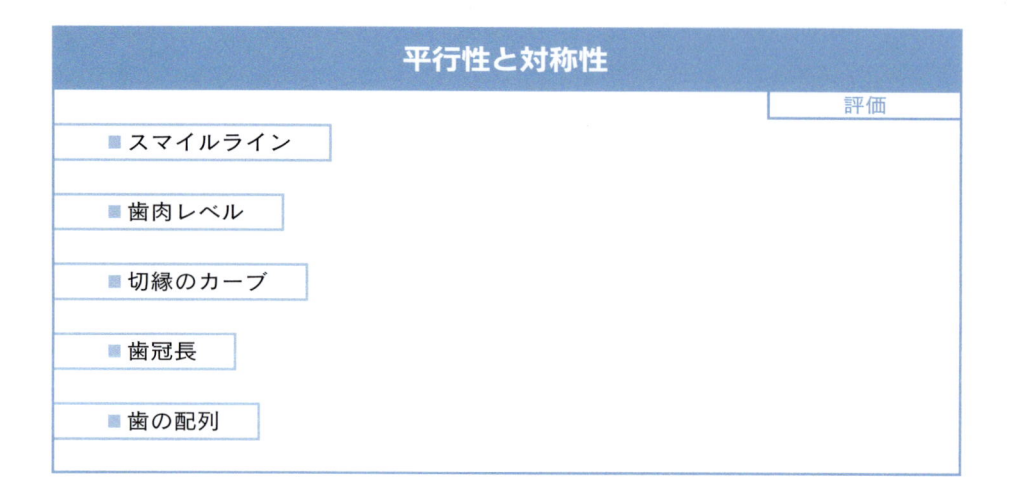

平行性と対称性	評価
■ スマイルライン	
■ 歯肉レベル	
■ 切縁のカーブ	
■ 歯冠長	
■ 歯の配列	

> 図6-8a

> 図6-8b

> 図6-8c

> 図6-8d

> 図6-8e

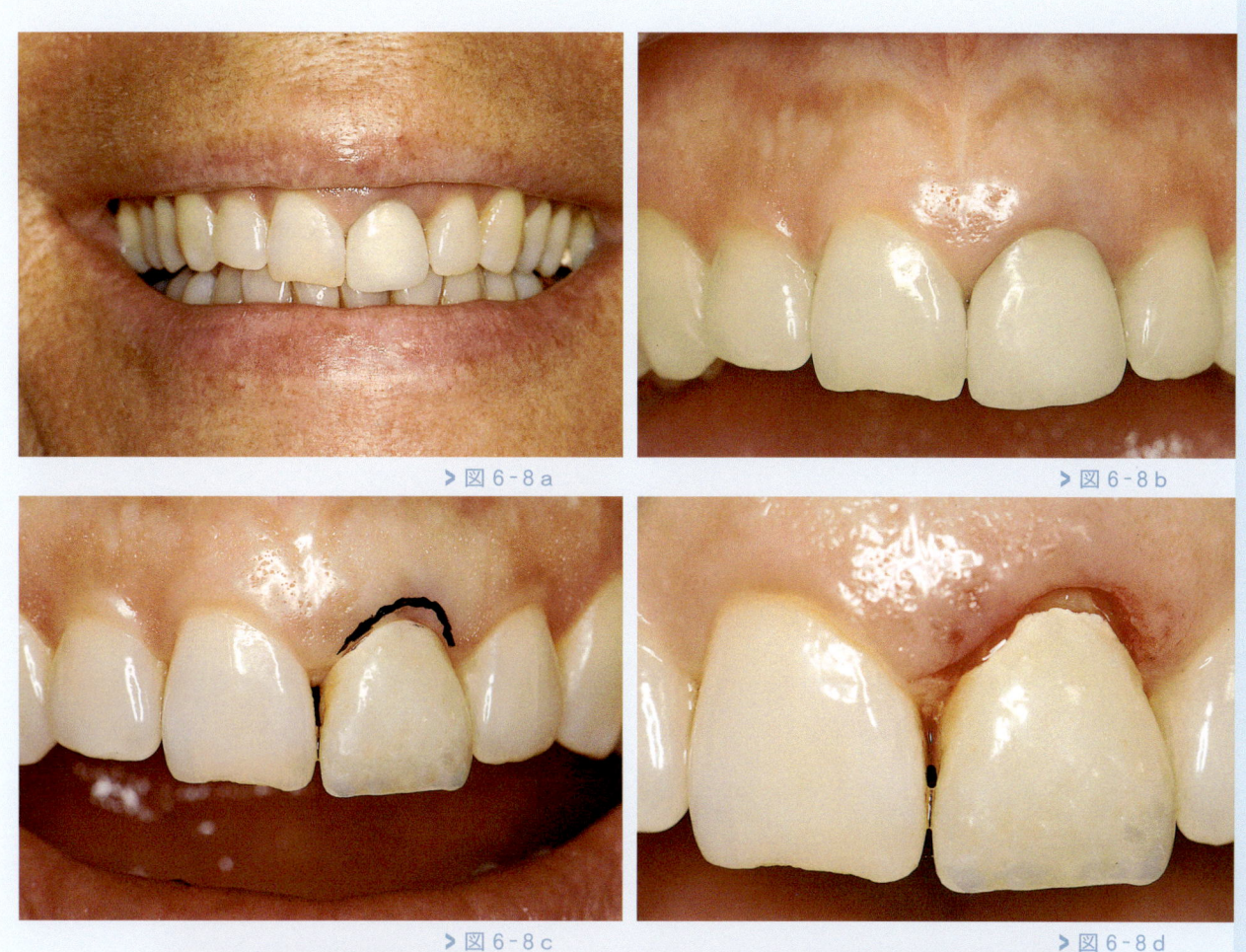

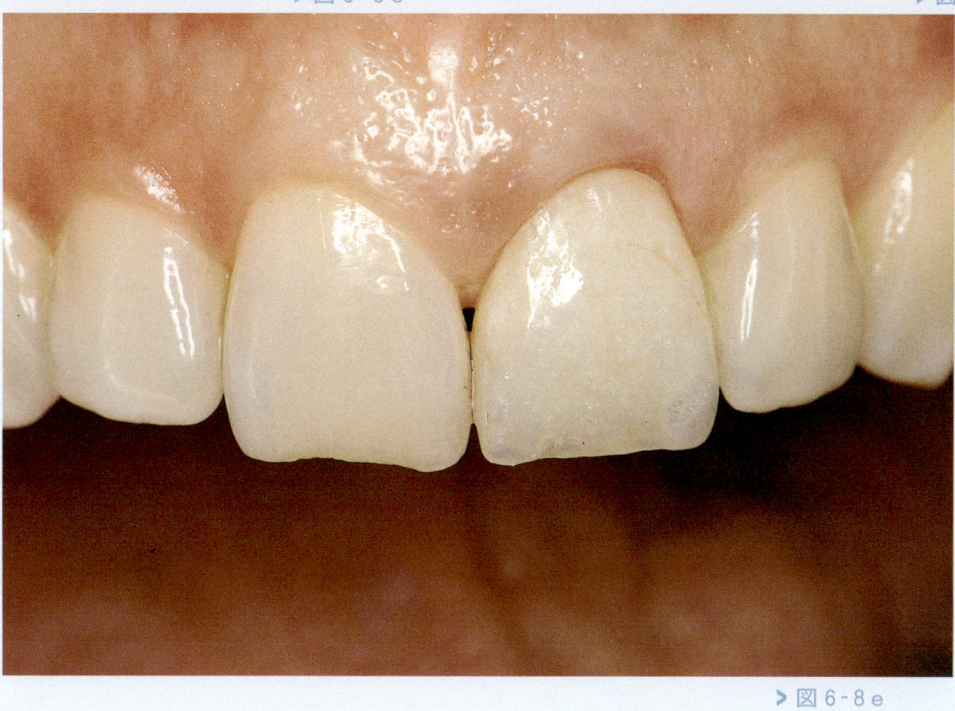

図 **8** （a, b）上顎左側中切歯の修復物は，歯頸部の歯肉レベルおよび切端レベルが右側と比較して異なっている．（c, d）歯周組織のわずかな退縮を伴う歯肉縁下のキュレッタージ終了後，両中切歯の適切な対称性を確立するため内斜切開を用いた歯肉切除を行う（歯周外科は Dr. Roberto Pontoriero による）．（e）そしてプロビジョナル・レストレーションを新たに設定された歯肉の位置に合わせる．

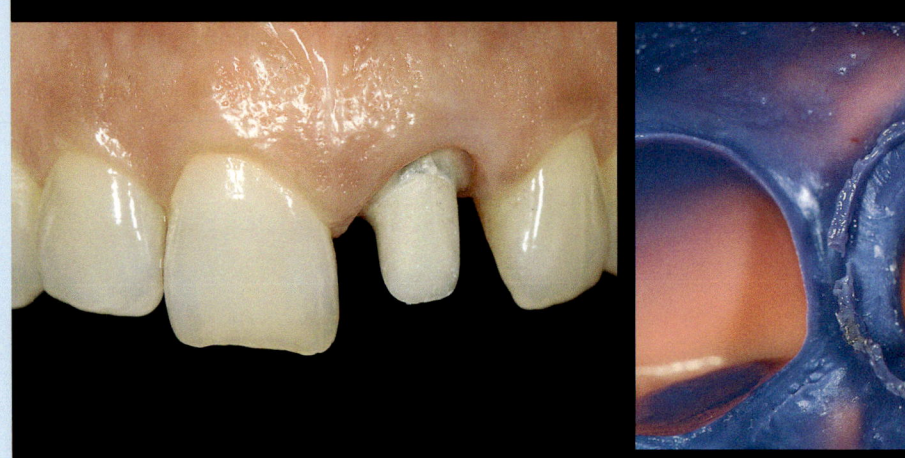

> 図6-8f

> 図6-8g

> 図6-8h

> 図6-8i

> 図6-8j

> 図6-8k

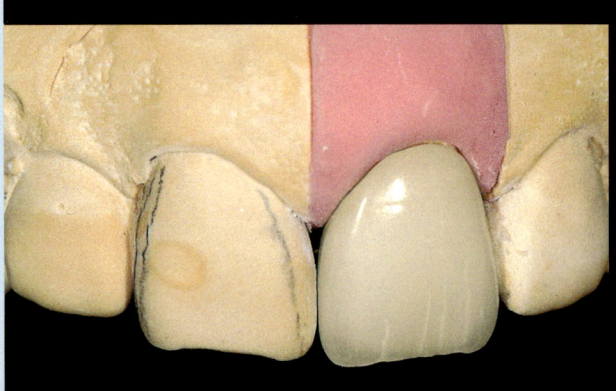

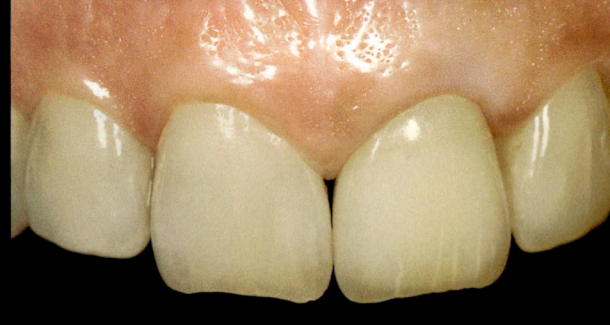

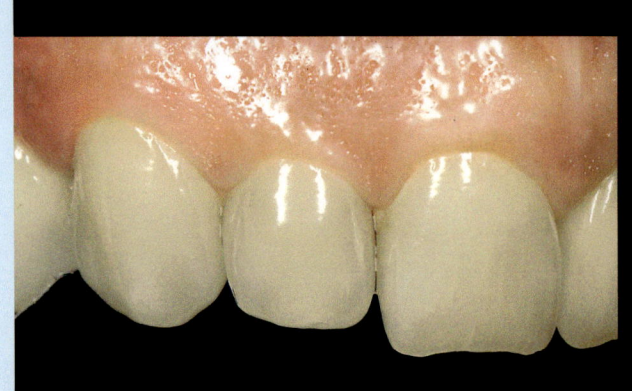

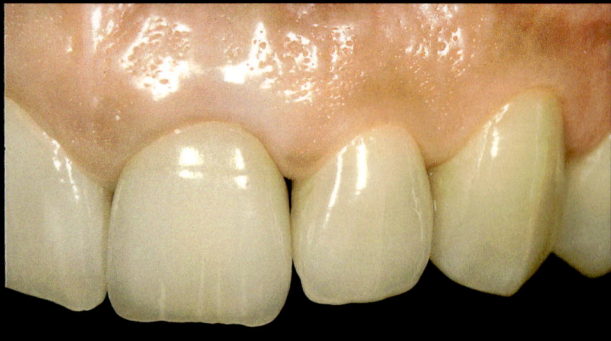

図 8 （続き）(f, g)外科後約2ヵ月目に支台歯形成と最終印象を行うことに決定した．(h～k)最終的な修復物のセメンテーションを行う．正面観および側方観ではどちらも満足できる結果が得られている．(l, m)臨床写真およびネガフィルムにおける初診時と術後の比較．歯肉レベルの対称性が獲得され，いかに全体的な調和が達成されているかが明らかに理解できる．

> 図 6-8 l

> 図 6-8 m

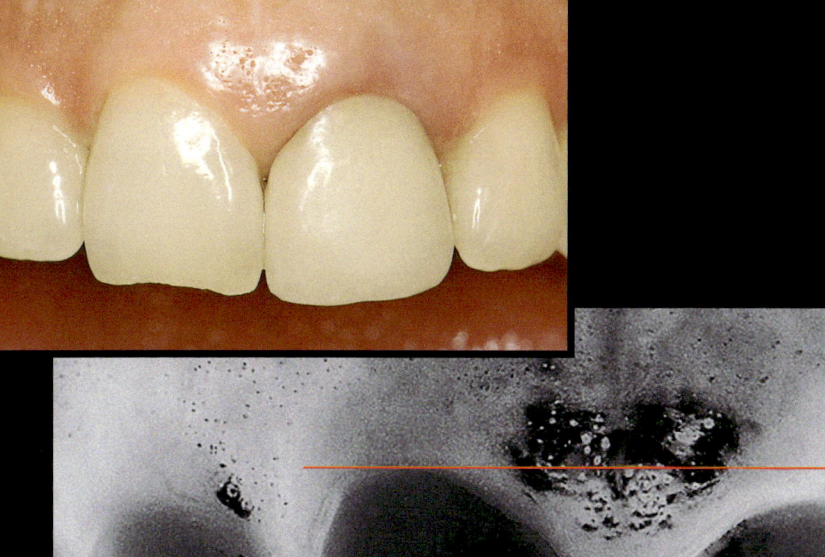

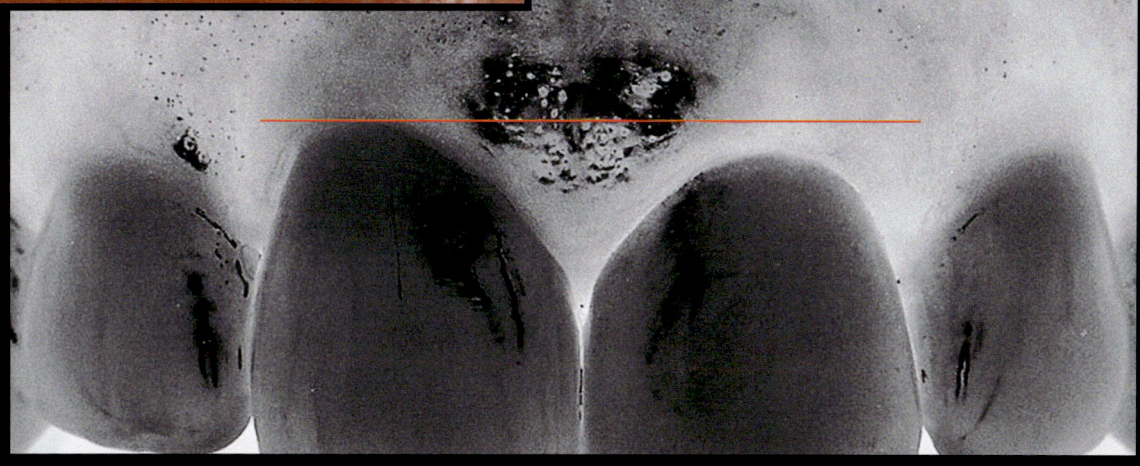

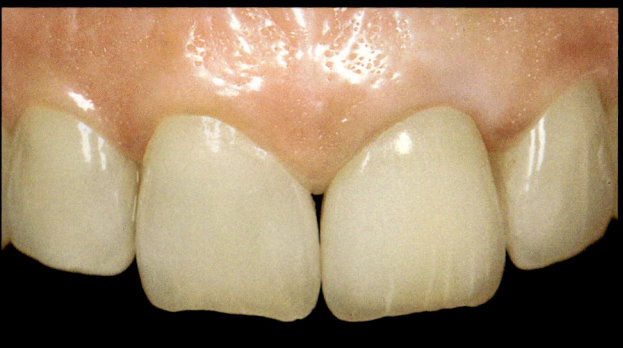

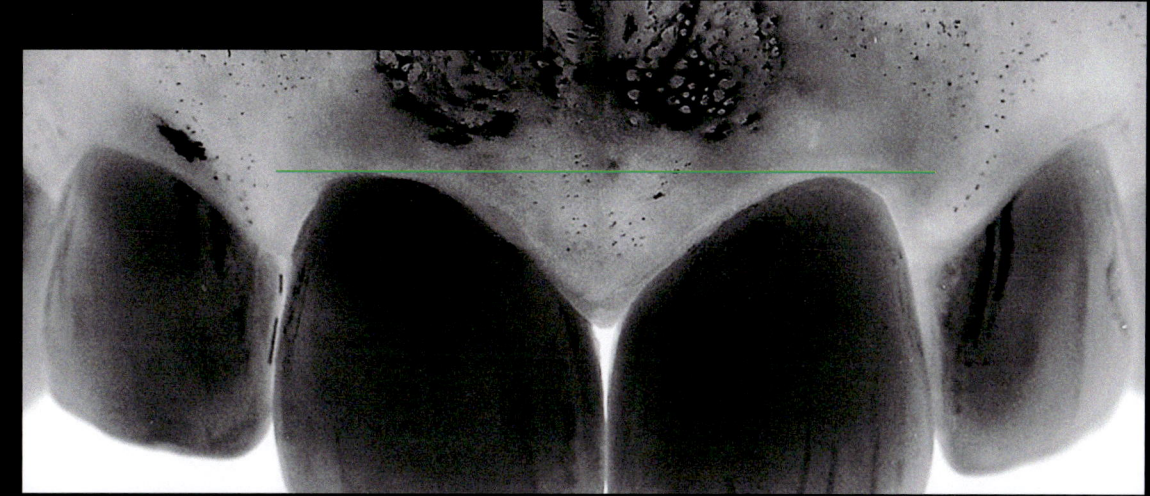

隣接面部に及ばない唇側に限局した外科的切除療法によって，著しい歯肉レベルの非対称性（図6-9a～e）を改善することが可能である（図6-9f～i）[33～35]．

　結合織性付着の位置までフラップを根尖側移動した場合，最終補綴までの期間は最低3ヵ月待たなければならない（図6-9j～m）．これにより歯肉組織の十分な成熟期間が得られ，必要な組織の安定性が獲得される．

　歯肉縁下に及ぶ補綴処置あるいは修復処置がなされていたケースでは，マージン部を確実に露出させるため，隣接面から口蓋側に及ぶ切除療法の必要性が生じる場合がある[14,35,36]．

　この方法は唇側に限局した切除療法と比べ，特に隣接面においては組織の完全な成熟と正常な歯肉溝の深さが回復されるまで，さらに長い期間待たねばならない[37]．

　歯周外科2，3ヵ月後の歯肉の形態を見るとスキャロップが弱くフラットな形態をしている．ところが6ヵ月経過後には歯肉のスキャロップがより強くなっている．これは歯間部においては経時的に歯冠側方向に組織が成長する傾向があることを示すものである[38～43]．そこで歯肉縁下における修復物のマージン設定位置を考慮する場合，特に歯間部においては組織の成熟を妨げないように最低6ヵ月は待って位置決定を行い，最終補綴に入ることが必要となる（第2巻，2章参照）．

　ところが歯周組織が厚い患者は薄い患者に比べて，術後の歯肉はより顕著な歯冠側方向への成長を示すという事実があるように，いわゆる個体差という患者それぞれが有する多様性が何よりも考慮されなければならない[37]．

　また，外科後の治癒過程においては患部をできる限り清潔に，そしてあらゆる侵襲が及ばないように注意する．そして支台歯形成およびプロビジョナルのリマージンは組織の成熟を十分に待って行われなければならない．

　いずれにせよ歯肉レベルが完全に安定した状態に到達したかどうかを評価するための厳密な診査をつねに心がける必要がある．歯と歯肉との位置的な関係の変化を月に1度定期的に測定し，最終補綴段階の時期を判断する．

術後の歯周組織の安定

最終補綴の時期

- 内斜切開による歯肉切除→6週間*
- 唇側に限局した外科的切除術→＞3ヵ月*
- 全周に及ぶ外科的切除術→＞6ヵ月*

*それぞれ術後の治癒状況を十分に考慮する．

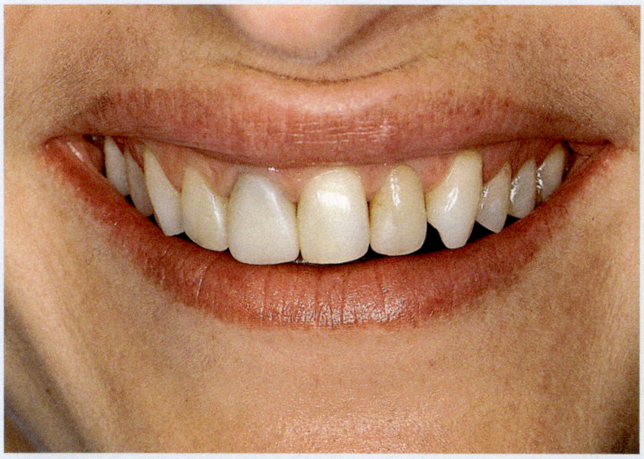

> 図6-9a
> 図6-9b
> 図6-9c
> 図6-9d
> 図6-9e

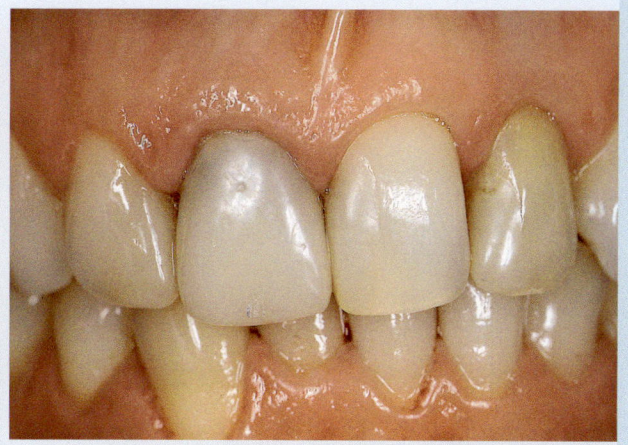

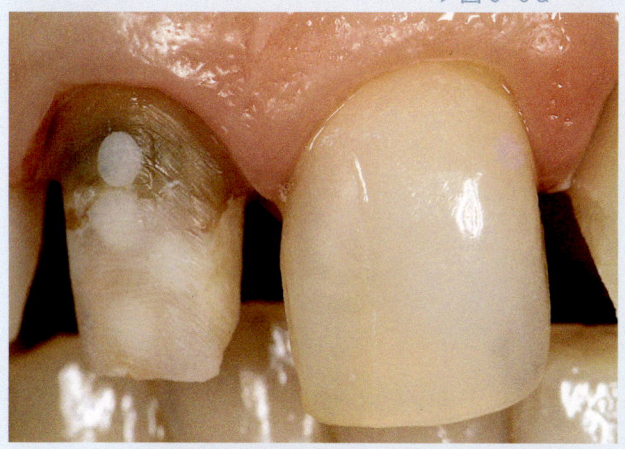

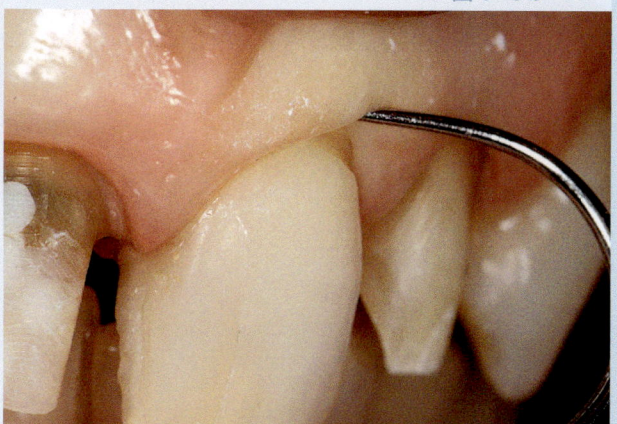

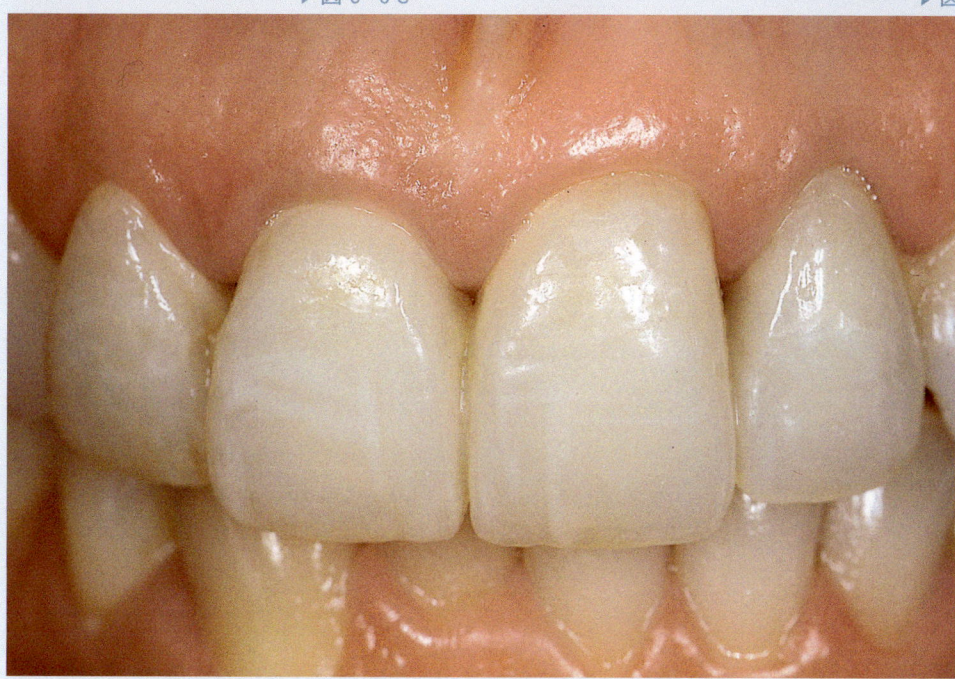

図 **9** （a, b）患者は上顎6前歯において左右の歯肉レベルが非対称である．（c, d）左側中切歯の歯頸部が露出しており，特に中切歯間における歯肉の高さの違いがより顕著であることがわかる．プローブを用いて歯肉を根尖方向に持ち上げると明らかである．（e）プロビジョナルを入れたところ上顎左側中切歯の露出した歯頸部をすべて被覆した結果，歯肉縁がより根尖方向に顕著に移動したことがわかる．

> 図 6-9 f

> 図 6-9 g

> 図 6-9 h

> 図 6-9 i

> 図 6-9 j

> 図 6-9 k

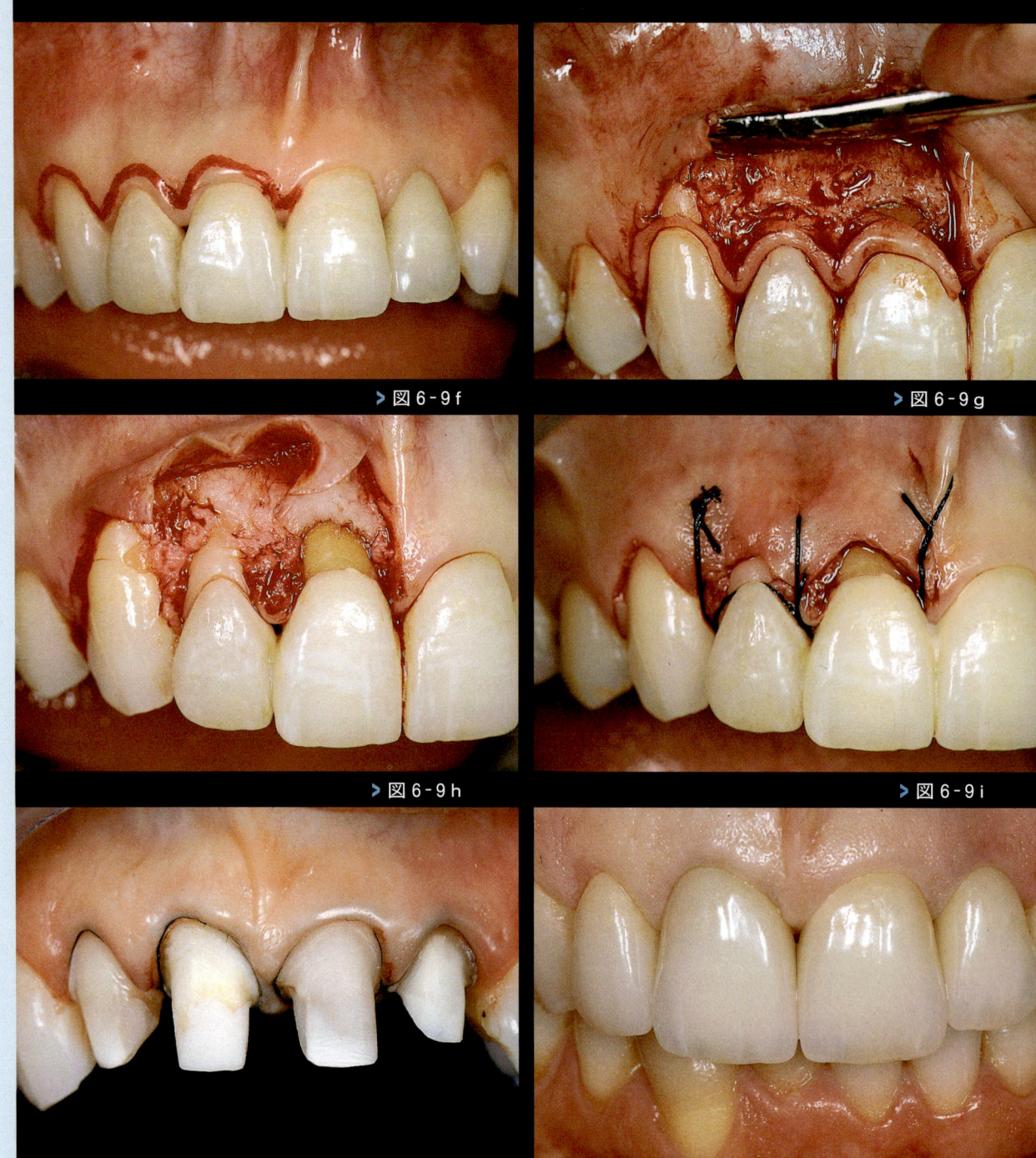

図 9 （続き）(f～i)目標とする歯肉縁の位置を歯肉に直接印記する．歯間乳頭に一切触れずに唇側面に限局した切除療法を行うことによって，歯肉辺縁を理想的な位置に設定できる（歯周外科は Dr. Roberto Pontoriero による）．(j, k)外科後は患部を清潔に保ち，あらゆる侵襲が加わらないように注意する．術後3ヵ月目に確定的な支台歯形成を行った．このケースはセラミックによる修復を計画．(l, m)もともとの歯肉レベルの非対称性は治療終了後に良好な改善が見られる．この変化は特に最終補綴後のネガフィルム上において明らかにわかる．

> 図6-91

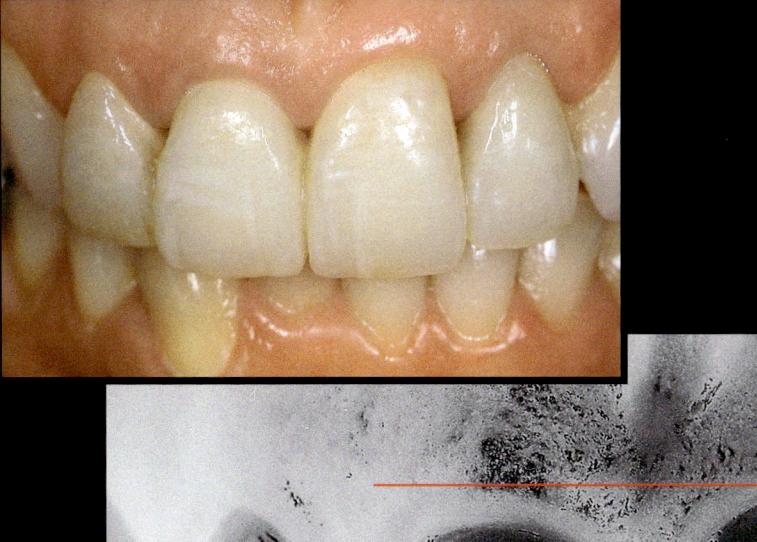

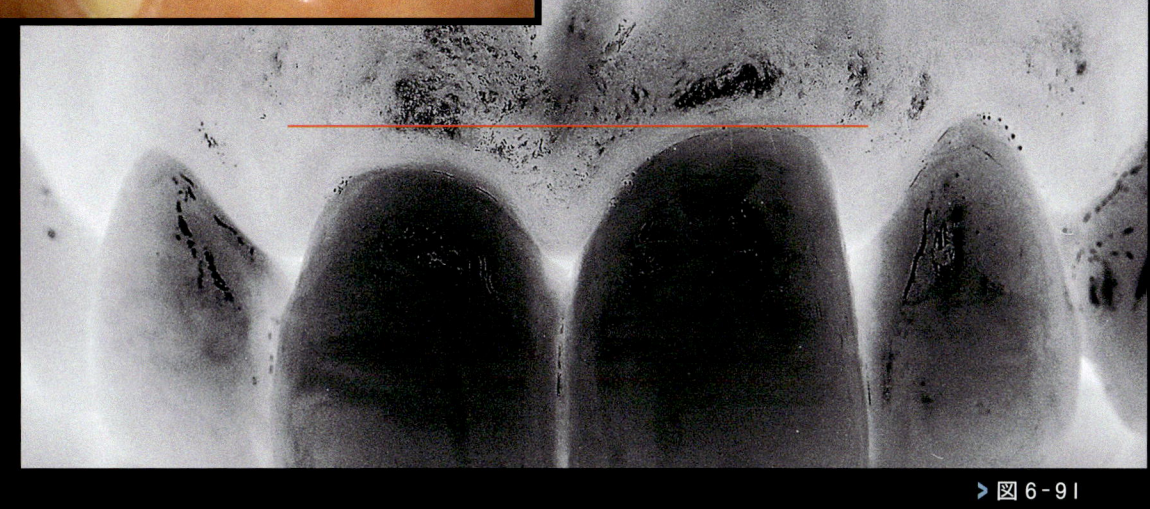

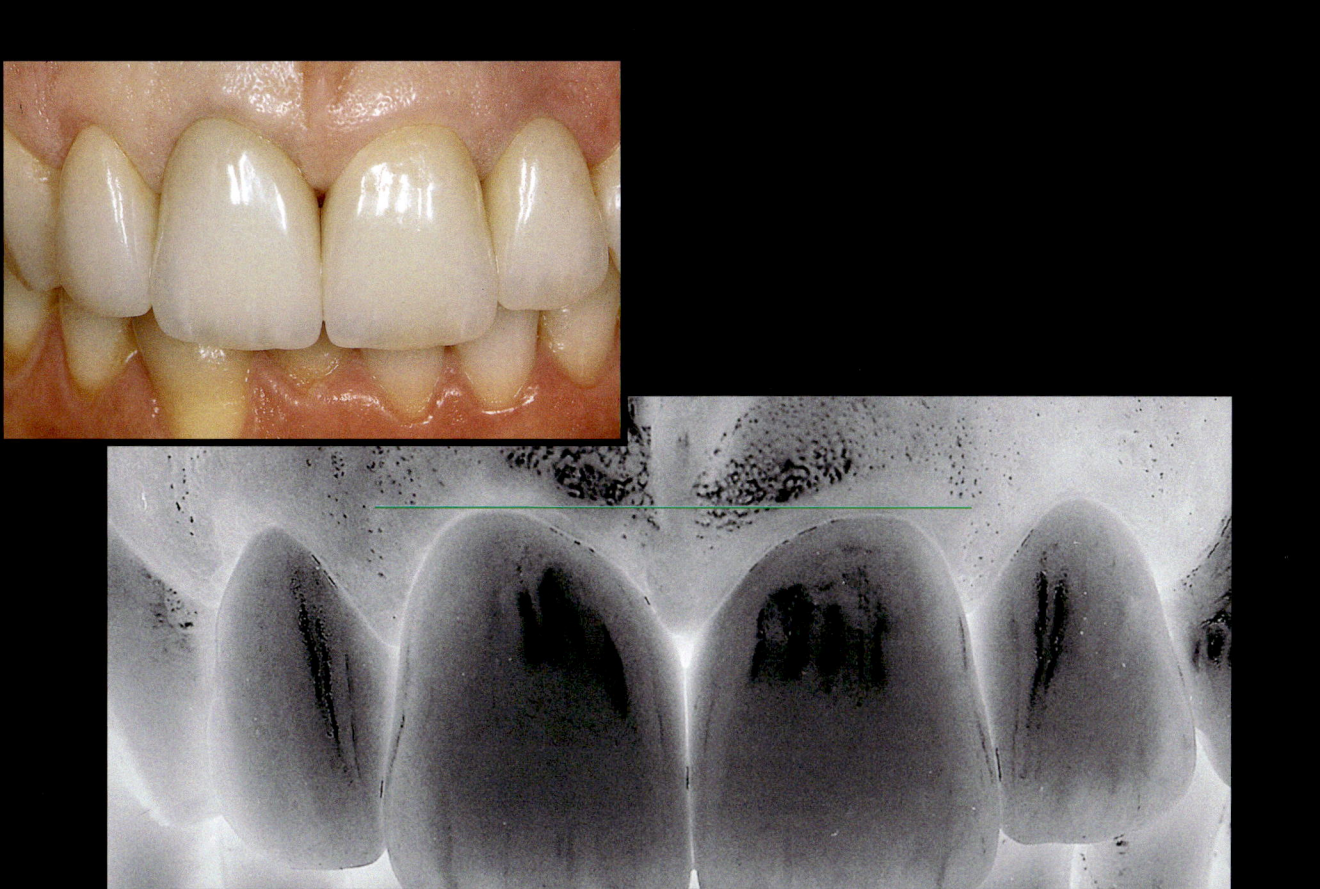

歯肉頂

歯肉縁のもっとも根尖側の部分が歯肉頂である．上顎においては通常，歯の中心軸に対して遠心に位置する（図6-10a）[44]．

前歯の正しい位置そして配列によって作られたこの形態学的特徴は上顎中切歯において特に顕著であり，それらをはっきりと特徴づけるミラーイメージにより，より明らかとなる．
ところが，これは下顎の切歯では必ずしも見られるものではない．下顎切歯の歯肉頂は通常歯軸の中央に位置している．

●外科および補綴的考慮点と対応

支台歯形成は周囲歯周組織に侵襲を与えないことが大切であり，そのためには既存の歯肉の形態を十分に考慮しなければならない．つまり歯肉頂を強調するため遠心側のマージンの位置は若干深めとなる．しかしながら結合組織性付着を侵襲することが決してないように，細心の注意を払わなければならない（第2巻，3章参照）．

実際には歯肉縁下深くマージンを設定し同時に修復物に的確なエマージェンス・プロファイルを与えることによって，十分な歯周組織のサポートが獲得され歯肉の形態そして歯肉頂の位置を改善することが可能である[7, 8]．

歯肉頂の位置が理想的でない場合，特に上顎中切歯においてはこの部位特有の理想的な形態的調和を獲得するため，補綴前処置として矯正的な，あるいは外科的な改善を考慮すべきである（図6-10b〜r）．

> 図6-10a

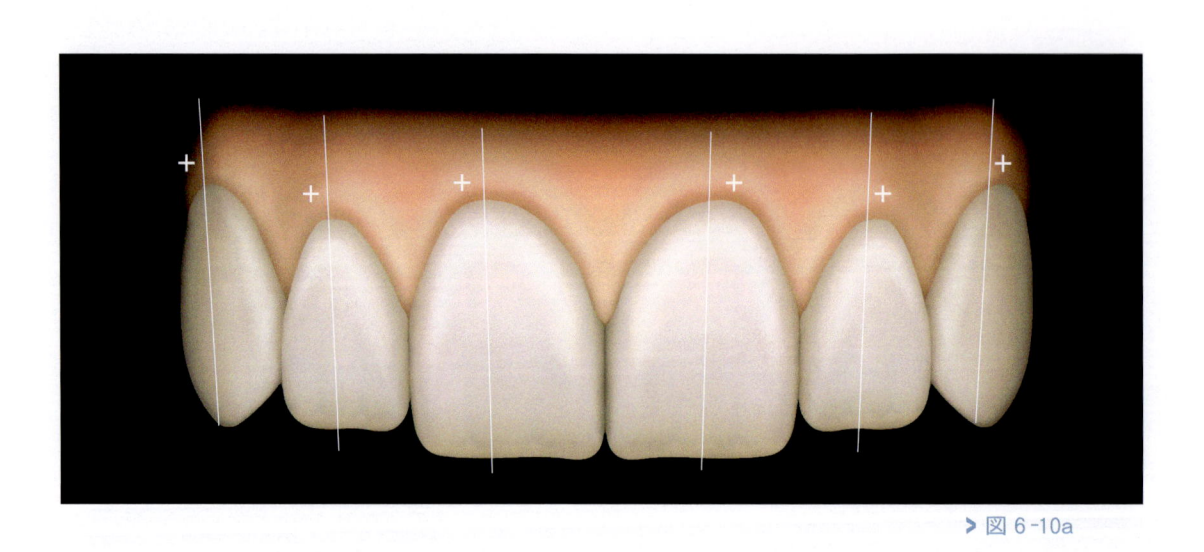

図10 （a）理想的な歯と歯肉の関係においては歯肉頂が歯の長軸に対してやや遠心に位置するべきである．

▶図6-10b

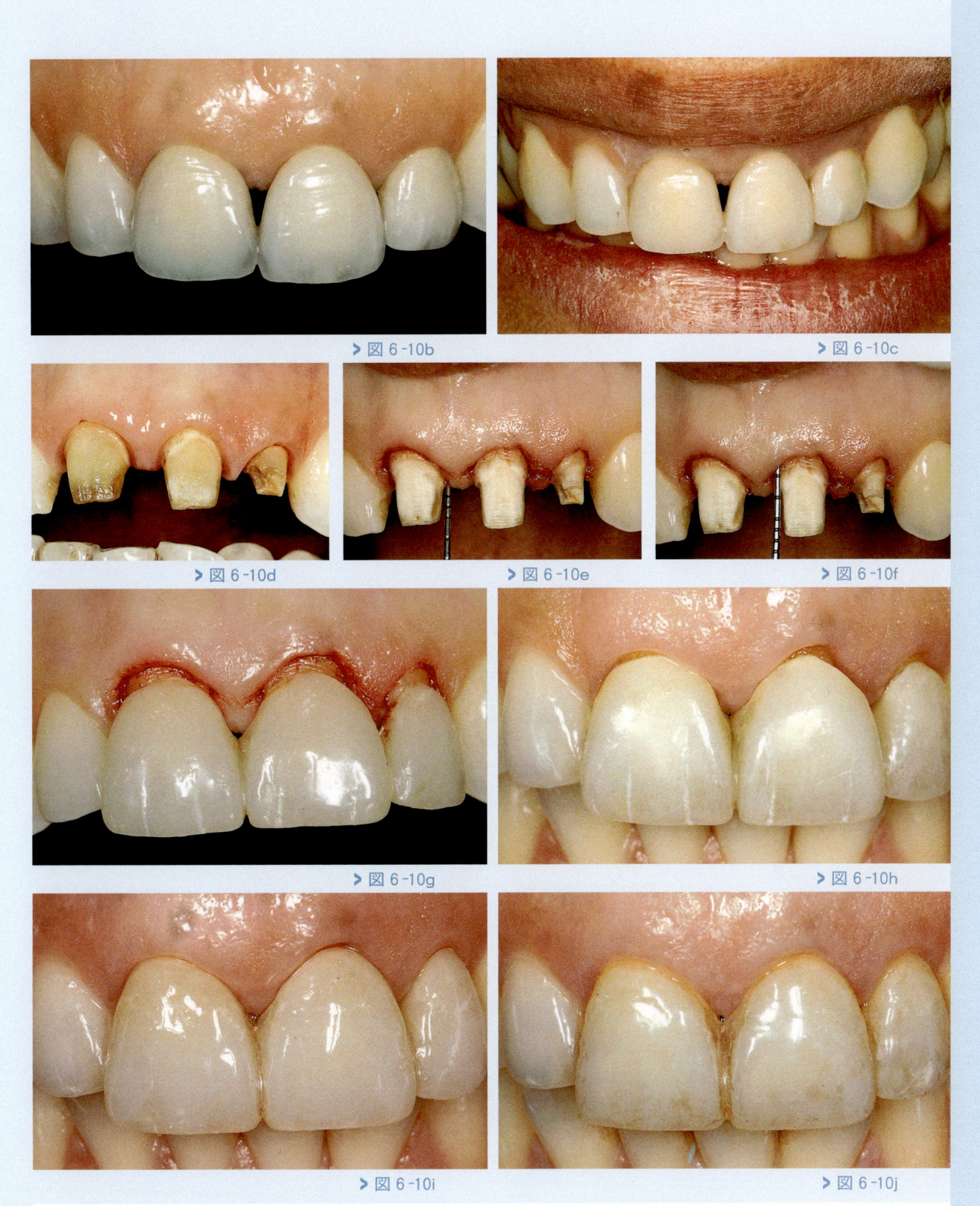

▶図6-10c

▶図6-10d

▶図6-10e

▶図6-10f

▶図6-10g

▶図6-10h

▶図6-10i

▶図6-10j

図**10** (続き)(b, c)患者は現在の修復物に満足しておらず，特に両側中切歯の相違に不満を抱いている．歯肉頂が歯軸に対して遠心に位置しておらず，補綴物の形態およびカントゥアにも不備が見られる．(d～f)クラウンを除去した後に仮の支台歯形成を行い，プロービング・デプスの測定と歯肉縁下のキュレッタージを行った．(g)両側の歯肉ラインの対称性を獲得することだけではなく歯肉頂をやや遠心に位置設定することも目的とし，内斜切開を用いた結合組織性付着の部分的な切除による歯肉切除術を行う．(歯周外科はDr. Roberto Pontorieroによる)．(h)外科後6週目の状態．組織の成熟に伴い歯肉縁は歯冠側方向に移動している．(i)続いてもう一度支台歯の形態修正を行い，プロビジョナルのマージンを新しい歯肉レベルに位置設定する．左側中切歯のマージンは歯肉からわずかに離して若干浅めとした．これにより4週間後には両側中切歯の歯肉縁の位置は完全に対称性を獲得している(j)．

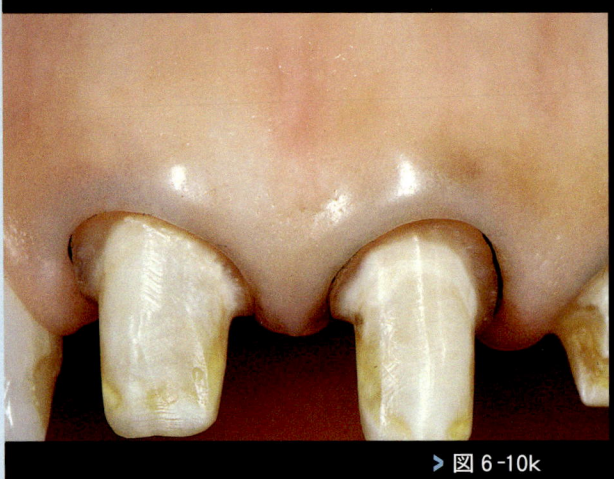

> 図 6 -10k

> 図 6 -10l

> 図 6 -10m

> 図 6 -10n

> 図 6 -10o

> 図 6 -10p

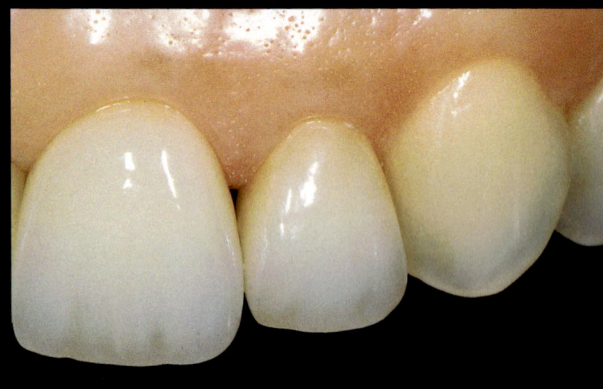

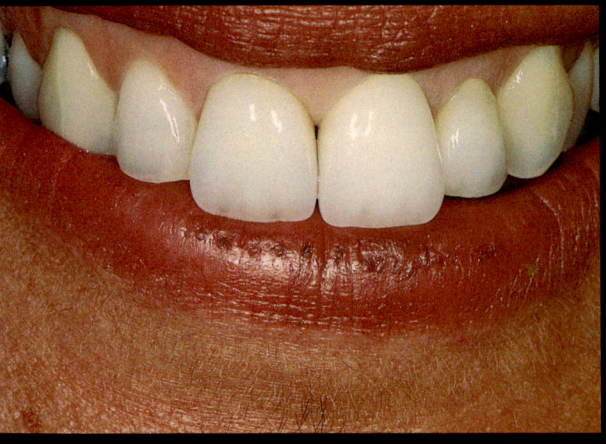

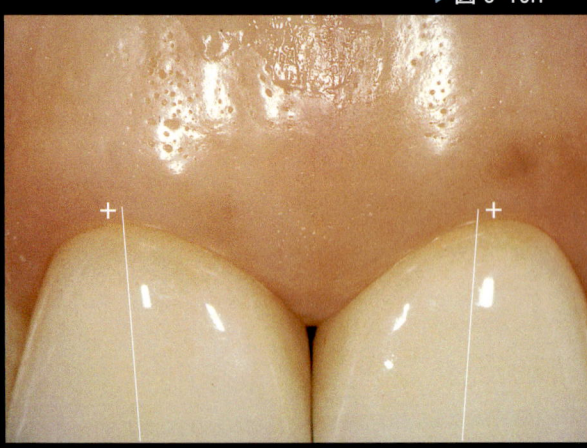

図 10 （続き）(k, l)最終支台歯形成，印象採得を行い両側中切歯および左側側切歯にセラミック・クラウンを装着した．外科的な改善処置により術後の歯肉ラインは反体側と同調している．(m〜o)修復物は左右対称性が得られたことで生物学的にも，そして審美的にもたいへん良好な外観を呈している．良好なスマイルも獲得された．(p〜r)術前の不良な歯肉形態と術後とを比較すると歯肉頂が遠心に移動していることがネガフィルム上で明らかに理解できる．

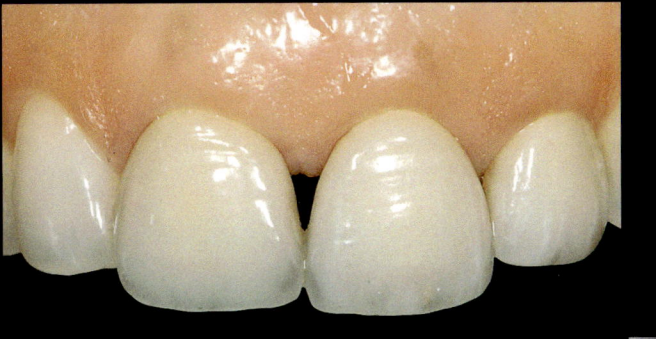

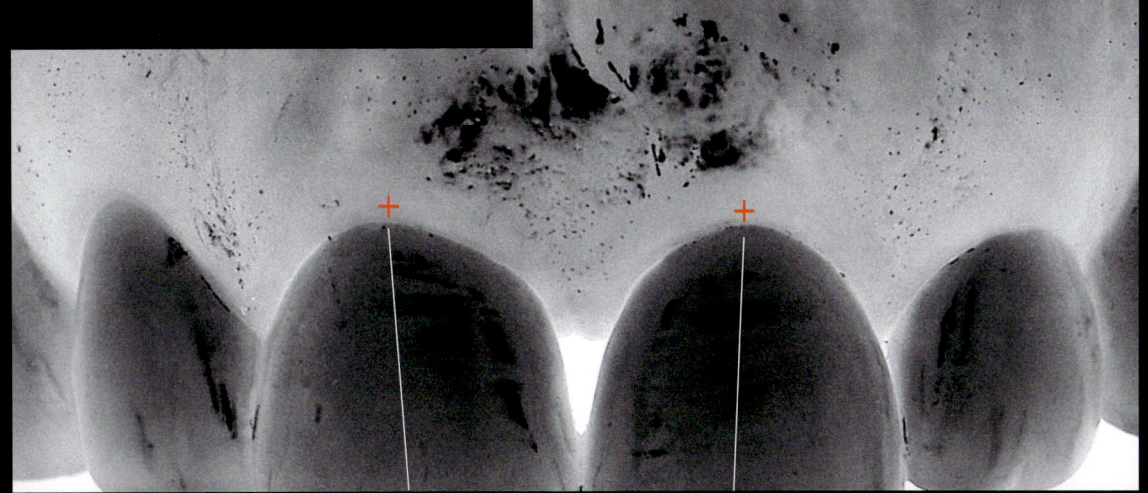

> 図 6 -10q

> 図 6 -10r

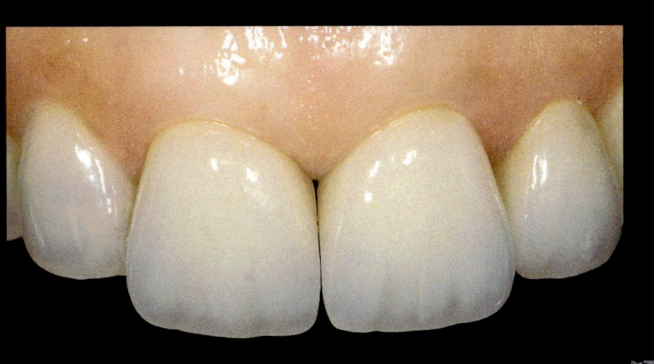

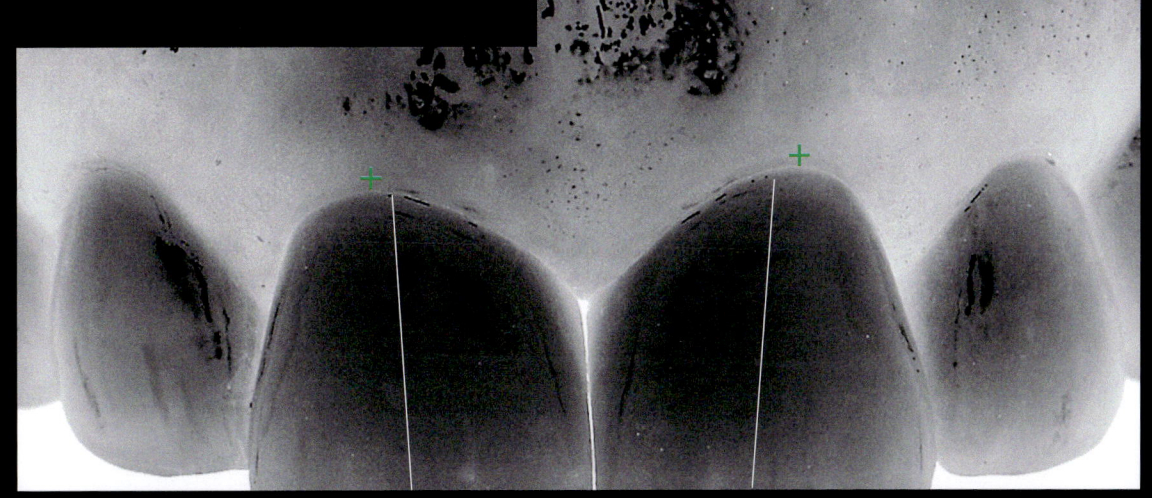

歯間乳頭

> 歯肉の形態は裏打ちとなる骨の形態およびセメント-エナメル境に相似形となり，隣接の下部鼓形空隙を満たす歯間乳頭の存在によって典型的なスキャロップ形態を描く．隣接コンタクト領域における歯間乳頭頂の高さは両側の中切歯間でもっとも高くなる（第5章，P.190参照）(図6-11a)．

歯間乳頭の形態は歯冠部の隣接面カントゥアに誘導されることから隣在歯間の距離が狭い場合には，歯間乳頭頂の位置が高くなる．ただし隣在歯間の距離が0.3mm以下（歯根近接歯）になると裏打ちとなる歯槽骨頂が失われ，それに伴って歯間乳頭の喪失する場合がある（図6-11b〜i）[45]．

一方隣在歯間の距離が大きい場合，歯間乳頭はよりフラットな形態となり，歯と歯の間に審美的に好ましくない空隙が現れる．

●外科的および補綴的考慮点と対応

歯間乳頭が正常に存在しているケースにおける補綴処置では，歯周組織に好ましくない炎症性反応を引き起こさないよう，できる限り現状に近いカントゥアを補綴物に与えることが必要となる．特に歯根が近接している場合エマージェンス・プロファイルをわずかに変更しただけでも，周囲組織に対し悪影響を及ぼしかねないことから既存の歯冠形態により厳密に近似させるべきである[27,31,46,47]．

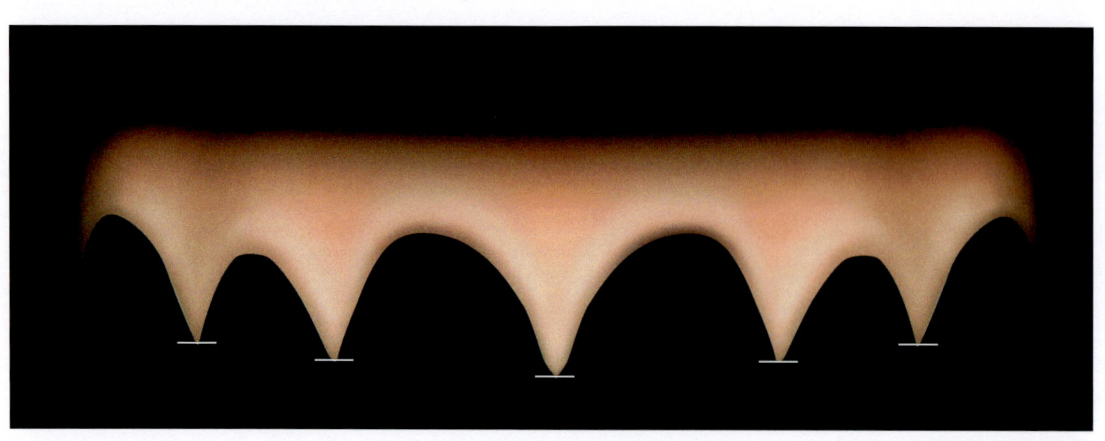

> 図6-11a

図11 (a)歯間乳頭の存在によって歯肉形態における特徴的なスキャロップ構造が形成される．その形態は隣接コンタクトの位置・面積によって影響を受ける．そして犬歯部から中切歯部にかけて歯間乳頭のピークはより歯冠側に位置する．(b, c)このケースでは歯間乳頭の高さは左右側で異なり右側の歯間空隙は左側よりも狭い．(d〜g)右側は左側と比較して歯間乳頭頂が低いため，上顎右側の支台歯形成は付着器官にできる限りダメージがないように注意し，歯間空隙への歯間乳頭再生が起こりやすいように若干隣接の間隙を広くとるように形成している．(h, i)術後2ヵ月目．理想的な左側の状態と比較し，右側の歯間乳頭の高さの減少は審美的に好ましい外観とはいえない．

> 図6-11b

> 図6-11c

> 図6-11d

> 図6-11e

> 図6-11f

> 図6-11g

> 図6-11h

> 図6-11i

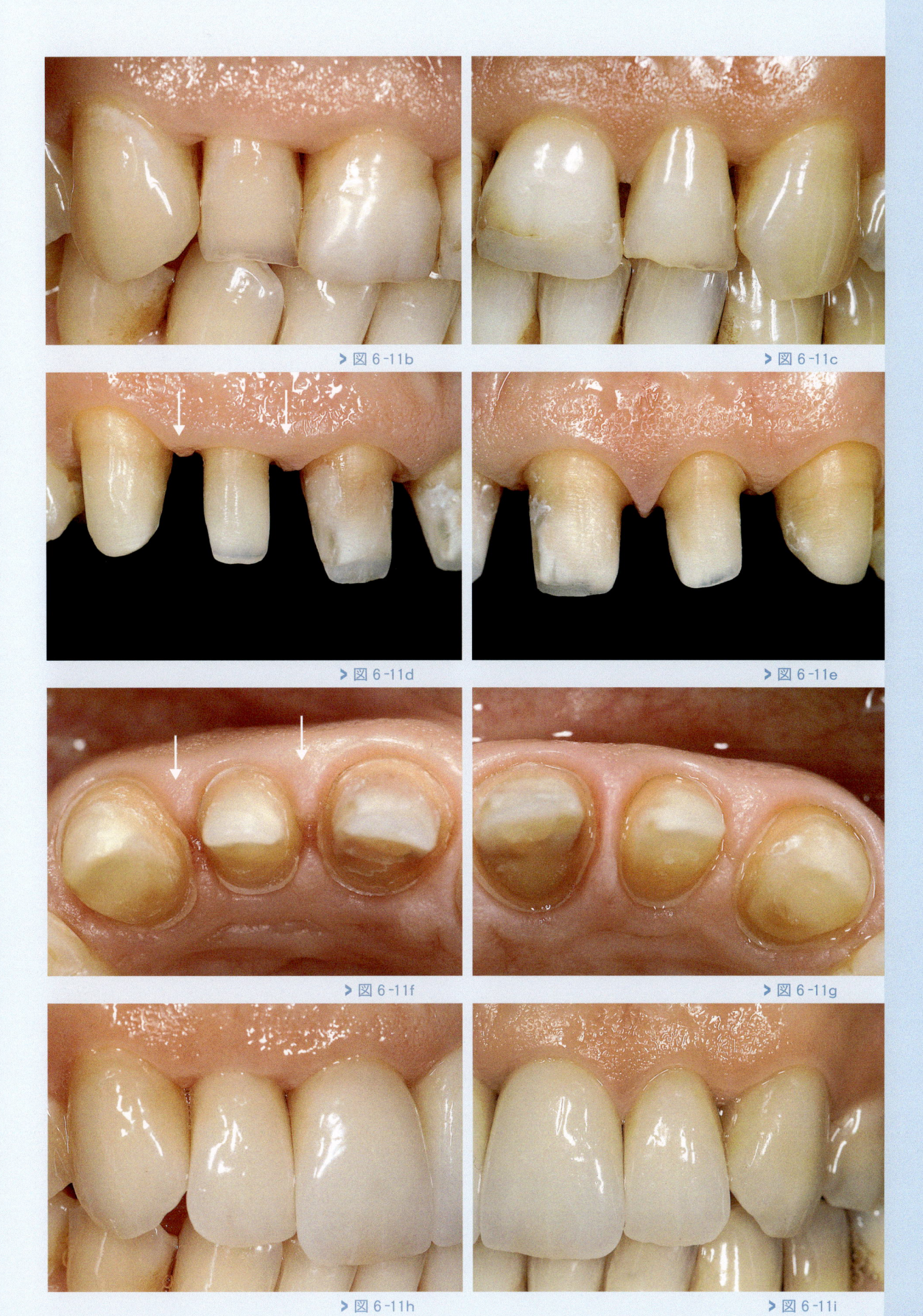

267

正中離開のケースは理想的には修復治療に先立ち，矯正的に歯列および歯軸の修正を行い空隙の閉鎖を優先するべきである．歯間空隙が広い場合にはクラウン・マージンを歯肉縁下深く設定して，隣接のクラウン・カントゥアを適切に修正することにより，補綴的にもかなりのスペースを減少，あるいは閉鎖することは可能である．この改善方法を行う場合には，決して結合織性付着を侵襲しないように注意する（第2巻，3章参照）（図6-12a〜t）．

このような補綴的方法によるエマージェンス・プロファイルの修正では，カントゥアの垂直的要素のみの修正を行うべきであり，この領域の清掃性を妨げ生物学的に好ましくない水平的なオーバーカントゥア（段差）とならないように，水平的なカントゥアの変更だけを行うことは避けるべきである．

補綴的なカントゥアの変更（レストラティブ・カントゥア）は歯間乳頭の高さの維持および再生にとって特に重要なパートを占める．これは厳密に次の項目と関連する．

- 歯周組織の支持
- 歯の位置
- 隣接する歯間の距離／近接度
- 歯根の形状および傾斜

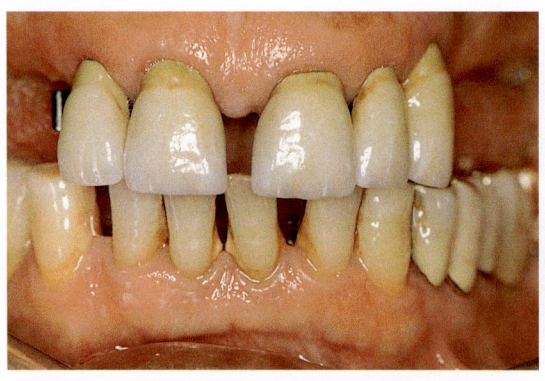

> 図6-12a 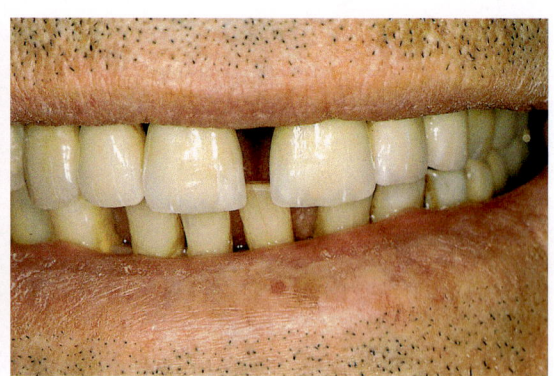   > 図6-12b

図 12 （a, b）この患者は上顎にパーシャル・デンチャーが装着されており，インプラントによる固定性の補綴処置を望んでいた．（c）さらにこの患者は上顎中切歯間における好ましくない正中の歯間空隙の閉鎖を要望．この空隙は若い時から存在しているということである．（d）上顎の支台歯の連結方法に注意．口蓋側にメタルの連結装置が見られる．この可徹性補綴装置は咬合力に対する支持において良好な役割を担っている．（e）古い修復物を除去し根管内のピンを除去した後，予備的な支台歯形成を行う．同時に隣接におけるプロービング・デプスを測定したところ約2mmの値を示した．（f, g）まず，歯肉溝内に極細のコードを挿入する．続いて細いコードをその上から巻く．一時的に組織を根尖側に移動することにより，歯肉縁下における十分に深い支台歯形成が可能となる．（h）歯肉縁下にマージン設定し，プロビジョナルのエマージェンス・プロファイルを変更することにより，歯間空隙を狭くすることが可能となる．（i）さらに隣接部にレジンを盛り足すことにより，新しいクラウン・カントゥアを設定する．同時に上顎4切歯の歯軸を修正することによって，ほぼ完全に歯間空隙を閉鎖して周囲歯肉組織に軽度の圧を加えることができる．これにより歯間部歯肉の歯冠側方向への再移動と中切歯間における歯間乳頭の再生が期待できる．

Chapter 6 歯肉の分析

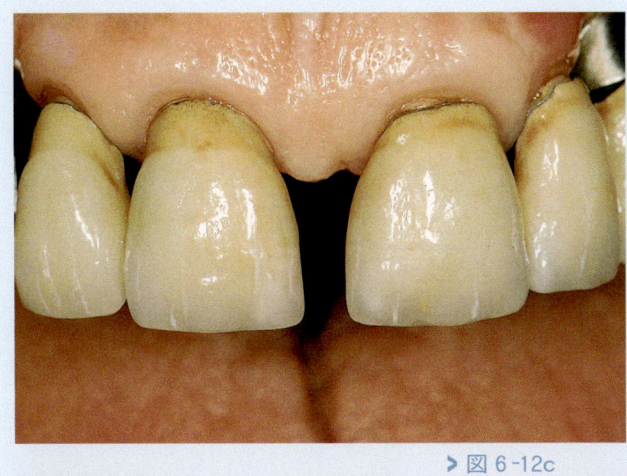

▶図6-12c 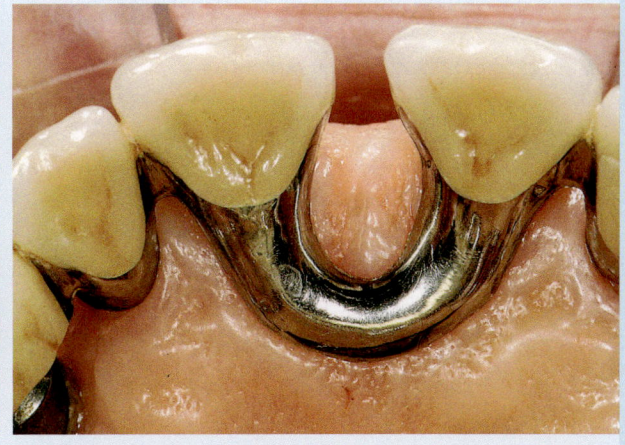　　　　　　　　　　　　　　　　　　　▶図6-12d

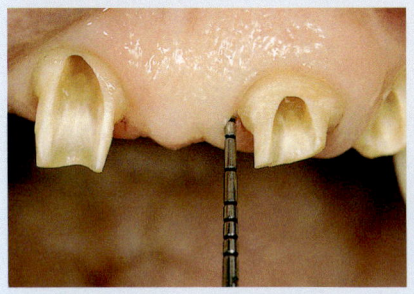

▶図6-12e 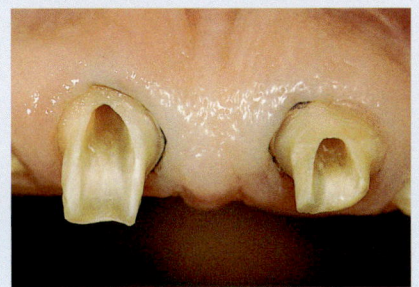　　　　　　　　▶図6-12f 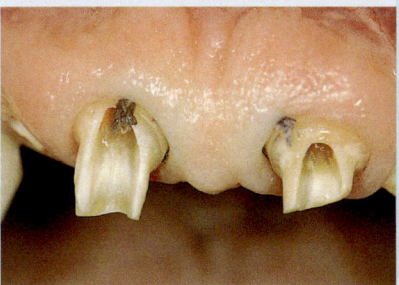　　　　　　　　▶図6-12g

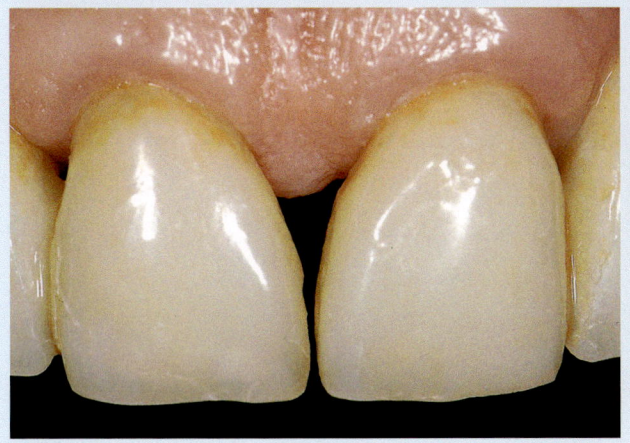

▶図6-12h 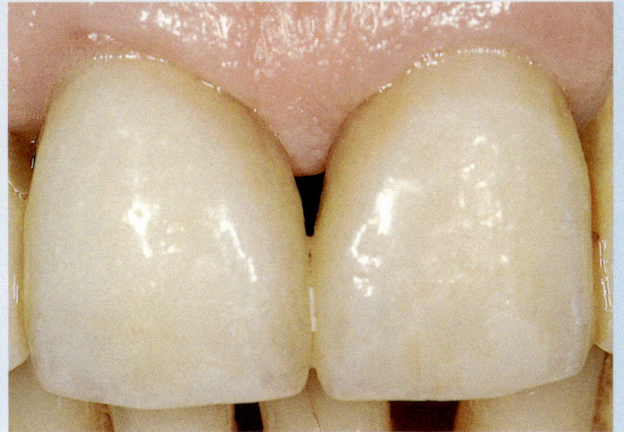　　　　　　　　　　　　　　　　　　　▶図6-12i

歯肉縁形態
審美修復のための補綴的考慮事項
■ 歯肉レベル・切縁ライン・下口唇の平行性の維持および再建
■ 左右側における適切な対称性
■ 歯肉頂を歯軸の遠心に設定
■ 歯間乳頭の保存および再生

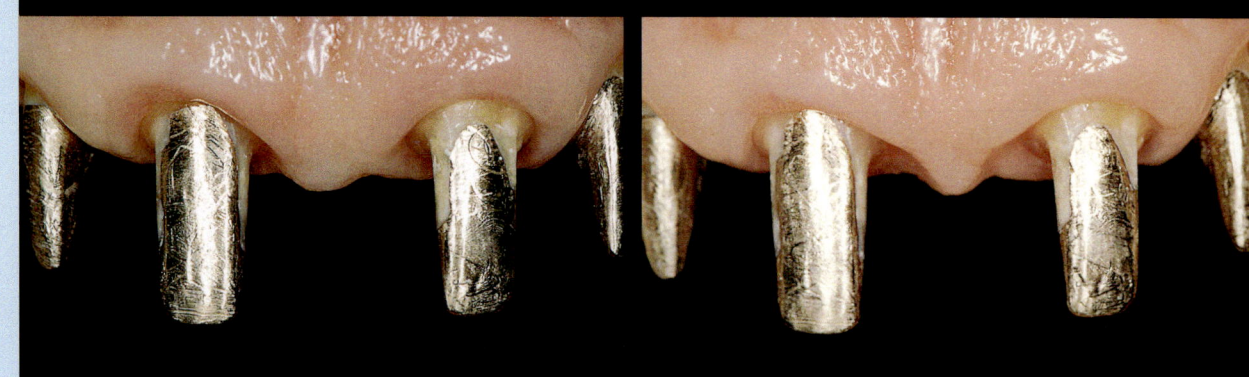

> 図 6-12j

> 図 6-12k

> 図 6-12l

> 図 6-12m

> 図 6-12n

> 図 6-12o

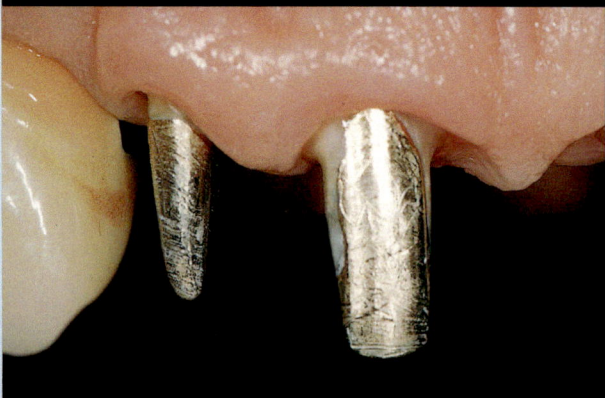

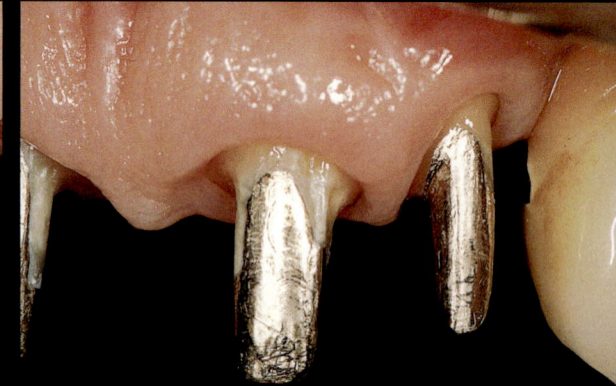

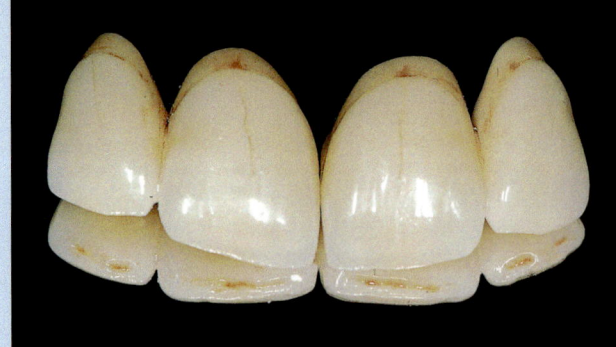

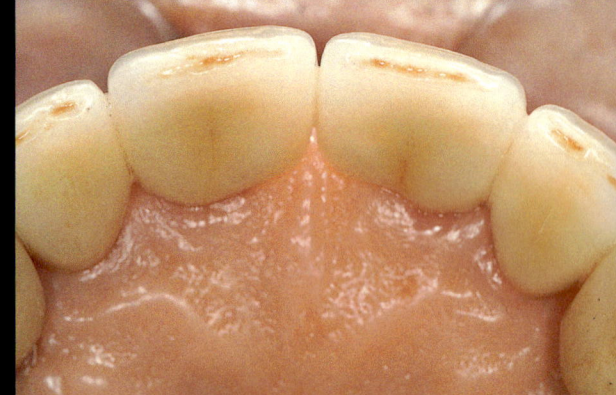

図 12　（続き）(j, k)隣接の軟組織を調節する前後の正面観．歯間乳頭のピークが高くなっていることがわかる．(l, m)側方面観ではマージンの位置が深く設定され，同時にプロビジョナル・レストレーションに垂直的なカントゥアを与えることにより，軟組織が誘導されていることに注目．この補綴的な修正方法は，周囲の支持組織器官に炎症性の反応を引き起こさないことが条件となる．(n, o)最終補綴物を口腔内に装着したところ．口蓋側における顕著な形態の変化が見られる．(p, q)正面観．トータルな修復物との好ましい調和が見られる．ここで見られるようにスーパー・フロスを使うことによって，患者が隣接領域における修復物マージン部の清掃を確実に行えるということが確認できる．(r, s)術後の口腔内およびスマイル時．補綴的な回復処置により，術前に見られた正中離開は完全に閉鎖され，審美的にまた機能的にも満足する調和が得られている．周囲組織に炎症性反応が起こらないよう，プロビジョナル・レストレーションの段階からの患者の協力度および清掃性維持の診査は必須条件となる．(t)術後7年目の修復物マージン部のクローズアップ．このケースの問題点，つまり生物学的な調和が良好に維持されていることがわかる．

1996

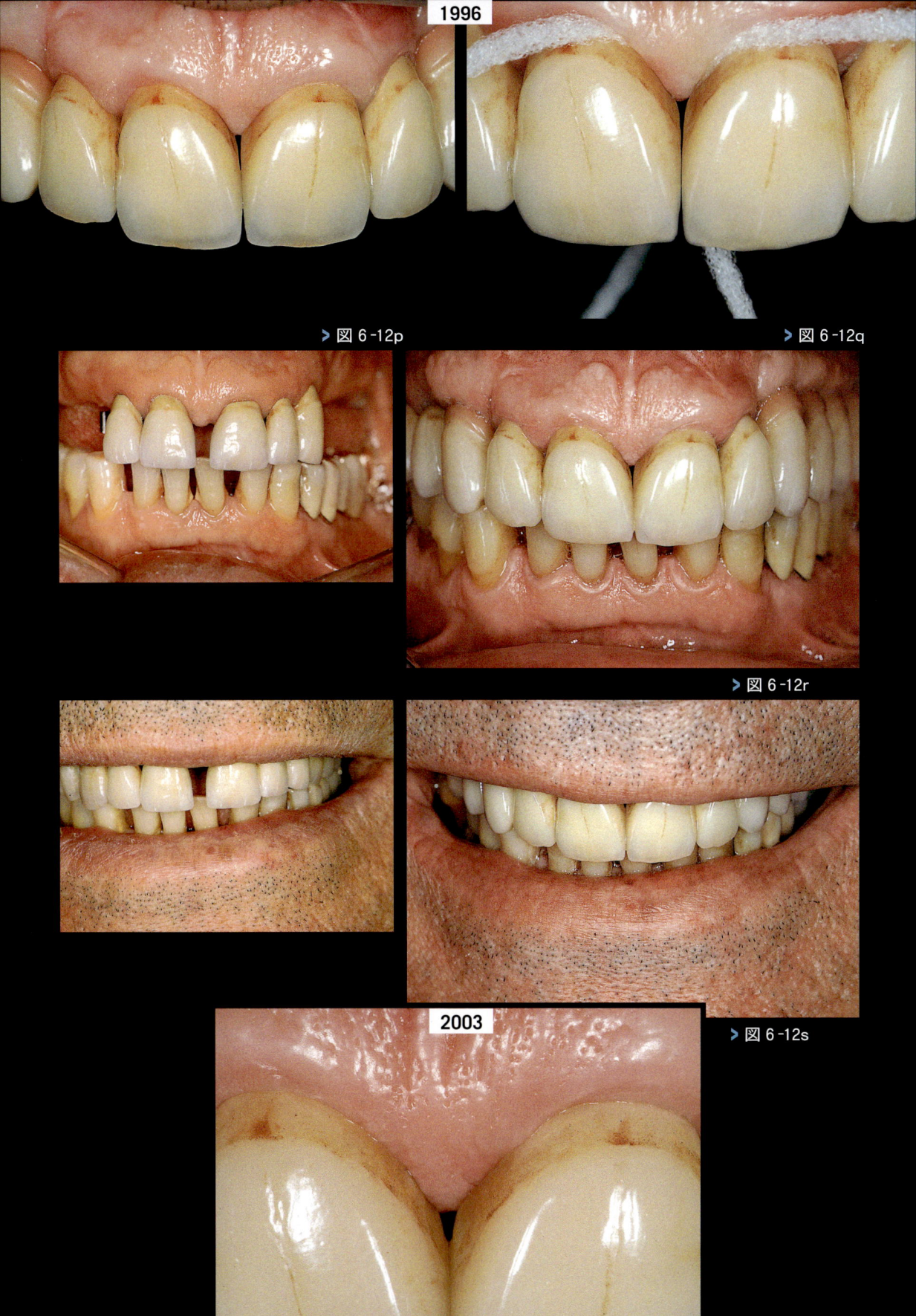

> 図 6-12p

> 図 6-12q

> 図 6-12r

> 図 6-12s

2003

> 図 6-12t

歯肉縁形態

歯周組織の問題

　重度の歯周疾患患者は，ほとんどの場合本人に自覚がなく，審美的な問題を主訴として来院し診査されるのが典型的である．

　実際，歯周組織の支持が喪失するに伴い，隣接のコンタクトが失われて動揺が大きくなり，歯周組織深部での形態変化と歯の移動が起こる．これにより歯肉の辺縁形態は変化し，必然的に歯肉レベルの低下と隣接における歯間乳頭の喪失が起こる（図6-13a, b）．

　術者には歯周組織の喪失部位，そしてその欠損状態に応じたもっとも適切な治療法の選択が求められる．

●外科的および補綴的考慮点と対応
　臨床的あるいはエックス線的に狭い骨欠損が数箇所にわたり存在しているような歯周補綴ケースにおいては通常，生理的な歯周組織の形態を獲得するために外科的な切除療法が行われることが多い．もちろんそれによって歯周組織を根尖方向に下げることとなる[48]．この方法では必然的に歯冠長が長くなり，特に前歯部に患者にとって審美的に許容できない結果をもたらす．

　骨欠損が主に上顎の前歯部口蓋側だけに限局している場合には，口蓋側からの外科的なアプローチにより隣接面領域に触ることなく，限局的な欠損の除去が可能である（図6-13c〜e）．

　これにより唇側における歯肉レベルが実質的に保存され，前歯部において好ましくないこれ以上の歯冠長の増大を防ぐことができる（図6-13f〜k）．

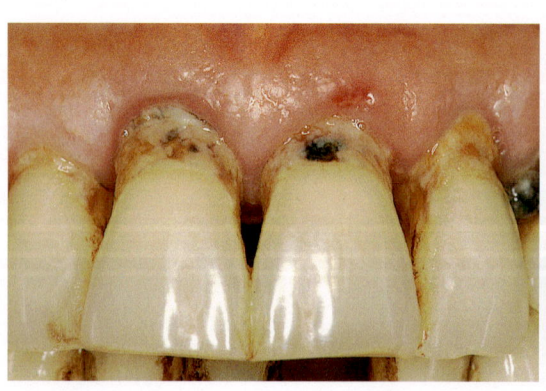

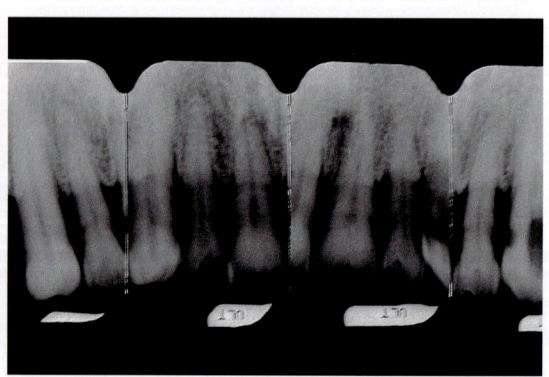

> 図6-13a

> 図6-13b

> 図 6-13c
> 図 6-13d
> 図 6-13e

> 図 6-13f
> 図 6-13g

> 図 6-13h
> 図 6-13i

> 図 6-13j
> 図 6-13k

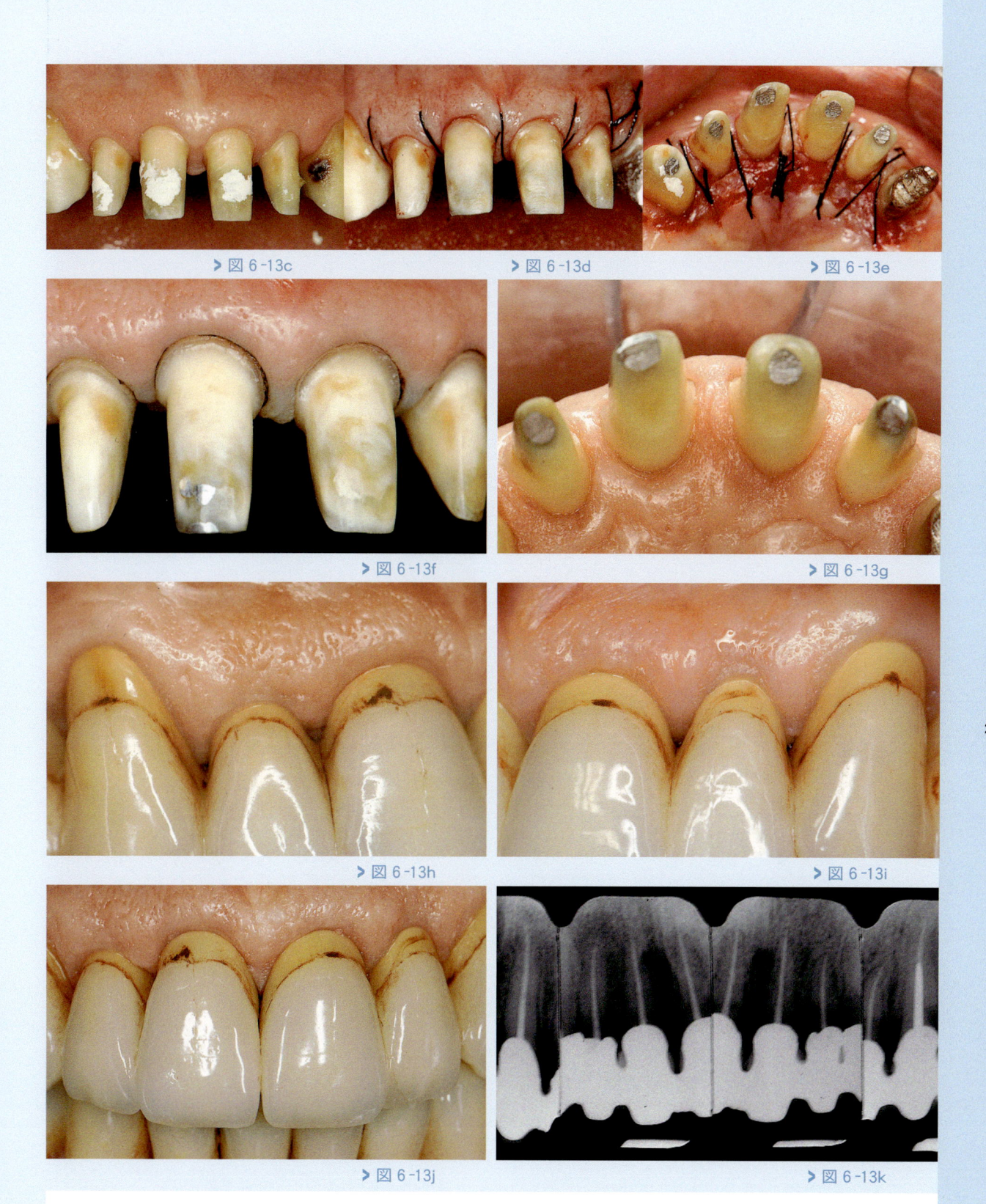

図 **13** （a, b）この患者は口腔内の清掃が適切に維持されていない．ほぼ50％に及ぶ歯周組織の支持の喪失が前歯部に見られ，垂直的な欠損を伴っている．（c）支台歯形成を行い，プロビジョナル・レストレーションを装着した．その後プロビジョナルを除去したところ炎症は見られず，補綴物により患者の適切なプラーク・コントロールが妨げられていないことがわかる．（d, e）骨欠損の部位が口蓋側に限局しているため，パラタル・アプローチによって隣接部をまったく触らずに，外科的な切除療法が可能である（歯周外科は Dr. Roberto Pontoriero）．これにより頬側の歯肉レベルの根尖方向への移動が防止でき，歯間乳頭が維持される．（f, g）外科処置終了後ほぼ9ヵ月目．完全に歯肉が治癒した後に最終支台歯形成を行い，印象採得を行っている．（h〜k）歯肉の辺縁形態は正常であり，エックス線により最終補綴物が生物学的にも周囲組織と非常に良好な関係を保っていることが明らかである．

一方，骨欠損が前歯部の全体に及ぶ場合は，口蓋側のみに限局することは不可能であり，隣接面および唇側を含んだ外科的な切除療法を行わなければならない．これにより歯肉の根尖側移動は避けられず，歯冠長が長くなる．特にハイ・スマイルラインの患者においては最終補綴物が審美的に悪影響を受ける．補綴物にいわゆる"歯根形態"を付与することによって，完全ではないが審美的な欠点を補い，長すぎる歯冠を短く見せることは可能である．

　ところがこの処置におけるもう1つの問題点として，歯根の形態が円錐形であることによってもたらされる前歯部の歯間空隙の拡大があり，これはさらに大きな審美的トラブルとなりそれに対する考慮が必要となる(図6-14a〜c)．つまり歯周外科によって生理的な歯周組織の形態は獲得できるものの，実際には歯根間距離が増大し歯間乳頭がフラットな形態となり，前歯部におけるブラック・トライアングルの発生を招来することとなる(図6-14d〜f)．

　すでに述べたように歯周組織に対する切除療法では，外科処置後の組織の完全な治癒には最低6ヵ月間が必要となる[37,38]．そして理想的な状態に組織が成熟すれば，補綴物の隣接面部カントゥアを適切に調整することによって隣接の空隙を狭くし，発音および審美性の改善を行うことが可能である(図6-14g〜i)．

　このようにして調整されたプロビジョナル・レストレーションが臨床的に適切であると判断されれば，最終補綴に入ることが可能となる．ここで大切なことは，プロビジョナルあるいは最終補綴物のどちらにおいても隣接面の清掃がしやすく患者が適切なメインテナンスが継続できるように，歯間部に特別なデンタルフロス(Oral-B Super Floss《Gilet, Boston, MA》)が使えるだけの十分なスペースを作らなければならない(第2巻，第2章参照)(図6-14j〜m)．

　こういったケースにおいては審美性の獲得がきわめて困難であるものの，強調すべきことはこのような歯周疾患を持ったほとんどの患者は通常若年者ではなく口唇の張りが乏しいため，一般的にはアベレージあるいはロー・スマイルラインが多いということである．大きく笑ったとしても幸いすべての部分が露出することはない．

図14 (a)患者はスマイル時の審美性に不満を抱いている．(b,c)エックス線上でも歯周組織の支持が著しく喪失しており，歯肉レベルが低く隣接に広い空隙が存在している．(d,e)骨欠損部の改善を目的とした歯周組織の切除療法によって，生理的な軟組織形態がより根尖側に再建されている(歯周外科は Dr. Stefano Parma Benfenati による)．(f)組織の治癒と成熟を待つ間は，つねに清潔に保ち完全な治癒が得られるまで決して次の処置に移行してはならない．組織再生の変化をつねに観察する．歯肉レベルは部分的にクリーピングすることに留意する．(g)歯周外科後3ヵ月目，正面観における新しい歯肉縁形態．(h,i)組織の治癒を確認した後，わずか9ヵ月後に2回目のプロビジョナル・レストレーションを行い，発音の改善，そしてロー・スマイルラインであるにもかかわらず，患者の要望であった審美的理由からの空隙閉鎖を目的として，歯肉縁下にマージンを設定し隣接の歯間空隙閉鎖を行った．(j)もともとトライアンギュラーな歯間形態のため支台歯の近遠心的な幅径はかなり細くなっている．プロビジョナル・レストレーションの隣接面形態における垂直的要素を大きく変更した．このようにして組織の環境を適切に整えることにより，ほぼ完全な歯間部の空隙閉鎖が可能となった．(k〜m)上顎の全歯が固定性の補綴物により連結されているがスーパー・フロスが挿入できる十分なスペースは維持されており，これにより同部位での適切な清掃が可能となっている．これは特にこういったケースの長期的な維持においてきわめて重要な要件となる．

1991

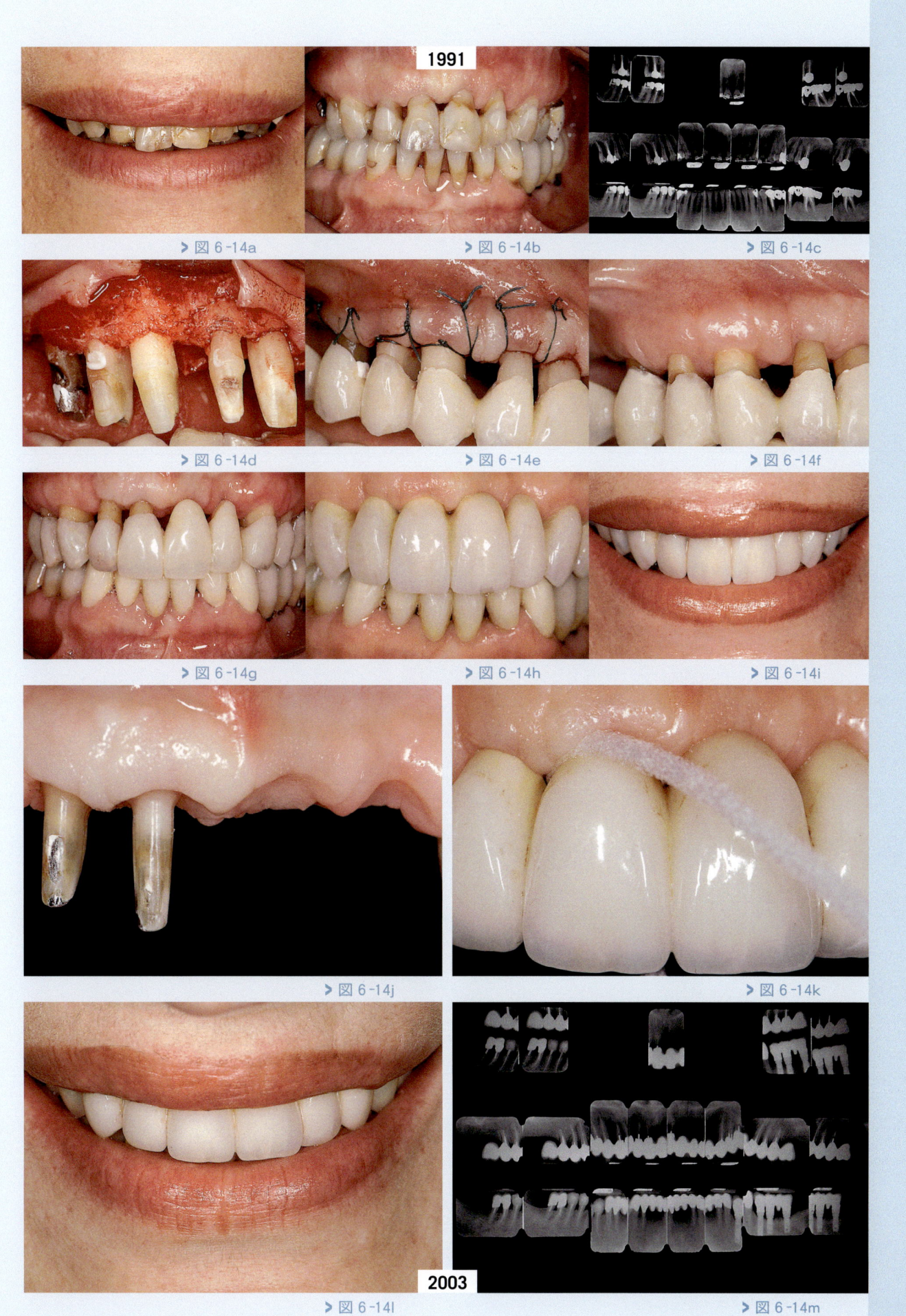

> 図6-14a   > 図6-14b   > 図6-14c

> 図6-14d   > 図6-14e   > 図6-14f

> 図6-14g   > 図6-14h   > 図6-14i

> 図6-14j   > 図6-14k

2003

> 図6-14l   > 図6-14m

前歯部においては軽度な歯周病変でもしばしば局所的に垂直性の深い骨欠損を伴うことがある．この場合，切除および再生外科治療が必要となるが（図6-15a～f），同部における外科的な治療は，特にハイ・スマイルラインの患者において注意深い評価が必要である．重要なことは当然審美的な配慮はしなければならないものの，歯周疾患を伴う患者における治療でもっとも優先すべきことは，健康な歯周組織の回復と十分な歯周組織の支持の保存および歯肉形態の安定性を再建することである（図6-15g～n）．つまり歯周病のケースにおいては，審美的な配慮よりも機能および生物学的な原則を優先しなければならないということである．

　またプロビジョナル・レストレーションを利用することにより咬合の安定性，快適な装着感，適切な咀嚼機能といった機能的な要件を獲得することができる．この場合，歯周外科後のプロビジョナルのリマージンには細心の注意が必要であり，組織が完全に治癒した後に行うべきである．

　これにより十分なメインテナンスがなされ，生物学的に調和のとれた補綴物の製作が可能となる（図6-15o～r）．

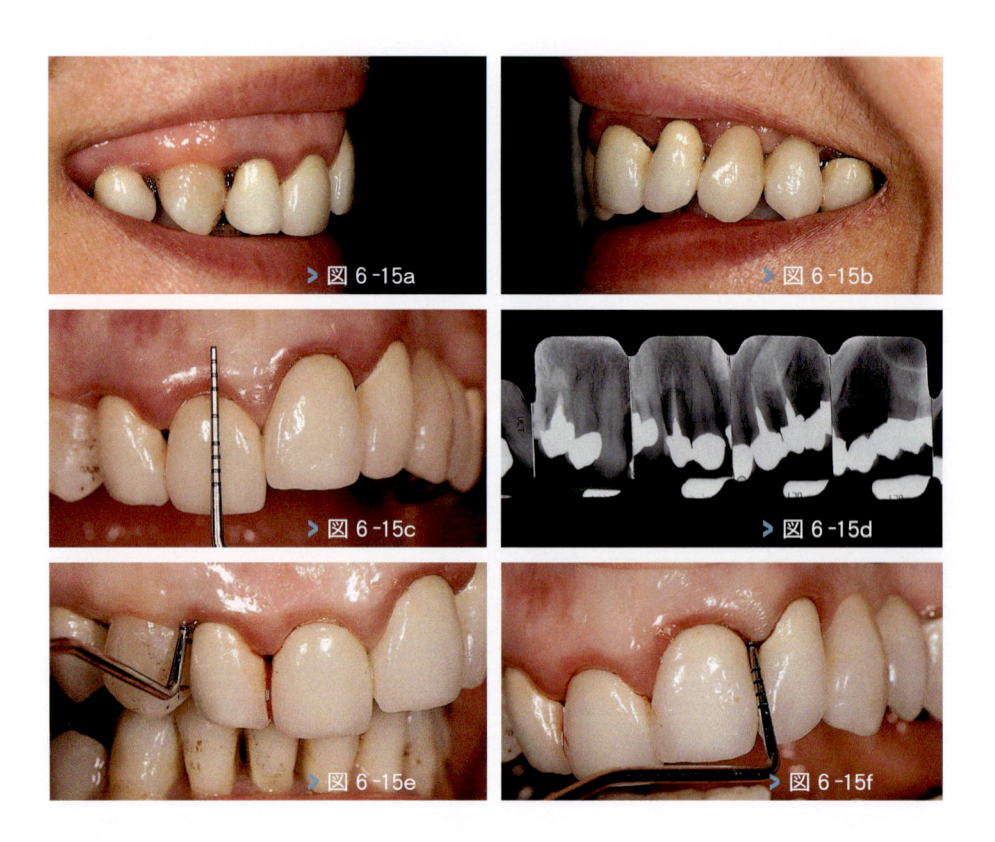

図15 （a, b）患者は上顎前歯部における左右の歯肉形態に，かなりのディスクレパンシーを呈している．（c）正面観では左右の歯頸線および切縁レベルは，どちらにも3mmの差がある．（d）エックス線では右側の側切歯周囲に非常に深い骨欠損が存在していることがわかる．埋伏している左側の犬歯にも注意．その位置は術前のエックス線と比較しても安定しているようである．（e）右側は歯周組織の支持の喪失により，一部たいへん深い歯周ポケットが犬歯と側切歯の間に存在しており，犬歯部に限局した崩出不全の影響が見られる．（f）反対側においては左側中切歯と側切歯間にほぼ5mmに及ぶ深い歯周ポケットが存在している．

Chapter 6 歯肉の分析

> 図 6-15g

> 図 6-15h

> 図 6-15i

> 図 6-15j

> 図 6-15k

> 図 6-15l

> 図 6-15m

> 図 6-15n

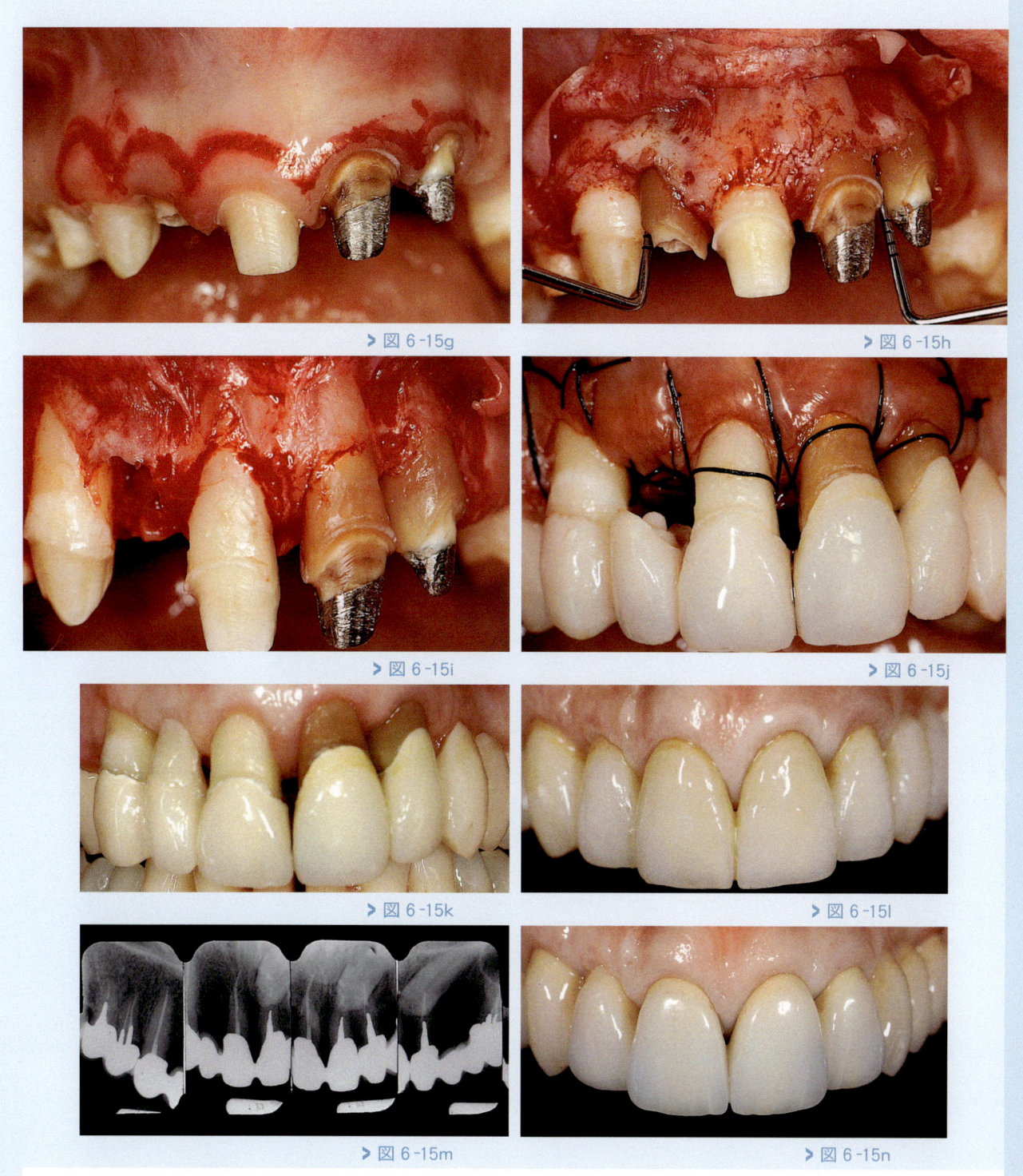

図15 （続き）(g)歯周ポケットを診査することにより，歯肉縁の形態を左右対称に回復可能かどうかを調べる．まず正しい歯肉の位置を直接口腔内に印記する．(h)歯周外科により，唇側の歯肉弁を開き骨縁下欠損の改善を行う（歯周外科は Dr. Roberto Pontoriero による）．(i)右側の側切歯は抜歯し，健全な歯周組織形態をより根尖側に再構築するための切除療法を行った．右側の犬歯近心には３壁性の深い骨欠損が存在していることに留意．(j)そして歯肉弁を骨縁のレベルに設定する．中切歯の歯冠長はこの段階でおよそ17〜18mm となっている．(k)組織の治癒が完了するまで，外科を行った患部にはまったく侵襲がないようにする．(l)組織が完全に治癒した後（外科後12ヵ月），２段階目のプロビジョナル・レストレーションを装着する．上顎中切歯の歯冠長は，歯頸部における歯肉の再生および切縁の長さを短くすることにより，およそ11mm となっている．(m, n)正面観およびエックス線では，２回目のプロビジョナル・レストレーションによって得られた情報が最終補綴物に忠実に再現されており，良好な結果が得られていることがわかる．(o, p)スマイル時における外科前および最終的な写真を比較すると，かなりの審美的改善がなされたことが理解できる．(q, r)口腔内の写真を比較してみると最終補綴物は正確な左右の対称性および正しい歯肉縁の形態を回復している．

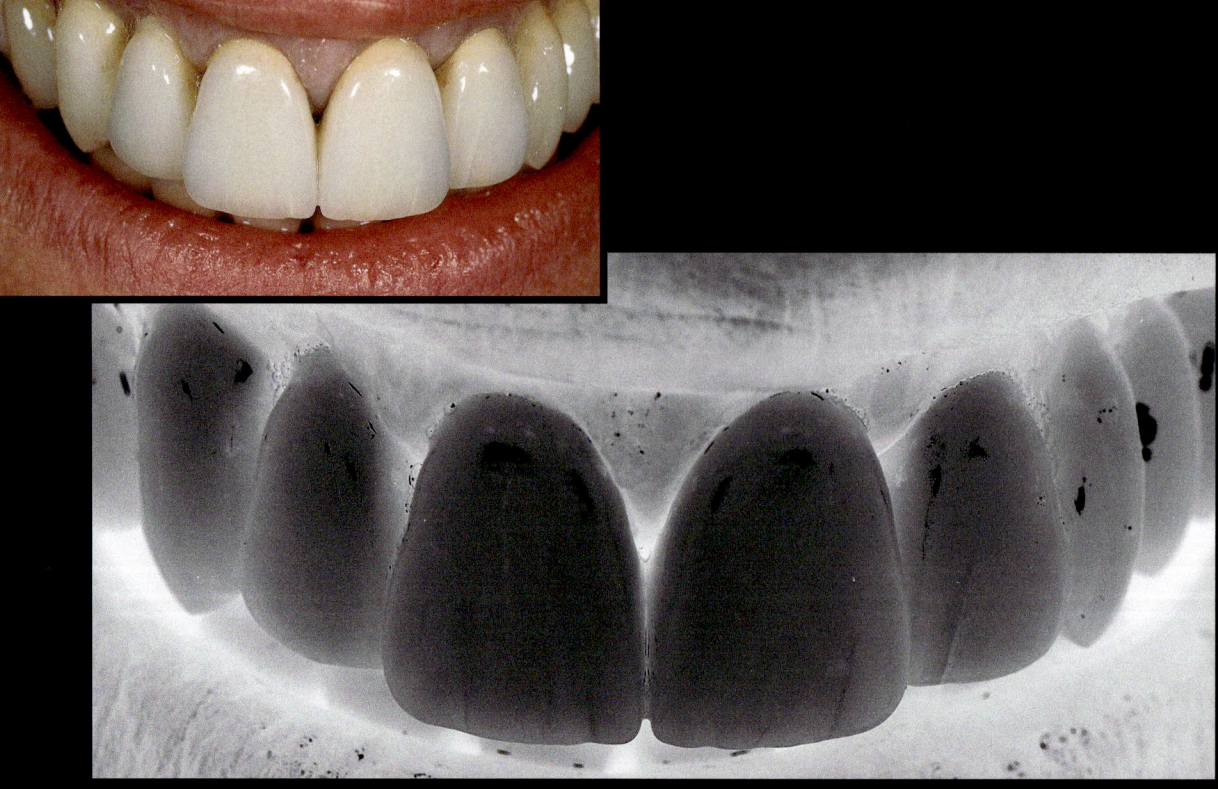

> 図 6-15o

> 図 6-15p

> 図 6 -15q

> 図 6 -15r

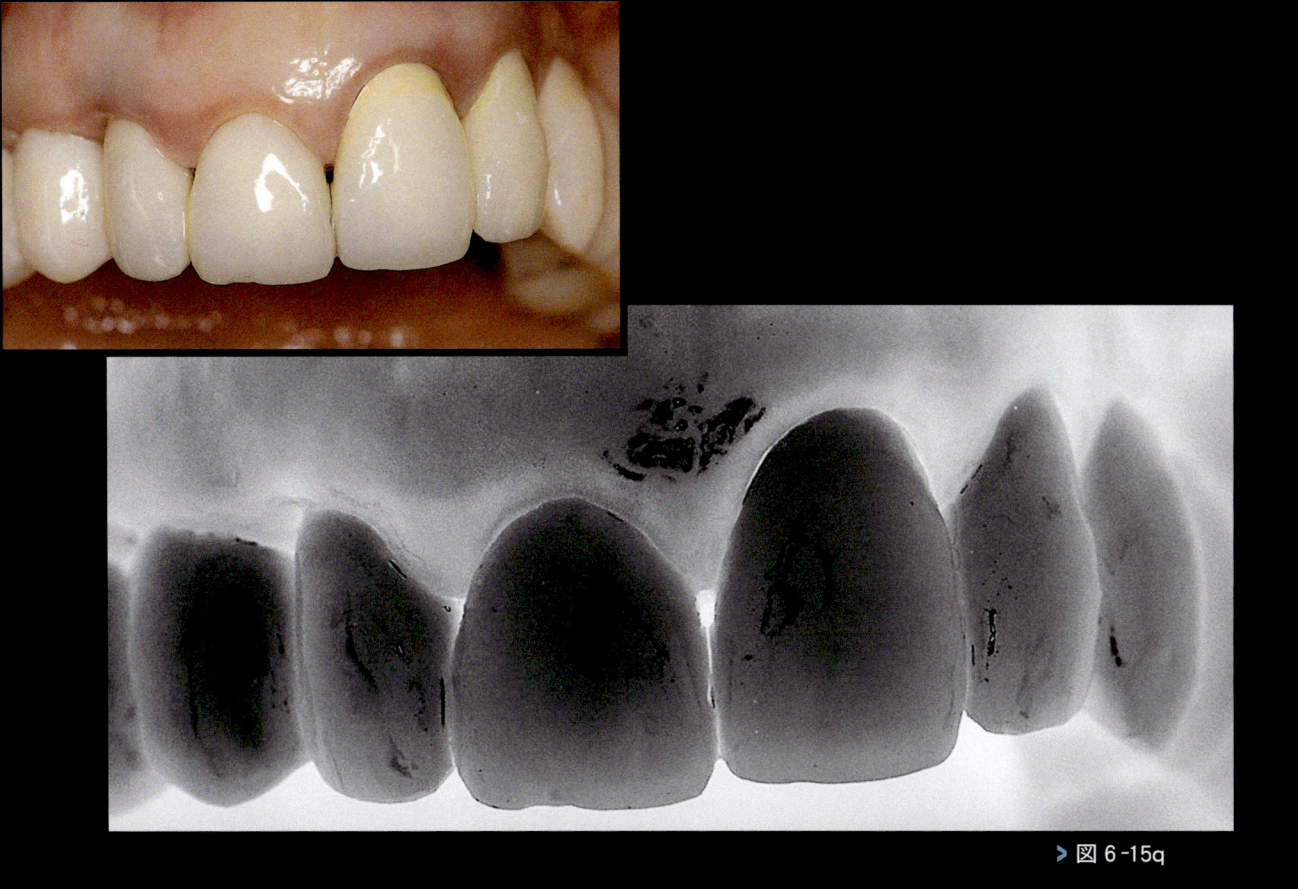

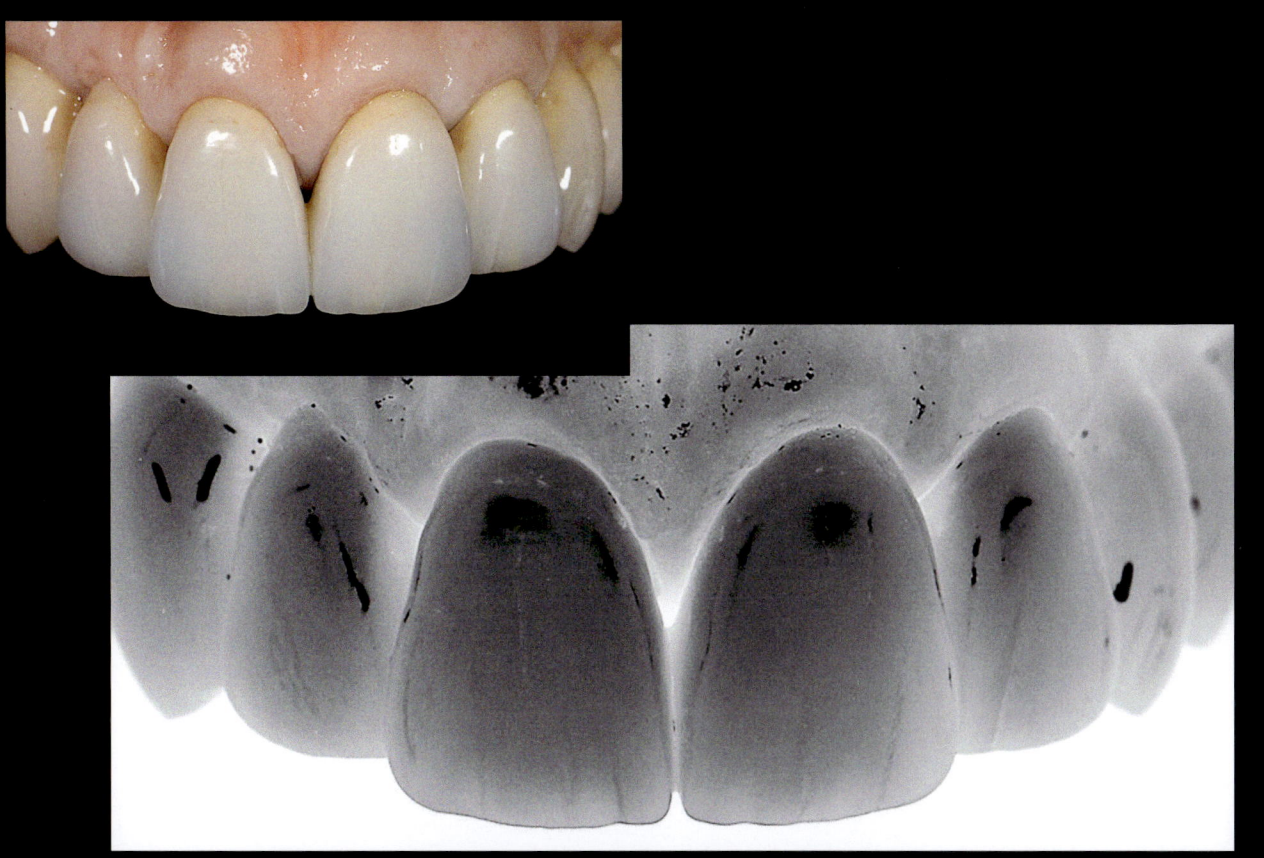

歯肉縁形態

欠損歯槽堤

失われた歯を回復する手段としては，固定性補綴（ブリッジ）による方法，あるいはいわゆる人工歯根と呼ばれるインプラントが考えられる．前者は欠損部の隣接歯を支台歯として利用するため天然歯の補綴が必要であるが，後者はその必要がなく隣在歯を保護することが可能となる．

抜歯後の歯槽骨のボリュームが適切に保存されていれば，従来型の固定性の補綴方法（ブリッジ）での欠損領域における理想的な歯肉縁形態の創出が可能となる．一方，インプラント治療においても，特にハイ・スマイルラインの患者において，3次元的に正確なインプラント・ポジションを獲得することができるため，理想的な歯肉のカントゥアおよび歯肉形態の維持が可能となる．

ティッシュ・レベルを確実に維持し審美的に理想的な結果を得るためには，抜歯の段階で歯槽骨の保存に最大限の注意を払う必要がある．実際に，この段階で慎重な操作を欠くと欠損歯槽堤に軽度から時には重度の変形を招くこととなり，歯肉縁形態の著しい悪化を招く可能性がある．

欠損歯槽堤の吸収

重度の歯周疾患，あるいは進行したう蝕や歯根破折によって歯槽骨の支持が喪失し，結果抜歯に至るケースでは，残存する欠損歯槽堤は特に唇側において骨頂での著しい吸収，あるいは平坦化を引き起こす．こういった問題は90％以上のケースで見受けられるとするデータもある[49,50]．

Seibert[51]は欠損歯槽堤の変化を，その状態により3つのタイプに分類している．
・Class Ⅰ—唇舌的な組織の吸収（図6-16a, b）
・Class Ⅱ—垂直的な組織の吸収
・Class Ⅲ—混合型欠損．欠損歯槽頂の高さと幅が同時に喪失（図6-16c〜f）

このようなケースでは，歯肉縁の根尖方向への移動と歯間乳頭の喪失が起こり，それは必然的に審美的な妥協を意味する．こういった問題を解決するため我々は最終的な回復処置の前の段階で，外科的あるいは補綴的な補償による適切な欠損歯槽堤再生の可能性を模索するべきである．

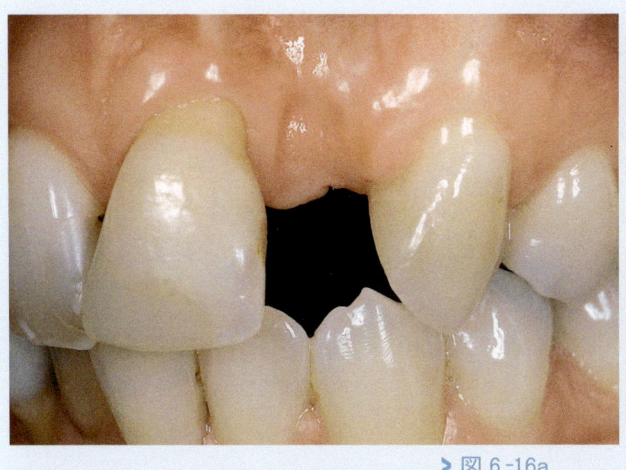

図6-16a	図6-16b
図6-16c	図6-16d
図6-16e	図6-16f

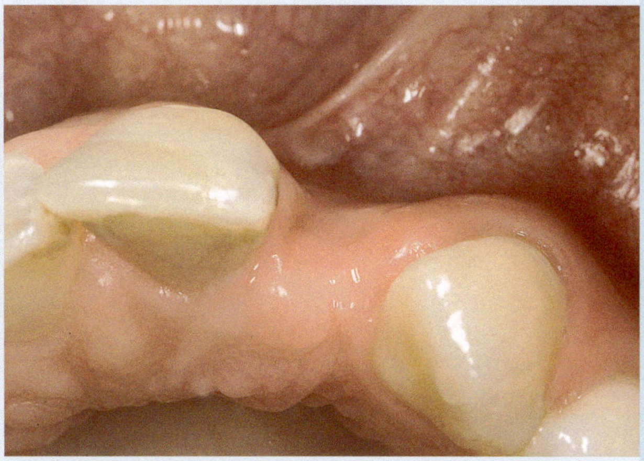

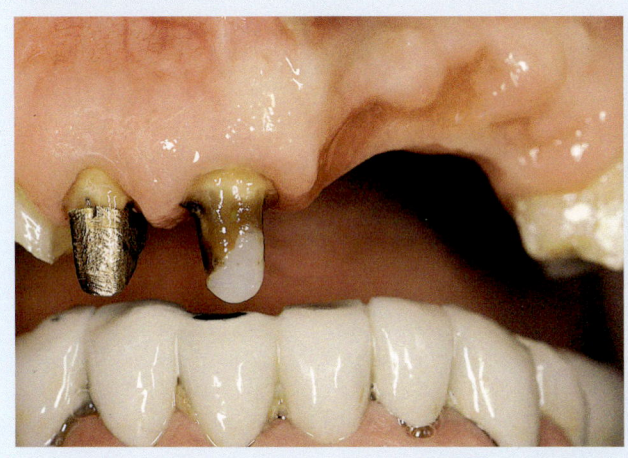

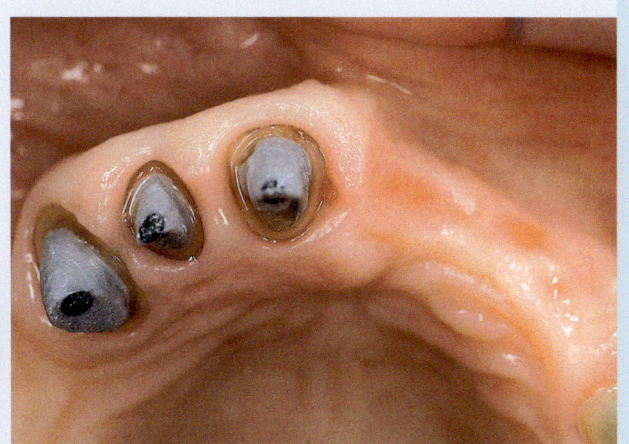

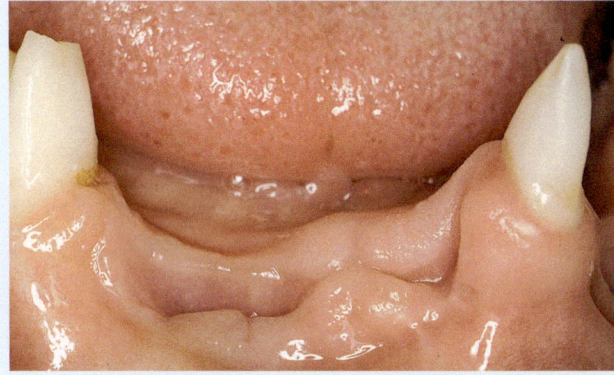

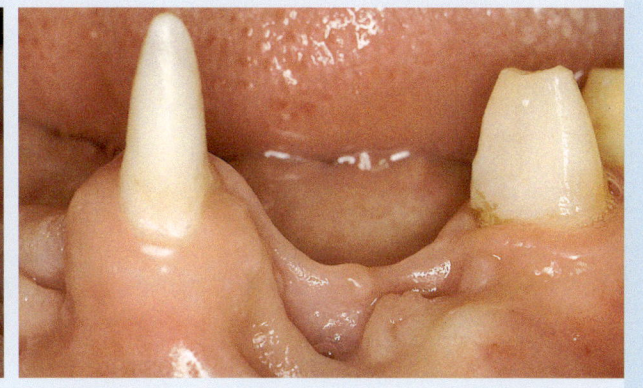

図16 （a, b）歯を喪失することによって頰舌的な骨の喪失が起こる場合がある（Seibert Class Ⅰ）．（c〜f）垂直的な欠損（Seibert Class Ⅱ）はほとんどの場合，頰舌的な組織の萎縮（Seibert Class Ⅲ）を伴っており，欠損歯槽堤形態の著しい変形を招いていることが多い．

歯肉縁形態　欠損歯槽堤

従来型の固定性補綴処置

日常臨床では欠損部に対する回復処置として，大多数の臨床家が従来型の固定性補綴装置による方法を選択している[52〜54]．この手法においては必然的にポンティック部が存在することになるが，その形態は患者の審美的要求[55〜58]を満足させるとともに，欠損部の適切な清掃性が維持されることが不可欠な要件となる[59〜63]．

抜歯前における対処法

外科的侵襲の少ない抜歯

根尖性の予後不良歯や深いう蝕あるいは破折など抜歯の原因が支持歯槽骨の喪失を伴っていない場合に限れば，抜歯後の欠損歯槽堤は理想的な形態が維持されることが多い．

欠損部の形態的な変化を最小限に抑えて歯肉レベルをできる限り維持するため[64]には，抜歯時に口蓋側から慎重にアプローチし特に唇側および隣接における歯槽骨を可及的に保存するように注意しなければならない（図6-17a〜d）．

この段階で細心の注意を払うことにより，適切な歯肉縁形態の保存が可能となる．さらにこれは抜歯と同時の抜歯窩調整法によっても理想的な状態に維持することができる．

図17　(a, b)細心の注意を払って抜歯を行う．(c, d)適切なてこの原理を用いて口蓋側よりアプローチし，唇側の歯槽骨を可及的に保存することが重要である．

> 図6-17a

> 図6-17b

> 図6-17c

> 図6-17d

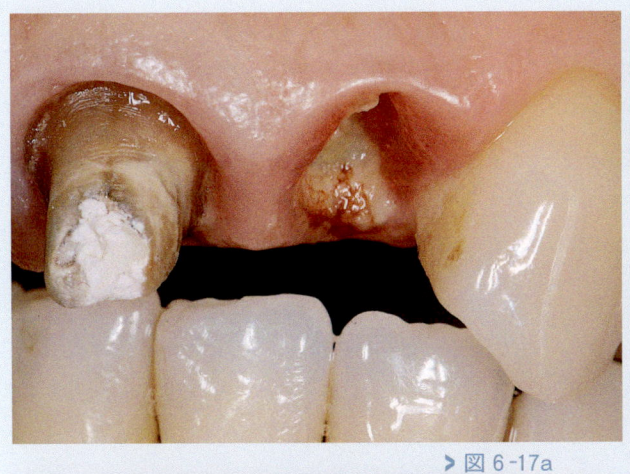

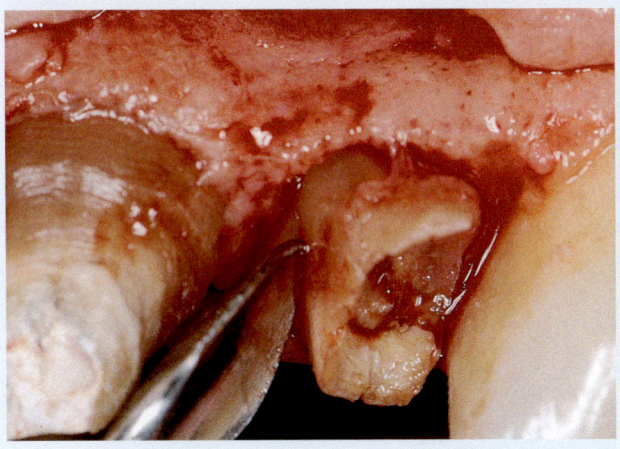

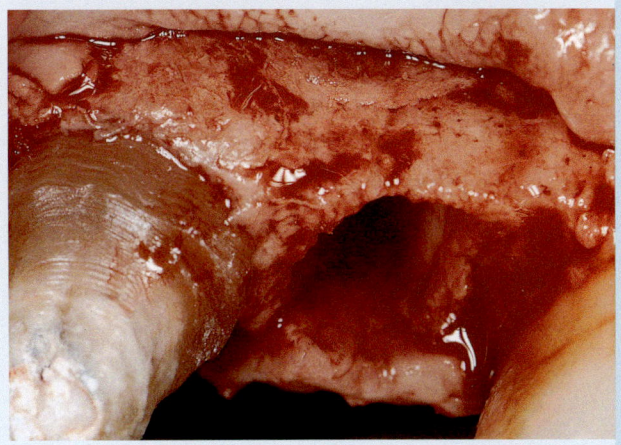

歯肉縁形態　欠損歯槽堤

従来型の固定性補綴処置
抜歯前における対処法
■ 外科的侵襲の少ない抜歯
■ 抜歯と同時の抜歯窩調整法
抜歯後における対処法
■ 遅延型の抜歯窩調整　抜歯窩治癒後の歯槽堤調整法
■ 外科的対応
■ 補綴的対応

抜歯と同時の抜歯窩調整法

適切な歯周組織の支持が十分に存在する場合：抜歯時には通常隣在歯を支台歯としてプロビジョナル・レストレーションを装着する．この際，ポンティック基底部を凸型の形態[62,65]とし，抜歯窩に約2.5mmの深さまで挿入する（図6-17e, f）．

十分に歯周組織の支持が存在している部位では，このプロビジョナルの独特のポンティック・デザイン（オベート・ポンティック）は抜歯後の治癒過程における軟組織のリモデリングを誘導し，歯肉レベルおよび歯間乳頭の維持を可能とする．

ポンティック部にスキャロップな歯肉形態を保存することによって，実際には存在しない歯根が，あたかもポンティック部を支持しているようなイリュージョンを修復物に与えることができる（図6-17g, h）[66]．こういった結果を得るためには，ポンティックを抜歯した歯とほぼ同じ大きさにし[67]，できる限り術前に存在している歯間空隙をそのままの状態で保存しなければならない．同部の清掃は抜歯直後は一時的に刺激となるが，スーパー・フロスの使用を患者に指導する．

4〜6週間後にプロビジョナルをはずし，組織の退縮の程度および歯間乳頭維持の状態を診査する．抜歯窩約1mmの深さではまったく問題なく適合することは確実であるが，もしポンティック下の組織が赤い場合，欠損歯槽堤に対する圧迫を少し弱くする（図6-17i, j）．

軟組織の理想的な環境が整えば，ポンティック基底部の凸型の形態はスーパー・フロスの使用による欠損歯槽堤の確実な清掃が可能となり，いかなる炎症性の反応を予防することができる[68,69]．

歯肉組織の完全な成熟および安定が得られた後（6〜12ヵ月），最終補綴処置が可能となるが，この際，オベート・ポンティックの基底面は軟組織の中に歯肉縁から約0.5mmの深さまで入っていることに留意する[70]．そして最終的な補綴物製作の段階においては審美性を考慮し，ポンティック部の唇側が軟組織からより自然観のある立ち上がりとなるよう，そして隣在歯の形態にできる限り似せるため，凸型のポンティック基底部をさらに若干延長（根尖方向に）して作製することが推奨される（図6-17k, l）．

図17 （続き）（e, f）このケースは隣在歯部に歯周ポケットが存在していたため，抜歯と同時に歯周外科による切除療法を行っている．また同時に結合織移植も行い（歯周外科はDr. Stefano Parma Benfenatiによる），さらに抜歯窩軟組織の抜歯と同時の調整を行うために，オベート・ポンティックの形態を有するプロビジョナル・レストレーションを装着した．ポンティック基底部は抜歯窩内に約2.5mm挿入している．（g）3ヵ月後，プロビジョナルが軟組織と確実に調和している．（h〜j）プロビジョナル・レストレーションをはずしたところ，十分に歯槽堤のボリュームが保存されており，明らかな軟組織の再生が観察された．（k）作業用の石膏模型上で欠損部のオベート・ポンティック形態を作製する．（l）最終補綴物のポンティック基底面の形態．軟組織からのより自然な立ち上がりとなるように若干基底面唇側を延長し，薄い頂をデザインしている．

図 6-17e

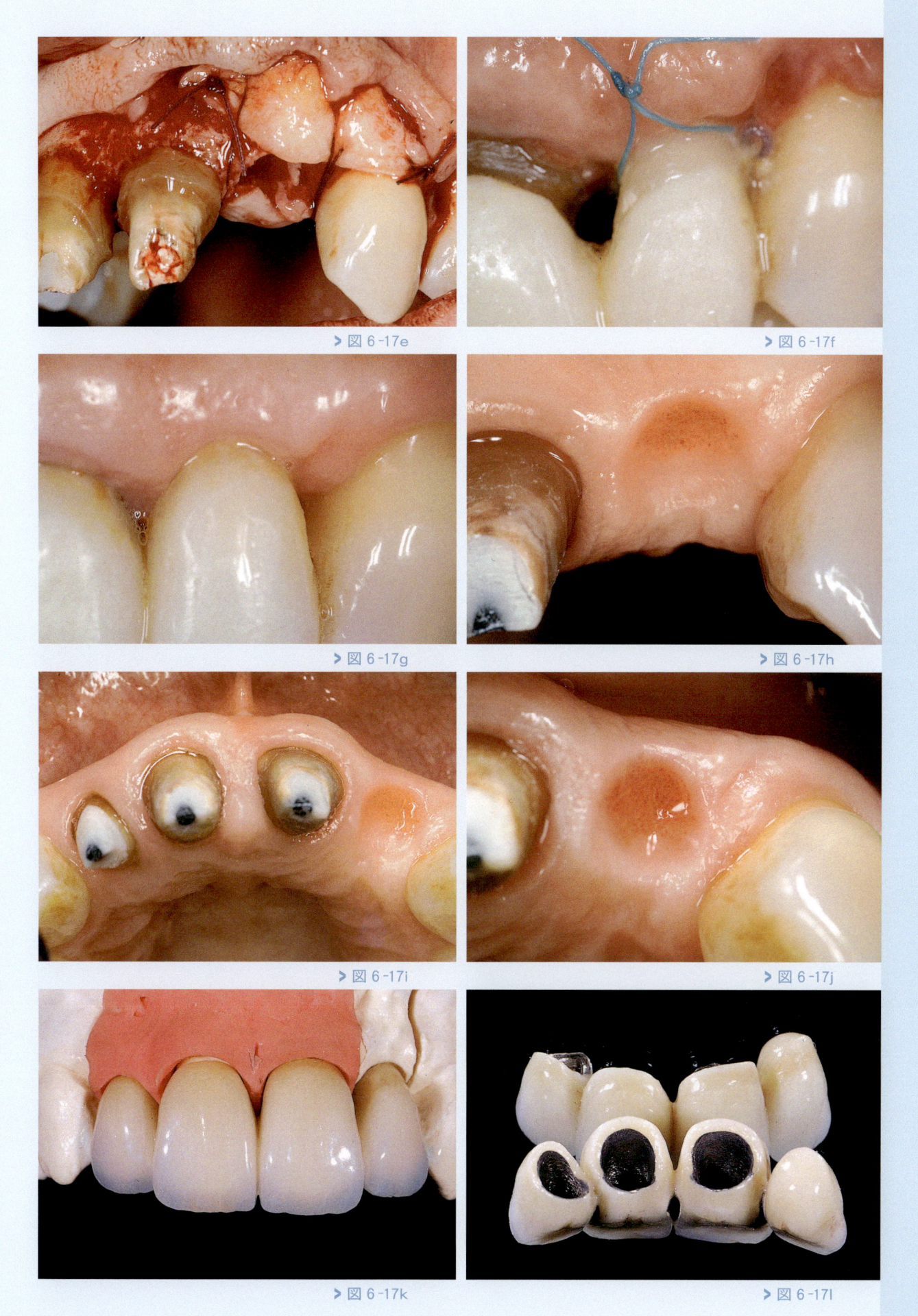

図 6-17f

図 6-17g

図 6-17h

図 6-17i

図 6-17j

図 6-17k

図 6-17l

抜歯と同時の抜歯窩調整法

歯周組織の支持が喪失している場合：歯周組織の支持がもともと喪失している場合，抜歯後の顎堤は垂直的そして頬舌的に吸収し，頬側における軟組織の退縮が起こり，歯肉レベルが顕著に根尖側に移動する．

この場合，オベート・ポンティック形態を有するプロビジョナル・レストレーションを用い，抜歯と同時に抜歯窩調整を行うことにより，欠損歯槽堤の審美的問題を部分的に改善することはできる．この手法では実際には歯肉レベルが根尖方向に下がり，歯肉縁の理想的な外形を保存することはできないものの，歯間乳頭は根尖方向に下がるが，その形態を維持させることだけは可能となる（図6-18a～l）．

抜歯前における対処法

外科的および補綴的考慮点

- 外科的侵襲の少ない抜歯
  - 頬側の骨頂を保存するためのパラタル・アプローチ

- 抜歯と同時の抜歯窩調整法
  - オベート・ポンティックを2.5mm抜歯窩に挿入する
  - 歯周組織の支持が存在→予知性の高い審美的結果
  - 歯周組織の支持が喪失→予知性の低い審美的結果

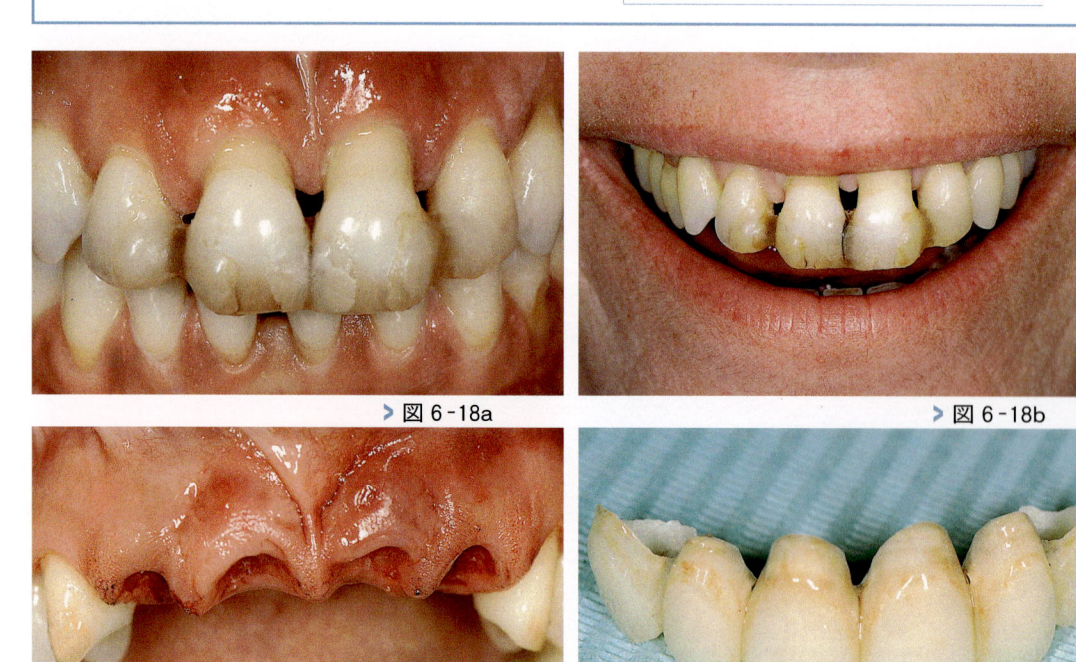

> 図6-18a
> 図6-18b
> 図6-18c
> 図6-18d

図18 （a～c）患者は前歯部の歯周組織の支持が重度に喪失しており，上顎4切歯の抜歯が必要である．（d）プロビジョナル・レストレーションのポンティック基底面はオベート・ポンティック形態とした．

Chapter 6 歯肉の分析

> 図 6-18e

> 図 6-18f

> 図 6-18g

> 図 6-18h

> 図 6-18i

> 図 6-18j

> 図 6-18k

> 図 6-18l

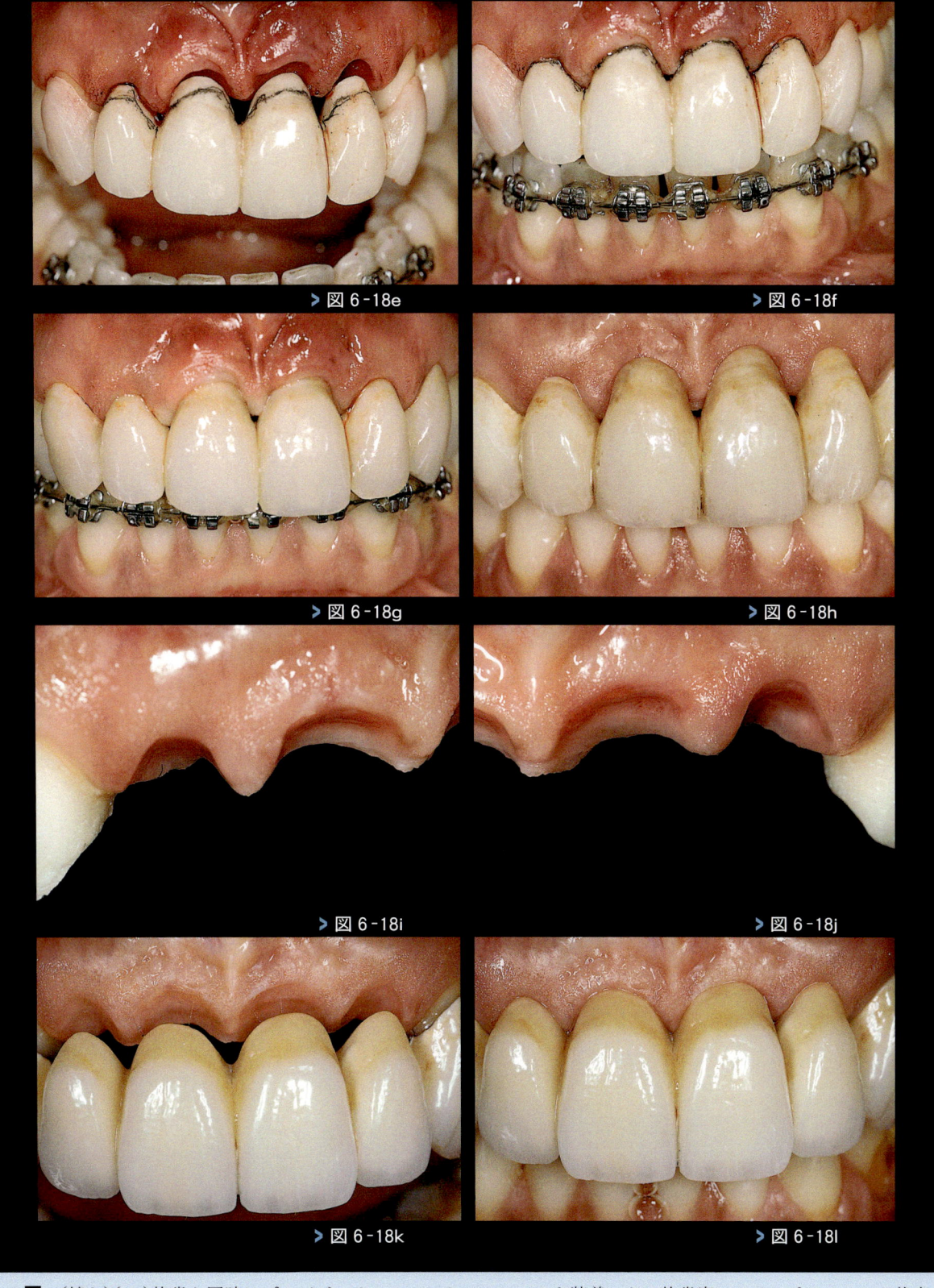

図18 (続き)(e, f)抜歯と同時にプロビジョナル・レストレーションを装着した．抜歯窩におけるポンティック基底部の歯頸線の位置を鉛筆で印記している．(g)抜歯後約2ヵ月後，明らかに歯肉レベルは根尖方向に移動しているものの，歯間部は依然として歯間乳頭で満たされていることがわかる．(h)それから6ヵ月後，唇側の歯肉縁レベルの退縮はさらに進行し歯冠長の増大が見られるが，やはり歯間部は歯間乳頭により閉鎖されている．(i, j)部分的には吸収が見られるものの，このような歯周疾患ケースにおける抜歯と同時の抜歯窩調整法により擬似歯間乳頭が形成され，審美的な悪化を最小限に抑えている．(k, l)最終補綴物を装着したところ．歯肉の形態は，根尖方向に下がってはいるものの，スキャロップ形態が維持され軟組織と十分に調和していることがわかる．

抜歯後における対処法

抜歯窩治癒後の歯槽堤調整法

抜歯後の治癒過程で経時的に重度から軽度の組織吸収が起こり，すでに組織の安定が得られている欠損歯槽堤に時々遭遇する．

この場合，組織の量的な変化が小さく軟組織の厚みが十分に存在(3.0mm)しているようなケース(図6-19a)では，理想的な歯頸部形態を有するオベート・ポンティック形態のプロビジョナル・レストレーションを用いることによって欠損部の改善が可能となる．

歯槽頂部の軟組織を一層ラウンド・バーあるいはフットボール状のバーで削除した後(図6-19b, c)，プロビジョナルを装着してコットンロールを患者に嚙ませ，徐々に欠損部歯槽堤に圧迫を加えていく．これにより一時的に組織の虚血帯が現れるが通常5分以内に消失する[65]．この方法により適切に軟組織の環境が整えられる(図6-19d)．ポンティック部の歯肉縁形態は根尖方向に下がるものの，術前には存在しなかった擬似歯間乳頭が形成され明確なスキャロップ形態を獲得することができる(図6-20a〜j, 6-21a〜f, 6-22a〜f)．

> 図6-19a

> 図6-19b

> 図6-19c

> 図6-19d

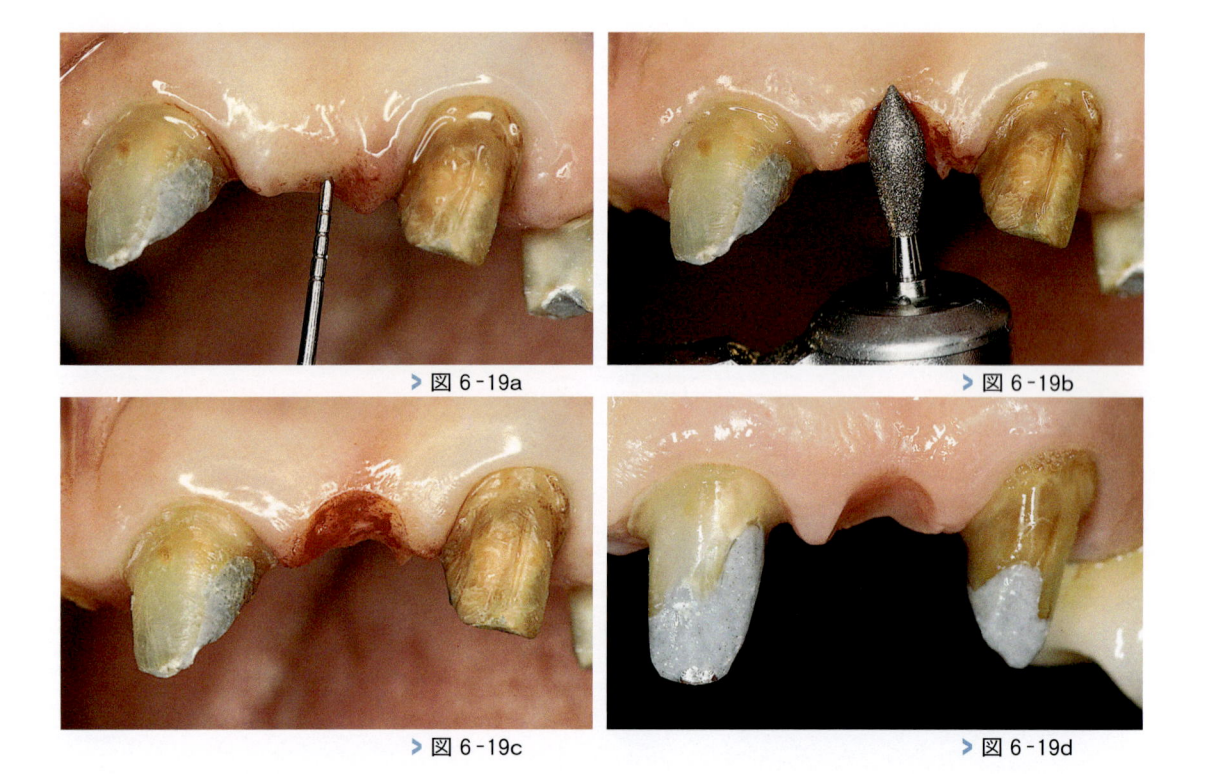

図19 (a)局所麻酔が効いているかを調べた後，プローブを用いて歯肉の厚みを計測する．(b, c)歯肉の厚みが5mm以上存在しうる場合，フットボール形状のバーを用いて組織を一層削除する．同時にオベート・ポンティック形態のプロビジョナルを用いて，欠損歯槽堤部を適切な環境に整える．(d)約4週間後，歯肉縁の理想的な形態が獲得され同時に近心には歯間乳頭が再建されている．

Chapter 6 歯肉の分析

> 図 6-20a　　　　　　　> 図 6-20b　　　　　　　> 図 6-20c

> 図 6-20d　　　　　　　> 図 6-20e　　　　　　　> 図 6-20f

> 図 6-20g　　　　　　　　　　　　　　　> 図 6-20h

> 図 6-20i　　　　　　　　　　　　　　　> 図 6-20j

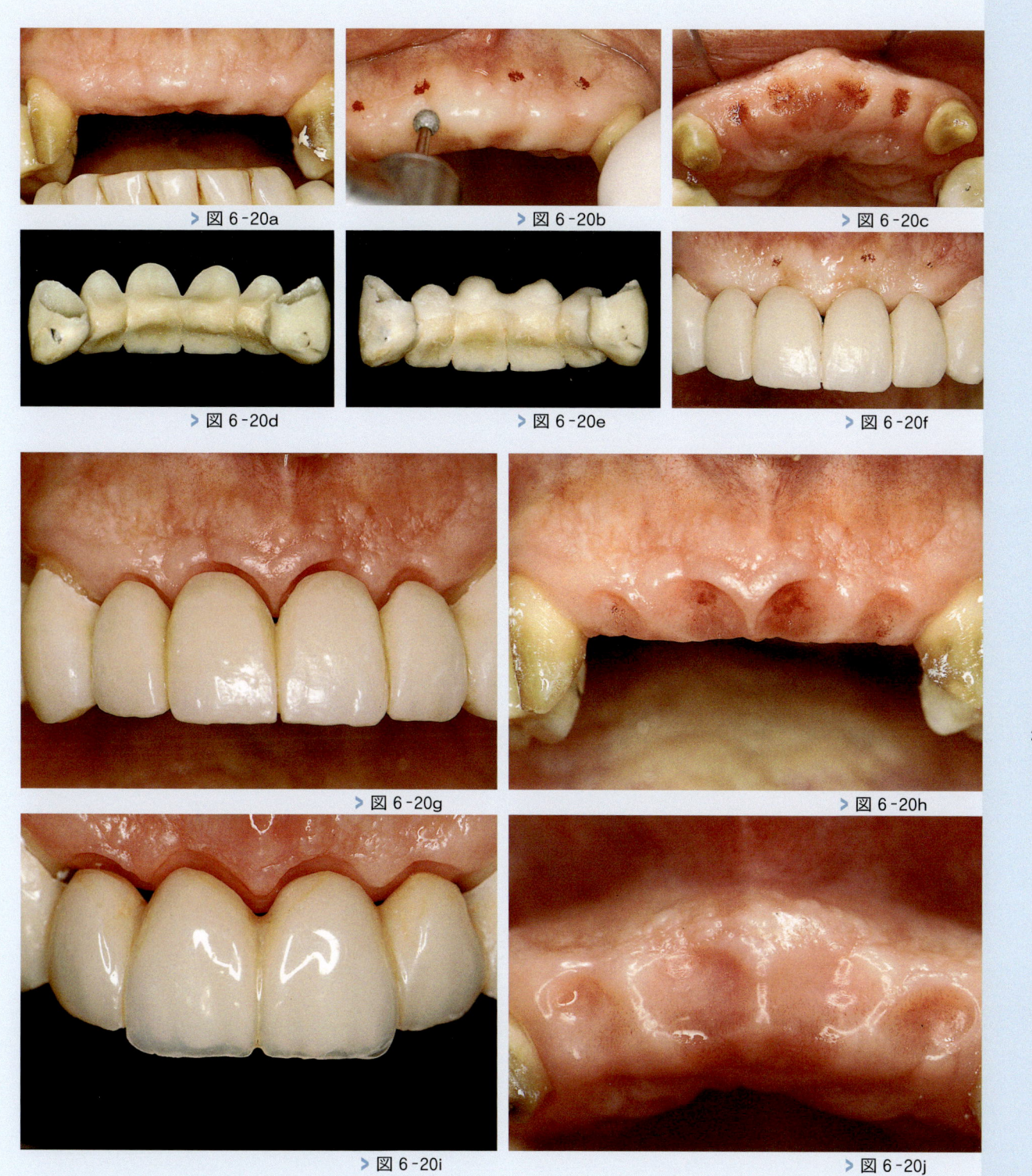

図20　(a〜c)歯槽頂部は平坦な形態をしており，オベート・ポンティック形態のプロビジョナルを装着するために，ラウンド・バーを用いて欠損歯槽堤の軟組織形態をスキャロップ状に形成する．(d, e)術前のプロビジョナルのポンティック基底面の形態はリッジ・ラップであった．レジンを盛り足してオベート形態に変更する．(f)修正されたプロビジョナル・レストレーションを装着し欠損部軟組織を圧迫する．虚血帯が現れるが数分で消失することを確認できれば仮着セメントを用いてセットする．(g, h) 4 週間後プロビジョナル・レストレーションを除去したところ，良好な結果が得られている．この抜歯窩治癒後における歯槽堤調整法によって良好な歯肉縁形態が獲得され，同時に術前にはまったく見られなかった擬似歯間乳頭が形成された．(i, j)軟組織は 2 段階目のプロビジョナル・レストレーションによって，明らかにリモデリングが成されたことが確認できる．

> 図 6-21a

> 図 6-21b

> 図 6-21c

> 図 6-21d

> 図 6-21e

> 図 6-21f

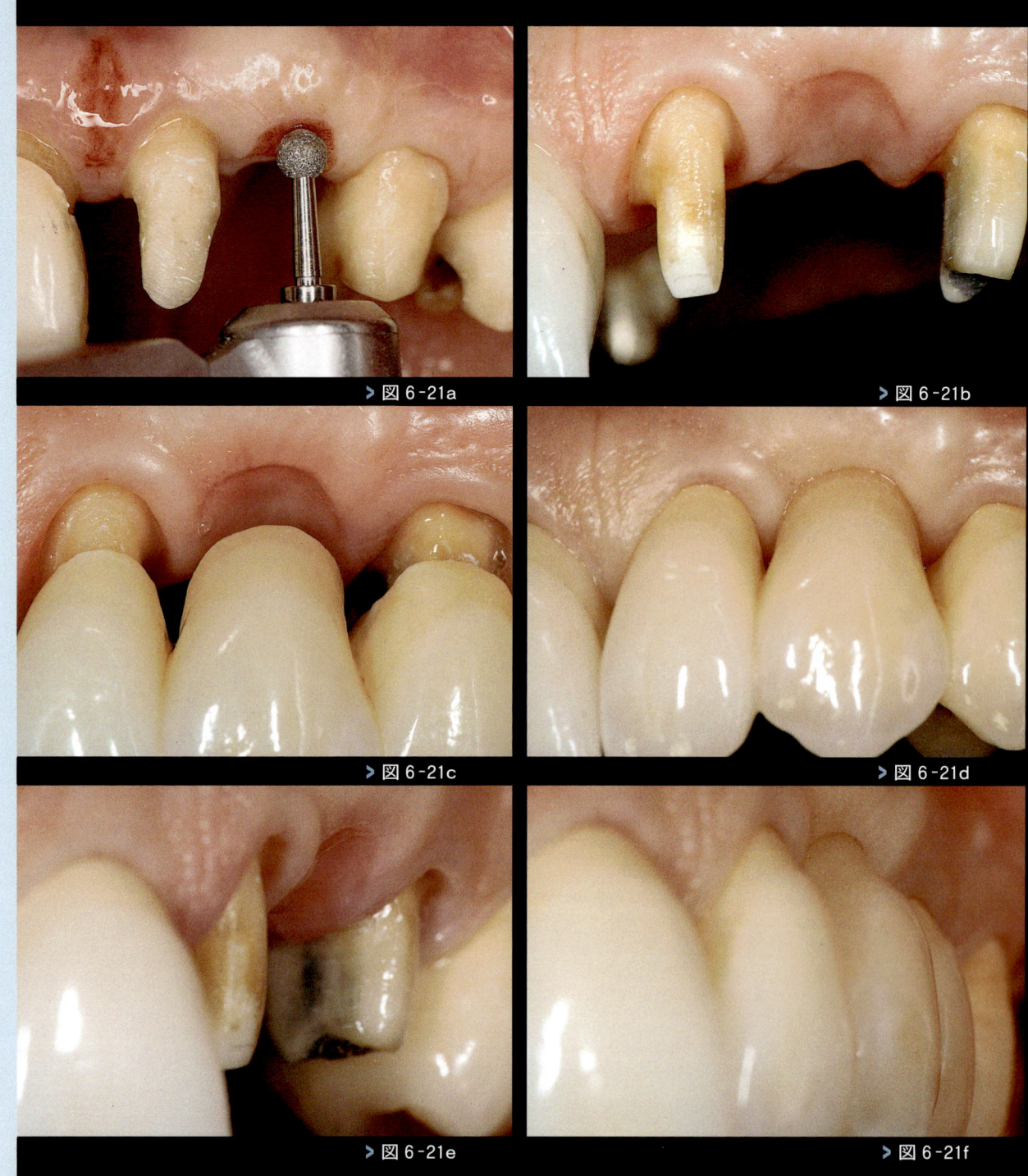

図21 （a）外科的切除療法を行って8ヵ月目，完全に組織の治癒が完了している．最終的な支台歯形成を行い同時に欠損部の軟組織をラウンド・バーを用いて凹型に形成し，オベート・ポンティック形態を有するプロビジョナル・レストレーションを利用して歯槽堤の形態修正を行う．（b）6週間後，欠損部歯槽堤の軟組織はわずかに凹形態を呈している．ここに十分な凸面形態をポンティック基底面に付与した補綴物を装着する．（c～f）術後の正面および側方面観．これにより適切なエマージェンス・プロファイルが獲得され，審美的な結果が得られていることが確認できる．

> 図 6-22a

> 図 6-22b

> 図 6-22c

> 図 6-22d

> 図 6-22e

> 図 6-22f

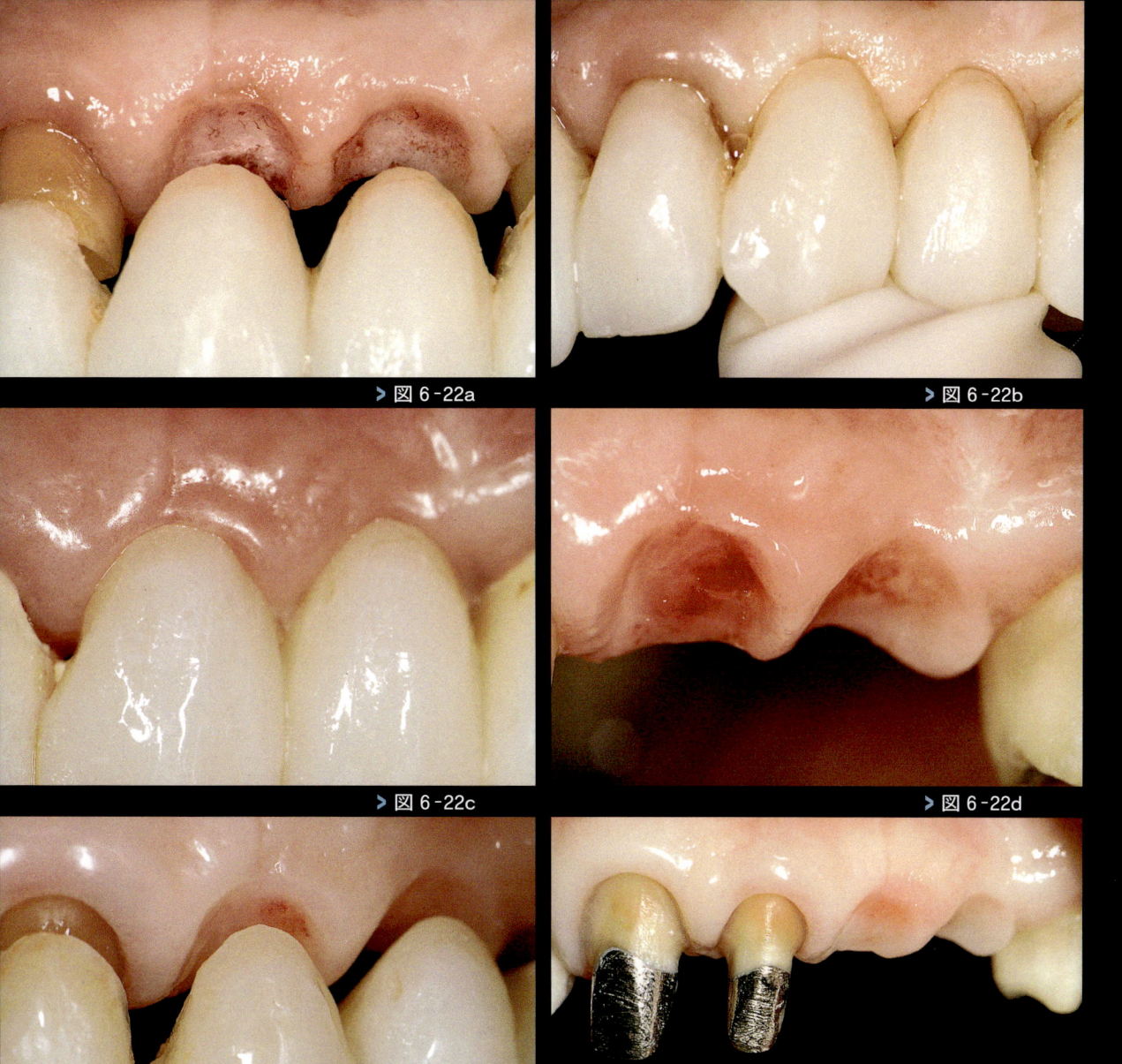

図22　(a) 2歯の連続した欠損部にオベート・ポンティック形態のプロビジョナル・レストレーションを装着するため，ダイヤモンド・バーを用いて欠損歯槽堤の形態修正を行った．(b) 欠損部軟組織をプロビジョナルにデザインされた理想的なオベート形態のポンティックに適合させるため，このプロビジョナルを用いて同部軟組織を圧迫する．(c) 4週間経過後，軟組織に若干の炎症性反応が見られる．(d) プロビジョナルを除去し同部へのプレッシャーをとり除き，ポンティック下軟組織の状態を観察する．プロビジョナル・レストレーションのポンティック基底面を少し削りわずかに圧迫を弱めることにした．(e, f) 4週間後，軟組織は良好なスキャロップ形態を描いており，炎症性の反応もまったく見られない．

外科的対応

欠損歯槽堤を適切なボリュームに回復するための重要な手段として欠損部軟組織を外科的に再建する結合織移植，あるいは上皮つきの結合織移植がある．（図6-23a〜d, 6-24a〜f）[51,62,69,71〜94]．ところがいずれの方法を用いたとしても，術後の組織のボリュームは移植された組織の厚みにもよるが，およそ25%〜45%が吸収する[95]ということを忘れてはならない．術後4〜6週間でもっとも顕著にその変化が現れるが[51,96]，外科的な治癒が完全に終了し安定したと考えてよいのは移植後最低6〜12ヵ月以降である．この時点でさらに改善が必要と思われればもう一度移植を行うことも可能である．

このようにして理想的な歯肉縁形態の獲得が確認された後，最終補綴に入ることができる．

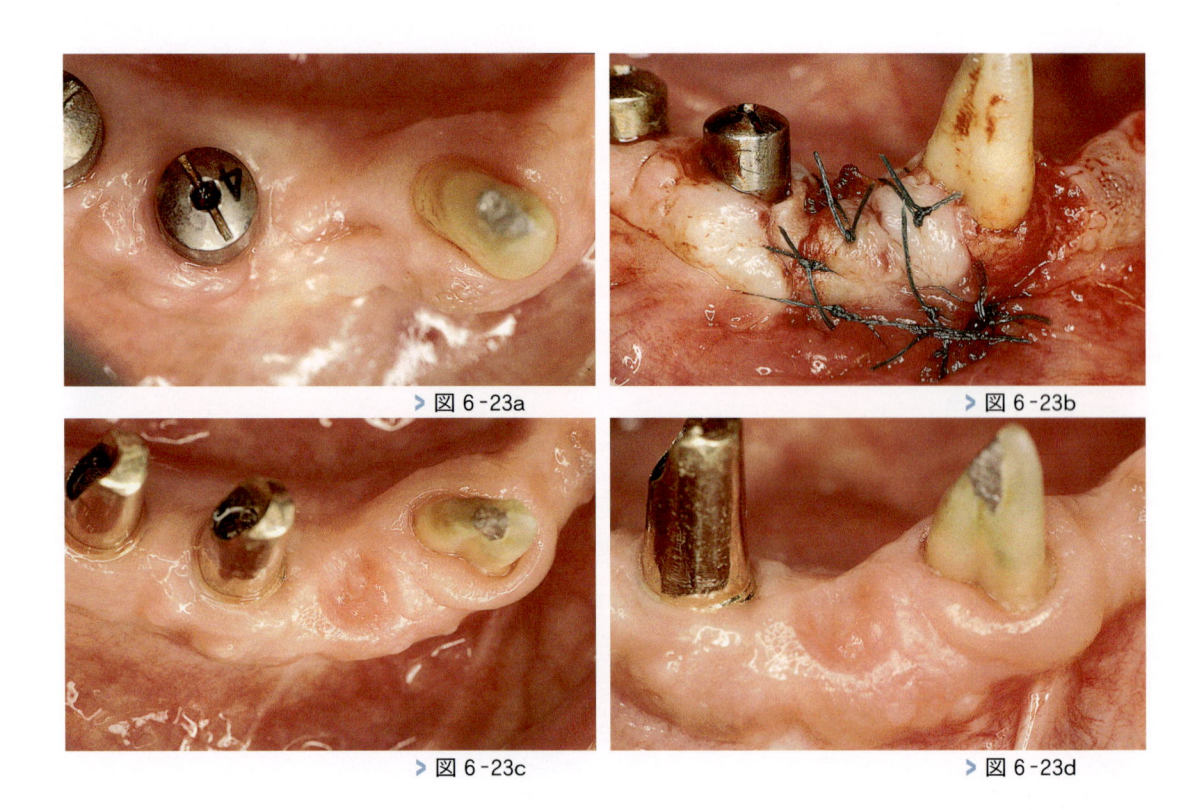

> 図6-23a > 図6-23b
> 図6-23c > 図6-23d

図23 （a, b）吸収した顎堤に対し，上顎大臼歯遠心部からのウェッジ・テクニックを用いた結合織移植と側方有茎弁移植を併用して，外科的に対処した（歯周外科はDr. Stefano Parma Benfenatiによる）．（c, d）これにより適切な角化歯肉の幅と同時に十分な軟組織のボリュームを獲得している．そしてオベート・ポンティック形態を有するプロビジョナル・レストレーションにより，理想的な軟組織形態が形成される．

> 図 6-24a

> 図 6-24b

> 図 6-24c

> 図 6-24d

> 図 6-24e

> 図 6-24f

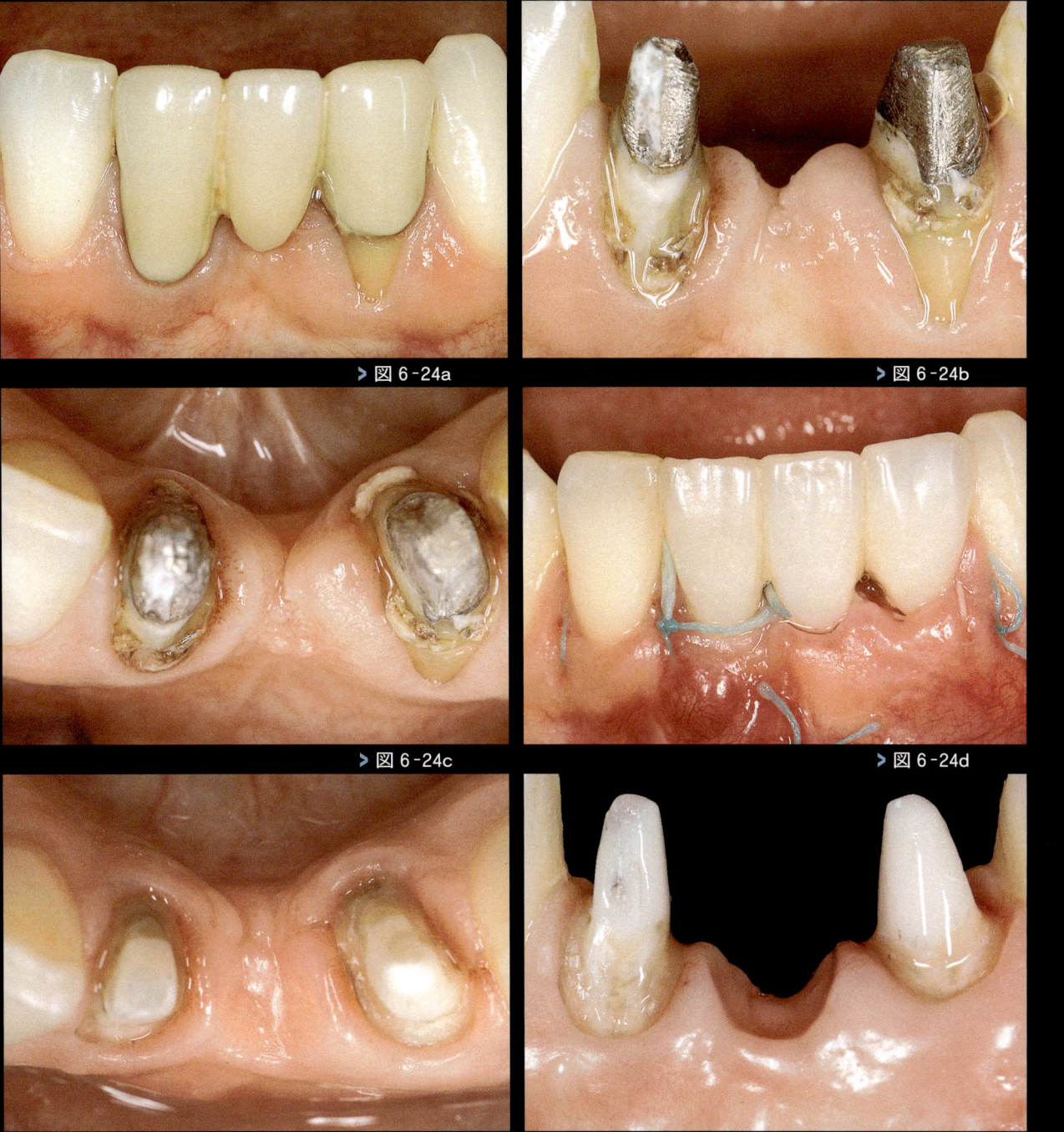

図 24 （a）患者は約10年前に装着された下顎前歯部の固定性補綴物の再治療を希望している．審美的に問題があるだけでなく左側側切歯部に歯肉の退縮が見られ，歯肉縁形態が大きくスキャロップ状となっている．（b, c）旧補綴物を除去したところ，裂開状の顎堤の欠損に加え頬舌的に重度の骨吸収が見られた．（d）歯肉退縮の見られる左側側切歯部の根面被覆と欠損顎堤部の形態改善のためにバイラミナー法，つまり側方有茎弁移植を併用した口蓋からの遊離結合織移植を行った（歯周外科は Dr. Stefano Parma Benfenati による）．プロビジョナル・レストレーションもポンティック基底面を適切な凹形態（オベート・ポンティック）に修正し，軟組織に弱い圧を与えた．（e, f）歯肉移植後，約6ヵ月目．欠損部顎堤はプロビジョナル・レストレーションを用いることによって適切な形態となり，外科的対処による顕著な組織造成と生理的な歯肉のスキャロップ形態の回復が見られる．

補綴的対応

　欠損歯槽堤部の吸収に対する外科的対応には臨床的に限界があり，つねに患者に提供できるオプションではない．

　顎堤の変化が垂直的方向だけに見られる場合(Seibert Class Ⅱ)，歯科技工士には歯頸部に歯根形態をデザインし，補綴的に長い歯に見えないようまた同時に歯間部の空隙も適切に閉鎖する[97]ことが求められる．

　顎堤の形態がさらに著しく不良でしかも頬舌的な欠損形態(Seibert Class Ⅲ)である場合(図6-25a, b)は，特別なメタル・デザインを用いたピンク陶材による歯肉つきの補綴物を作製する(図6-25c, d)．この手法によって欠損部顎堤吸収への補綴的な対応が可能となり，過剰な長さの歯冠を短くすることができる(図6-25e～j)[54]．とはいえ審美的観点から要求されるこの手法は，明らかに妥協的な選択肢ではある．

　また患者には清潔な状態に保つために，確実なスーパー・フロスの使用が義務づけられる．スーパー・フロスは補綴物のポンティック基底面下部を通せるため，同部に炎症が起きる危険性を減らすことができる．

抜歯後における対処法	
	外科的および補綴的考慮点
■ 抜歯窩治癒後の歯槽堤調整法	■ 欠損部歯槽堤の一層の削除→オベートポンティック形態のプロビジョナル・レストレーションによる歯槽堤形成
■ 外科的対応	■ 結合織移植→組織の安定のため最低6ヵ月間の待機
■ 補綴的対応	■ ピンク陶材を用いた歯肉フランジつきのメタル・セラミックスによる補綴処置

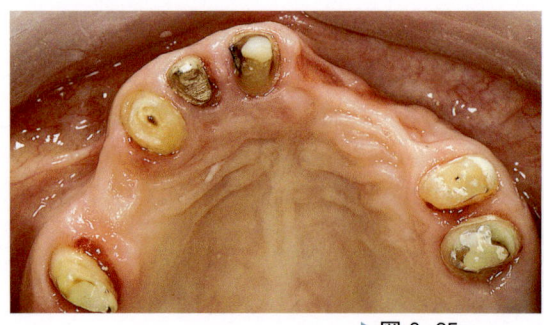

> 図6-25a 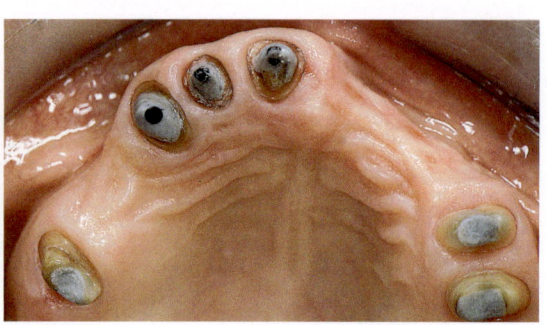　　　　　　　　　　　　　> 図6-25b

図25　(a)上顎の固定性補綴物をはずしたところ，補綴物周囲に炎症が見られ，骨欠損の存在が明らかである(Seibert Class Ⅲ)．患者は不良な顎堤形態に対する外科的処置を一切受け入れない．(b)吸収した欠損部顎堤のボリュームを補うことを目的としたピンク色のレジンによる歯肉つきのプロビジョナル・レストレーションを装着した．これは清掃性の維持はたいへん困難であるが，正確な適合と形態により歯周組織の炎症は完全になくなっている．

Chapter 6　歯肉の分析

> 図 6-25c

> 図 6-25d

> 図 6-25e

> 図 6-25f

> 図 6-25g

> 図 6-25h

> 図 6-25i

> 図 6-25j

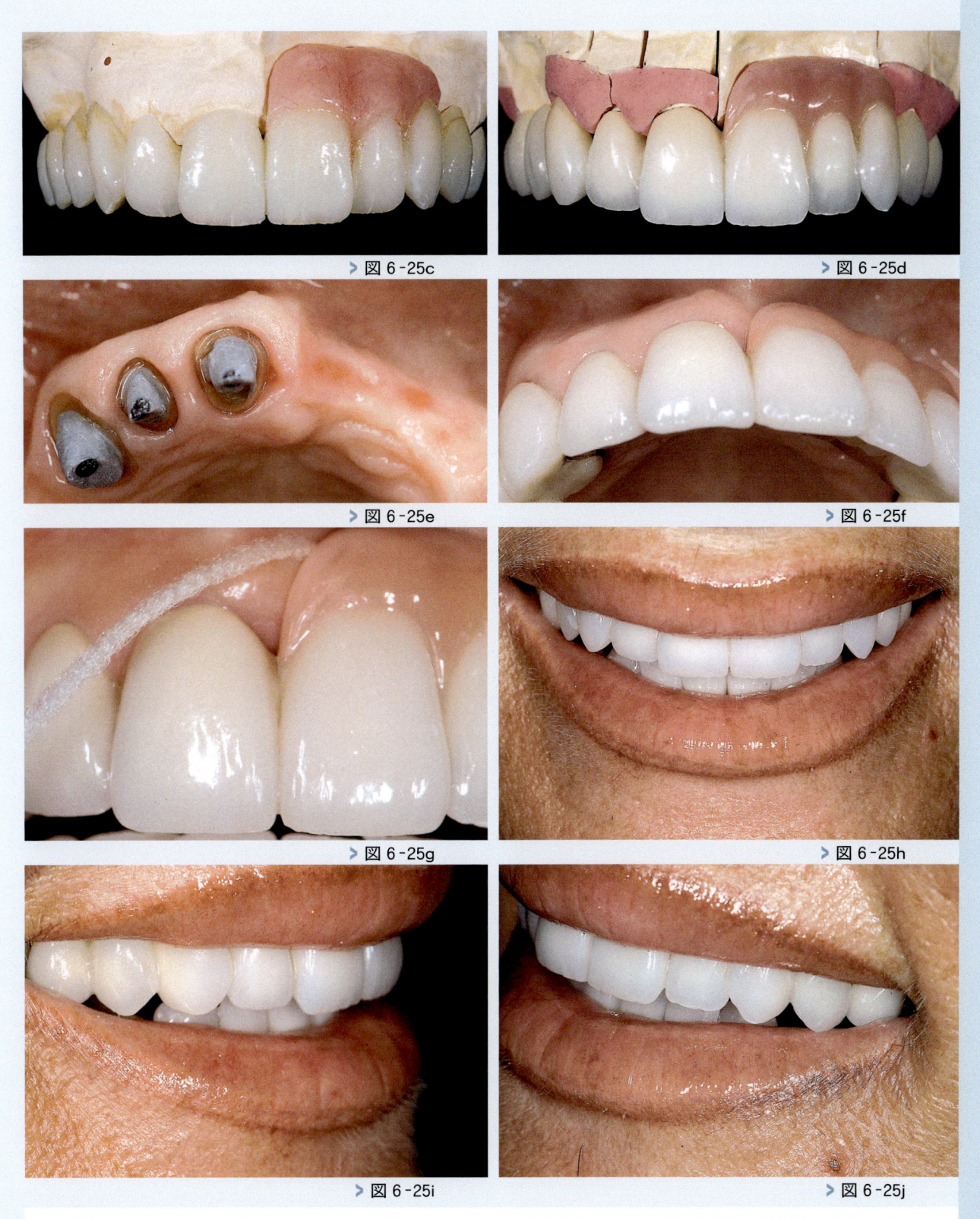

図25 （続き）(c, d)この補綴的対応による審美的効果，および患者自身による欠損部歯槽堤の清掃性の確認をプロビジョナル・レストレーションを用いて行ったところ，良好な経過が確認された．そこで，このプロビジョナルのデザインがそのままピンク陶材を用いたメタル・セラミックによる最終補綴物に再現される．(e)最終セメンテーション直前の咬合面間．軟組織は健全な状態である．(f)歯肉つきの最終補綴物によって，完全に元どおりの顎堤のボリュームを回復している．(g)この方法はプロビジョナル・レストレーションの段階で，患者による同部の清掃が可能であると判断された場合に限り，用いることのできる手段である．(h~j)補綴的な回復処置により，十分に調和したスマイルが獲得されている．ロー・スマイルラインであることから補綴的処置が表から目に触れることはない．

歯肉縁形態　欠損歯槽堤

インプラントによる固定性補綴処置

欠損歯槽堤の回復処置においては，インプラントを利用した固定性補綴装置を用いることにより，隣接するすべての歯に対する歯質の侵襲を回避することができる．

理想的なインプラント埋入

骨が十分に存在する理想的な条件のケースでは，インプラントの位置を近遠心的，そして垂直的方向，さらには頬舌的にも最適な位置に埋入することが可能となる．そして術前の診断用ワックス・アップに基づいて作製された外科用ステントを用いることにより，理想的な位置に正確にインプラントを埋入することができる．これにより補綴物に適切な機能を付与し，同時に唇側および歯間部の歯肉を理想的な形態に整えることができるため，きわめて自然観のある修復処置が可能となる．

インプラントの埋入位置と配列

抜歯を予定している場合，もっとも注意しなければならないことは，唇側の歯槽骨および隣接における骨頂をできる限り現状のままに保存することである．インプラント埋入後の周囲組織の退縮を防止するためには，唇側に2mm以上の歯槽骨の幅が維持されていなければならない(図6-26a)[98〜100]．さらに，隣接における軟組織および骨レベルを維持するためには，天然歯－インプラント間，およびインプラント－インプラント間に適切な距離を保つことが必要となる．

隣接における歯間乳頭

歯間乳頭の形成には，天然歯における適切なアタッチメント・レベルの存在が不可欠である[101〜104]．インプラントと隣接歯との間隙は最低でも1.5mm〜2.0mm以上のスペースを維持しなければならない(図6-26b)．さらにインプラントを並列する場合は，その間隔を最低3mm以上あける必要がある(図6-26c)[101, 103, 105]．

欠損部の近遠心的スペースが狭く，適切なインプラント間隙を獲得することができない場合，インプラントの埋入本数を欠損歯数より少なくすることも考慮するべきである．このような場合はインプラントを1本置きに配列することにより，隣接における歯間乳頭の形成が可能となる．

こういったことを考慮せずにインプラント間隙を狭く埋入した場合には，隣接における好ましくない骨組織の吸収が起こり，歯間乳頭の喪失といわゆるブラックトライアングルの発現を招く可能性がある．

図26　(a)唇側に最低2mm以上の歯槽骨を確保することにより，インプラント部の歯肉レベルの退縮を防止できる．(b)歯間乳頭を維持するためには天然歯とインプラントの間隙を最低1.5mm〜2.0mm確保する必要がある．(c)インプラント間の歯間乳頭形成のためには，最低3.0mm以上のインプラント間隙が必要である．インプラント体の隣接部が唇側の骨レベルよりも約1.5mm歯冠側に設定されている独特なスキャロップ・デザインを有するインプラントが開発されているが，これは隣接における骨高径を維持し，結果として歯間乳頭が保存される可能性を有している(図中ハイライト部参照).

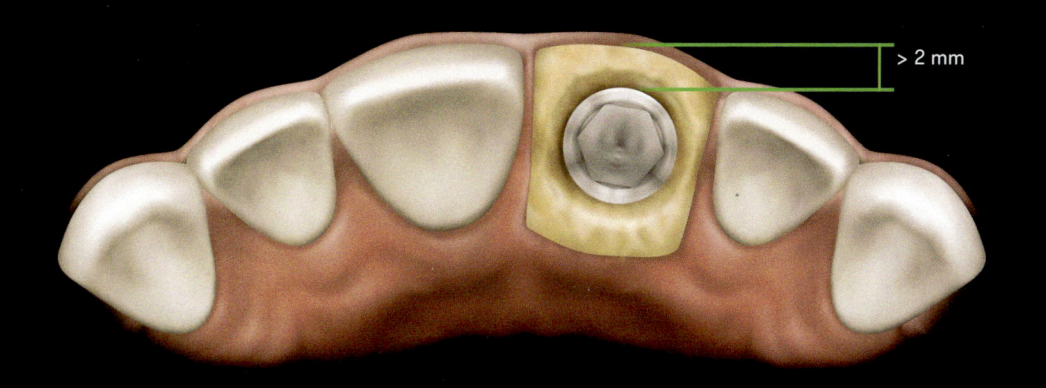

> 図 6-26a

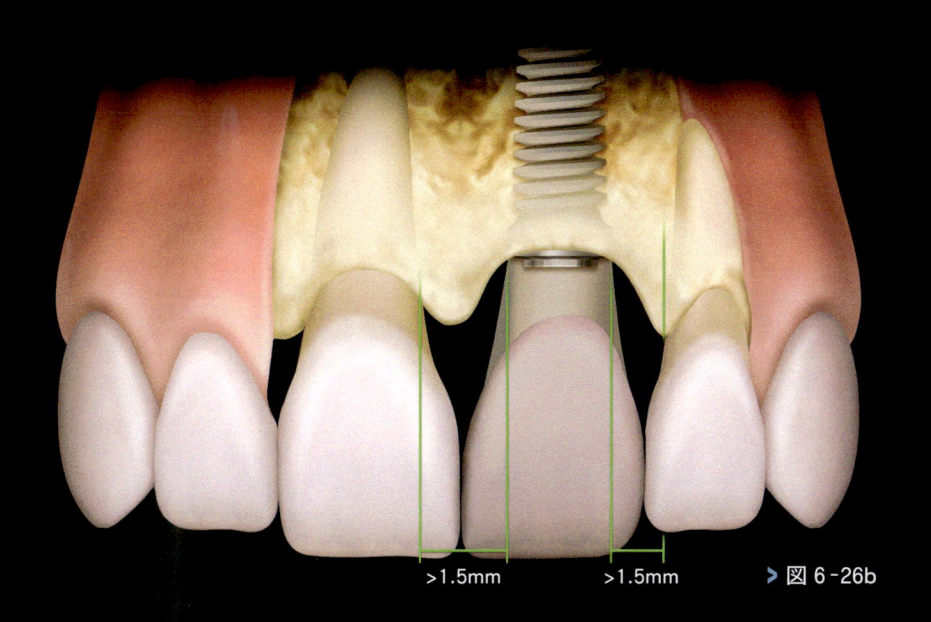

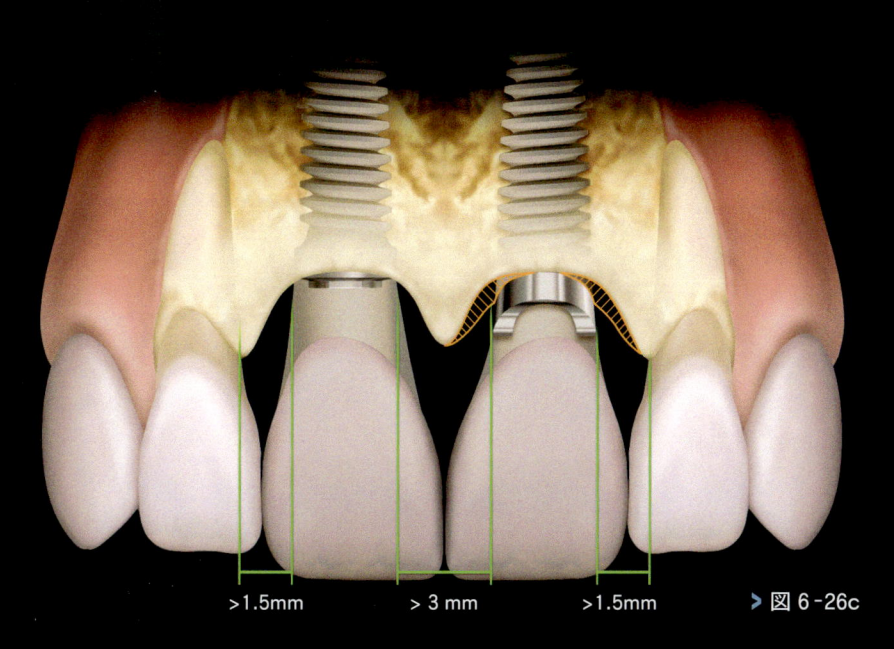

297

> 図 6-26b

> 図 6-26c

インプラント径

歯槽頂部に位置するインプラントのプラット・フォームのサイズは，できる限り同部位の歯の歯根径に近いものを選択すべきである[106]．つまり通常前歯部においては，上顎の中切歯と犬歯で4mmあるいは5mm径のインプラントが（図6-27a），上顎の側切歯と下顎の切歯では3.0mm〜3.3mm径のインプラントが選択される．しかしながら，近遠心的な距離，すなわちインプラント - インプラント間およびインプラント - 天然歯間に必要となる最低限の距離の確保がインプラント径の選択よりも優先されなければならない．理想的なインプラント径を正確に配分できるだけのスペース，あるいは天然歯との間隙に適切な距離をとるだけの十分なスペースが存在しない場合には，最終的に非審美的な結果とならないよう，当初に予定したインプラントよりも小口径のインプラントの選択が可能かを慎重に考慮する必要がある．

埋入深度

インプラント・ヘッドの設定位置は隣在歯の遊離歯肉縁，あるいは理想的な歯肉レベルより2〜3mm根尖側に位置させるべきである（図6-27b）[107]．それにより粘膜貫通部の軟組織形態を適切な環境に再建することが可能となるため，修復物にきわめて自然なエマージェンス・プロファイルを与えることができる．理想的なインプラント径の埋入が不可能で小口径のインプラントが必要となる場合は，これよりもやや深めの埋入とすべきである．それにより，修復物により緩やかな立ち上がりのエマージェンス・プロファイルを与えることができる[103]．

不適切な埋入位置

上述したようにインプラントを埋入する際，もっとも注意を払うべきことは唇側の骨幅を少なくとも2mm以上維持することである（図6-28a）．インプラント埋入位置が唇側に寄りすぎた場合，唇側の歯槽骨がきわめて薄くなり，その結果骨吸収を引き起こす可能性さえ出てくる．これは必然的に歯肉レベルの退縮だけではなく，もっとも重要な初期固定の喪失を招くこととなる（図6-28b）．

逆に埋入位置が舌側に寄りすぎた場合には補綴物の製作において，修復物の歯頸部に段差ができてしまう．これは審美的な観点からすれば間違ったインプラント・ポジションを補正する効果がある一方，生体力学的な観点からは決して理想的とはいえず，さらには術後の清掃性の維持がいっそう困難となる（図6-28c）．

図27 (a)上顎の前歯部領域における中切歯と犬歯の最適なインプラント径は4〜5mmである．(b)理想的なインプラント・ヘッドの設定位置はセメント - エナメル境，あるいは隣接歯の歯肉レベルよりも2〜3mm深い位置である．

図28 (a)最適な3次元的インプラント・ポジション．(b)唇側に寄りすぎたインプラント・ポジション．(c)口蓋に寄りすぎたインプラント・ポジション．

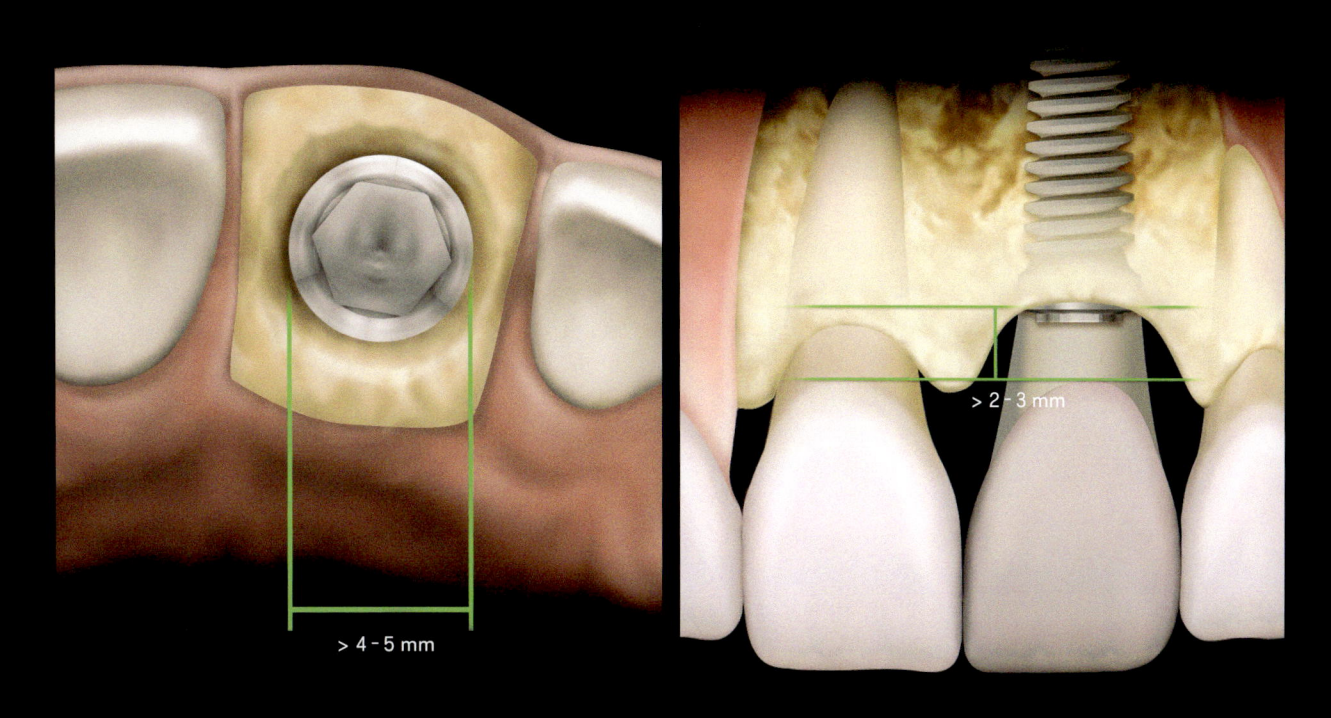

> 図 6-27a　　　　　　　　　　　　　　　　　　　> 図 6-27b

> 図 6-28a　　　　　> 図 6-28b　　　　　> 図 6-28c

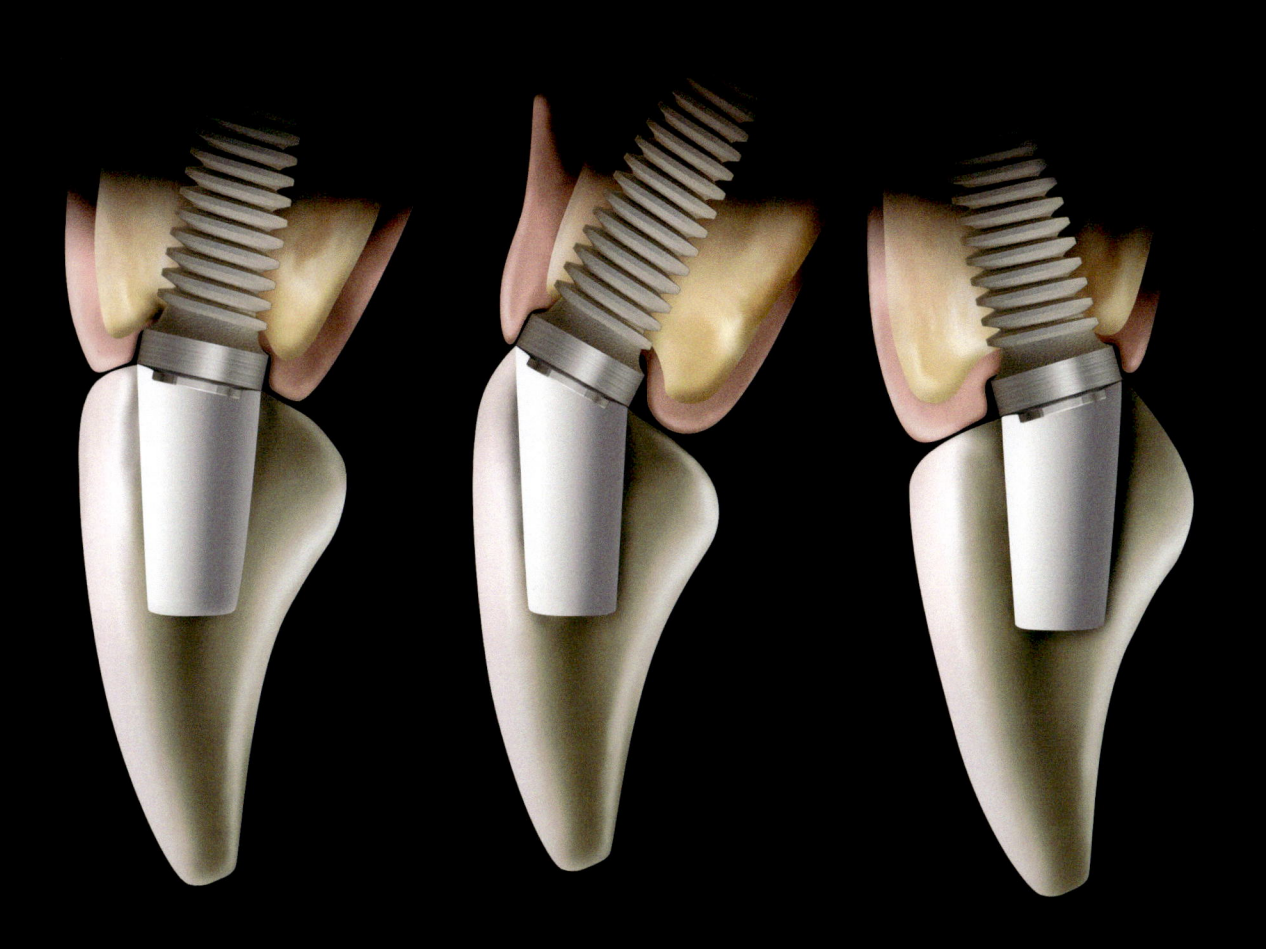

抜歯前における対処法

外科的侵襲の少ない抜歯

根管不良歯やう蝕あるいは垂直的な歯根破折が原因で抜歯が必要となる大半のケースにおいて，歯槽骨および歯肉レベルにいかなる変化も与えずに抜歯することが可能である（図6-29a〜f）．ところが支持歯周組織の重度の喪失が原因で抜歯となる場合，あるいは抜歯の際に唇側および隣接の歯槽骨に損傷を与えた場合は明らかな変化が起こる．

矯正的対応

抜歯前の矯正的対応により，歯の挺出と同時に周囲支持器官を歯冠側に移動させることができる[108〜112]．この方法により，抜歯あるいはインプラントの埋入によって必然的に起こる骨の喪失を（最低限ではあるが）補償することが可能となる．また，この矯正的挺出によって根尖相当部に骨の添加がなされ[113]，さらに歯冠側においても理想的な修復物辺縁の仮想レベルよりも高い位置（2 mm以上）まで軟組織のスキャロップ形態を確実に再現することができる（図6-29g〜i）．これにより外科後の必然的な組織吸収が補償される（図6-29j）[103]．

歯肉縁形態　欠損歯槽堤

インプラント支持による固定性補綴処置

抜歯前における対処法

- 外科的侵襲の少ない抜歯
- 矯正的対応
- 抜歯後即時埋入

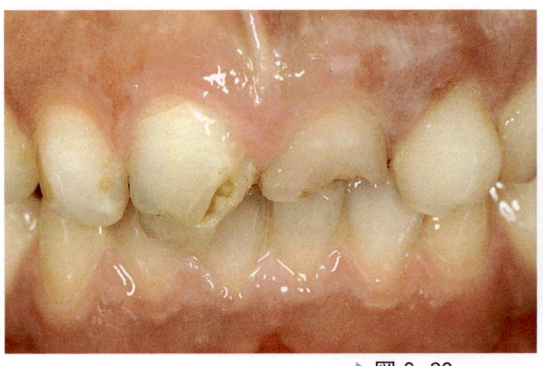

▶ 図6-29a 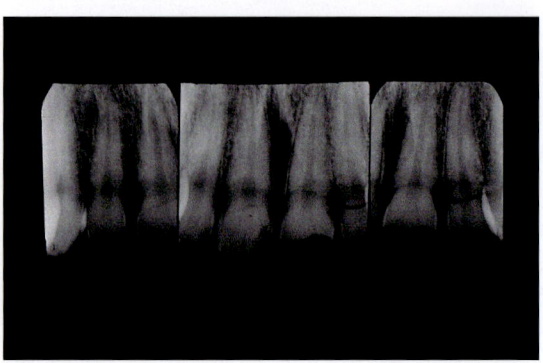　　▶ 図6-29b

図29　（a）患者は若い（21歳）男性．交通事故で上顎の両側中切歯が歯冠部の破折を起こしており，治療が必要であった．（b）エックス線により上顎左側の側切歯にも歯頸部における破折が見られた．

> 図 6-29c

> 図 6-29d

> 図 6-29e

> 図 6-29f

> 図 6-29g

> 図 6-29h

> 図 6-29i

> 図 6-29j

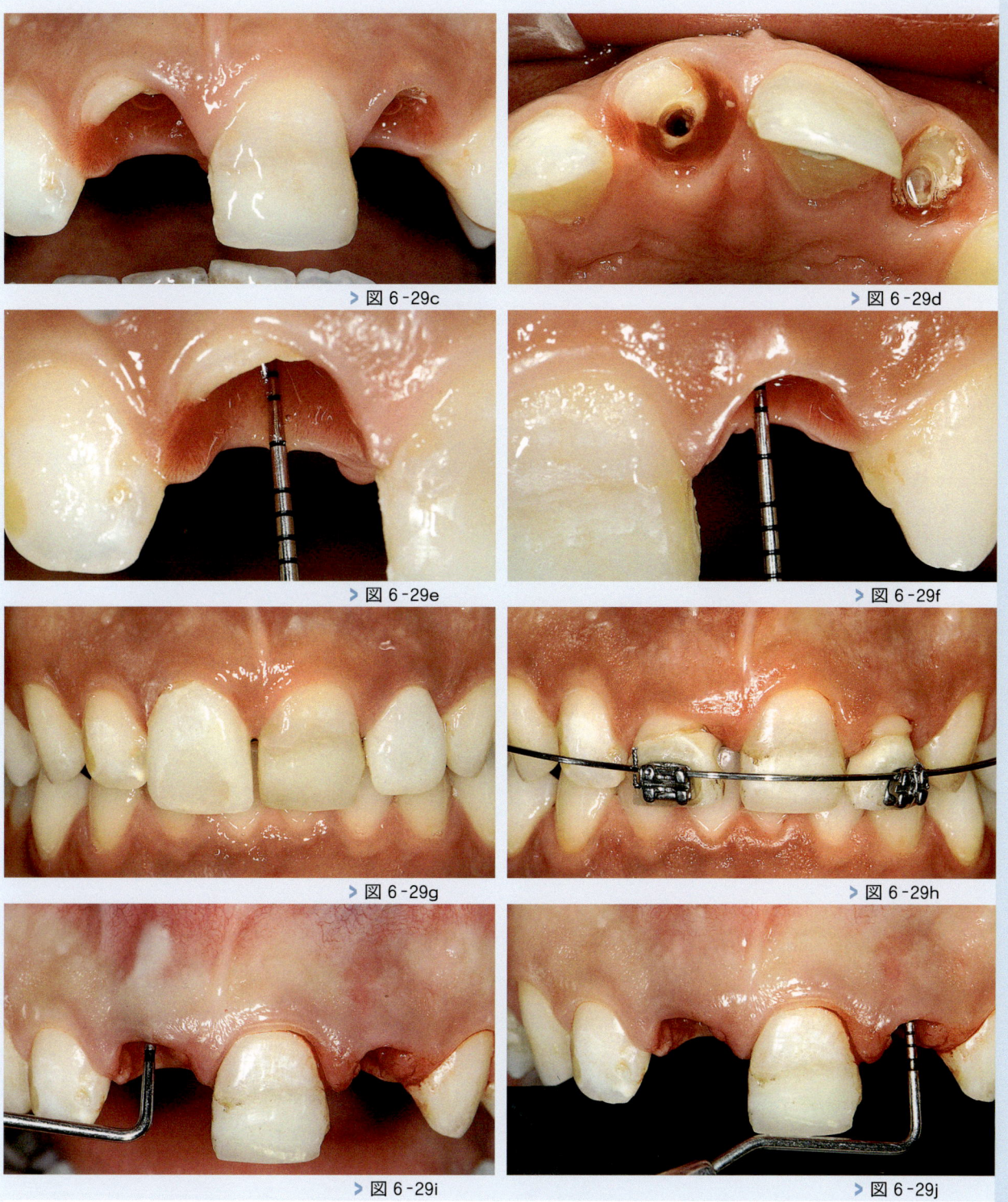

図29 (続き)(c～f)破折の深度を測定したところ，上顎右側の中切歯は根尖にまで及ぶ深い破折であることがわかる．右側中切歯と左側側切歯の歯冠破折部を除去した後プローブを用いて診査したところ，特に口蓋側で歯肉縁下にまで及ぶ明らかに深い破折が存在している．この2本の破折歯は保存不可能であり，抜歯後即時埋入法によるインプラントの治療計画が適応となる．理想的な骨レベルの維持あるいは造成を行うため，抜歯予定歯の術前における矯正的挺出を行う．(g, h)矯正治療を行うためにどちらの歯も根管治療を行い，ポストつきのプロビジョナルを装着してブラケットをセットした(矯正治療は Dr. Giulio Alessandri Bonetti による)．応急的な手段として上顎左側中切歯は根管治療を行い一時的にコンポジット・レジンをビルドアップしている．(i, j)矯正治療の終了と同時に両歯牙の抜歯を行い骨造成を伴うインプラントの即時埋入を行っていく(インプラントの埋入は Dr. Sascha A Jovanovic による)．プローブを用いて歯槽窩内壁の唇側中央部を診査したところ，左側側切歯の唇側骨壁は保存されていることがわかった．ところが右側中切歯は抜歯窩の骨頂部で十分な骨壁が存在していないことが判明する．

インプラントの抜歯後即時埋入

抜歯即時埋入インプラントが可能となるには抜歯窩の形態（骨壁数）およびサイズが適切であること，そして残存する支持歯槽骨に感染がなく良好な初期固定に必要とされる支持骨が量的，そして質的にも十分に存在していることが条件となる[111]．最終的な審美的効果を高めるためしばしばフラップを開かずにインプラントを埋入する場合がある（図6-29a～c）[31,114～120]．ところがこの方法は外科的な侵襲をもっとも少なくできる一方，骨の厚さを正確に把握することが不可能であり，またインプラントを埋入する際，唇側の皮質骨が必要以上に薄くなりやすく，その結果歯槽骨の裂開および唇側の歯肉レベルの低下という危険性が高くなる．

また抜歯部位へのインプラント即時埋入ではインプラント表面とそれを取り囲む歯槽骨との間に存在するスペースに対する問題も考慮しなければならない．インプラント周囲に空隙が存在する場合，それは必ずしも骨再生のためのメンブレン，あるいはバリアの適応とはならないことから通常の即時埋入の場合は従来どおりのsubmerged法を用いるべきである．実際いくつかの文献[121～126]では，インプラント周囲の空隙が新生骨の添加によって満たされる間隙の限界距離を0.5mm～1.0mmであるとしている（いわゆるジャンピング・ディスタンス[121]）．もちろんこれは欠損部の骨形態やインプラントの表面性状，あるいは治癒の期間などによっても異なる．しかしPerssonら[127]によれば，2mm以上の空隙が存在しても完全に治癒するという報告をしている．ところがスペースの大きさが治癒可能な許容量を大きく超える場合，インプラント周囲に骨欠損が生じる．これによりインプラントのオッセオインテグレーション獲得が阻害されるか，あるいはまた歯冠側におけるインプラント周囲の組織に吸収が起こり，クレーター状の欠損を生じる可能性がある．こういった場合はやはりインプラント周囲にバリア・メンブレンを用いた手段をとるべきである（図6-29o～r）．

抜歯と同時のインプラントの即時埋入，あるいは埋入直後にプロビジョナル・レストレーションを装着する方法は，術後の歯肉レベルを下げる可能性がある[108,128～130]．実際，いくつかの調査結果[131,132]によればこれらの手法により硬組織あるいは軟組織が，どちらもその治癒過程において1～1.5mmの退縮が起きるとしている．さらにこの退縮はアバットメントあるいはプロビジョナル・レストレーションによる軟組織への早期の，あるいは過度の圧迫によって助長されるとしている．

図29（続き）(k～m)側切歯部へのインプラント埋入は軟組織への侵襲をできる限り防ぐために，フラップを設けずに抜歯後即時埋入を行った．(n)左側側切歯部のインプラントは右側中切歯部に骨造成が必要となることから，埋入と同時の即時機能を伴うプロビジョナルの装着をせず，ヒーリング・アバットメントを用いて治癒させることにした．そしてその右側中切歯部の骨欠損に対してはインプラント埋入と同時の骨造成が必要となる．(o)歯間乳頭を保存するため2箇所に縦（垂直）切開を入れ全層弁によりフラップを挙上する．審美性の獲得と生理的な軟組織のスペースを考慮し，インプラント・トップの位置を唇側の歯肉縁から2.5mm根尖側に設定した．(p, q)インプラント唇側の骨欠損部には鼻下部より採取した自家骨移植を行い，非吸収性のextended PTFE膜で被覆した．(r)軟組織の厚さを増やすためにメンブレンの上に遊離結合織移植を行った．フラップを元の位置に戻し移植部を完全に閉鎖した．完全な骨再生とオッセオインテグレーションに必要とされる8ヵ月の間は，決して患部の治癒を妨げないよう注意した．

図6-29k

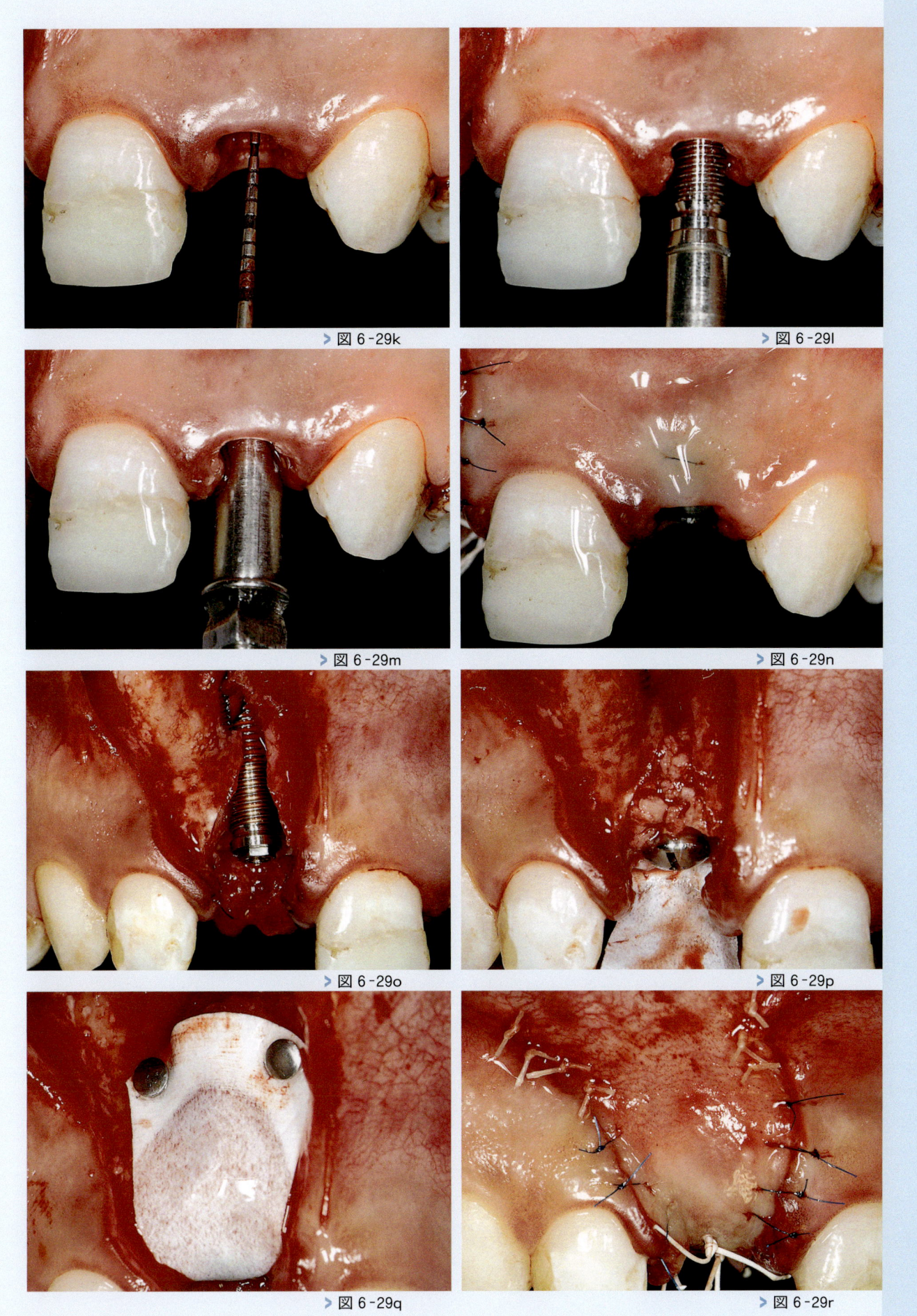

図6-29l

図6-29m

図6-29n

図6-29o

図6-29p

図6-29q

図6-29r

303

2次手術とアバットメントの装着

完全埋入型インプラントのケースではインプラント・ヘッドの露出およびアバットメント装着は埋入後3〜6ヵ月で行うべきである（図6-29s〜v）[133,134]．一般的にはインプラント・ヘッドを露出後，6〜12ヵ月で硬組織および軟組織の退縮がおよそ1mmは見られるといわれている[135,136]．この組織変化は完全埋入，あるいは歯肉貫通型埋入のどちらにも同程度に見られるようである[105,137〜143]．インプラント周囲組織の厚みが十分に存在するケースにおいては軟組織を隣在歯の歯肉縁の位置，あるいは理想的に想定された最終補綴物の歯肉縁のより少なくとも2mm歯冠側に位置させることにより，インプラント・ヘッドの露出後におけるこの組織退縮が補償される（図6-29w, x）[144〜146]．結合組織移植はさらに有効な方法である．術後組織が完全に成熟すれば，こういった手法を用いることによってプロビジョナル・レストレーションを利用した軟組織の適切な環境改善を行うことが可能となる[105]．

インプラント治療

歯　肉　退　縮
リスクファクター
■ スキャロップで薄い歯肉
■ 角化歯肉の不足
原因
■ 唇側に寄りすぎたインプラントの埋入→唇側歯槽骨幅＜2mm
■ 即時埋入および即時修復処置→1〜1.5mmの組織退縮
■ インプラントトップの露出とアバットメント装着→1〜1.5mmの組織退縮
■ アバットメント脱着の繰り返し→インプラント周囲上皮剥離による組織退縮
■ プロビジョナルによる過度のあるいは早期の組織圧迫→軟組織安定の遅延
■ 不適切なアバットメントおよび補綴形態→正しいエマージェンス・プロファイルを付与

> 図 6-29s

> 図 6-29t

> 図 6-29u

> 図 6-29v

> 図 6-29w

> 図 6-29x

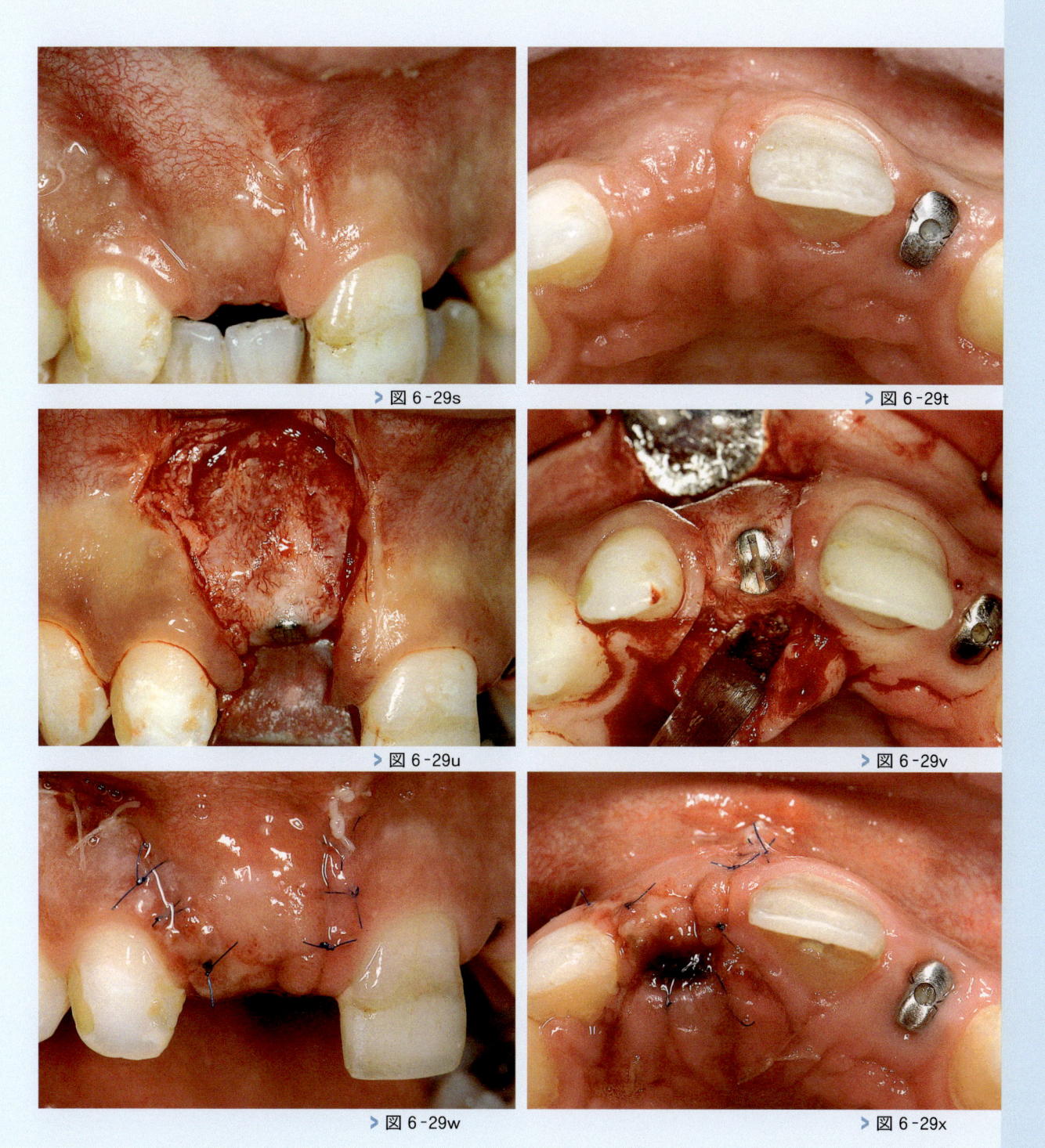

図29 （続き）（s, t）外科処置後の治癒期間は可徹性の局部床義歯を装着し，インプラント部を圧迫しないように注意した．完全埋入型のインプラント・ヘッド部を埋入後8ヵ月目に露出させる（2次外科手術）（インプラント外科はDr. Sascha A Jovanovicによる）．（u, v）メンブレンとボーンタックを除去したところ，唇側および咬合面観においてインプラント体および頸部周囲に完全な骨の再生が見られる．（w, x）軟組織を歯冠側方向に牽引し，ストレートの短いヒーリング・アバットメントを装着した後，歯肉弁で被覆して縫合した．この方法により十分な軟組織のボリュームを獲得できる．そしてカスタム・プロビジョナル・レストレーションを用いることにより補綴的に理想的な軟組織の状態を創出することが可能となる．

● 補綴的考慮点と対応

理想的なプロビジョナル・レストレーション

インプラント埋入部を開窓してインプラント・トップを露出した後，適切なカントゥアを付与したプロビジョナル・レストレーションを利用して，軟組織の治癒と成熟を誘導する（図6-29y, z）．インプラント・トップ周囲の軟組織においてはプロビジョナルに適切なエマージェンス・プロファイルを与えることにより，最適な粘膜貫通部の形態の獲得および歯間乳頭の形成が可能となり，結果として理想的な歯肉のスキャロップ形態が得られる[103,147,148]．また，確定的な修復処置に着手するには軟組織の十分な安定が得られていなければならない．前歯部領域においては，インプラント・トップ露出後の歯肉組織の成熟には6ヵ月間が必要となる（図6-29aa）．

そして審美的な軟組織形態を獲得するため，患者の口腔内に十分に適合したプロビジョナル・レストレーションのカントゥアを最終的な補綴物に正確に複製しなければならない[148]．プロビジョナル・レストレーションの粘膜貫通部形態に沿って形成された歯肉縁下の空隙はカスタマイズ・トランスファー・コーピングを利用することにより，正しくデュプリケートされる．これにより最終修復物を仕上げるために必要なすべての情報が正確に歯科技工士に伝達される（図6-29bb～dd）．

抜歯前における対処法

外科的および補綴的考慮点

■ 外科的侵襲の少ない抜歯	■ 頬側の骨頂を保存するためのパラタル・アプローチ
■ 矯正治療による補償	■ 抜歯予定歯の歯冠側方向への挺出（＞2mm）
■ インプラントの抜歯後即時埋入	・必須条件　■ 初期固定（残存支持歯槽骨の診査） 　　　　　　■ 確実に感染が存在しない ・1回法　■ 歯肉貫通型埋入インプラント→即時，早期，あるいは遅延のプロビジョナル・レストレーション 　　　　　→組織吸収（約1mm） ・2回法　■ 完全埋入型インプラント→3～6ヵ月後のインプラント・トップ露出
■ 2次手術とアバットメントの装着	■ 組織吸収（約1mm）→外科的補償（弁の歯冠側移動あるいは結合織移植）
■ プロビジョナル・レストレーションを用いた軟組織形成	■ 最適な粘膜貫通部の形態を獲得するための正確なエマージェンス・プロファイルの付与 ■ カスタマイズ・トランスファー・コーピングを用いたプロビジョナル・レストレーションの歯肉縁下カントゥアの再現 ■ 前歯部→組織の成熟が完了（6ヵ月）してから最終的な修復物を仕上げる
■ 確定的補綴処置	・前歯部：セラミック・アバットメントおよびオールセラミック・クラウン選択の評価：　■ スマイルライン　■ 咬合機能の改善

> 図 6-29y

> 図 6-29z

> 図 6-29aa

> 図 6-29bb

> 図 6-29cc

> 図 6-29dd

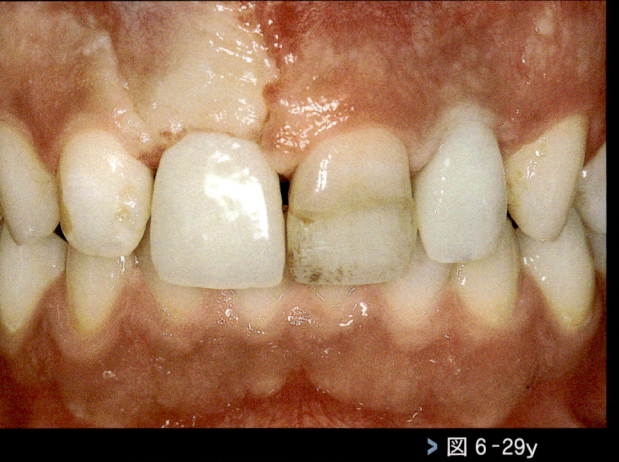

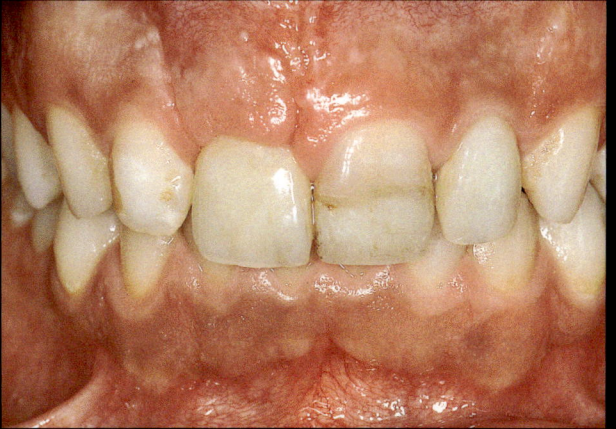

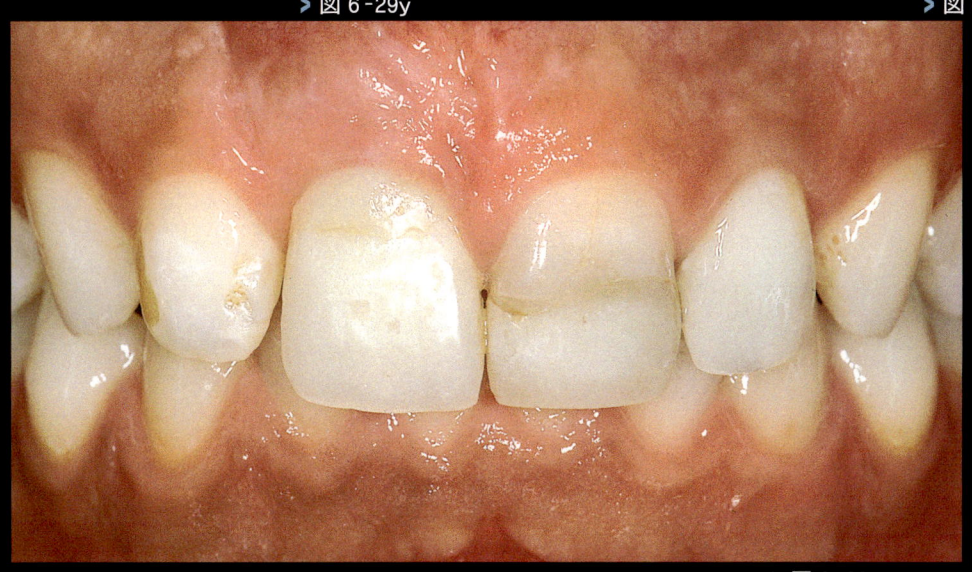

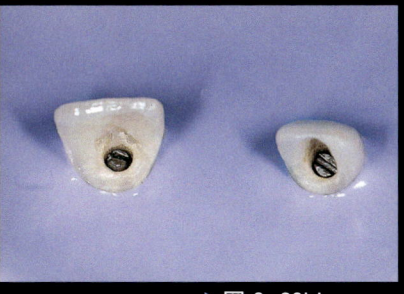

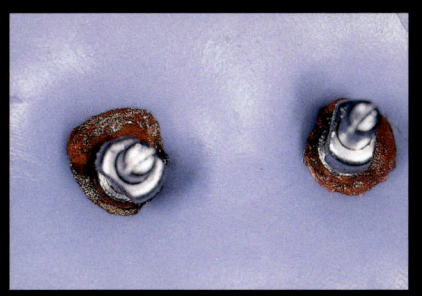

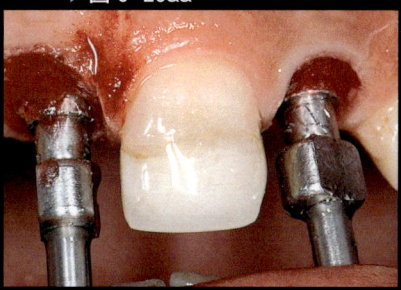

図29 （続き）（y）中切歯部のインプラントは，インプラント露出後2週目にセラミック・アバットメントをセットし，プロビジョナル・レストレーションを装着した．周囲軟組織はわずかに圧迫され，歯肉レベルは反対側側切歯に比べわずかに歯冠側に位置されている．対照的に左側側切歯インプラント部のプロビジョナル・レストレーションは正しい歯肉縁の位置に組織の治癒が見られる．（z）1ヵ月後，軟組織はまだリモデリングの過程であるが中切歯インプラント周囲の歯肉縁はこの段階では反対側よりも歯冠側に位置している．完全な治癒を待つ期間，周囲組織にそれ以上の圧を加えないようにする．（aa）2次外科後6ヵ月目に，右側中切歯インプラント部はプロビジョナル・レストレーションの歯頸側3分の1にレジンを盛り足す．修復物のエマージェンスを頬側に広げることにより若干歯肉レベルが根尖方向へ移動し，両中切歯間の歯肉縁レベルが理想的な状態に整えられる．造成処置を行わなかった側切歯は外科後1ヵ月の歯肉レベルを維持しており，造成処置のなされた中切歯部も，この段階で組織の安定が達成されたことが確認される．さらに垂直切開を行ったことによる瘢痕の残存はそれほど目立たず，全体的な歯肉の調和と審美的なバランスに貢献している．（bb）エマージェンス・プロファイルを正確に複製するため，プロビジョナル・レストレーションをいったんとり外し，技工用アナログに接続し歯頸部分を覆うようシリコン材の中に埋没する．（cc）シリコン硬化後にプロビジョナル・レストレーションのスクリューをはずし，2つのインプレッション・コーピングをラボ・アナログに接続する．プロビジョナル・レストレーションの歯頸部カントゥアによって形成され，その状態を複製した粘膜貫通部のスペースに自家重合レジンを流し込む．（dd）このようにしてカスタムメイドされたコーピングをインプラント・ヘッドに装着し，最終印象採得を行う．

最終補綴

今日，審美的な補綴物を作製するための補綴コンポーネントとしては非常に多くのものが提供されており，補綴家は良好な結果を得るために幅広い選択が可能となる．

もっとも一般的に使用されているチタン性のインプラント・コンポーネントは薄い歯肉を透過して歯肉のディスカラーレーションとなるため，ハイ・スマイルラインの患者においては好ましくない．

チタン製アバットメントによるこの審美的な限界はアルミナあるいはジルコニア製のセラミック・アバットメントを使用し，上部構造にオールセラミックス・クラウンを用いることにより改善することが可能となっている（図 6-29ee〜gg）．ところがどんなに注意深く咬合状態をチェックしても実際の口腔内ではかなりの煩雑な機能を伴うことから，セラミック・アバットメントの使用は破折の危険性を回避するために前歯部領域に限定することが望ましい．

これらのアバットメントは実験上では高い抵抗性が証明され，確実な安全性を保障しているにもかかわらず，残念ながらこの選択を臨床科に推奨できるだけの中長期的なフォローアップスタディは，特にジルコニアの場合わずかしか存在していない[149]．前歯部においては，このタイプのアバットメントは理想的な光の透過能力があるため，上部構造にオールセラミックス・クラウンを用いることで全体的な審美的効果を高め，修復物の十分な予後と長期性を確実にする（図 6-29hh〜vv）[150〜154]．

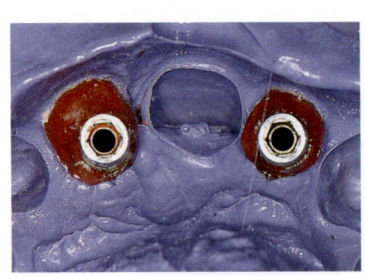

> 図 6-29ee

> 図 6-29ff

> 図 6-29gg

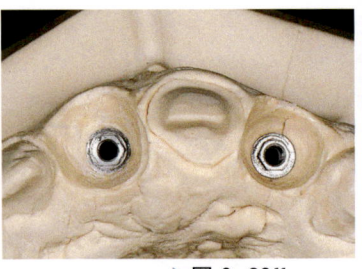

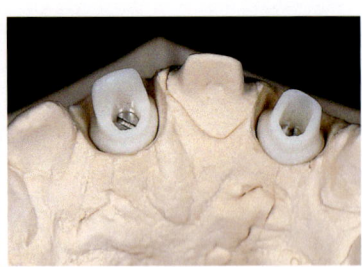

図 29 （続き）(ee, ff)印象を撤去し石膏模型を作製する．プロビジョナル・レストレーションによって獲得された粘膜貫通部の状況が模型上に移され，カスタム・アバットメントが複製される．(gg)CAD/CAM システム（Procera；Nobel Biocare, Goteborg, Sweden）によるアルミナあるいはジルコニア製のアバットメントを用いることによって審美的に理想的な結果を得ることができる．(hh)補綴治療は外傷を受けた3切歯のみを行っているが，歯と口唇の関係においてより完全な審美性を獲得するためには他の歯も含めた前歯部全体の改善が必要である．たとえば上顎右側側切歯にはコンポジット・レジンによる修復が見られるが，この歯と隣接する中切歯との間にはなお若干の空隙が見られる．さらに付け加えれば上顎犬歯は両側とも隣接する第1小臼歯の切縁から約1mmほど短く，舌側に傾斜している．(ii)そこでこの若い患者のスマイル時における審美性を改善するため，両側の犬歯部および右側の側切歯にはラミネート・ベニアによる修復治療を行うことに決定した．(jj)上顎6前歯部に理想的なバランスに整えたプロビジョナル・レストレーションを作製し口腔内に装着する．ここでは前歯部と臼歯部領域との分岐点となる犬歯が最終的により重要な役割を担う（第5章，P.168参照）．(kk〜mm)6前歯はすべてオールセラミックスにより修復物を作製．臨床的評価を経たプロビジョナル・レストレーションは理想的な形態，歯の比率および歯の配列を忠実に再現している．クラウンおよびラミネート・ベニアを作製する場合，歯科医師および歯科技工士どちらにとっても同一種類のセラミック材料であることが望ましい．クラウン作製のためのオクルーザル・スペースが狭いためにセラミックの厚みが薄くなることを考慮し，咬合による高い負荷への抵抗性，そして審美性を十分に備えているアルミナ製の材質（Procera）が選択された．

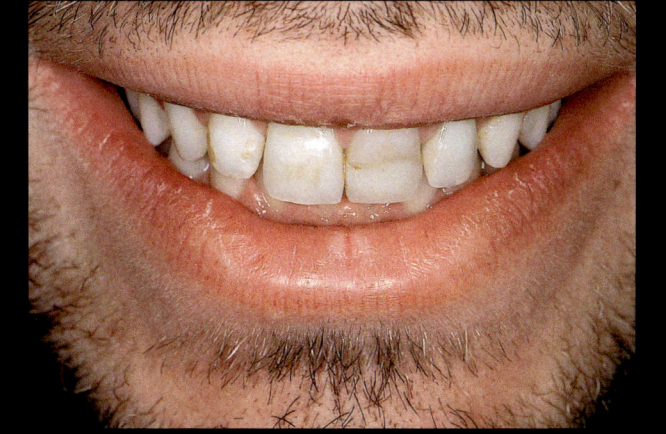

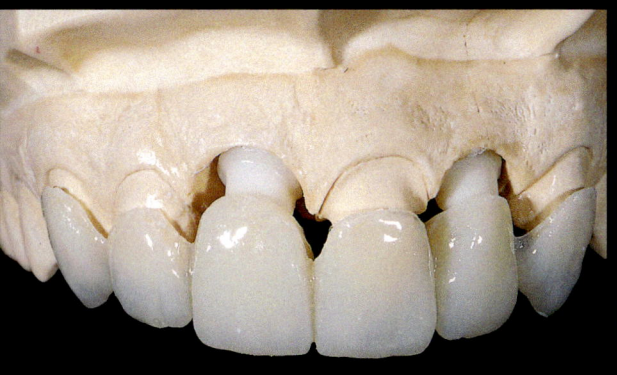

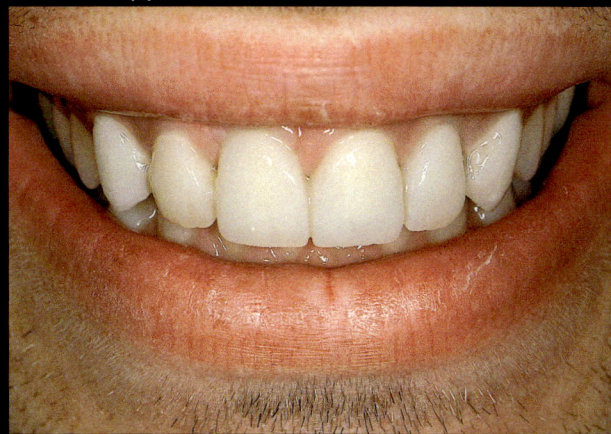

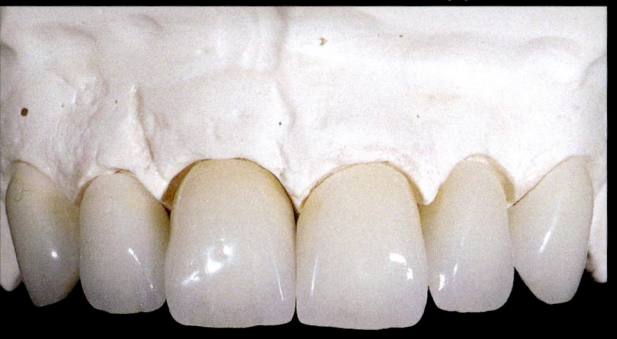

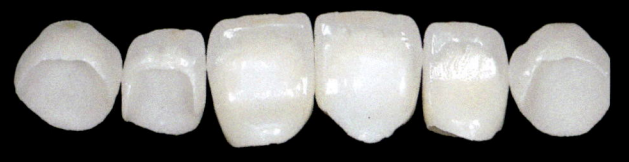

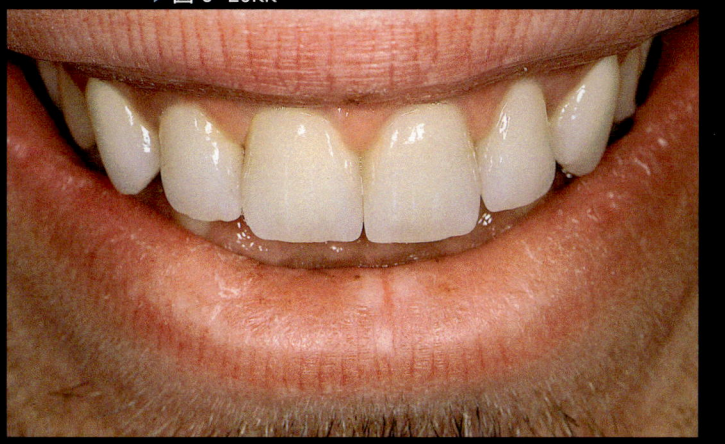

> 図6-29hh

> 図6-29ii

> 図6-29jj

> 図6-29kk

> 図6-29ll

> 図6-29mm

> 図 6-29nn

> 図 6-29oo

> 図 6-29pp

> 図 6-29qq

> 図 6-29rr

> 図 6-29ss

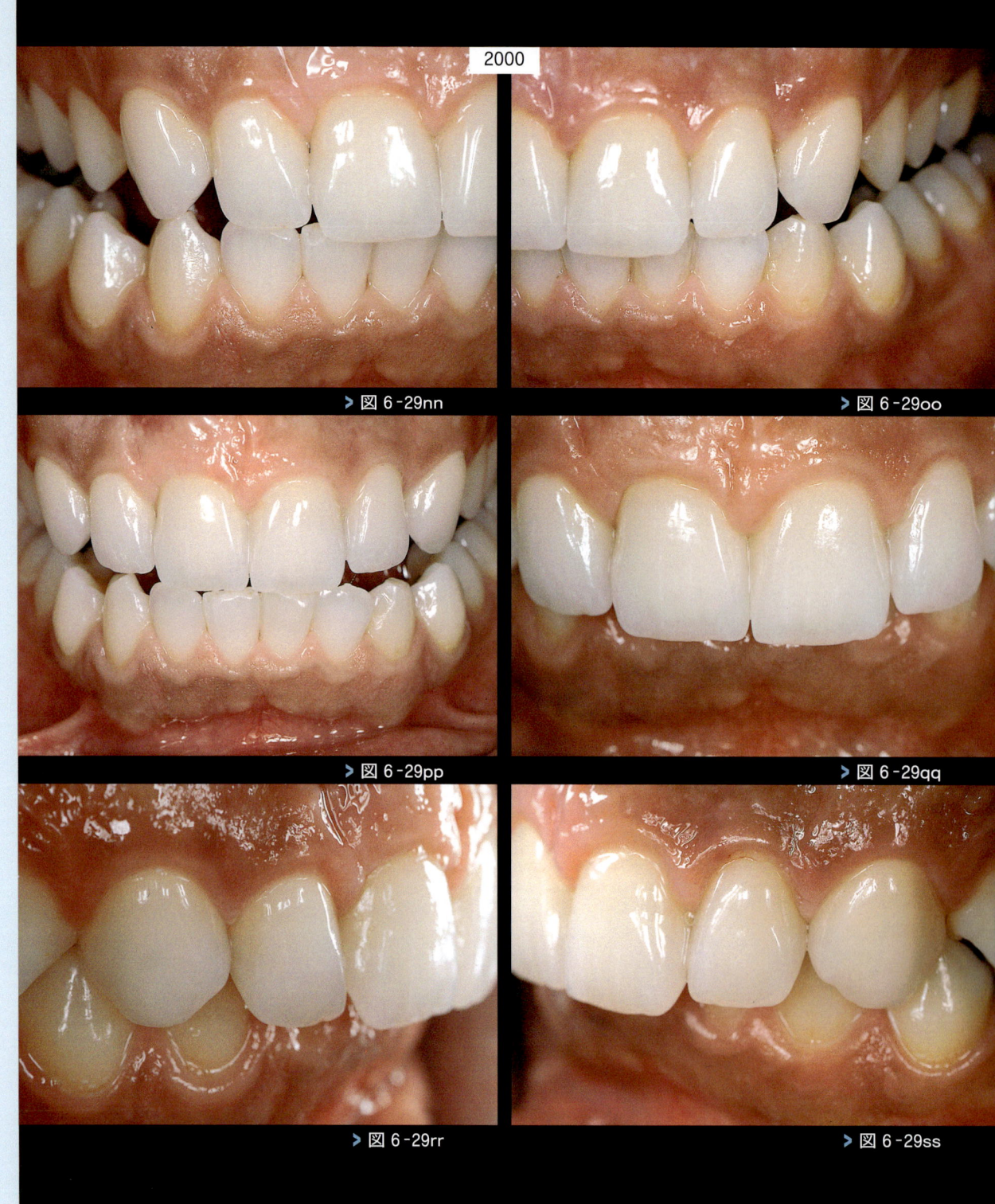

図29 （続き）（nn～pp）側方および前方運動時における臼歯部のディスクルージョンを獲得．修復物の機能的な調和も満足いく結果が得られている．（qq）天然歯およびインプラントの修復物はどちらも生物学的に良好な関係が築かれている．（tt～vv）補綴物装着後3年目．6前歯修復物は臨床的，そしてエックス線的に全体的な調和が維持され，歯肉縁形態も理想的な調和が保たれている．

2003

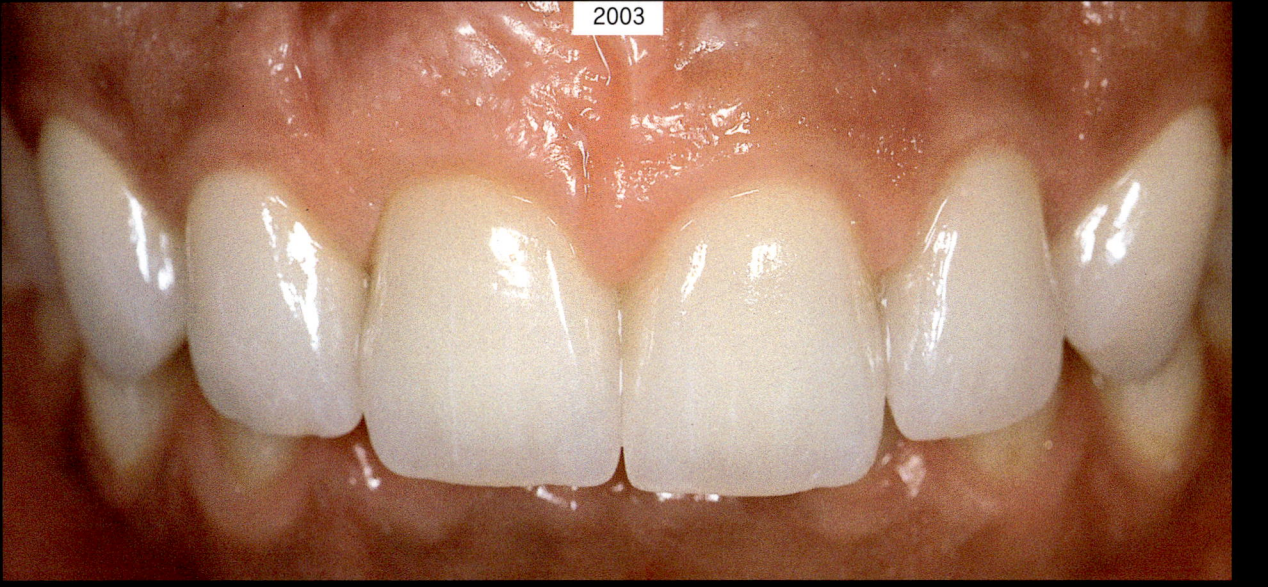

> 図 6-29tt

> 図 6-29uu

> 図 6-29vv

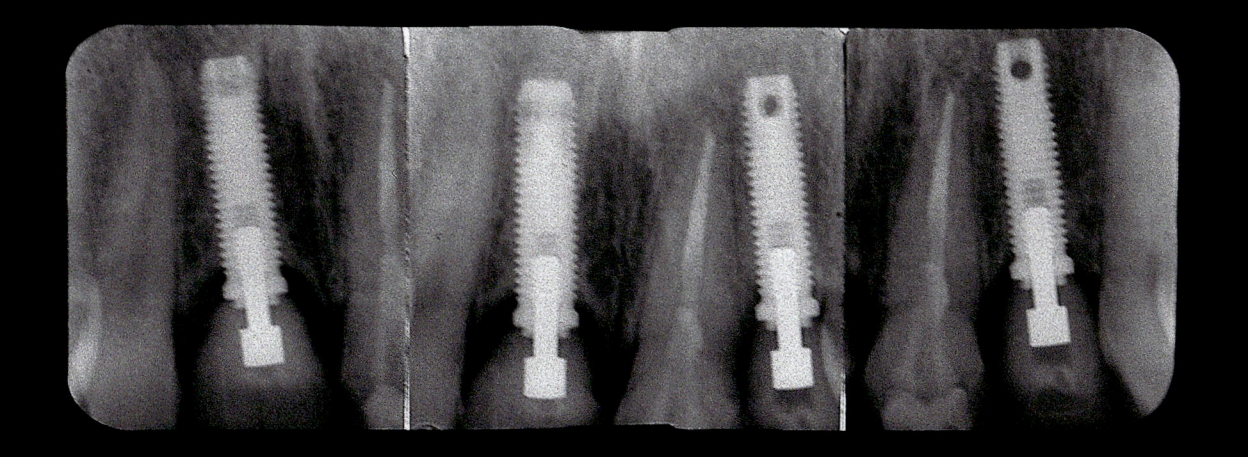

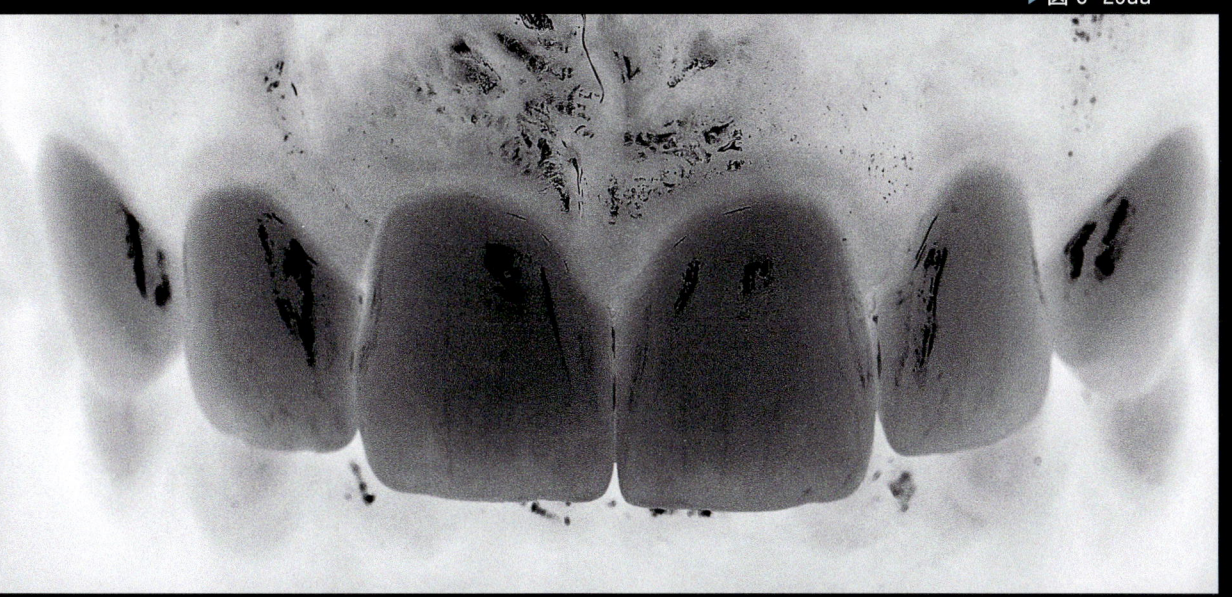

抜歯後における対処法

欠損歯槽堤の吸収

特に歯周組織の支持の喪失，あるいは重度の外傷によって抜歯されたケースでは欠損歯槽堤における理想的な高さ，および外観を維持されていることはほとんどない．抜歯後の顎堤は骨頂部からの退縮，および頬側からの骨吸収によって容易に垂直的，および頬舌的な萎縮性の過程をたどる(Seibert Class Ⅲ)．

インプラント体の周囲は完全に骨に被覆されていなければならず，こういったケースでは現状の解剖学的な骨形態に規制され理想的な位置にインプラントを埋入することができない．つまりインプラントはより舌側そして低位置に埋入され，修復物の審美的な外観への悪影響が避けられない．

こういったことを回避するためには，インプラントの露出したスレッド部を確実にそして完全に骨で被覆するための再生治療が必要となる．

外科的対応

特に骨欠損が大きく複雑な場合(図6-30a, b)，インプラント埋入と同時に再生外科治療か，あるいは自家骨の移植を用いる方法が大変有効となる[145, 146, 155～161]．これによりインプラントのスレッド部が完全に被覆されるだけでなく同時に適切な骨のボリュームを獲得することが可能となる．

また，結合織移植も同様に大変有効な手段でありこれによって軟組織を量的に十分に再建できるため，補綴治療においてより審美的に優れた結果がもたらされる(図6-30c～v)．

これらの手法は現状の欠損状態を確実に改善するが，それらがすべて万能な方法ではない．おのおの効果は異なり，必ずしも単独で完璧な予後が得られるわけではない．

つまり，ほとんどの場合あらゆる外科的手法を併用することが求められる．

歯肉縁形態　欠損歯槽堤

インプラント支持による固定性補綴処置
抜歯後における対処法
■ 外科的対応
■ 補綴的対応

図30　(a, b)患者はバイク事故により上顎の切歯を喪失し，顎堤は大きく吸収しており複雑な欠損形態を呈している．(c～f)頬側に適切な骨のボリュームを回復するために2本のインプラント埋入と同時の自家骨移植，および口蓋からの遊離歯肉移植を行い，顎堤の欠損に対する第1段階の外科的補償を試みた(インプラント外科はDr. Massimo Simionによる)．このようなケースでは最終補綴に入る前に適切な軟組織の確実な治癒，安定を得るため，外科後最低6ヵ月間は待つべきである．(g, h)正面観および咬合面観．組織のボリュームは顕著に増加し，理想的な軟組織の状態が見られる．

図6-30a

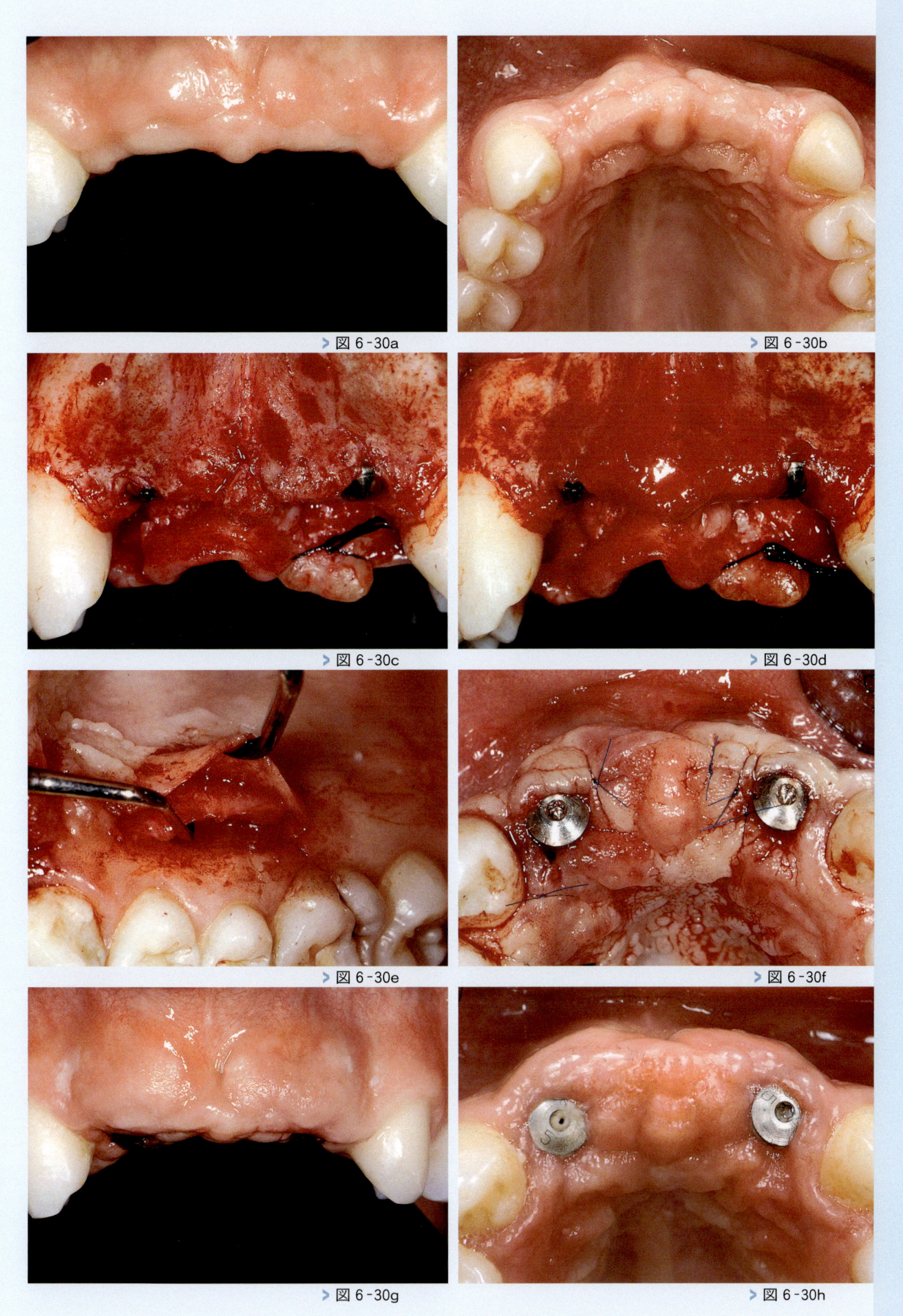

図6-30b

図6-30c

図6-30d

図6-30e

図6-30f

図6-30g

図6-30h

> 図 6-30i

> 図 6-30j

> 図 6-30k

> 図 6-30l

> 図 6-30m

> 図 6-30n

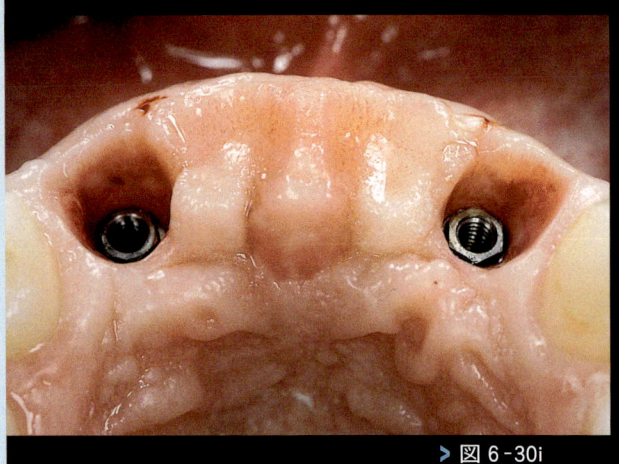

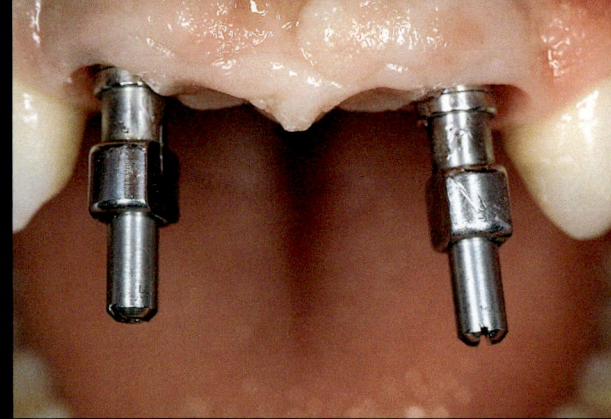

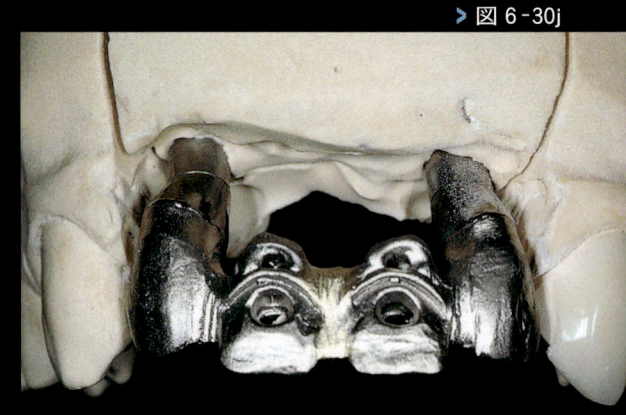

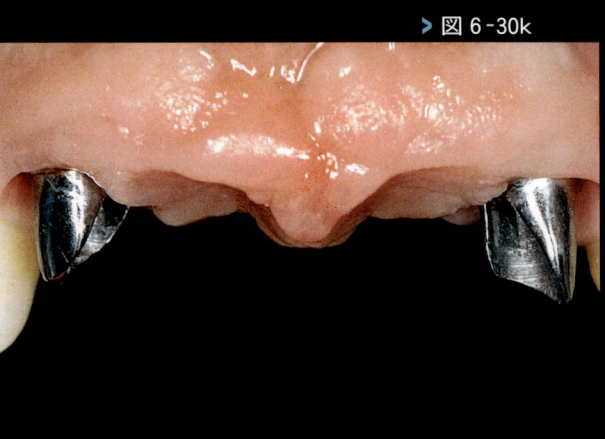

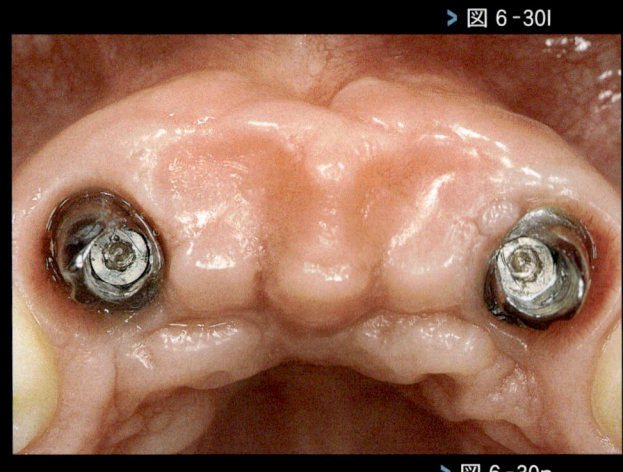

図30　（続き）(j) 2本のインプラントは完全埋入（歯肉縁から2.5mmの深度）を行い，隣在歯との間隔は正確に1.5mm〜2.0mmの距離とした．(j, k) インプラント・ヘッドの印象を行い，歯科技工士がワックス・アップを行う．インプラントは正しい位置に埋入されたが，側切歯のエマージェンス・プロファイルが中切歯遠心のプロファイルを侵襲している．(l) 模型上に作製されたメタル・アバットメントおよびメタル・フレーム．中切歯の形態を優先するために両側側切歯は歯冠形態を小さくしている．(m, n) アバットメントおよび欠損部周囲の軟組織はプロビジョナル・レストレーションの形態に沿って形成された．その結果両側の中切歯間に明らかな擬似歯間乳頭が形成されている．(o, p) 4ユニット・ブリッジに加え，上顎左側の犬歯は外傷による破折のためにラミネート・ベニア修復が必要であった．(q) 最終補綴物装着時．空隙が存在しないよう歯の配列をアレンジしているが，中切歯と側切歯間には理想的な歯間乳頭の形成が妨げられている．(r) しかしながら，スマイル時にこの空隙は露出しない．(s, t) 口腔内の側方面観では，どちらのインプラントも遠心には歯間乳頭が存在しているが，近心の歯間乳頭はないことが確認できる．(u, v) しかしながら中切歯の形態を優先して側切歯を口蓋よりに配列したことにより，歯の構成に躍動感と自然観が与えられたことがスマイル時の写真においてはっきり見られる．

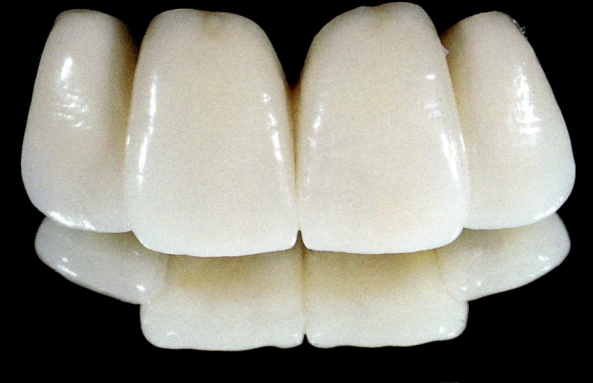

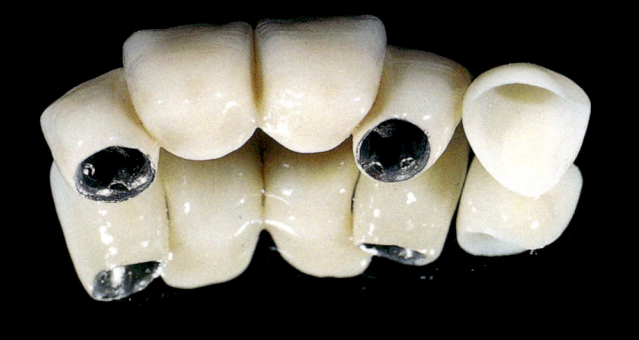

> 図 6-30o

> 図 6-30p

> 図 6-30q

> 図 6-30r

> 図 6-30s

> 図 6-30t

> 図 6-30u

> 図 6-30v

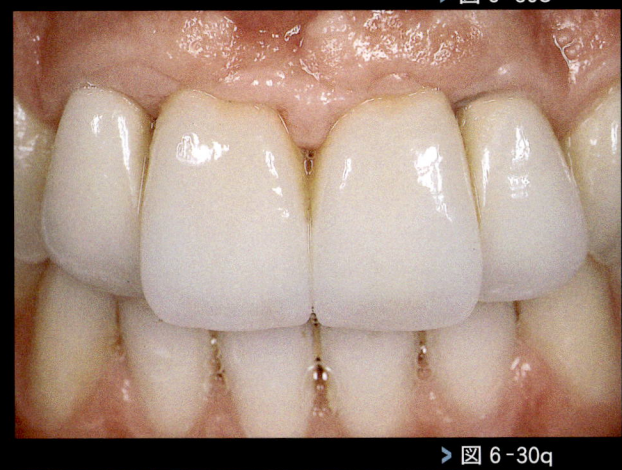

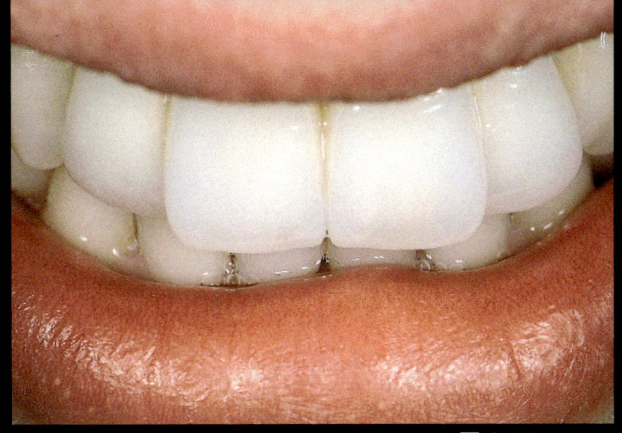

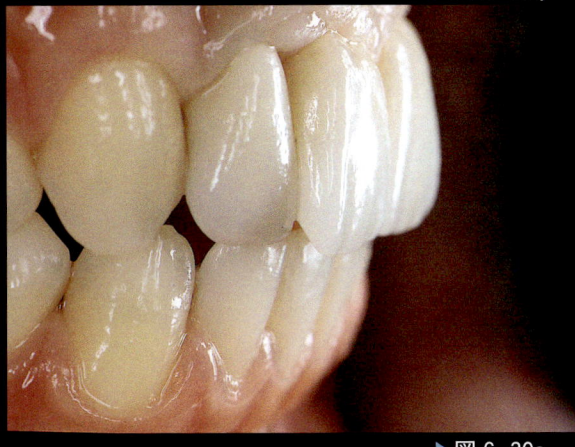

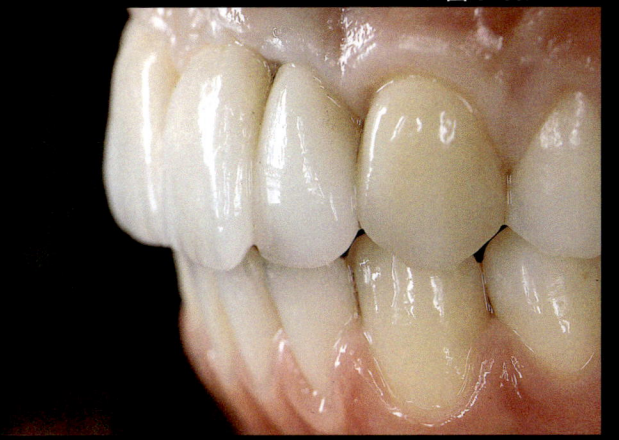

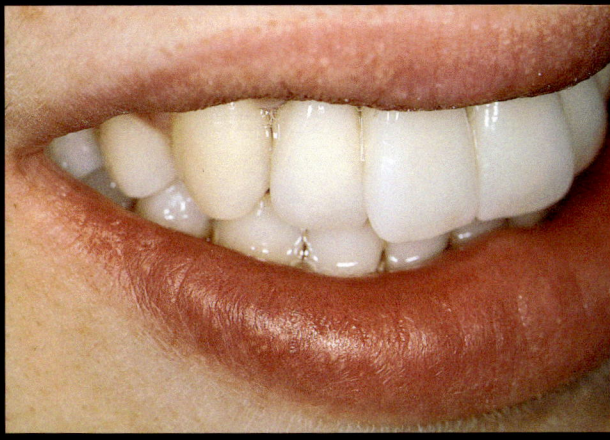

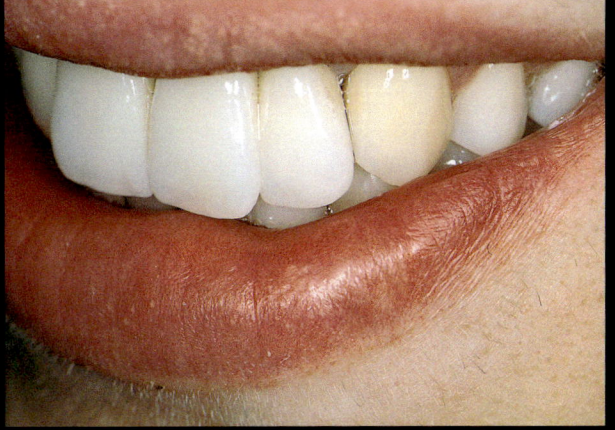

補綴的対応

顎堤の吸収に対する外科的対応は，患者にとっては経済的にも時間的にも負担が大きく，非常に複雑な解決方法であるといえよう．

ここで大切なことは歯肉組織の審美的な調和が達成されていないことは，ハイ・スマイルラインの患者においてのみ問題になるということである．そして多くのケースでは外科的対応ばかりでなく補綴的にも問題解決が可能である．

●補綴的考慮点と対応

舌側よりにインプラントが埋入されたケースにおいては修復物の頬側エマージェンス・プロファイルの形態を強調しなければならない．これは力学的に問題となるだけでなく自然観が失われ，清掃性も困難となる．一方，より重度に顎堤吸収が存在する部位(Seibert Class Ⅲ)では，特に口唇のサポートを得るためにある程度の頬側よりへの埋入が必要となる．

このような場合，従来の補綴と同様に金属フレームとピンク陶材を用いて歯頸部歯肉を再現することができる．これにより垂直的，そして水平的な骨吸収に対する補償が可能となる(図6-31a〜h, 6-32a〜n)．

この補綴デザインは確かに十分な軟組織のボリュームおよび適切な歯冠長の回復が可能となるが，患者自身による清掃が非常に困難となるため，適切なプラーク・コントロールの徹底が必須となる．特に極度に顎堤吸収の進んだケースにおいてはトロント・タイプのブリッジによる補綴装置，あるいはロッキング・ピンを用いたオーバー・デンチャーを利用することも可能である．こういった手法を選択することは特に理想的なリップ・サポートの獲得，さらに適切な機能および患者の快適性を確実に獲得するうえで非常に有効な手段となる．

抜歯後における対処法

外科的および補綴的考慮点

■ 外科的対応	■ 理想的な軟組織のボリュームを再建するための骨移植および結合織移植	■ 組織の安定を得るため最低6ヵ月は待つ
■ 補綴的対応	■ フランジ付のメタル・フレームとピンク陶材の使用，あるいはトロント・タイプのブリッジによる補綴装置	

図31 (a, b)この患者はモーターバイクの事故により上顎の5本の歯を喪失．顎堤の吸収が顕著である(Seibert Class Ⅲ)．(c, d)4本のインプラントを埋入した．上部構造にはメタル・フレームにピンク・ポーセレンを築盛した補綴装置を用いる．(e〜h)こういった方法，つまり補綴的な対処法により頬舌的な骨吸収による顎堤欠損が補償され，垂直的な骨吸収による歯冠長増大に対する問題も解決された．患者はロー・スマイルラインであり，完全な審美的結果を希望しているわけではなく術後の審美的調和に対し非常に満足している．

図 6-31a

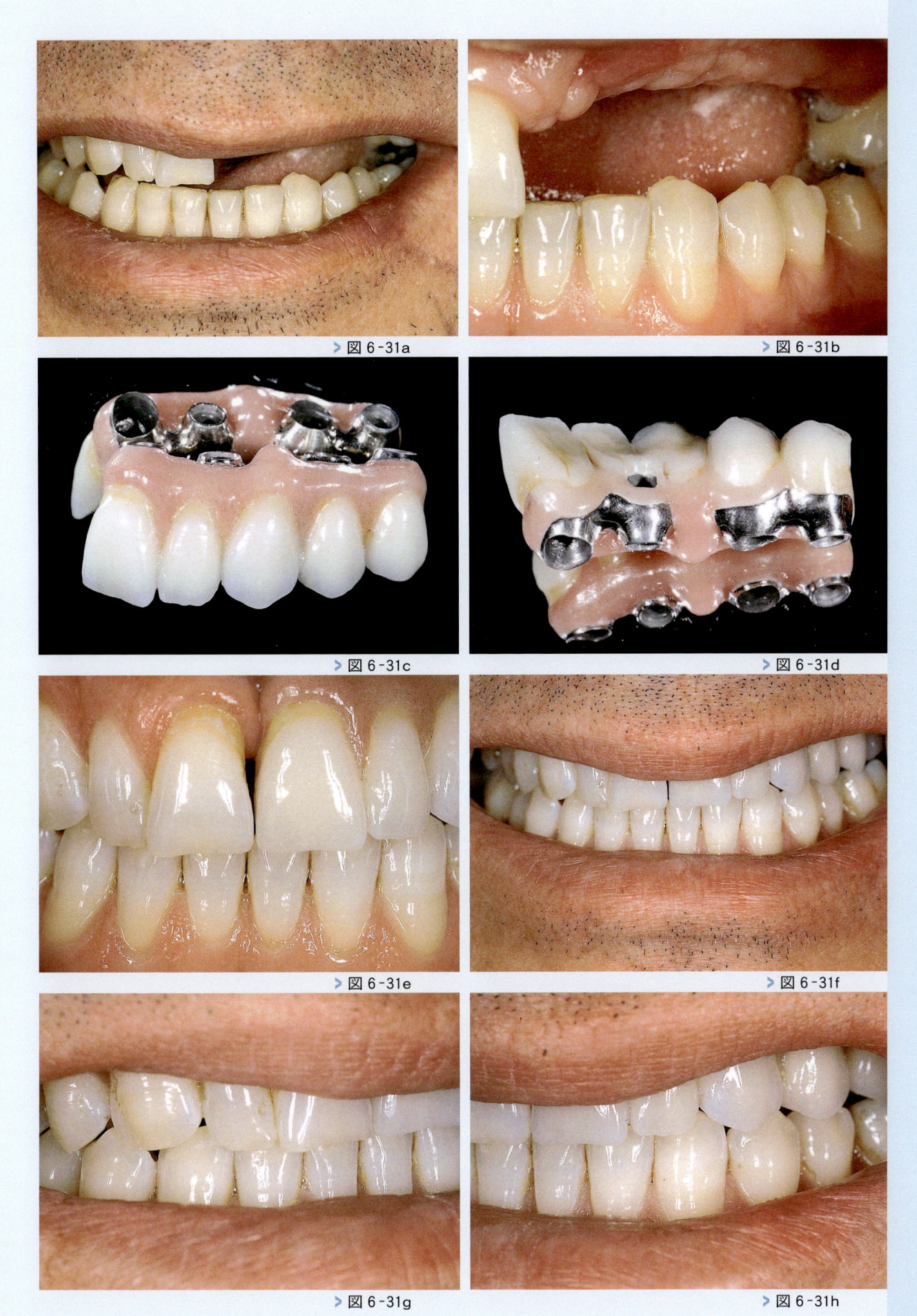

図 6-31b

図 6-31c

図 6-31d

図 6-31e

図 6-31f

図 6-31g

図 6-31h

> 図 6-32a

> 図 6-32b

> 図 6-32c

> 図 6-32d

> 図 6-32e

> 図 6-32f

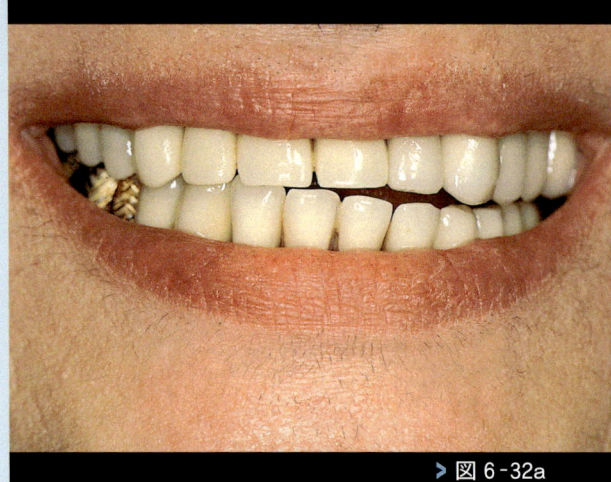

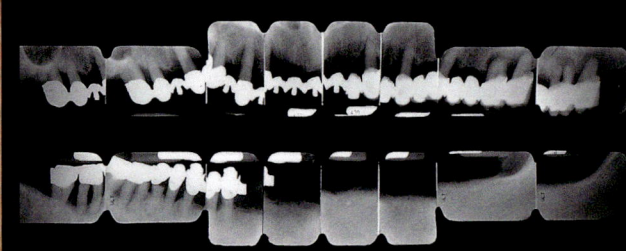

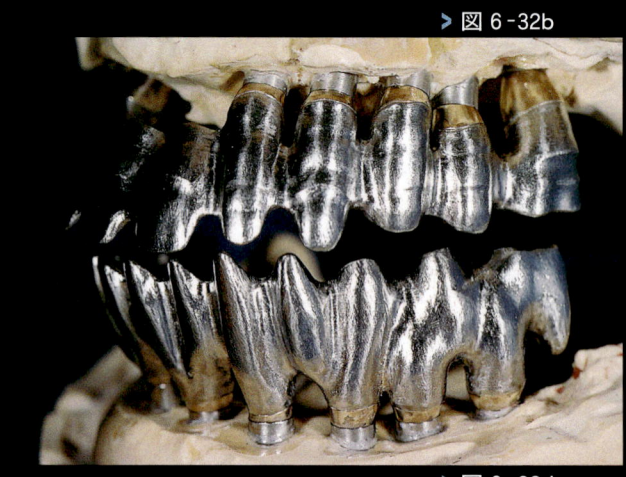

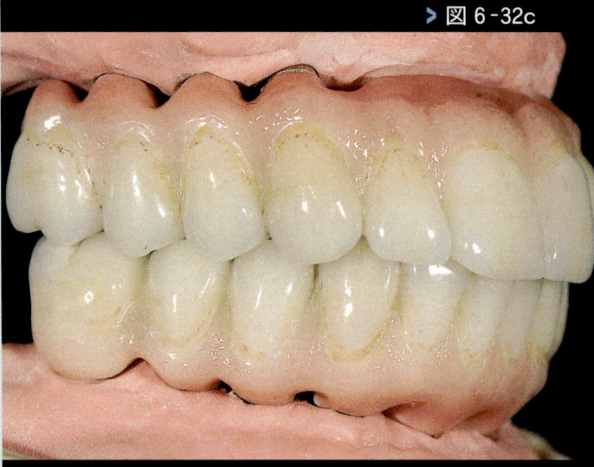

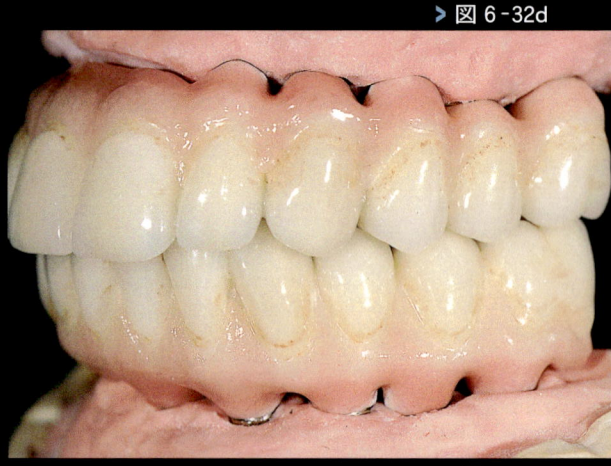

図 32　(a, b) 患者は不適合補綴物が装着されており，上顎の全顎治療と下顎の欠損部および残存歯部の重度歯周疾患に対する改善を希望している．(c～f) 上顎および下顎にインプラント埋入した．そして顎堤の欠損部を補償するため，メタル・フレームにピンク・ポーセレンを築盛する方法を計画した．(g, h) 特にこの補綴デザインの場合，患者自身によるプラーク・コントロールが妨げられてはならない．長期的なメインテナンスには患者による清掃性の徹底が不可欠となる．(i, j) 側方面観ではこの補綴的対応によって十分に審美的調和が達成されていることがわかる．歯間部に間隙が存在せず，これにより発音および審美的患者の要望も満足された．(k, l) 8年後の写真およびエックス線により，良好なメインテナンスがなされていることが確認できる．(m, n) 臼歯部ディスクルージョンを与えることにより，適切な咬合機能が長期にわたり維持されている．

図 6-32g

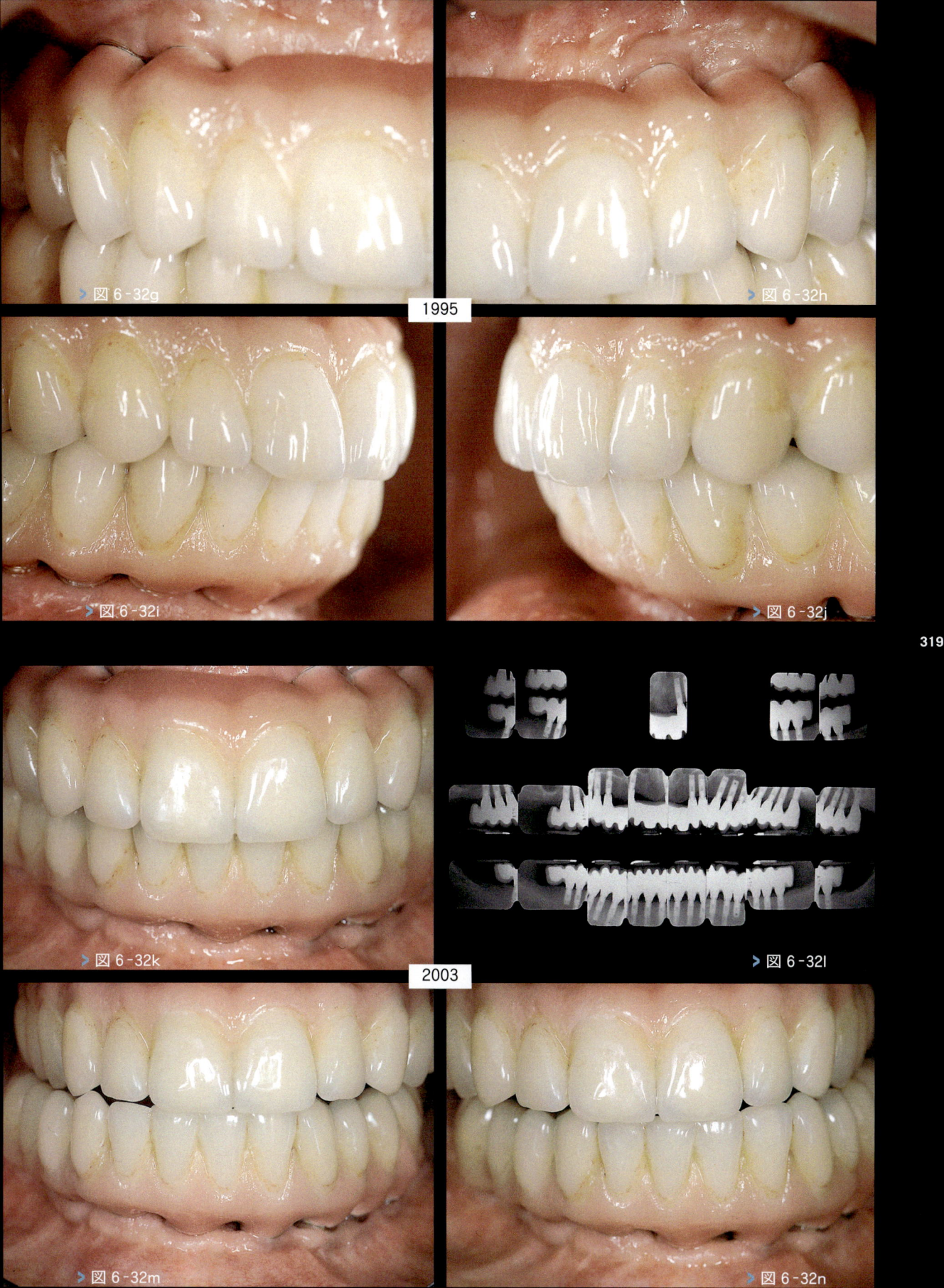

図 6-32h

1995

図 6-32i

図 6-32j

図 6-32k

図 6-32l

2003

図 6-32m

図 6-32n

参考文献

1. Rufenacht CR. Fundamentals of Esthetics. Chicago: Quintessence, 1990:67–134.

2. Chiche GJ, Pinault A. Artistic and scientific principles applied to esthetic dentistry. In: Chiche GJ, Pinault A (eds). Esthetics of Anterior Fixed Prosthodontics. Chicago: Quintessence, 1994:13–32.

3. Lindhe J, Karring T. Anatomy of the periodontium. In: Lindhe J, Karring T, Lange NP (eds). Clinical Periodontology and Implant Dentistry. Copenhagen: Munksgaard, 1998:19–68.

4. Gargiulo AW, Wentz FM, Orban B. Dimensions and relations of the dentogingival junction in humans. J Periodontol 1961;32:261–267.

5. Calandriello M, Carnevale G, Ricci G. Parodontologia. Torino: Editrice Cides Odonto Edizioni Internazionali, 1986.

6. Maynard JG Jr, Wilson RD. Physiologic dimensions of the periodontium significant to the restorative dentistry. J Periodontol 1979;50:170–174.

7. Smukler H, Chaibi M. Periodontal and dental considerations in clinical crown extension: A rational basis for treatment. Int J Periodontics Restorative Dent 1997;17:464–477.

8. Daza De Bastos C. Correlation of Gingiva and Osseous Contour of the Surface Anatomy of Teeth: A Comparative Study in Animals [thesis]. Boston: Boston University, School of Graduate Dentistry, 1977:26–37.

9. O'Connor TW. Alveolar Bony Contours [thesis]. Dallas, Texas: Baylor University, 1963.

10. Morris ML. The position of the margin of the gingiva. Oral Surg Oral Med Oral Pathol 1958;11:964–984.

11. Ochsenbein C, Ross S. A reevaluation of osseous surgery. Dent Clin North Am 1969;13:87–102.

12. Löe HL, Silness JS. Tissue reactions to string packs used in fixed restorations. J Prosthet Dent 1963;13:318–323.

13. Löe H. Reactions of marginal periodontal tissues to restorative procedures. Int Dent J 1968;18:759–778.

14. Ingber JS, Rose LF, Coslet JG. The "biologic width": A concept in periodontics and restorative dentistry. Alpha Omegan 1977;10:62–65.

15. Dragoo MR, Williams GB. Periodontal tissue reactions to restorative procedures. Part 1. Int J Periodontics Restorative Dent 1982;2:8–29.

16. Dragoo MR, Williams GB. Periodontal tissue reactions to restorative procedures. Part 2. Int J Periodontics Restorative Dent 1982;2:34–45.

17. Lang NP, Kiel RA, Anderhalden. Clinical and microbiological effects of subgingival restorations with overhanging or clinically perfect margins. J Clin Periodontol 1983;10:563–578.

18. Nevins M, Skurow HM, The intracrevicular restorative margin, the biologic width, and the maintenance of the gingival margin. Int J Periodontics Restorative Dent 1984;4:30–49.

19. Martignoni M, Schönenberger AJ. Precision Fixed Prosthodontics: Clinical and Laboratory Aspects. Chicago: Quintessence, 1990:255–258.

20. Reeves WG. Restorative margin placement and periodontal health. J Prosthet Dent 1991;66:733–736.

21. Kopp FR. Esthetic principles for full crown restorations. Part I: Tooth preparation. J Esthet Dent 1993;5:25–28.

22. Axelsson P, Lindhe J. Effect of controlled oral hygiene procedures on caries and periodontal diseases in adults. Results after 6 years. J Clin Periodontol 1981;8:239–248.

23. Silness J. Fixed prosthodontics and periodontal health. Dent Clin North Am 1980;24:317–329.

24. Goodacre CJ. Gingival esthetics. J Prosthet Dent 1990;64:1–12.

25. Magne P, Magne M, Belser U. Natural and restorative oral esthetics. Part III: Fixed partial dentures. J Esthet Dent 1994;6:14–21.

26. Waerhaug J. Presence or absence of plaque on subgingival restorations. Scand J Dent Res 1975;83:193–201.

27. Kois JC. The restorative-periodontal interface: Biological parameters. Periodontol 2000 1996;11:29–38.

28. Tjan AH, Miller GD, The JG. Some esthetic factors in a smile. J Prosthet Dent 1984;51:24–28.

29. Chiche GJ, Kokich VG, Caudill R. Diagnosis and treatment planning of esthetic problems. In: Chiche GJ, Pinault A (eds). Esthetics of Anterior Fixed Prosthodontics. Chicago: Quintessence, 1994:33–52.

30. Coslet JG, Vanarsdall RL, Weisgold A. Diagnosis and classification of delayed passive eruption of the dentogingival junction in the adult. Alpha Omegan 1977;70:24–28.

31. Kois JC. Altering gingival levels: The restorative connection. Part I: Biologic variables. J Esthet Dent 1994;6:3–9.

32. Garber DA, Salama MA. The aesthetic smile: Diagnosis and treatment. Periodontol 2000 1996;11:18–28.

33. Seibert J, Lindhe J. Esthetics in periodontal therapy. In: Lindhe J, Karring T, Lange NP (eds). Clinical Periodontology and Implant Dentistry. Copenhagen: Munksgaard, 1998:647–681.

34. Allen EP. Surgical crown lengthening for function and esthetics. Dent Clin North Am 1993;37:163–179.

35. Caudill R, Chiche GJ. Establishing an esthetic gingival appearance. In: Chiche GJ, Pinault A (eds). Esthetics of Anterior Fixed Prosthodontics. Chicago: Quintessence, 1994:177–198.

36. Newcomb GM. The relationship between the location of subgingival crown margins and gingival inflammation. J Periodontol 1974;45:151–154.

37. Pontoriero R, Carnevale G. Surgical crown lengthening: A 12-month clinical wound healing study. J Periodontol 2001;72:841–848.

38. Smith DH, Ammons WF Jr, Van Belle G. A longitudinal study of periodontal status comparing osseous recontouring with flap curettage. I. Results after 6 months. J Periodontol 1980;51:367–375.

39. Van der Velden U. Regeneration of the interdental soft tissues following denudation procedures. J Clin Periodontol 1982;9:455–459.

40 ■ Olsen CT, Ammons WF, van Belle G. A longitudinal study comparing apically repositioned flaps, with and without osseous surgery. Int J Periodontics Restorative Dent 1985;5:10–33.

41 ■ Lindhe J, Socransky SS, Nyman S, Westfelt E. Dimensional alteration of the periodontal tissues following therapy. Int J Periodontics Restorative Dent 1987;2: 9–21.

42 ■ Kaldahl WB, Kalkwarf KL, Patil KD, Dyer JK, Bates RE Jr. Evaluation of four modalities of periodontal therapy. J Periodontol 1988;59:783–793.

43 ■ Kaldahl WB, Kalkwarf KL, Patil KD, Molvar MP, Dyer JK. Long-term evaluation of periodontal therapy: I. Response to 4 therapeutic modalities. J Periodontol 1996;67:675–681.

44 ■ Wheeler RC. Complete crown form and the periodontium. J Prosthet Dent 1961;11:722–734.

45 ■ Heins PJ, Wieder SM. A histologic study of the width and nature of interradicular spaces in human adult premolars and molars. J Dent Res 1986;65:948–951.

46 ■ Kohl JT, Zander HA. Morphology of interdental gingival tissues. Oral Surg Oral Med Oral Pathol 1961; 14:287–295.

47 ■ Tarnow DP, Magner AW, Fletcher P. The effect of the distance from the contact point to the crest of bone on the presence or absence of the interproximal dental papilla. J Periodontol 1992;63:995–996.

48 ■ Wennström J, Heijl L, Lindhe J. Periodontal surgery: Access therapy. In: Lindhe J, Karring T, Lange NP (eds). Clinical Periodontology and Implant Dentistry. Copenhagen: Munksgaard, 1998:508–549.

49 ■ Abrams H, Kopczyk RA, Kaplan AL. Incidence of anterior ridge deformities in partially edentulous patients. J Prosthet Dent 1987;57:191–194.

50 ■ Hawkins CH, Sterrett JD, Murphy HJ, Thomas JC. Ridge contour related to esthetics and function. J Prosthet Dent 1991;66:165–168.

51 ■ Seibert JS. Reconstruction of deformed, partially edentulous ridges, using full thickness onlay grafts. Part I. Technique and wound healing. Compend Contin Educ Dent 1983;4:437–453.

52 ■ Studer S, Pietrobon N, Wohlwend A. Maxillary anterior single-tooth replacement: Comparison of three treatment modalities. Pract Periodontics Aesthet Dent 1994;6:51–60.

53 ■ Marinello CP, Meyenberg KH, Zitzmann N, Lüthy N, Soom U, Imoberdorf M. Single-tooth replacement: Some clinical aspects. J Esthet Dent 1997;9:169–178.

54 ■ Edelhoff D, Yildirim M. A review of esthetic pontic design options. Quintessence Int 2002;33:736–746.

55 ■ Eissmann HF, Radke RA, Noble WH. Physiologic design criteria for fixed dental restorations. Dent Clin North Am 1971;15:543–568.

56 ■ Becker CM, Kaldahl WB. Current theories of crown contour, margin placement, and pontic design. J Prosthet Dent 1981;45:268–277.

57 ■ Howard WW, Ueno H, Pruitt CO. Standards of pontic design. J Prosthet Dent 1982;47:493–495.

58 ■ Manary DG. Evaluating the pontic-tissue relationship by means of a clinical technique. J Prosthet Dent 1983;50:193–194.

59 ■ Stein RS. Pontic-residual ridge relationship. A research report. J Prosthet Dent 1966;16:251–285.

60 ■ Podshadley AG. Gingival response to pontics. J Prosthet Dent 1968;19:51–57.

61 ■ Clayton JA, Green E. Roughness of pontic materials and dental plaque. J Prosthet Dent 1970;23:407–411.

62 ■ Garber DA, Rosenberg ES. The edentulous ridge in fixed prosthodontics. Compend Contin Educ Dent 1981;2:212–223.

63 ■ Silness J, Gustavsen F, Mangersnes K. The relationship between pontic hygiene and mucosal inflammation in fixed bridge recipients. J Periodontal Res 1982;17:434–439.

64 ■ Landsberg CJ, Bichacho N. Modified surgical/prosthetic approach for optimal single implant supported crown. Part I. The socket seal surgery. Pract Periodontics Aesthet Dent 1994;6:11–17.

65 ■ Glauser R, Thievent B, Schärer P. Ovate pontic: Clinical and technical aspects [in German]. Teamwork Interdiszipl J Prosth Zahnheilkd 1998;1:258–277.

66 ■ Prestipino V, Passero P, Ingber A, Wyman B. Preserving the topography of the extraction site: The external gingival support splint. J Esthet Dent 1994;6: 259–266.

67 ■ Spear FM. Maintenance of the interdental papilla following anterior tooth removal. Pract Periodontics Aesthet Dent 1999;11:21–28.

68 ■ Henry PJ, Johnston JF, Mitchell DF. Tissue changes beneath fixed partial dentures. J Prosthet Dent 1966; 16:937–947.

69 ■ Tripodakis AP, Constantinides A. Tissue response under hyperpressure from convex pontics. Int J Periodontics Restorative Dent 1990;10:408–414.

70 ■ Cavazos E Jr. Tissue response to fixed partial denture pontics. J Prosthet Dent 1968;20:143–153.

71 ■ Edel A. Clinical evaluation of free connective tissue grafts used to increase the width of keratinized gingiva. J Clin Periodontol 1974;1:185–196.

72 ■ Meltzer JA. Edentulous area tissue graft correction of an esthetic defect. A case report. J Periodontol 1979; 50:320–322.

73 ■ Langer B, Calagna L. The subepithelial connective tissue graft. J Prosthet Dent 1980;44:363–367.

74 ■ Abrams L. Augmentation of the deformed residual edentulous ridge for fixed prostheses. Compend Contin Educ Dent 1980;1:205–213.

75 ■ Langer B, Calagna LJ. The subepithelial connective tissue graft. A new approach to the enhancement of anterior cosmetics. Int J Periodontics Restorative Dent 1982;2:22–33.

76 ■ Seibert JS. Reconstruction of deformed, partially edentulous ridges, using full thickness onlay grafts. Part II. Prosthetic/periodontal interrelationship. Compend Contin Educ Dent 1983;4:549–562.

77 ■ Gottlow J, Nyman S, Lindhe J, Karring T, Wennstrom J. New attachment formation in the human periodontium by guided tissue regeneration. Case reports. J Clin Periodontol 1986;13:604–616.

78 ■ Nelson SW. The subpedicle connective tissue graft— A bilaminar reconstructive procedure for the coverage of denuded root surfaces. J Periodontol 1987;58:95–102.

79 ■ Reel DC. Establishing esthetic contours of the partially edentulous ridge. Quintessence Int 1988;19:301–310.

80 ■ Dahlin C, Lindhe A, Gottlow J, Nyman S. Healing of bone defects by guided tissue regeneration. Plast Reconstr Surg 1988;81:672–676.

81 ■ Dahlin C, Sennerby L, Lekholm U, Linde A, Nyman S. Generation of new bone around titanium implants using a membrane technique: An experimental study in rabbits. Int J Oral Maxillofac Implants 1989;4:19–25.

82 ■ Seibert JS. Ridge augmentation to enhance esthetics in fixed prosthetic treatment. Compendium 1991;12:548, 550, 552.

83 ■ Scharf DR, Tarnow DP. Modified roll technique for localized alveolar ridge augmentation. Int J Periodontics Restorative Dent 1992;12:415–425.

84 ■ Ashman A. The use of synthetic bone materials in dentistry. Compend Contin Educ Dent 1992;13:1020–1034.

85 ■ Buser D, Dula K, Belser U, Hirt HP, Berthold H. Localized ridge augmentation using guided bone regeneration. I. Surgical procedure in the maxilla. Int J Periodontics Restorative Dent 1993;13:29–45.

86 ■ Rosenberg ES, Cutler SA. Periodontal considerations for esthetics: Edentulous ridge augmentation. Curr Opin Cosmet Dent 1993:61–66.

87 ■ Seibert JS. Reconstruction of the partially edentulous ridge: Gateway to improved prosthetics and superior aesthetics. Pract Periodontics Aesthet Dent 1993;5:47–55.

88 ■ Tinti C, Vincenzi G, Cocchetto R. Guided tissue regeneration in mucogingival surgery. J Periodontol 1993;64(suppl 11):1184–1191.

89 ■ Orth CF. A modification of the connective tissue graft procedure for the treatment of type II and type III ridge deformities. Int J Periodontics Restorative Dent 1996;16:267–277.

90 ■ Seibert JS, Louis JV. Soft tissue ridge augmentation utilizing a combination onlay-interpositional graft procedure. A case report. Int J Periodontics Restorative Dent 1996;16:311–321.

91 ■ Saadoun AP, Landsberg CJ. Treatment classifications and sequencing for postextraction implant therapy: A review. Pract Periodontics Aesthet Dent 1997;9:933–941.

92 ■ Salama H, Garber DA, Salama M, Adar P, Rosenberg ES. Fifty years of interdisciplinary site development: Lessons and guidelines from periodontal prosthesis. J Esthet Dent 1998;10:149–156.

93 ■ Breault LG, Shakespeare RC, Fowler EB. Enhanced fixed prosthetic with a connective tissue ridge augmentation. Gen Dent 1999;47:618–622.

94 ■ Studer SP, Lehner C, Bucher A, Schärer P. Soft tissue correction of a single-tooth pontic space: A comparative quantitative volume assessment. J Prosthet Dent 2000;83:402–411.

95 ■ Corn H, Marks MH. Gingival grafting for deep-wide recession—A status report. II. Surgical procedures. Compend Contin Educ Dent 1983;4:167–180.

96 ■ Mormann W, Schärer F, Firestone AR. The relationship between success of free gingival grafts and transplant thickness. Revascularization and shrinkage—A one-year clinical study. J Periodontol 1981;52:74–80.

97 ■ Cronin RJ, Wardle WL. Loss of anterior interdental tissue: Periodontal and prosthodontic solutions. J Prosthet Dent 1983;50:505–509.

98 ■ Adell R, Eriksson B, Lekholm U, Brånemark P-I, Jemt T. Long-term follow-up study of osseointegrated implants in the treatment of totally edentulous jaws. In J Oral Maxillofac Implants 1990;5:347–359.

99 ■ Saadoun AP, LeGall M. Implant positioning for periodontal, functional, and aesthetic results. Pract Periodontics Aesthet Dent 1992;4:43–54.

100 ■ Saadoun AP, Sullivan DY, Krischek M, LeGall M. Single tooth implant: Management for success. Pract Periodontics Aesthet Dent 1994;6:73–82.

101 ■ Salama H, Salama MA, Garber D, Adar P. The interproximal height of bone: A guidepost to predictable aesthetic strategies and soft tissue contours in anterior tooth replacement. Pract Periodontics Aesthet Dent 1998;10:1131–1141.

102 ■ Paul SJ, Jovanovic SA. Anterior implant-supported reconstructions: A prosthetic challenge. Pract Periodontics Aesthet Dent 1999;11:585–590.

103 ■ Saadoun AP, LeGall M, Touati B. Selection and ideal tridimensional implant position for soft tissue aesthetics. Pract Periodontics Aesthet Dent 1999;11:1063–1072.

104 ■ Grunder U. Stability of the mucosal topography around single-tooth implants and adjacent teeth: 1-year results. Int J Periodontics Restorative Dent 2000;20:11–17.

105 ■ Tarnow DP, Cho SC, Wallace SS. The effect of inter-implant distance on the height of inter-implant bone crest. J Periodontol 2000;71:546–549.

106 ■ Wöhrle PS. The synergy of taper and diameter: Enhancing the art and science of implant dentistry with the Replace implant system. Int J Dent Symp 1997;4:48–52.

107 ■ Saadoun AP. The key to peri-implant esthetics: Hard and soft tissue management. Dent Implantol Update 1997;8:41–46.

108 ■ Lazzara RJ. Immediate implant placement into extraction sites: Surgical and restorative advantages. Int J Periodontics Restorative Dent 1989;9:332–343.

109■ Becker W, Becker BE. Guided tissue regeneration for implants placed into extraction sockets and for implant dehiscences: Surgical techniques and case report. Int J Periodontics Restorative Dent 1990;10:376–391.

110 ■ Gelb DA. Immediate implant surgery. Three-year retrospective evaluation of 50 consecutive cases. Int J Oral Maxillofac Implants 1993;8:388–399.

111 ■ Salama H, Salama M. The role of orthodontic extrusive remodeling in the enhancement of soft and hard tissue profiles prior to implant placement: A systematic approach to the management of extraction site defect. Int J Periodont Restorative Dent 1993; 13:312–333.

112 ■ Buskin R, Castellon P, Hochstedler JL. Orthodontic extrusion and orthodontic extraction in preprosthetic treatment using implant therapy. Pract Periodontics Aesthet Dent 2000;12:213–219.

113 ■ Sterr N. Becker A. Forced eruption: Biological and clinical considerations. J Oral Rehabil 1980;7: 395–402.

114 ■ Wilderman MN. Exposure of bone in periodontal surgery. Dent Clin North Am 1964;3:23–36.

115 ■ Pennel BM, King KO, Wilderman MN, Barron JM. Repair of the alveolar process following osseous surgery. J Periodontol 1967;38:426–431.

116 ■ Brägger U, Pasquali L, Kornman KS. Remodeling of interdental alveolar bone after periodontal flap procedures assessed by means of computer-assisted densitometric image analysis (CADIA). J Clin Periodontol 1988;15:558–564.

117 ■ Brägger U, Lauchenauer D, Lang NP. Surgical lengthening of clinical crowns. J Clin Periodontol 1992;19: 58–63.

118 ■ Becker W, Ochsenbein C, Tibbetts L, Becker BE. Alveolar bone anatomic profiles as measured from dry skulls. Clinical ramifications. J Clin Periodontol 1997; 24:727–731.

119 ■ Schwartz-Arad D, Chaushu G. Immediate implant placement: A procedure without incisions. J Periodontol 1998;69:743–750.

120 ■ Rocci A, Martignoni M, Gottlow J. Immediate loading in the maxilla using flapless surgery, implants placed in predetermined positions, and prefabricated provisional restorations: A retrospective 3-year clinical study. Clin Implant Dent Relat Res 2003;5(suppl 1):29–35.

121 ■ Botticelli D, Berglundh T, Buser D, Lindhe J. The jumping distance revisited: An experimental study in the dog. Clin Oral Implants Res 2003;14:35–42.

122 ■ Schenk RK, Willenegger HR. Histology of primary bone healing: Modifications and limits of recovery of gaps in relation to extent of the defect. Unfallheilkunde 1977,80:155–160.

123 ■ Carlsson R, Rostlund T, Albrektsson B, Albrektsson T. Implant fixation improved by close fit. Cylindrical implant-bone interface studied in rabbits. Acta Orthop Scand 1988,59:272–275.

124 ■ Caudill RF, Meffert RM. Histologic analysis of the osseointegration of endosseous implants in simulated extraction sockets with and without e-PTFE barriers. Part I. Preliminary findings. Int J Periodontics Restorative Dent 1991;11:207–215.

125 ■ Knox R, Caudill R, Meffert R. Histologic evaluation of dental endosseous implants placed in surgically created extraction defects. Int J Periodontics Restorative Dent 1991;11:365–375.

126 ■ Akimoto K, Becker W, Persson R, Baker DA, Rohrer MD, O'Neal RB. Evaluation of titanium implants placed into simulated extraction sockets: A study in dogs. Int J Oral Maxillofac Implants 1999;14: 351–360.

127 ■ Persson LG, Araujo MG, Berglundh T, Grondahl K, Lindhe J. Resolution of peri-implantitis following treatment. An experimental study in the dog. Clin Oral Implants Res 1999;10:195–203.

128 ■ Schwartz-Arad D, Chaushu G. Placement of implants into fresh extraction sites: 4 to 7 years retrospective evaluation of 95 immediate implants. J Periodontol 1997;68:1110–1116.

129 ■ Hahn J. Single-stage, immediate loading, and flapless surgery. J Oral Implantol 2000;26:193–198.

130 ■ Wagenberg BD, Ginsburg TR. Immediate implant placement on removal of the natural tooth: Retrospective analysis of 1,081 implants. Compend Contin Educ Dent 2001;22:399–404, 406, 408.

131 ■ Callan DP. Dental implants and coronal bone loss: An evaluation of 350 implants. Dent Today 1997;16: 54–59.

132 ■ Callan DP, O'Mahony A, Cobb CM. Loss of crestal bone around dental implants: A retrospective study. Implant Dent 1998;7:258–266.

133 ■ Brånemark P-I, Hansson BO, Adell R, et al. Osseointegrated implants in the treatment of edentulous jaw. Experience from a 10-year period. Scand J Plast Reconstr Surg Suppl 1977;16:1–132.

134 ■ Adell R, Lekholm U, Rockler B, Brånemark P-I. A 15-year study of osseointegrated implants in the treatment of the edentulous jaw. Int J Oral Surg 1981; 10:387–416.

135 ■ Alberktsson T, Zarb G, Worthington P, Eriksson AR. The long-term efficacy of currently used dental implants: A review. Int J Oral Maxillofac Implants 1986;1:11–25.

136 ■ Malevez C, Hermans M, Daelemans P. Marginal bone levels at Brånemark System implants used for single tooth restoration. The influence of implant design and anatomical region. Clin Oral Implants Res 1996;7: 162–169.

137 ■ Berglundh T, Lindhe J. Dimension of the peri-implant mucosa. Biological width revisited. J Clin Periodontol 1996;23:971–973.

138 ■ Hermann JS, Cochran DL, Nummikoski PV, Buser D. Crestal bone changes around titanium implant. A radiographic evaluation of unloaded non-submerged and submerged implants in the canine mandible. J Periodontol 1997;68:1117–1130.

139 ■ Salama H, Salama MA, Li TF, Garber DA, Adar P. Treatment planning 2000: An esthetically oriented revision of the original implant protocol. J Esthet Dent 1997;9:55–67.

140 ■ Fiorellini JP, Buser D, Paquette DW, Williams RC, Haghighi D, Weber HP. A radiographic evaluation of bone healing around submerged and non-submerged dental implants in beagle dogs. J Periodontol 1999; 70:248–254.

141. Testori T, Del Fabbro M, Zuffetti C, Weinstein RL. A radiographic evaluation of crestal bone changes in submerged implants supra and sub-crestally positioned. A pilot study in humans. Clin Oral Implants Res 1999;10:41–48.

142. Hermann JS, Buser D, Schenk RK, Cochran DL. Crestal bone changes around titanium implants. A histometric evaluation of unloaded non-submerged and submerged implants in the canine mandible. J Periodontol 2000;71:1412–1424.

143. Hermann JS, Buser D, Shenk RK, Schoolfield JD, Cochran DL. Biologic width around one- and two-piece titanium implants. Clin Oral Implants Res 2001;12:559–571.

144. Bengazi F, Wennström JL, Lekholm U. Recession of the soft tissue margin at oral implants: A 2-year longitudinal prospective study. Clin Oral Implants Res 1996;7:303–310.

145. Jovanovic SA. Bone rehabilitation to achieve optimal aesthetics. Pract Periodontics Aesthet Dent 1997;9:41–52.

146. Jovanovic SA, Paul SJ, Nishimura RD. Anterior implant-supported reconstructions: A surgical challenge. Pract Periodontics Aesthet Dent 1999;11:551–558.

147. Touati B. Double guidance approach for the improvement of the single-tooth replacement. Dent Implantol Update 1997;8:89–93.

148. Touati B, Guez G, Saadoun AP. Aesthetic soft tissue integration and optimized emergence profile: Provisionalization and customized impression coping. Pract Periodontics Aesthet Dent 1999;11:305–314.

149. Andersson B, Taylor Å, Lang BR, et al. Alumina ceramic implant abutments used for single-tooth replacement: A prospective 1- to 3-year multicenter study. Int J Prosthodont 2001;14:432–438.

150. Lehner C, Studer S, Brodbeck U, Schärer P. Short-term results of IPS-Empress full porcelain crowns. J Prosthodont 1997;6:20–30.

151. Fradeani M, Aquilano A. Clinical experience with Empress crowns. Int J Prosthodont 1997;10:241–247.

152. Malament KA, Socransky SS. Survival of Dicor glass-ceramic dental restorations over 14 years. Part II. Effect of thickness of Dicor material and design of tooth preparation. J Prosthet Dent 1999;81:662–667.

153. Sjögren G, Lantto R, Granberg A, Sundstrom BO, Tillberg A. Clinical examination of leucite-reinforced glass-ceramic crowns (Empress) in general practice: A retrospective study. Int J Prosthodont 1999;12:122–128.

154. Fradeani M, Redemagni M. An 11-year clinical evaluation of leucite-reinforced glass-ceramic crowns: A retrospective study. Quintessence Int 2002;33:503–510.

155. Berglundh T, Lindhe J, Ericsson I, et al. The soft tissue barrier at implants and teeth. Clin Oral Implants Res 1991;2:81–90.

156. Jovanovic SA, Spiekermann H, Richter EJ. Bone regeneration on titanium dental implants with dehisced defect sites. A clinical study. Int J Oral Maxillofac Implants 1992:7:233–245.

157. Jovanovic SA, Nevins M. Bone formation utilizing titanium-reinforced barrier membranes. Int J Periodontics Restorative Dent 1995;15:56–69.

158. Buser D, Dula K, Hirt HP, Schenk RK. Lateral ridge augmentation using autografts and barrier membranes: A clinical study with 40 partially edentulous patients. J Oral Maxillofac Surg 1996;54:420–433.

159. Buser D, Hoffmann B, Bernard JP, Lussi A, Mettler D, Schenk RK. Evaluation of filling materials in membrane-protected bone defects. Clin Oral Implants Res 1998;9:137–150.

160. Simion M, Jovanovic S, Trisi P, et al. Vertical ridge augmentation around dental implants using a membrane technique and autogenous bone or allografts in humans. Int J Periodontics Restorative Dent 1998;8:8–23.

161. Hunt D, Jovanovic SA. Autogenous bone harvesting: A chin graft technique for particulate and monocortical bone blocks. Int J Periodontics Restorative Dent 1999;19:165–173.

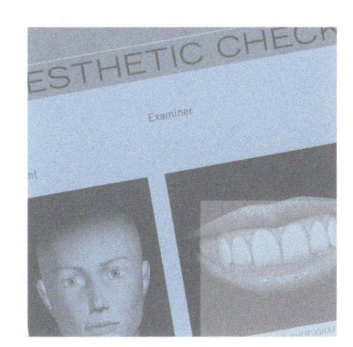

エステティック・チェックリストの使用方法

エステティック・チェックリストは審美歯科治療を行うために大変有効である．患者の資料をチェックリストに沿って整理し，生物学的そして機能的なパラメーターで審美的評価を行うことは，実際の臨床において各症例に応じた正しい診断と適正な治療計画を立案する手助けとなる．顔貌，歯と口唇，発音，歯，そして歯肉などのパラメーターをチェックリストにしたがって詳細に分析することは，臨床において患者の審美的評価を容易に行うことを可能にする．その結果，非常に抽象的で，芸術的な直観力を持っている人だけに有効と考えられていた審美的な概念を臨床応することが容易になる．本章の各章でされた内容を実際に臨床で使用するため注意すべき部分を写真で補足しながらエティック・チェックリストの記入方法をに解説する．審美的評価は患者を通してことが大変重要であり，動的な状態のあ部分を静止した状態で表している写真の用いて行ってはならない．写真だけを用審美的評価を行う場合は，エステティッチェックリストと結果が一致しないこときる．

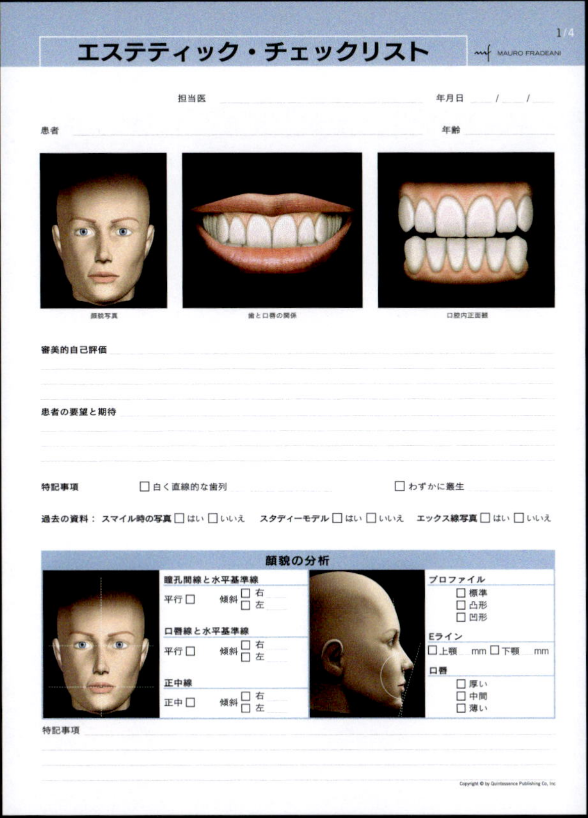

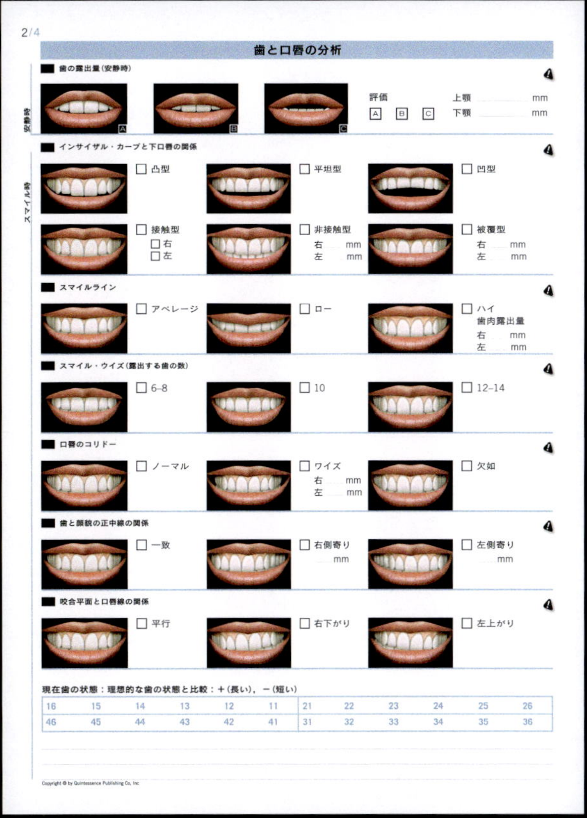

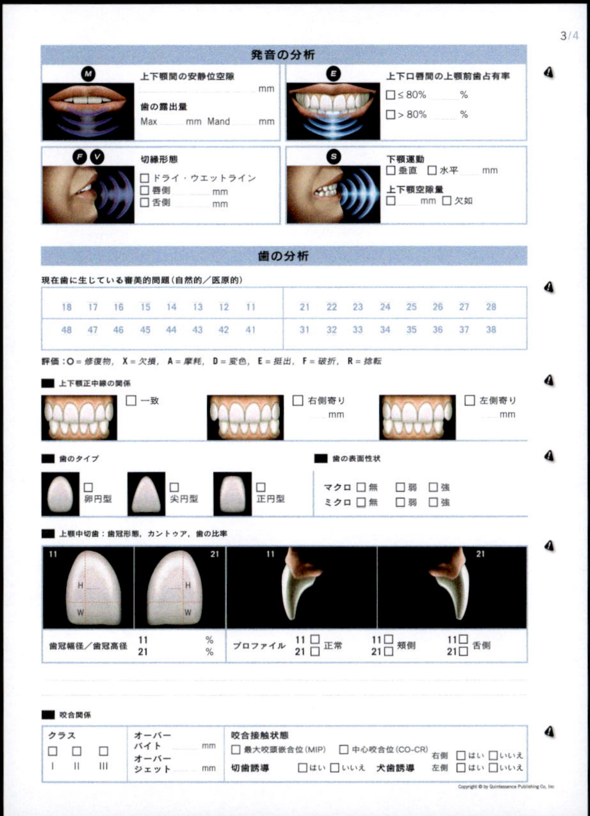

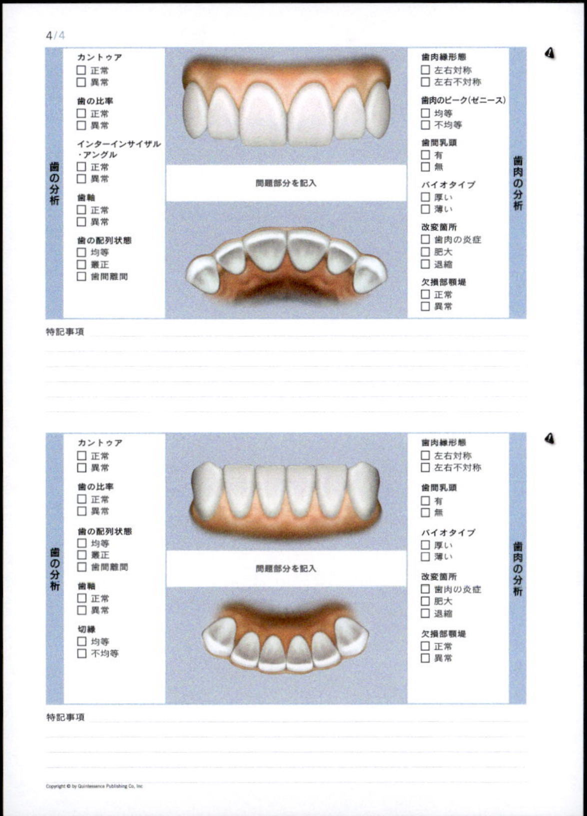

審美的自己評価（第１章）
患者の要望と期待（第１章）
顔貌の分析（第２章）

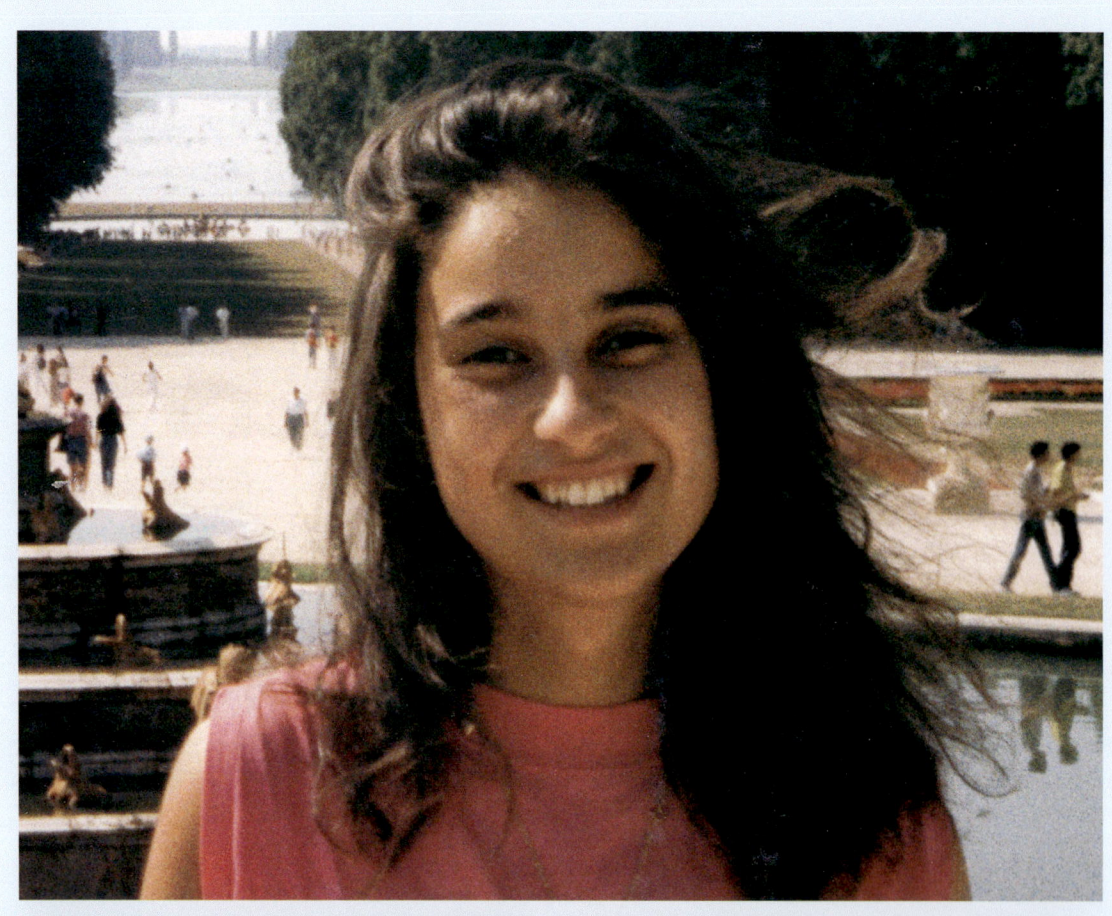

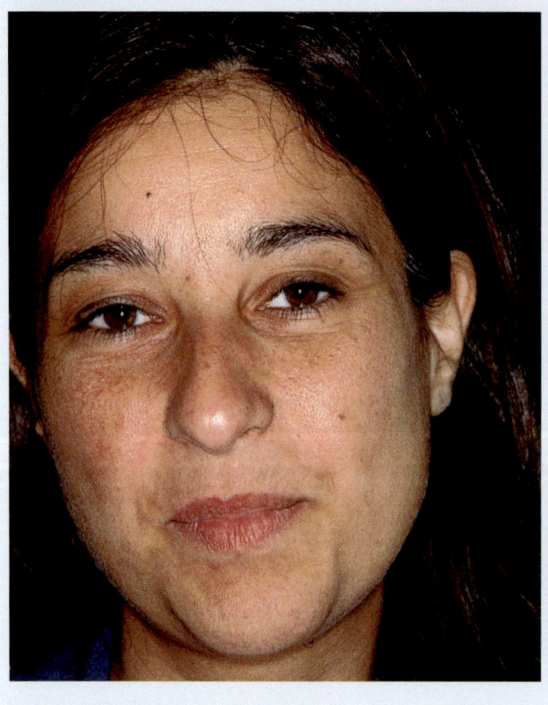

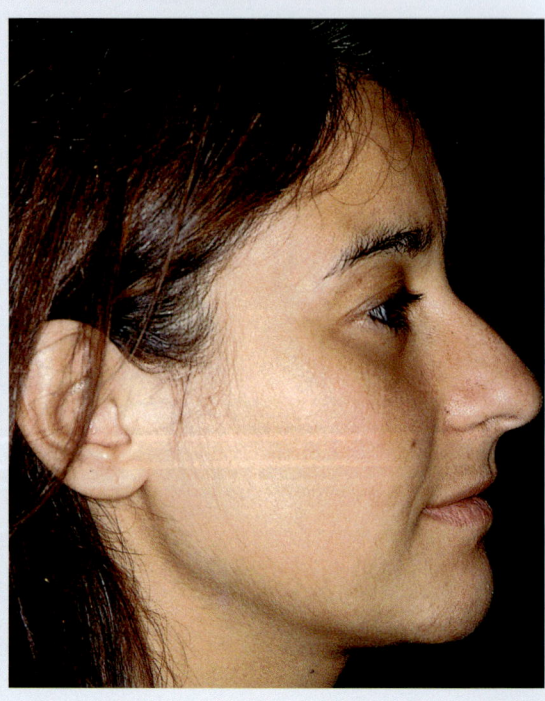

エステティック・チェックリスト

1/4

MAURO FRADEANI

担当医 MAURO FRADEANI　　　年月日 xx/xx/xx

患者 Xxxxx Xxxxxxxx　　　年齢 xx

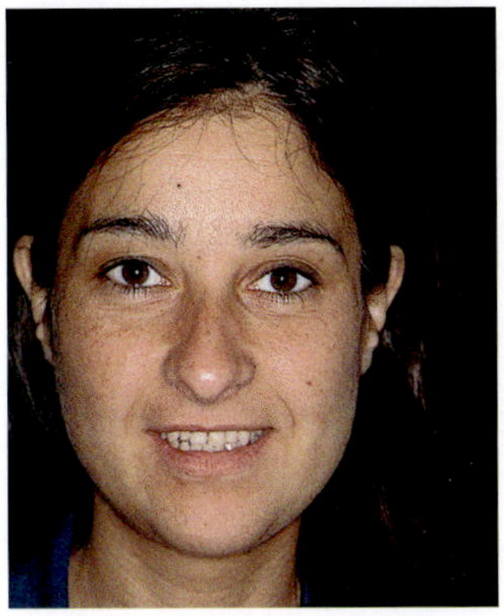

顔貌写真 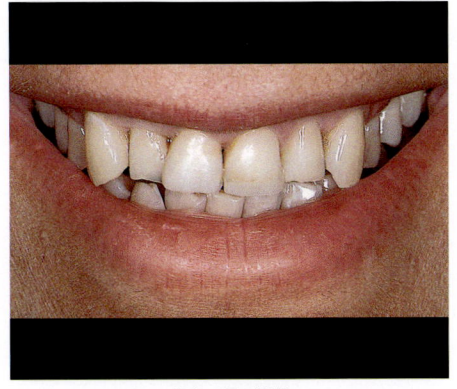　　　歯と口唇の関係 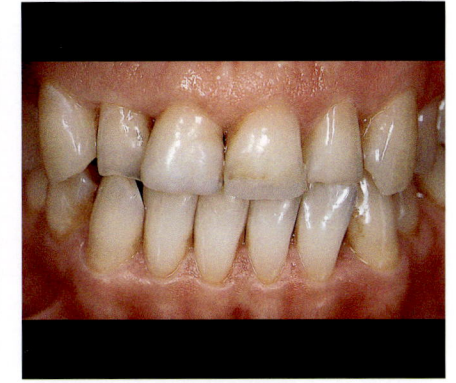　　　口腔内正面観

審美的自己評価 患者は安静時に口唇から露出する歯の量と前歯部の摩耗を気にしている．患者は上顎中切歯のコンポジットレジン修復の結果に不満を抱いている．

患者の要望と期待 患者は本来の歯の形態の改善と「魅力的な」中切歯の長さを望んでいる（スマイルをしている写真参照）．コンポジットレジン修復の結果に不満を抱いているので，色調と形態の両方に長期的な安定を望んでいる．

329

参照事項　□ 白く直線的な歯列　　　☒ わずかに叢生

過去の資料： スマイル時の写真 ☒ はい □ いいえ　スタディーモデル □ はい ☒ いいえ　エックス線写真 □ はい ☒ いいえ

顔貌の分析

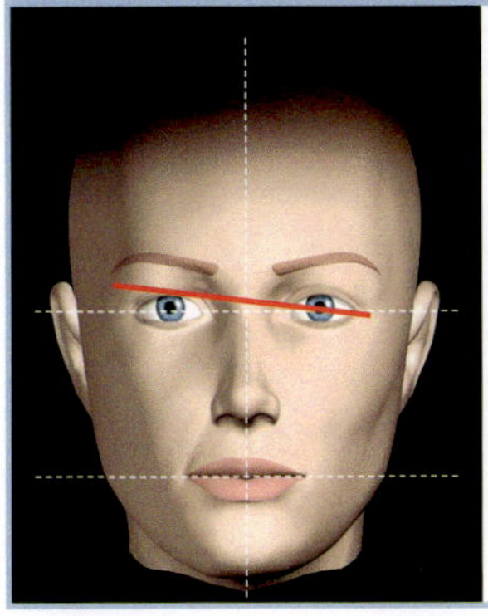

瞳孔間線と水平基準線
平行 □　傾斜　□ 右 ___　☒ 左 少し

口唇線と水平基準線
平行 ☒　傾斜　□ 右 ___　□ 左 ___

正中線
正中 ☒　傾斜　□ 右 ___　□ 左 ___

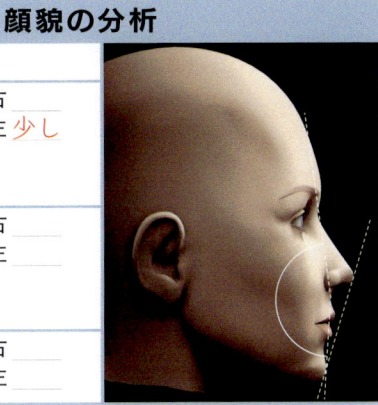

プロファイル
☒ 標準
□ 凸形
□ 凹形

Eライン
□ 上顎 4.5 mm　□ 下顎 2 mm

口唇
□ 厚い
☒ 中間
□ 薄い

特記事項 口唇線と水平基準線の平行関係を修復する．瞳孔間線がわずかに水平基準線と平行関係にない部分は治療を行わない．

歯と口唇の分析（第3章）

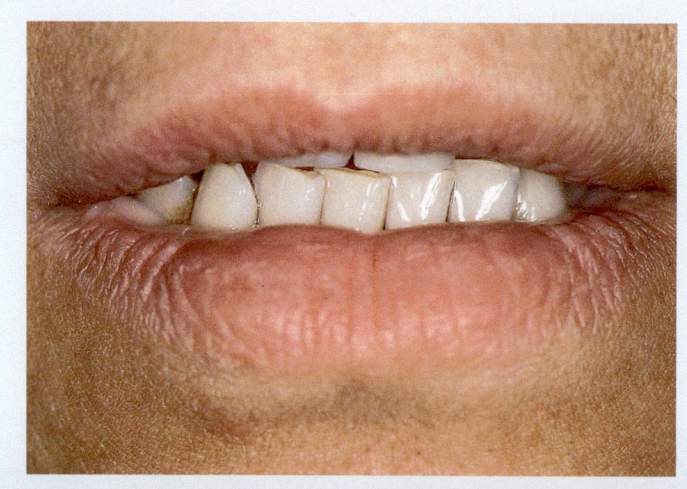

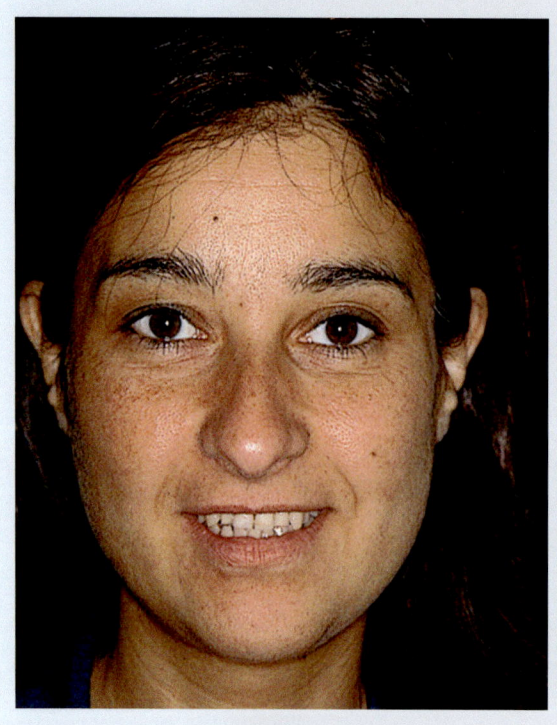

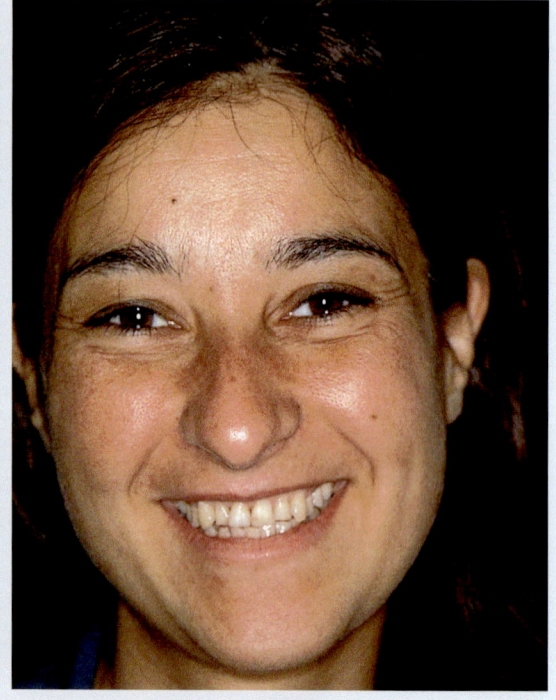

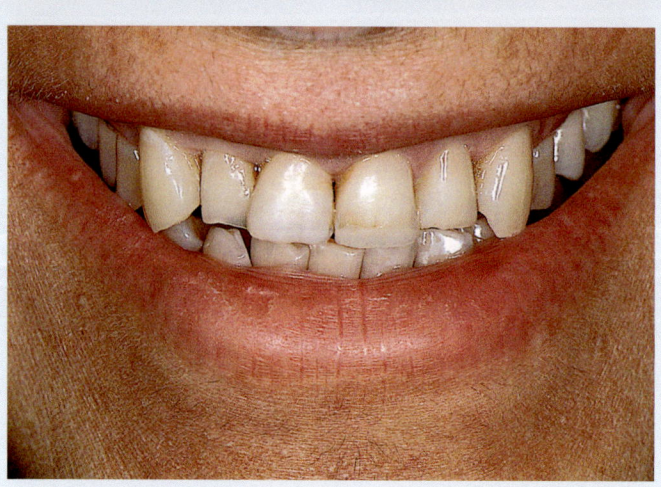

歯と口唇の分析

安静時

■ 歯の露出量（安静時）

評価 A ☐ B ☐ ✗

上顎 0.5 mm
下顎 3.5 mm

スマイル時

■ インサイザル・カーブと下口唇の関係

☐ 凸型　　✗ 平坦型　　☐ 凹型

☐ 接触型
　☐ 右
　☐ 左

✗ 非接触型
　右 3 mm
　左 3 mm

☐ 被覆型
　右 ― mm
　左 ― mm

■ スマイルライン

☐ アベレージ　　☐ ロー　　✗ ハイ
歯肉露出量
右 1 mm
左 1 mm

■ スマイル・ウィズ（露出する歯の数）

☐ 6-8　　☐ 10　　✗ 12-14

■ 口唇のコリドー

✗ ノーマル　　☐ ワイズ
　右 ― mm
　左 ― mm
☐ 欠如

■ 歯と顔貌の正中線の関係

✗ 一致　　☐ 右側寄り ― mm　　☐ 左側寄り ― mm

■ 咬合平面と口唇線の関係

☐ 平行　　☐ 右下がり　　✗ 左下がり

現在歯の状態：理想的な歯の状態と比較：＋（長い），－（短い）

| 16 | 15 | 14 | 13 -0.1 | 12 -0.2 | 11 -0.2 | 21 +0.3 | 22 +0.2 | 23 +0.5 | 24 | 25 | 26 |
| 46 | 45 | 44 | 43 | 42 | 41 | 31 | 32 | 33 | 34 | 35 | 36 |

歯冠長延長を行ううえで，切端平面と口唇線が水平基準線に対する平行関係を改善する時に左右的な長さの違いを考慮しなければならない．

発音の分析（第4章）

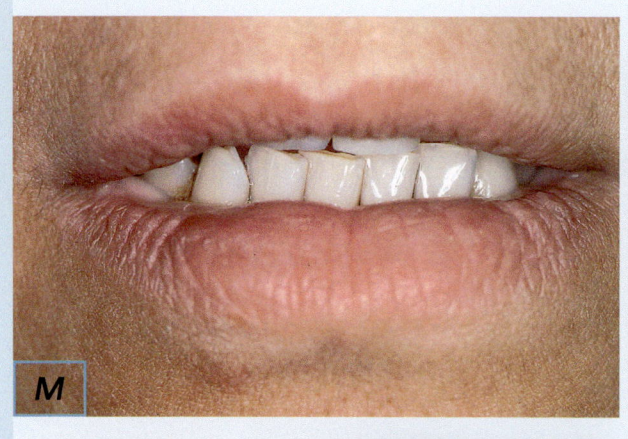

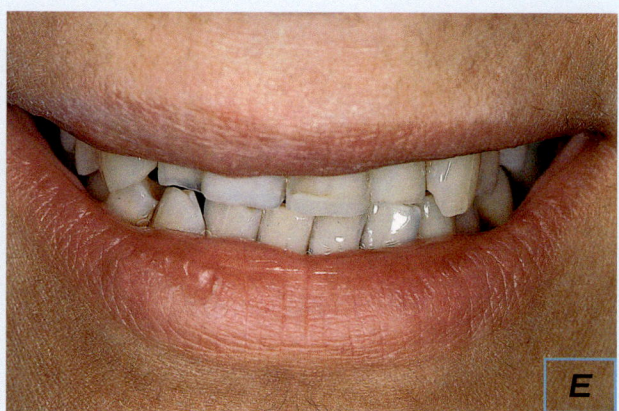

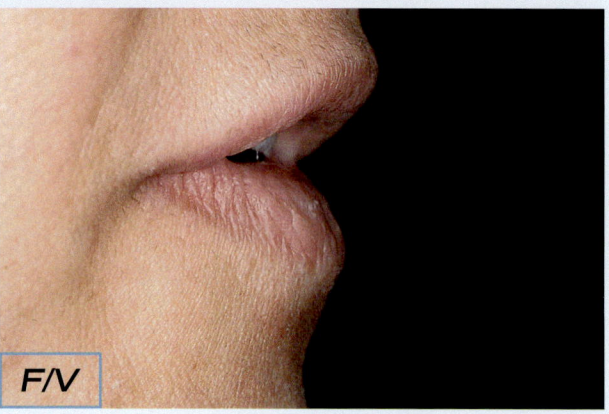

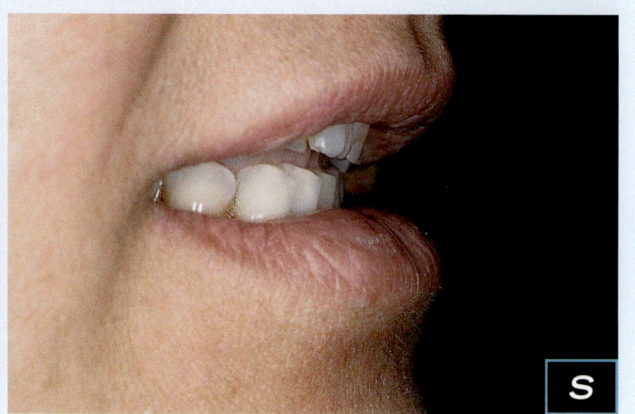

M

E

F/V

S

歯の分析（第5章）

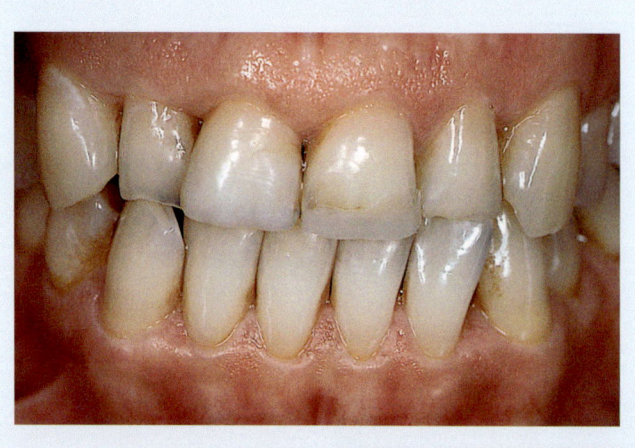

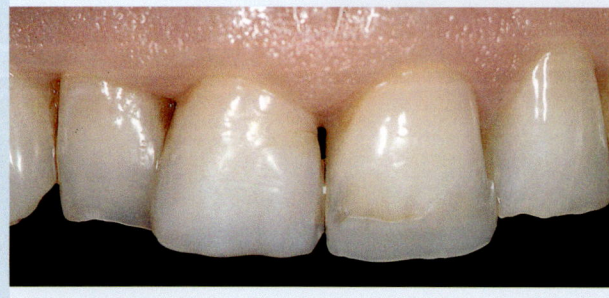

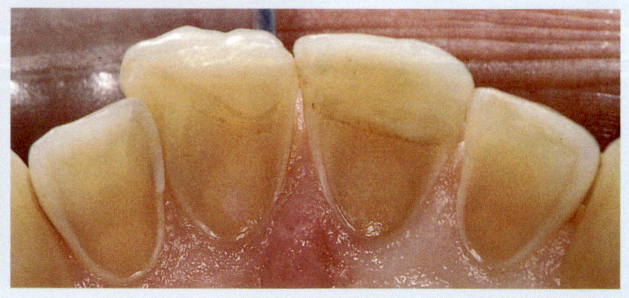

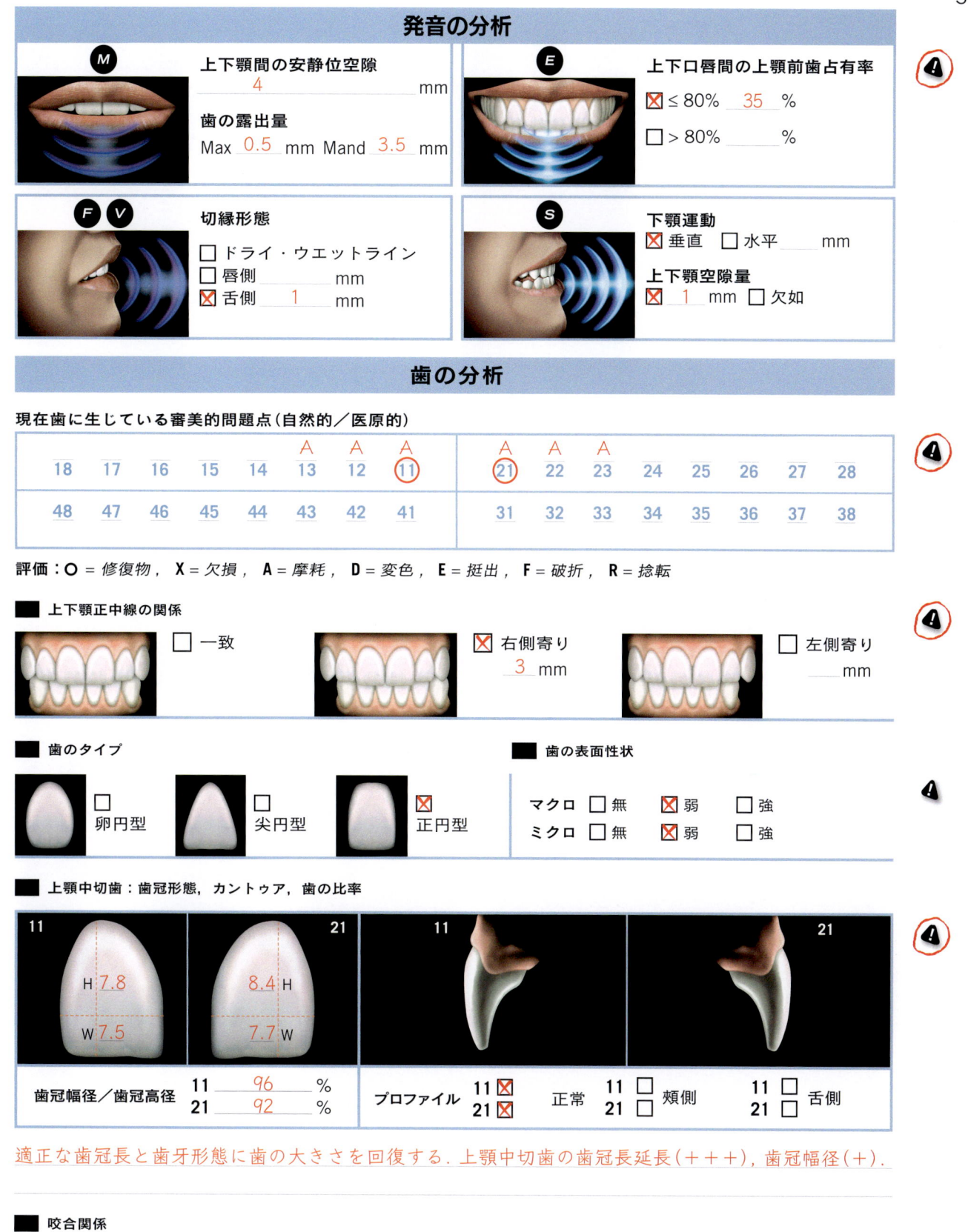

発音の分析

M 上下顎間の安静位空隙　4 mm
歯の露出量　Max 0.5 mm　Mand 3.5 mm

E 上下口唇間の上顎前歯占有率
☒ ≤ 80%　35 %
☐ > 80%　　 %

F V 切縁形態
☐ ドライ・ウエットライン
☐ 唇側　　 mm
☒ 舌側　1 mm

S 下顎運動
☒ 垂直　☐ 水平　　 mm
上下顎空隙量
☒ 1 mm　☐ 欠如

歯の分析

現在歯に生じている審美的問題点（自然的／医原的）

18	17	16	15	14	A 13	A 12	A ⑪	A ㉑	A 22	A 23	24	25	26	27	28
48	47	46	45	44	43	42	41	31	32	33	34	35	36	37	38

評価：**O** = 修復物，**X** = 欠損，**A** = 摩耗，**D** = 変色，**E** = 挺出，**F** = 破折，**R** = 捻転

■ 上下顎正中線の関係

☐ 一致　　☒ 右側寄り　3 mm　　☐ 左側寄り　　 mm

■ 歯のタイプ
☐ 卵円型　☐ 尖円型　☒ 正円型

■ 歯の表面性状
マクロ　☐ 無　☒ 弱　☐ 強
ミクロ　☐ 無　☒ 弱　☐ 強

■ 上顎中切歯：歯冠形態，カントゥア，歯の比率

11: H 7.8　W 7.5
21: H 8.4　W 7.7

歯冠幅径／歯冠高径
11　96 %
21　92 %

プロファイル　11 ☒　21 ☒　　正常　11 ☐　21 ☐　　頬側　11 ☐　21 ☐　　舌側　11 ☐　21 ☐

適正な歯冠長と歯牙形態に歯の大きさを回復する．上顎中切歯の歯冠長延長（＋＋＋），歯冠幅径（＋）．

■ 咬合関係

クラス　☒ I　☐ II　☐ III
オーバーバイト　　 mm
オーバージェット　右 2／左 0.5 mm

咬合接触状態
☒ 最大咬頭嵌合位（MIP）　☐ 中心咬合位（CO-CR）
切歯誘導　☐ はい　☒ いいえ
犬歯誘導　右側 ☒ はい　☐ いいえ　　左側 ☐ はい　☒ いいえ

歯の分析(第5章)
歯肉の分析(第6章)

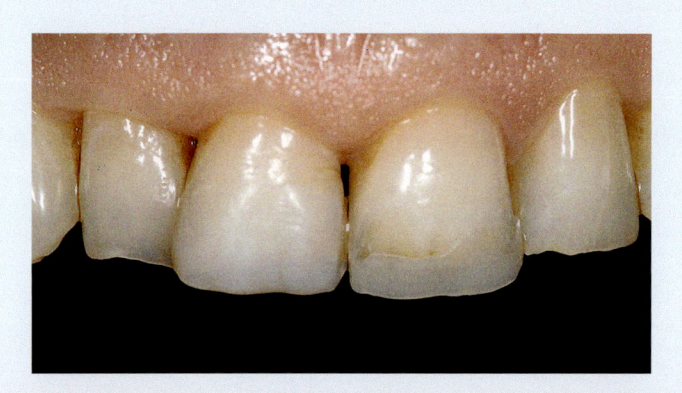

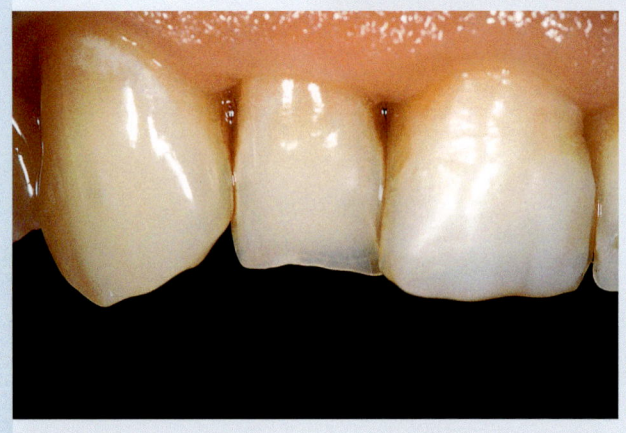

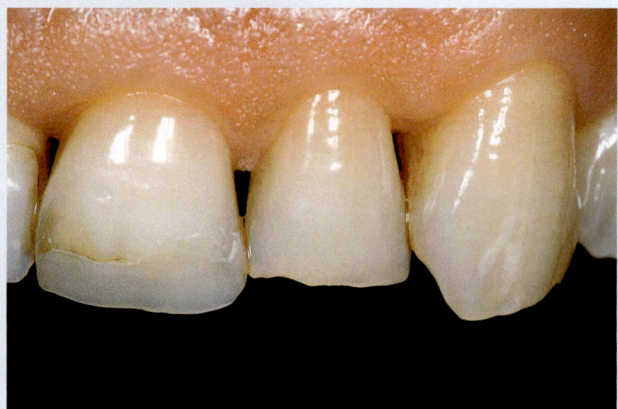

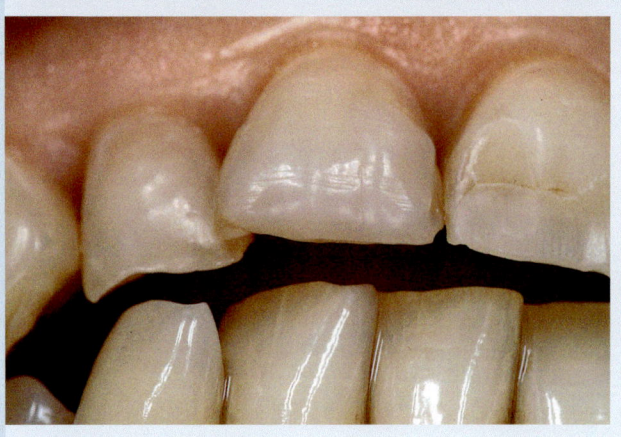

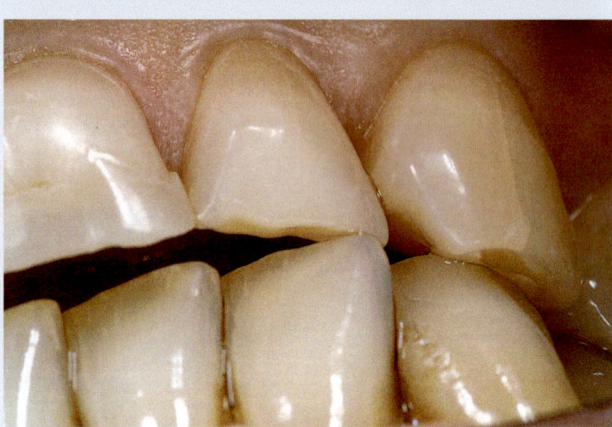

4/4

歯の分析

カントゥア
- ☐ 正常
- ☒ 異常

歯の比率
- ☐ 正常
- ☒ 異常

インターインサイザル・アングル
- ☐ 正常
- ☒ 異常

歯軸
- ☐ 正常
- ☒ 異常

歯の配列状態
- ☐ 均等
- ☒ 叢生
- ☐ 歯間離間

問題部分を記入

歯肉の分析

歯肉縁形態
- ☒ 左右対称
- ☐ 左右不対称

歯肉のピーク(ゼニース)
- ☐ 均等
- ☒ 不均等

歯間乳頭
- ☐ 有
- ☒ 無

バイオタイプ
- ☒ 厚い
- ☐ 薄い

改変箇所
- ☐ 歯肉の炎症
- ☐ 肥大
- ☐ 退縮

欠損部顎堤
- ☐ 正常
- ☐ 異常

特記事項　歯冠長：
発音の分析：M：0.5mm；E：35％；F：下口唇から3.5mm
歯の分析：中切歯：8mm；W/H 比：95％
修正部分：3～3.5mm 歯冠長を延長する（P.239の図表を参照）
歯の配列状態：
中切歯の歯軸を回復し，側切歯に重ねるように修復する．

335

歯の分析

カントゥア
- ☐ 正常
- ☐ 異常

歯の比率
- ☐ 正常
- ☐ 異常

歯の配列状態
- ☐ 均等
- ☐ 叢生
- ☐ 歯間離間

歯軸
- ☐ 正常
- ☐ 異常

切縁
- ☐ 均等
- ☐ 不均等

問題部分を記入

歯肉の分析

歯肉縁形態
- ☐ 左右対称
- ☐ 左右不対称

歯間乳頭
- ☐ 有
- ☐ 無

バイオタイプ
- ☐ 厚い
- ☐ 薄い

改変箇所
- ☐ 歯肉の炎症
- ☐ 肥大
- ☐ 退縮

欠損部顎堤
- ☐ 正常
- ☐ 異常

特記事項　補綴処置を行わないので修正箇所は特にない．

VOLUME 1　エステティック リハビリテーション

補綴治療のための審美分析

イントロダクション
VOLUME 2

第 1 巻では種々の修復治療を開始する前に審美的な分析を行ううえで必要なすべてのパラメーターについて解説し，そして各症例に応じた補綴的考慮点とその対応について示した．第 2 巻では，固定性補綴物を用いた審美修復治療を成功させるための順序立てた治療方法を解説する．また審美的な分析結果に基づいて患者の治療が行われ，技工指示書を用いて歯科技工士と情報交換を行ううえで，第 1 巻のエステティック・チェックリストの患者資料を使用する方法に関しても第 2 巻で解説を行う．審美的，生物学的，そして機能的に補綴物を完成するうえで，必要不可欠な歯科医師と歯科技工士の関係についても，すべての症例を通して順序立て解説する予定である．

エステティック リハビリテーション

審美的，生物学的，機能的補綴治療

VOLUME 2

MAURO FRADEANI
GIANCARLO BARDUCCI

Chapter 1 　診断用ワックス・アップのラボ・コミュニケーション

Chapter 2 　プロビジョナル・レストレーションの製作と調整

Chapter 3 　支台歯形成と最終印象採得

Chapter 4 　審美的そして機能的情報の伝達

Chapter 5 　最終補綴物の製作と調整

Chapter 6 　審美性の最適化：修復方法とセラミック材料

診断用ワックス・アップのラボ・コミュニケーション（第1章）

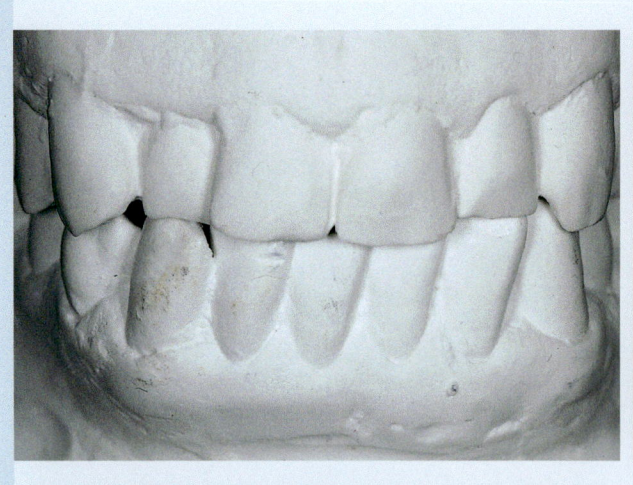

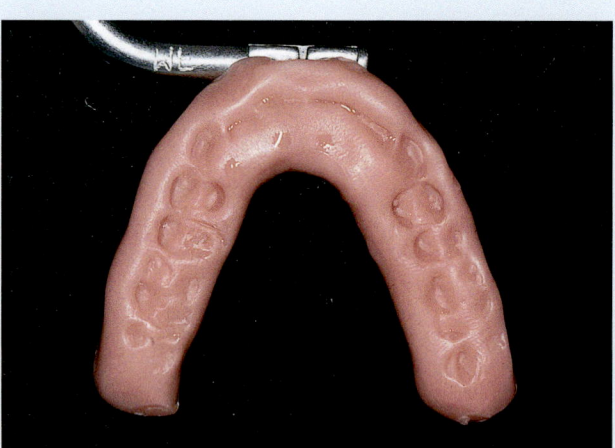

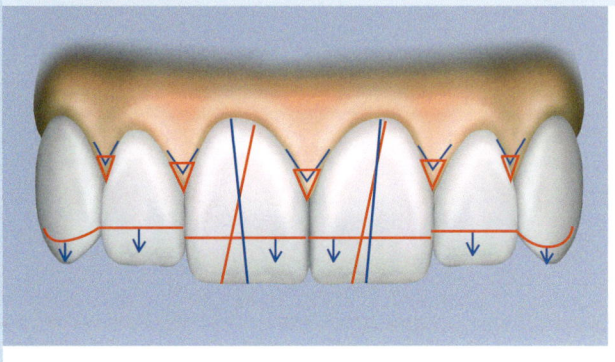

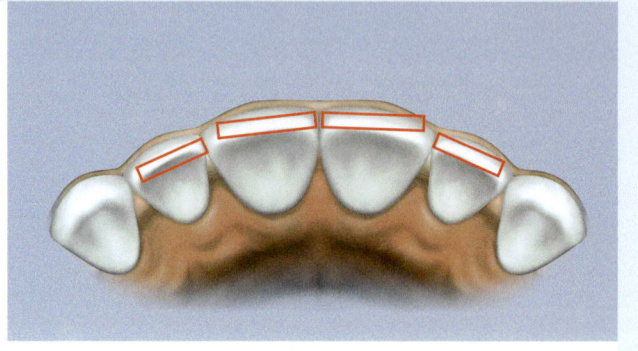

特記事項　赤線：術前状態　青線：改善すべき箇所

・中切歯歯冠長を 3 mm，側切歯歯冠長を 2 mm，犬歯歯冠長を 1 mm それぞれ延長
・歯軸の修正
・歯間部の空隙を小さくするために歯頸部のカントゥアを改善する
・中切歯の大きさと形態を修正し，側切歯に重ねる

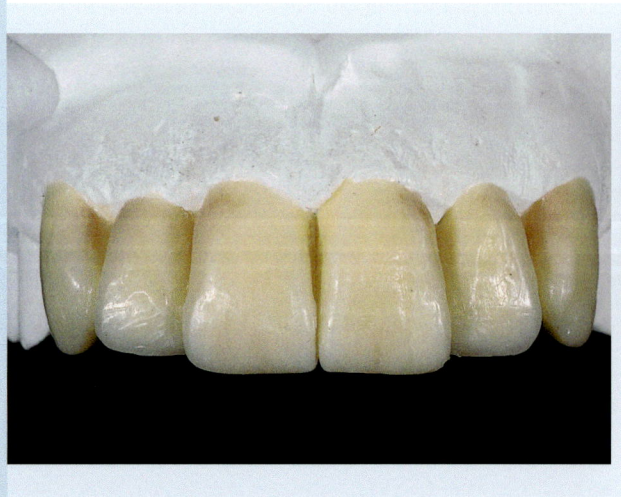

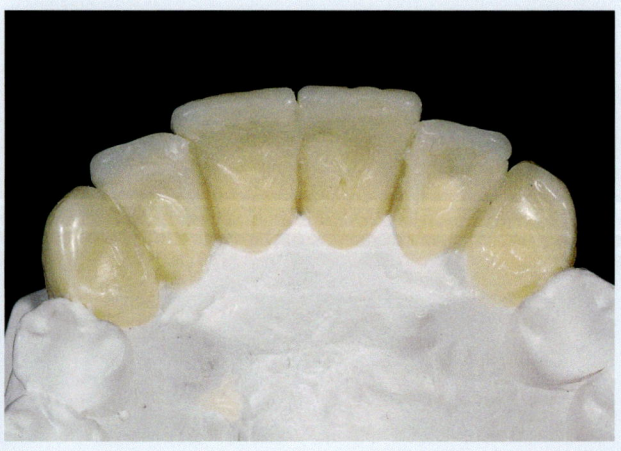

プロビジョナル・レストレーションの製作と調整（第2章）

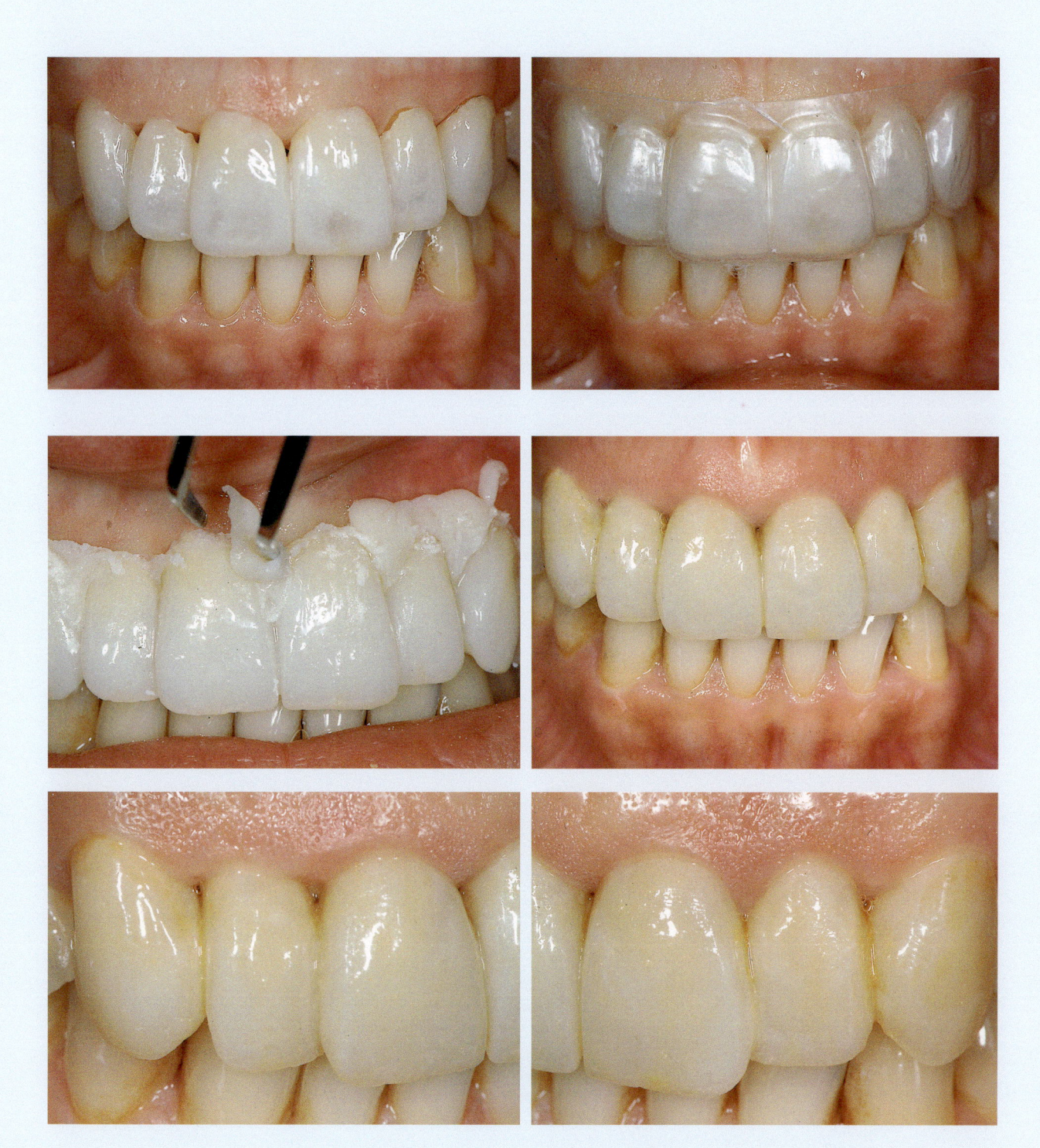

支台歯形成と最終印象採得（第3章）

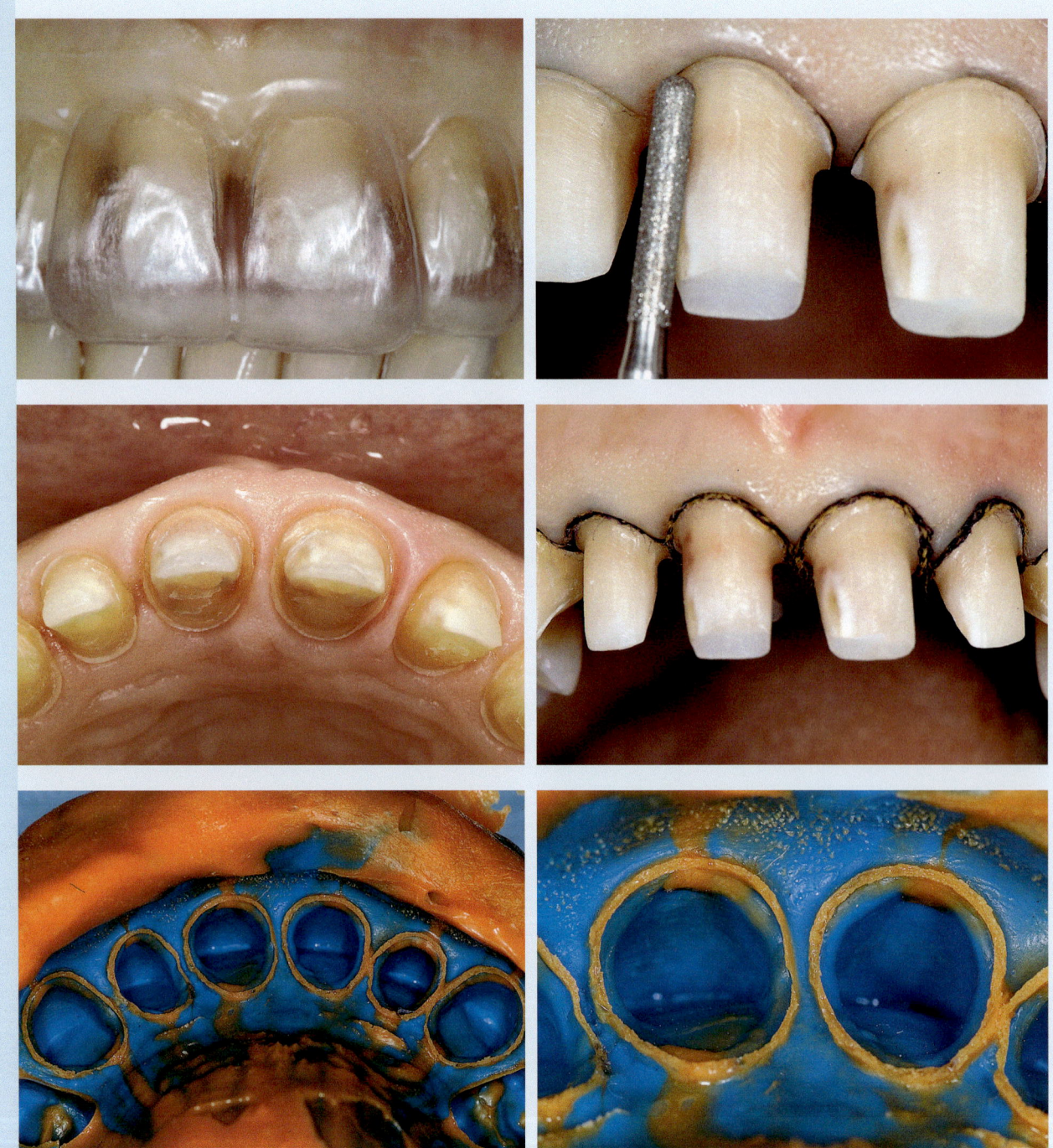

審美的そして機能的情報の伝達（第4章）

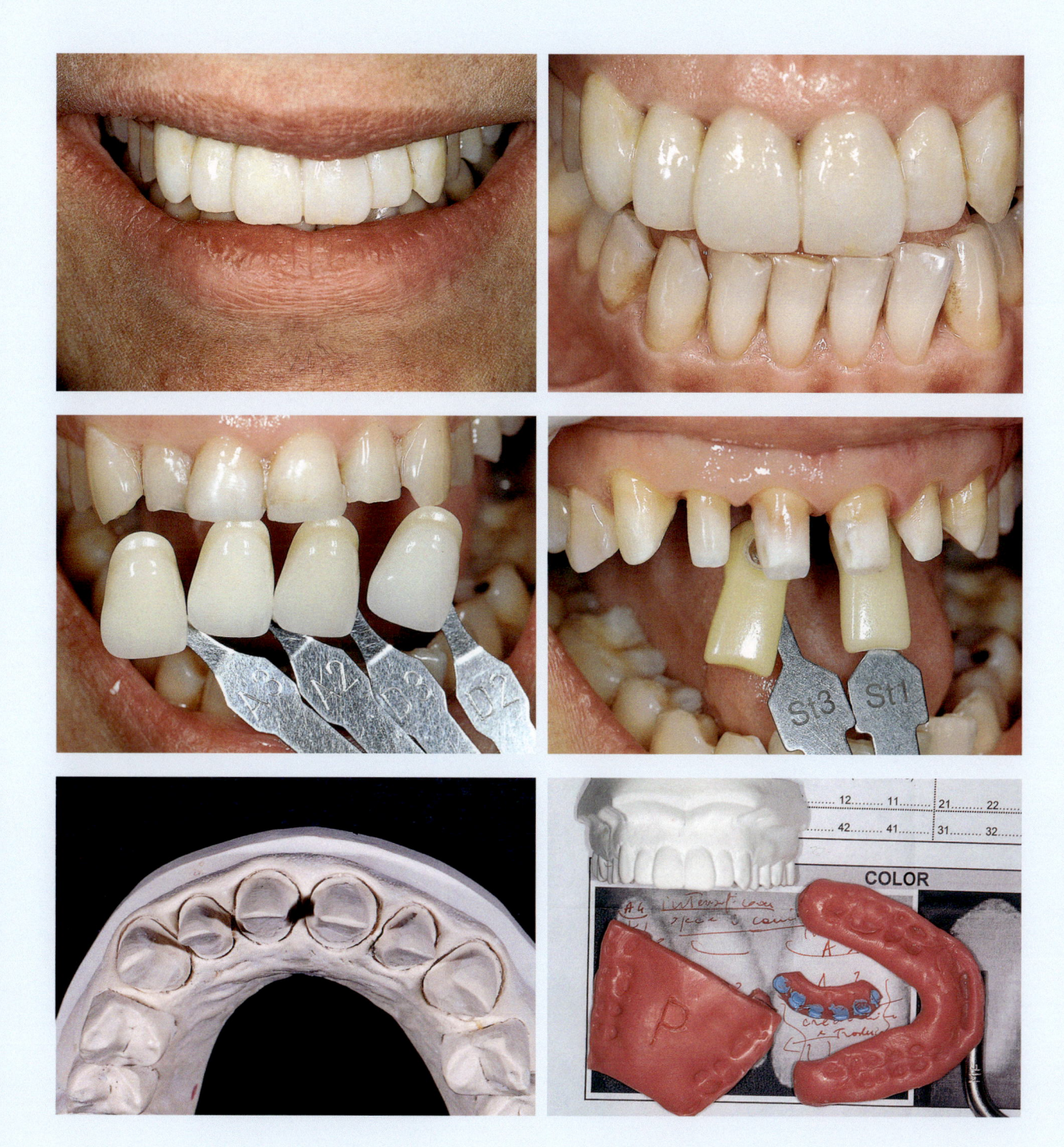

最終補綴物の製作と調整（第5章）

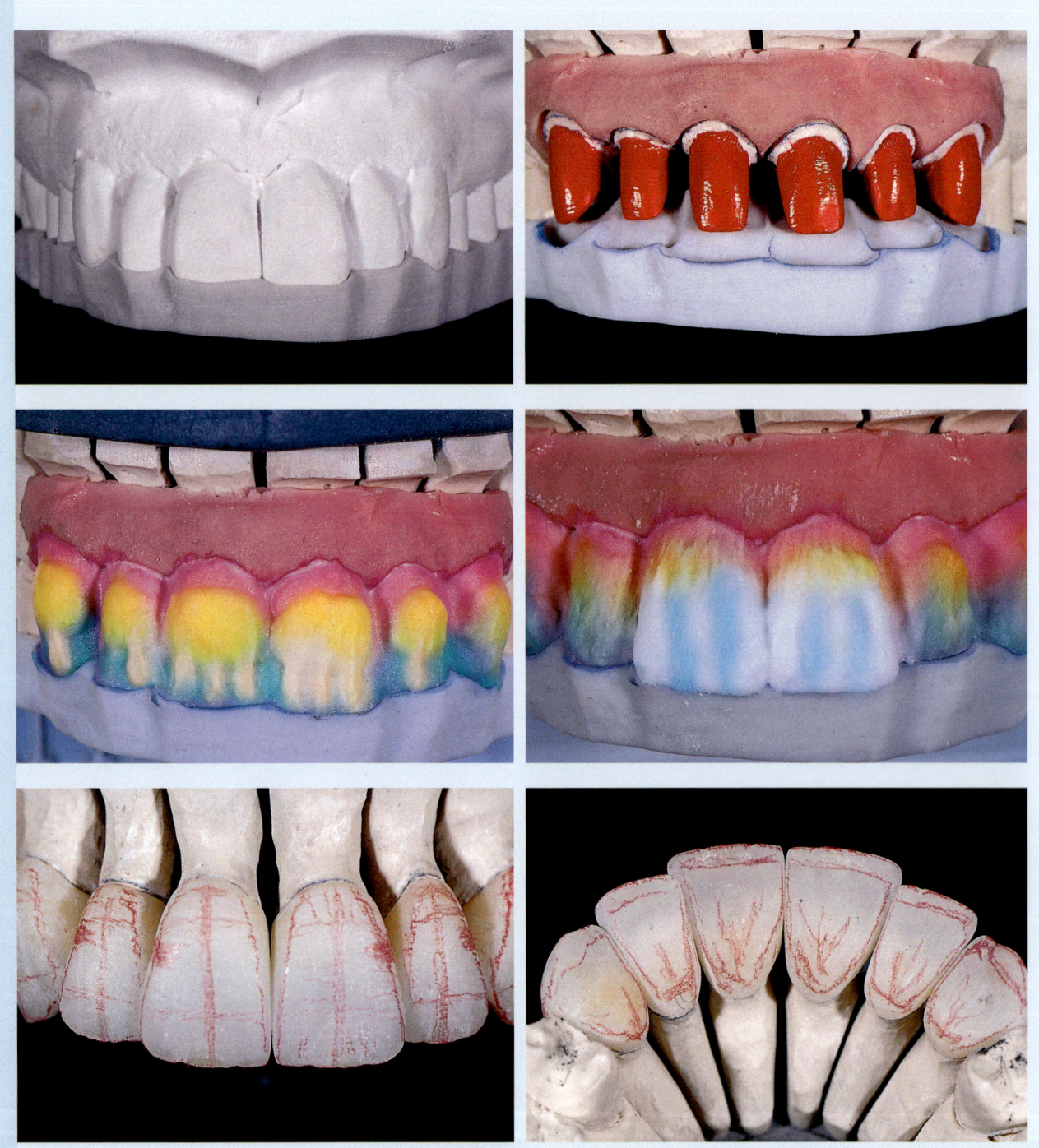

審美性の最適化：修復方法とセラミック材料（第6章）

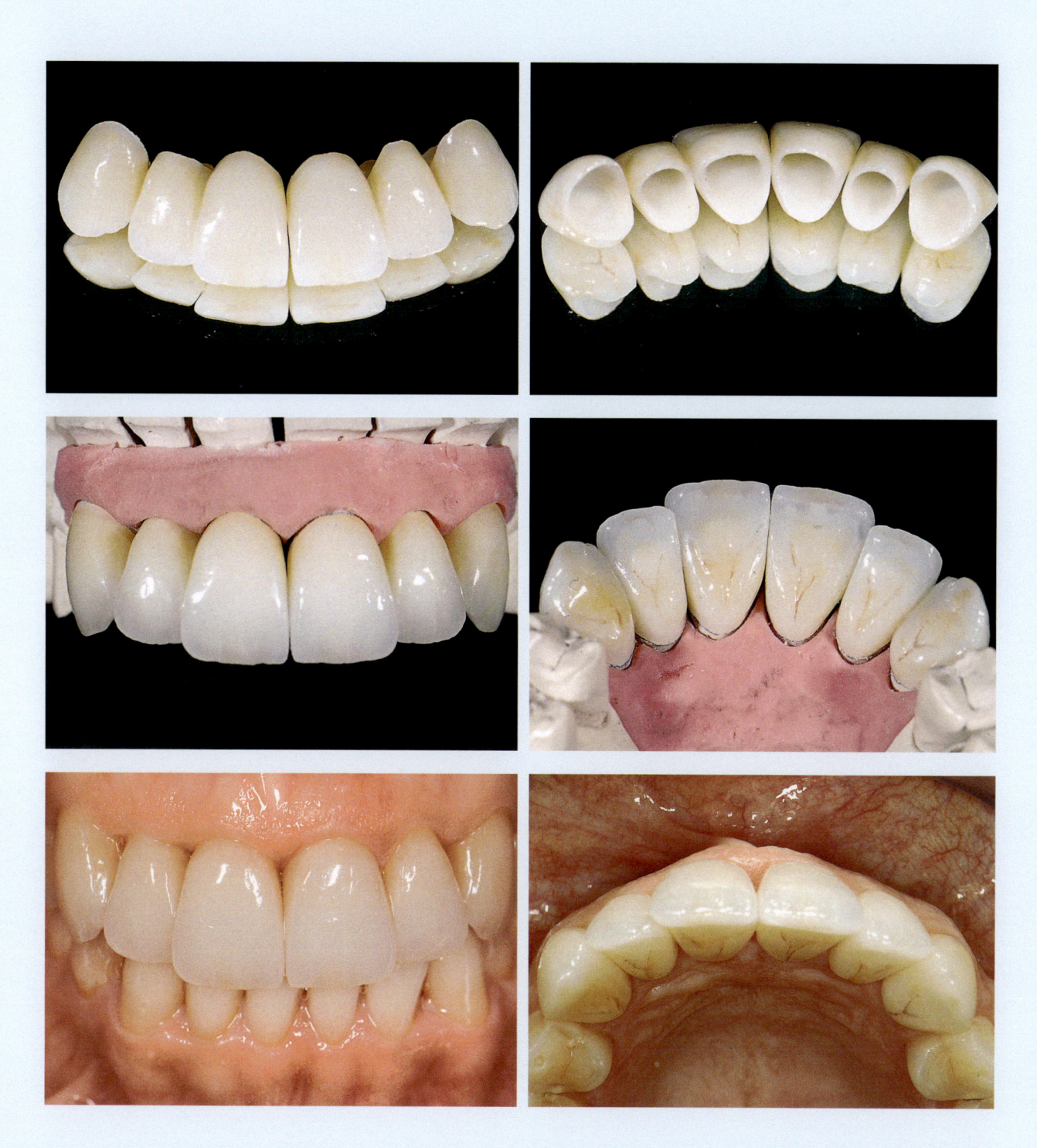

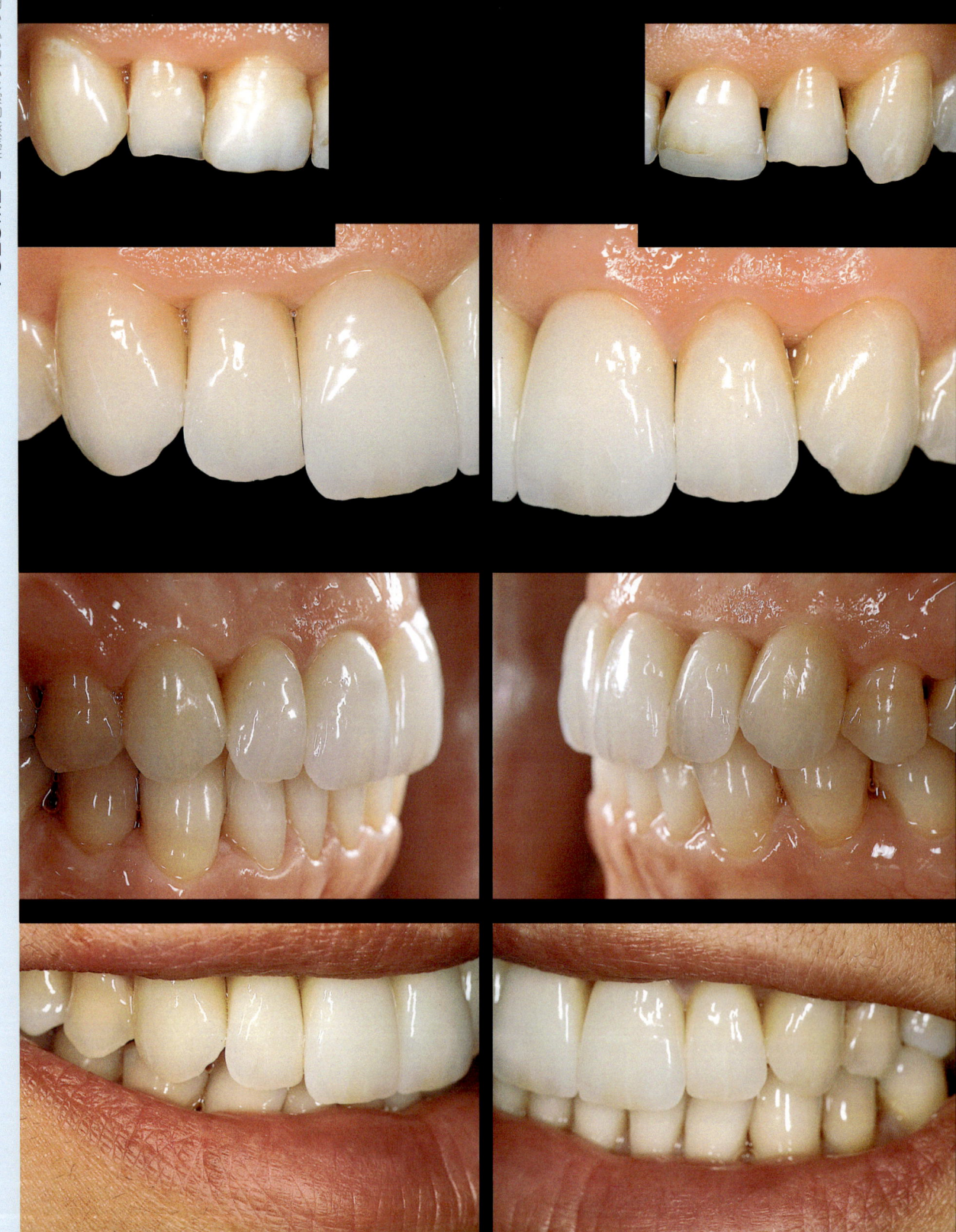

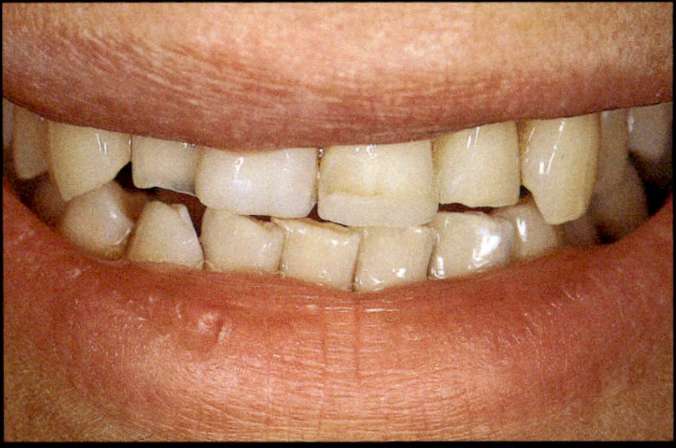

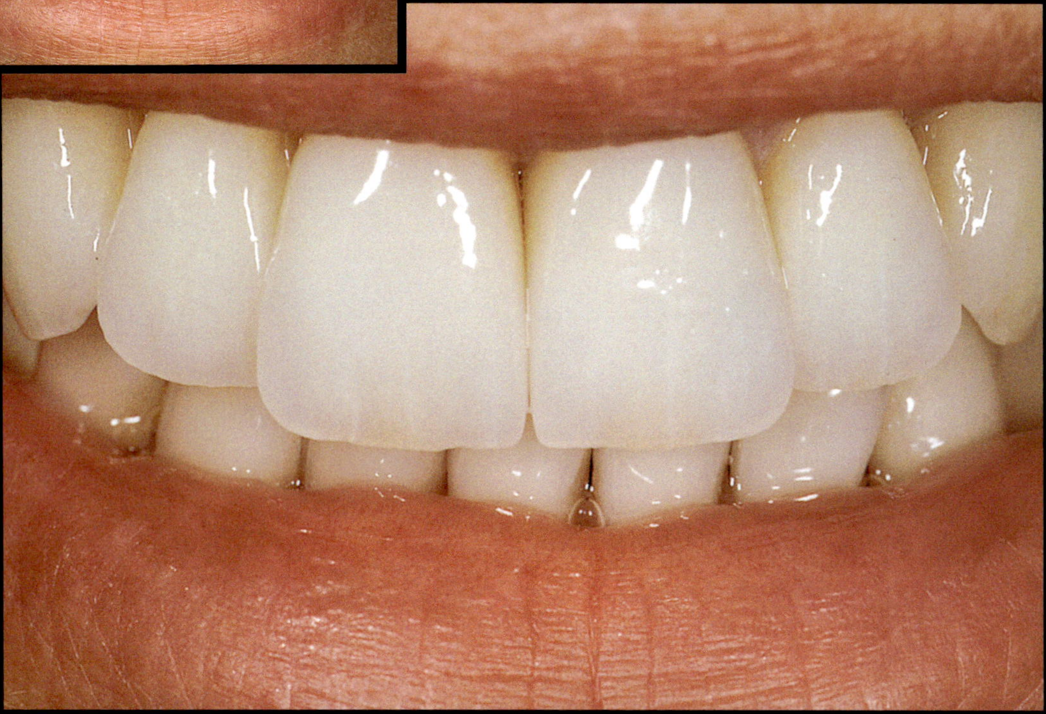

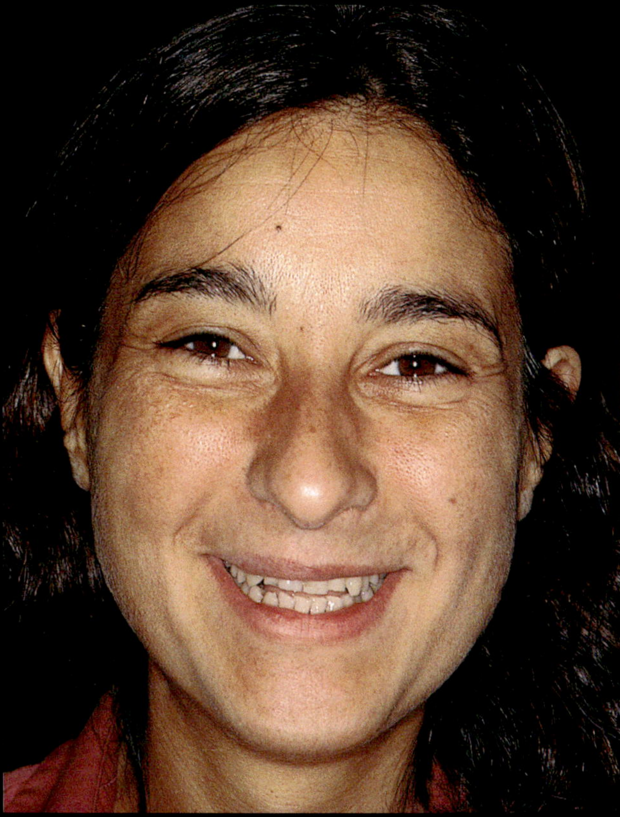

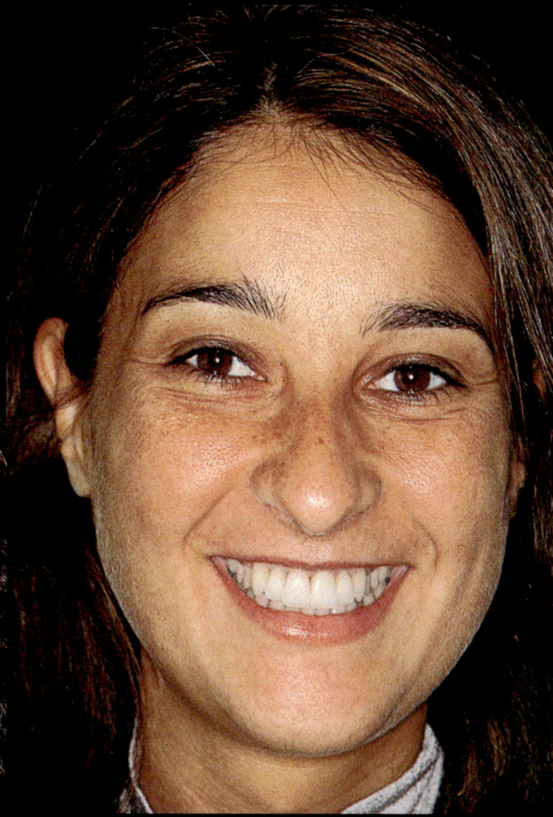

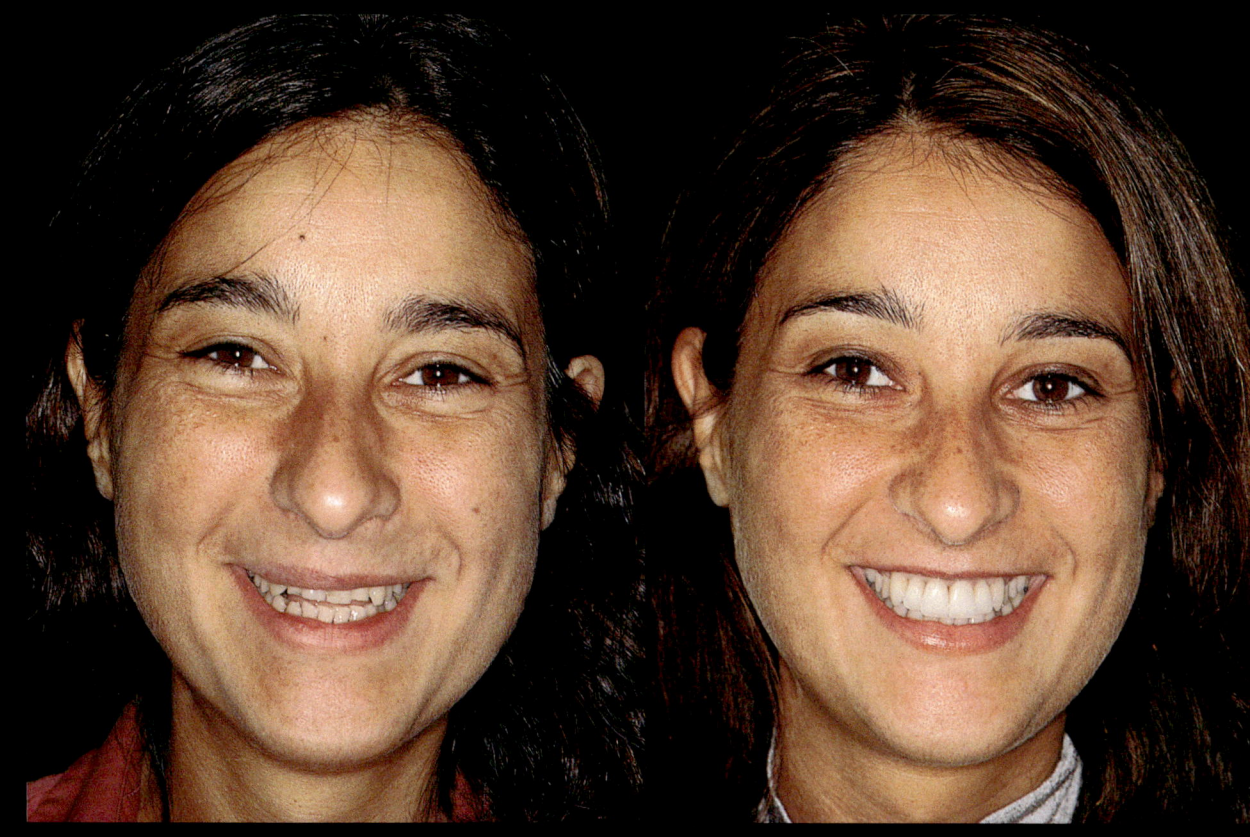

エステティック リハビリテーション

補綴治療のための審美分析 | 1

VOLUME

あ

アベレージ 89
アベレージ・スマイルライン 88
アルタード・パッシブ・トゥース・エラプション 158
アンテリア・ガイダンス 222
厚い唇 60
厚い歯周組織 248
安静位空隙 120
安静時の歯の露出量 72, 113

い

E音 124
E‐ライン 39, 54, 56, 60
イリュージョン効果 150
インサイザル・カーブ 76, 82, 84
インサイザル・ガイダンス 222
インプラント・ヘッド 298
インプラントの埋入位置と配列 296
インプラント径 298

う

薄い唇 60
薄い歯周組織 248

え

S音 130
F/V音 126
M音 120
エステティック・チェックリスト 30, 325
エマージェンス・プロファイル 298

お

オーバージェット 226, 230
オーバーバイト 226, 228
オベート・ポンティック 284
凹型側貌 52, 60

か

カスタマイズ・トランスファー・コーピング 306
ガミー・スマイル 94, 96
カンペル平面 108
顔の比率 60
下顎運動 130
患者の自覚を促す 28
顔貌正中と上顎歯列の正中線の一致 140
顔貌の分析 39, 60

き

期待 26

く

唇 39

け

形態の変更 58
結合織移植 292
欠損歯槽堤 280
欠損歯槽堤の変化 280
犬歯誘導 224
健全な歯肉 250

こ

ゴールデン・プロポーション（黄金比） 184
コミュニケーション 28
咬合平面 38, 39, 44
咬合平面と口唇線の関係 72, 108, 113
個性 142
口唇 56
口唇線 39, 44
口唇のコリドー 102
口唇のコリドー（口唇両側に見られる空間） 113
口唇のコリドー（左右口角部の三角形の空間） 72

口唇の動き　66
口唇の形　56
口唇の人中　56

さ

Seibert Class Ⅲ　316
3次元的インプラント・ポジション　298
3種類の基本型　142
最終補綴段階の時期　258
最大咬頭嵌合位　220
彩度　146, 150

し

システマティック・リプレゼンテーション　32
ジャンピング・ディスタンス　302
歯間乳頭　266, 296
歯間離開　200
歯槽粘膜　246
歯肉の炎症　250
歯肉のカントゥア　38, 39
歯肉の色調　248
歯肉縁形態　246, 252
歯列のバランスを整えるイリュージョン　188
重度の歯周疾患　272
上顎犬歯　168
上顎側切歯　166
上顎中切歯　156
上皮付きの結合織移植　292
色相　146, 150
色調の変化を利用　150
正面観　38
唇側カントゥアの改変　174
唇側に限局した外科的切除療法　258

す

スティップリング　248
ステント　32

スマイル・ウイズ　72, 98, 113
スマイルライン　72, 88, 113
垂直基準線　60
垂直的な顎間距離　132
垂直的顎間距離　120
垂直的不調和　46
水平基準線　60
水平的左右対称　78
水平的不調和　42

せ

セラミック・アバットメント　308
狭いスペースの歯列弓　198
性別　142
正円型　156
正中線　38, 39
正中離開　268
切縁　39, 44, 72, 76, 113, 164
切縁隅角　190
切縁形態　120, 164
切縁輪郭　113
切縁の輪郭　86
切縁の長さ　120, 122, 124
切縁の長さと切縁形態　126
切縁彎曲　113
尖円型　156
前歯切縁のライン　38

そ

側方面観　52

ち

中心位　220
中心咬合位　220

と

ドライ・ウエットライン　86
トランジッション・ラインアングル　172
トロント・タイプのブリッジ　316

瞳孔間線　38, 39, 44
凸型側貌　52, 60
凸型のインサイザル・カーブ　76

な
内斜切開を用いた歯肉切除　254
長さに対するイリュージョン　172

に
2次手術　304
ニュートラル・ゾーン　132

ね
粘膜貫通部形態　306
年齢　142

は
ハイ　89
ハイ・スマイルライン　88, 90
歯と顔貌の正中線の関係　72, 104, 113
歯と口唇の分析　113
歯と歯の比率　188
歯のサイズ　158
歯の比率（プロポーション）　158
歯の位置　120, 130
歯の形　142
歯の叢生　196
歯の露出量　68
抜歯窩治癒後の歯槽堤調整法　288
抜歯後即時埋入　302
抜歯後における対処法　283, 300, 312
抜歯と同時の抜歯窩調整法　282
抜歯前の矯正的対応　300
半透明性／不透明性　152

ひ
ピンク陶材　316
広いスペース　202
鼻唇角　39, 54, 56, 60

標準型側貌　52

ふ
ブラックトライアングル　296
フランクフルト平面　52, 108
プロビジョナル　48
プロビジョナル・レストレーション　80, 306
付着歯肉　246

へ
平坦または逆向きのインサイザル・カーブ　78

ほ
放射状に広がる左右対称　76, 77

ま
マクロの表面性状　154
埋入深度　298

み
ミクロの表面性状　154

め
明度　152
面談　24

も
モック・アップ　32, 78, 80, 125

ゆ
遊離歯肉　246

よ
要望　26
予後とインフォームドコンセント　32

ら
卵円型　156

り
リスピング音　130
隣接面から口蓋側に及ぶ切除療法　258

れ
レストラティブ・カントゥア　268

ろ
ロー　89
ロー・スマイルライン　88，90

訳者一覧

■監訳

山﨑　長郎　東京都・原宿デンタルオフィス

■訳者一覧（敬称略）

植松　厚夫　神奈川県・植松歯科医院

日髙　豊彦　神奈川県・日髙歯科クリニック，日髙オッセオインテグレイション・インプラント
　　　　　　センター

瀬戸　延泰　神奈川県・瀬戸デンタルクリニック

エステティック リハビリテーション・VOLUME 1
補綴治療のための審美分析

2005年9月10日　第1版第1刷発行

著　者　　Mauro Fradeani
　　　　　(マウロ　フラディアーニ)

監　訳　　山﨑　長郎
　　　　　(やまざき　まさお)

発 行 人　　佐々木　一高

発 行 所　　クインテッセンス出版株式会社
　　　　　東京都文京区本郷3丁目2番6号　〒113-0033
　　　　　クイントハウスビル　電話（03）5842-2270（代表）
　　　　　　　　　　　　　　　　　（03）5842-2272（営業部）
　　　　　　　　　　　　　　　　　（03）5842-2279（書籍編集部）
　　　　　web page address　http://www.quint-j.co.jp/

印刷・製本　　サン美術印刷株式会社

©2005　クインテッセンス出版株式会社　　禁無断転載・複写
Printed in Japan　　落丁本・乱丁本はお取り替えします
　　　　　　　　　　ISBN4-87417-872-3 C3047

定価はケースに表示してあります